JN041198

新体系看護学全書

基礎看護学❷

# 基礎看護技術I

メヂカルフレンド社

# 本書デジタルコンテンツの利用方法

本書のデジタルコンテンツは、専用Webサイト「mee connect」上で無料でご利用いただけます。

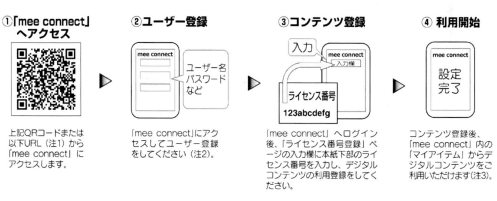

**① 「mee connect」ヘアクセス**

上記QRコードまたは以下URL（注1）から「mee connect」にアクセスします。

**② ユーザー登録**

ユーザー名 パスワード など

「mee connect」にアクセスしてユーザー登録をしてください（注2）。

**③ コンテンツ登録**

入力

mee connect 入力欄

ライセンス番号 123abcdefg

「mee connect」ヘログイン後、「ライセンス番号登録」ページの入力欄に本紙下部のライセンス番号を入力し、デジタルコンテンツの利用登録をしてください。

**④ 利用開始**

mee connect 設定完了

コンテンツ登録後、「mee connect」内の「マイアイテム」からデジタルコンテンツをご利用いただけます（注3）。

注1：https://www.medical-friend.co.jp/websystem/01.html
注2：「mee connect」のユーザー登録がお済みの方は、②の手順は不要です。
注3：デジタルコンテンツは一度コンテンツ登録をすれば、以後ライセンス番号を入力せずにご利用いただけます。

## ライセンス番号　　a022 0603 m8vb5n

※コンテンツ登録ができないなど、デジタルコンテンツに関するお困りごとがございましたら、「mee connect」内の「お問い合わせ」ページ、もしくはdigital@medical-friend.co.jpまでご連絡ください。

## ■ まえがき

　わが国において，看護学の怒濤のような進化が始まって 30 年あまりになる。その進化は，看護学教育の大学化・大学院化や専門性に特化した看護系学会の誕生にみられる。看護系大学は 1990（平成 2）年に 11 校であったが 2021（令和 3）年には 290 校に，学術団体として組織された看護学系学会の数は 48 団体にのぼる。1995（平成 7）年に日本看護協会によって制度化された看護職のスペシャリスト養成は，認定看護師が 2 万名を超え，専門看護師も 2700 名も超えた。さらに，2015（平成 27）年，看護師が一部の医療行為を（医師の指示のもとに）実施できるようにするための特定行為研修制度が始まった。同時に，修士号をもつ看護師は珍しくなくなり，博士号をもつ看護師も実践の場で活動する時代になった。

　この背景には，疾病構造の変化や人口の超高齢化，何より高度医療の発展がある。このような社会状況で人々の健康や保健への意識が高まり，医師とともに医療の最前線を活動の場とする“看護職”への要求と期待の高まりが，社会や政治を動かし，看護の「教育」と「学問」を進化・発展させる契機となったといえよう。

　さて，教育と研究の枠組み（組織・体制）の整備を受け，看護はこれまで大量に積み残してきた看護技術の学問的裏づけ，すなわちエビデンス探究に本格的に取り組み始めた。医学が，その長い歴史の中で科学と共に臨床を発展させてきた。看護も科学的根拠をもつ，質の保証された専門技術を提供し，さらにそれを進化・発展させていく時代に入った。もっと言えば，医療社会や一般の人々の関心が看護学に向けられるようになった。これは，新型コロナウイルス（COVID-19）感染症の世界的流行（パンデミック）という，21 世紀の世界が未曽有の試練を強いられている状況下で静かに高まりつつある。しかしながら，複雑な人間と人間が織りなす健康問題を対象とする看護学が抱える課題は膨大である。人材（本格的な研究者）もエビデンス（完成度の高い論文）もまだ十分ではない。ここに，この時代に看護学を学ぶ者への教育が担うべき大きな役割がある。その意味で，教科書には社会のニーズを反映し，さらに時代を先見する視点が必要になる。

　本書の初版は「新体系看護学」として 2002（平成 14）年に刊行された。メヂカルフレンド社からの強い要請を受けた編者（深井）が本書で取り組んだことは，生理学や看護学領域の研究データを積極的に示すことであった。これは看護の初学者教育において，基礎看護技術は科学的な基盤をもつべきであるとの教科書をとおしての主張であり，挑戦でもあった。生理学出身の編者に対するメヂカルフレンド社の期待は，新時代の看護学者への社会の期待が反映されていたと思う。その後，基礎看護技術の理論が科学的根拠に基づいて体系化されるべきことは，いわば常識と

なった感があるが，本書はそうした時代のさきがけであったともいえよう。

さて，初版から19年が経過し，看護の実践も教育・研究も急激な進化を遂げつつある中，当然ながら，本書も時代に応じて進化していかなければならない。そこで，今回は，下記の方針で改訂作業にあたった。もちろん，その内容の大部分は従来方針の延長上にあり，さらに強化したものであることはいうまでもない。

1. 患者の"安全・安楽・自立"という看護技術の大前提を適宜示し，倫理的側面に配慮した記述を原則とする。
2. 手順のみを漫然と示すことを避け，何のためにこの技術を実施するのか，なぜこの手順で行い，なぜこの点に留意するのかを常に読者に意識させ，個々の患者への応用が考えられる，本質を理解したうえでの柔軟な思考を促す記述を目指す。
3. この分野の学問的進歩や臨床実践の変化を踏まえ，今日の基礎看護技術で扱うべき範囲とは何かを検討し内容を構成する。その際，国より公表されている「看護師国家試験出題基準」「看護師教育の技術項目と卒業時の到達度」も参考にする。
4. 記述にあたっては，最近の重要な研究成果もなるべく多く参照して内容の刷新を図るとともに，記述の根拠を示す。時には，研究途上にあり，今後変わっていく可能性のある内容もありのままに紹介し，看護技術が今後も発展し続けるダイナミックな領域であることを示す。
5. 今日の読者にとってのわかりやすさに配慮し平易な表現とする。看護基礎教育の場で求められてきている項目を取り入れる。看護技術の手順的な内容を表組みにして参照しやすいよう配慮し，必要に応じて動画教材を挿入する。

本書をご覧になれば，これらの方針が随所に生きていることがご理解いただけると思う。特徴としては写真を多用していることと，手順を表形式としていることであろう。看護学はいずれの分野も，実践と根拠がかみ合わなければならない。特に基礎看護技術は実践が伴わなければ，根拠に何の意味もない。今回の写真と手順表は，この実践と根拠を学び，咀嚼し，よくかみ合った状態にするための工夫である。

個々の看護技術の根拠は，今回の改訂でも初版刊行以来の研究の蓄積を踏まえ，記述の全面的な刷新を図った。とはいえ，すべての看護技術に科学的根拠（エビデンス）を提供するに足る研究資産を，残念ながら今の看護学はまだもっていない。しかし，本書で学んだ初学者たちは，看護技術のエビデンスが看護学の発展とともに増えていくものであることを学ぶはずである。本書を利用して育っていくであろう若い看護職者たちが，今日の研究成果を引き継ぎ，さらに新しいエビデンスを積み重ねてくれることを願ってやまない。本書がそのような看護の明日をつくる人々の基礎力を養う役割の一端を担えるなら，この上ない幸せである。

2021年12月

深井 喜代子

# 執筆者一覧

**編集**

深井喜代子 — 東京慈恵会医科大学医学部看護学科教授

**執筆**（執筆順）

《序章》

深井喜代子 — 東京慈恵会医科大学医学部看護学科教授

《第1編》

新見　明子 — 川崎医療短期大学看護科教授

宮林　郁子 — 清泉女学院大学看護学部教授

山口三重子 — 姫路大学看護学部特任教授

《第2編》

深井喜代子 — 東京慈恵会医科大学医学部看護学科教授

宮脇美保子 — 慶應義塾大学看護医療学部教授

新見　明子 — 川崎医療短期大学看護科教授

兵藤　好美 — 岡山大学学術研究院ヘルスシステム統合科学学域教授

岩脇　陽子 — 京都府立医科大学名誉教授

《第3編》

新見　明子 — 川崎医療短期大学看護科教授

# 目次

| 序章 | 看護技術とは | 深井喜代子 | 001 |

**A 看護技術と看護過程** 002
1 看護技術の特徴 002
2 看護の専門性と看護技術 003
3 看護過程の展開における看護技術の
　位置づけ 005

**B 看護技術の質** 006
1 経験だけでなく根拠に基づいた
　看護技術へ 006
2 看護技術の質を決定する看護師の資質 007
3 技術の科学的習得方法 008

**C 看護技術における倫理** 009
1 看護における倫理とは 009
2 看護技術の実施における倫理的態度 011

| 第 I 編 | 看護の思考プロセスと看護記録 |

| 第 1 章 | 看護過程の理論と構成要素・
臨床判断プロセス | 013 |

## I 看護過程とは　　　　新見明子 014
1 看護過程とは何か 014
2 看護過程と問題解決法 015
3 看護過程とクリティカルシンキング 015
4 看護過程とリフレクション 016
5 看護過程と看護理論の関係 017

## II 看護過程の変遷 017
**A 欧米における看護過程の発展** 017
1 看護過程の誕生 018
2 看護過程の変遷・発達 018
3 問題解決過程としての看護過程 019

**B わが国における看護過程の発展** 019

**C 看護診断** 020
1 看護診断の発展 020
2 看護診断とは 021
3 NANDA-I 看護診断の構造の理解 023
4 看護診断の展望 024

## III アセスメント 026
**A 情報収集の段階** 027
1 どのような情報を収集するか 027
2 看護情報の収集 028

3 情報収集の技術 030
4 情報の種類 033

**B 看護問題 (課題) を明確化していく段階** 033
1 情報の分類・整理 033
2 情報の分析 034
3 問題 (課題) を推論・統合し仮説を立てる 035
4 仮説の検証 036

## IV 看護問題 (課題) の特定 (看護診断) 037
1 看護問題 (課題) を特定する 037
2 医学領域と関連のある問題を区別する 038
3 問題 (課題) の優先順位をつける 038

## V 計画 039
**A 目標 (期待される成果) の設定** 040
**B 計画 (具体策) の立案** 041
1 治療方針の確認 041
2 看護介入を行うための計画立案の要点 041
3 具体的な計画立案の視点と内容 042
4 計画の記録 042

## VI 実施 043
1 確認と調整 043
2 実施 044
3 報告と記録 044

## VII 評価 045
1 評価方法 045
2 評価内容 046
3 評価結果・修正 047

## VIII 事例で学ぶ看護過程の展開 047
1 事例紹介 048
2 アセスメント 049
3 看護問題 (課題) の特定 (看護診断) 056
4 目標・計画 059
5 実施 061
6 評価 062

## IX 臨床判断プロセス　　　　宮林郁子 064
**A 臨床判断プロセスとは** 064
1 臨床判断プロセスとは何か 064

2 臨床判断の必要性　064
3 臨床判断の思考過程　065
4 看護過程との違い　065

**B** 臨床判断プロセスの構成要素　065
1 気づき　065
2 解釈　065
3 反応　066
4 省察　066

**C** 臨床判断の重要性　066

## X 症状からみる
## 臨床判断プロセスのポイント　067

**A** 意識障害とは　067

**B** 臨床判断プロセスのポイント　067
1 意識障害における
「気づき」のポイント（入院患者の場合）　067
2 意識障害における「解釈」のポイント　068
3 意識障害における「反応」のポイント　068
4 意識障害における「省察」のポイント　069

### 第2章　看護記録　　山口三重子　071

## I 看護記録に関する法的規定　072

## II 看護記録の目的と意義　073

## III 看護記録の構成要素　075
1 基礎（個人）情報　076
2 問題リスト　077
3 看護計画　079
4 経過記録　080
5 看護サマリー　082
6 ケアプログラム：クリニカルパス　083

## IV 看護記録の記載基準　085
1 記載時の留意点　085
2 医療事故発生時の記録　086

## V 看護記録および
## 診療情報の取り扱い　087

## VI 看護学生の医療情報管理　089

### 第2編　看護の共通基本技術

### 第1章　ヘルスアセスメント　　深井喜代子　091

## I 看護におけるヘルスアセスメント　092

## II フィジカルアセスメントの基本　093

**A** 体表解剖とフィジカルアセスメント　094

**B** フィジカルアセスメントにおける
基本技術　VIDEO 097
1 問診　098
2 視診　098
3 触診　099
4 打診　099
5 聴診　100

**C** 一般状態のアセスメント①：バイタルサイン　100
1 体温のアセスメント　VIDEO 101
2 脈拍のアセスメント　VIDEO 108
3 血圧のアセスメント　VIDEO 111
4 呼吸のアセスメント　VIDEO 118
5 意識状態のアセスメント　VIDEO 121

**D** 一般状態のアセスメント②：身体計測　122
1 体格　123
2 運動機能　VIDEO 123

## III 系統的な
## フィジカルアセスメントの実際　128

**A** 体表面のアセスメント　128
1 皮膚　129
2 血管　130
3 爪・指　130
4 頭髪　130
5 外眼部　130
6 リンパ節　VIDEO 132
7 甲状腺　132

**B** 呼吸器系のアセスメント　134
1 胸部の基本的な体表解剖　134
2 呼吸器系のフィジカルイグザミ
ネーション　VIDEO 134

**C** 循環器系のアセスメント　137
1 心臓の基本的な体表解剖　137
2 心臓・循環器系のフィジカル
イグザミネーション　VIDEO 137

**D** 腹部・消化器系のアセスメント　140

1 腹部・消化器系の体表解剖　140
2 腹部・消化器系のフィジカル
　アセスメントの留意点　140
3 腹部・消化器系のフィジカル
　イグザミネーション　**VIDEO** 140
E 感覚系のアセスメント　142
1 視覚　142
2 聴覚　146
3 味覚　148
4 嗅覚　148
5 平衡感覚　149
6 皮膚感覚　149
7 深部感覚　150
F 脳神経系のアセスメント　151
G 姿勢の保持・運動系 (脊髄・小脳反射) の
　アセスメント　153
1 腱反射　**VIDEO** 153
2 皮膚反射　153
3 ロンベルグ試験　**VIDEO** 154
4 小脳機能検査　**VIDEO** 156

Ⅳ 心理・社会的状態の
　アセスメント　156
1 精神状態のアセスメント　157
2 社会的状態のアセスメント　159

Ⅴ セルフケア能力のアセスメント　160
1 セルフケア能力のアセスメントの意義と目的 160
2 セルフケア能力のアセスメントの方法　162

第 2 章 コミュニケーションの
　　　　技術　宮脇美保子 163

Ⅰ コミュニケーションとは　164

Ⅱ 対人関係プロセスとしての看護　165
A 看護師と患者の関係　165
1 共に成長していく関係　165
2 対等な関係　165
B 対人関係の成立に不可欠な要件　166
1 自分を理解する　166
2 他者を理解する　168

Ⅲ 看護におけるケアリングと
　コミュニケーション　171
A 他者との関係における2つの様式　171
1 我と汝の関係　171
2 人間関係における基盤の変化と
　ケアリングの問い直し　171
B ケアリングの概念の今日的意味　173
1 ケアリングとは　173
2 ケアリングの職業化　173

Ⅳ 看護理論とコミュニケーション　174
1 ペプロウ　174
2 オーランド　174
3 トラベルビー　174

Ⅴ 看護とコミュニケーション　175
A コミュニケーションの要素　175
B コミュニケーションの送り手と
　受け手との関係による分類　175
1 マスコミュニケーション　175
2 パーソナルコミュニケーション　175
C コミュニケーションの特性による分類　176
1 言語的コミュニケーション　176
2 非言語的コミュニケーション　177
D コミュニケーションのプロセス　178

Ⅵ コミュニケーションのプロセスに
　影響する要因　179
A 文化とコミュニケーション　180
1 察する文化　180
2 恥の文化　180
3 甘え　181
4 プライバシー　181
5 悲嘆反応　182
B 医療文化とコミュニケーション　183
1 非日常的環境である医療の場　183
2 専門用語　183
C 人間関係と空間　184
1 なわばり意識　184
2 対人距離とコミュニケーション　184
3 そのほかの空間的要素　185

Ⅶ 医療における信頼関係と
　コミュニケーション　186

A 信頼関係の基本であるコミュニケーション　186

B 患者－看護師関係　186
　1 専門職者のコミュニケーション　187
　2 質問の方法－開かれた質問と
　　閉ざされた質問　187
　3 誠実な対応　188
　4 共感的理解　188
　5 コミュニケーションと時間　191
　6 治療的コミュニケーション　191
　7 外国人患者とのコミュニケーション　195
　8 チーム医療におけるコミュニケーション　195

Ⅷ 疾患に伴ったコミュニケーション
　障害がある人への対応　197
　1 言語的コミュニケーションの機能とは　197
　2 言語的コミュニケーション障害の
　　ある人への対応　198

Ⅸ コミュニケーションの演習課題　200
　演習課題1　200
　演習課題2　201
　演習課題3　201
　演習課題4　202
　演習課題5　202
　演習課題6　203

第3章 教育指導技術　　　宮脇美保子 205

Ⅰ 看護の教育機能　206

A 看護における患者教育　206

B セルフケアの概念と教育　206

C 看護における健康教育の重要性　207
　1 国民の健康意識の高まり　207
　2 健康教育と看護の役割　208
　3 学習理論　208

Ⅱ 指導技術の基本となるもの　211

A 対象者の学習ニーズへの対応　211
　1 対象者の理解　211
　2 成人の学習の特徴　212

　3 コンプライアンスからアドヒアランス，
　　コンコーダンスへ　212

B 健康教育の方向性　213
　1 共同作業としての健康教育　213
　2 対象者中心　214
　3 看護における指導のプロセス　214

Ⅲ 指導の対象者と領域　216

A 指導の対象者　216

B 指導の場　216
　1 保健施設　217
　2 医療機関　217
　3 在宅　221
　4 福祉施設　222
　5 企業・学校　222

Ⅳ 指導の進め方　223

A 指導内容と指導方法の決定　223
　1 指導内容　223
　2 指導方法　224
　3 指導教材の活用　226

B 指導におけるアプローチの方法　228
　1 個人へのアプローチ　228
　2 集団へのアプローチ　229
　3 指導の対象者となる集団　229
　4 集団指導の重要性と看護の役割　230

C 指導のプロセスに影響を及ぼす要因　231
　1 発達段階　231
　2 自己効力の知覚　232
　3 対象者の健康状態・健康観　232

D 指導の評価　233

第4章 感染予防の技術　　　新見明子 235

Ⅰ 感染と感染予防策の基礎知識　236
　1 感染の基礎知識　236
　2 感染予防策の基礎知識　238

Ⅱ 感染予防における看護師の
　責務と役割　243

Ⅲ 感染源への対策　245

A 医療器材の洗浄　　　**VIDEO** 246

B 医療器材の滅菌　　　247
 1 滅菌法　　　**VIDEO** 247
 2 滅菌処理の確認　　　249
 3 滅菌物の使用期限　　　250

C 消毒法　　　251
 1 煮沸消毒　　　251
 2 熱水消毒　　　251
 3 薬剤による消毒　　　252
 4 紫外線殺菌　　　256

## IV 感染経路への対策　　　257

A 手洗い　　　257
 1 衛生面からみた手洗いの種類　　　257
 2 衛生的手洗いの実施方法　　　**VIDEO** 258
 3 手洗い方法の選択　　　263

B 個人防護用具の使用法　　　**VIDEO** 264

C 滅菌物の取り扱い　　　271
 1 共通する留意点　　　271
 2 包装された滅菌物の取り扱い　　　**VIDEO** 271
 3 滅菌物品の渡し方　　　**VIDEO** 274
 4 滅菌手袋の着脱　　　**VIDEO** 275

D 隔離法および感染源の拡散防止　　　277
 1 隔離法　　　277
 2 感染性廃棄物の取り扱い　　　279
 3 療養環境の清潔保持　　　283
 4 遺体からの感染防止　　　284

E 針刺し・切創・血液曝露事故防止　　　284
 1 針刺し・切創・血液曝露事故防止の具体策　285
 2 組織的取り組み　　　286
 3 針刺し・切創・血液曝露事故直後の対応　287

## V 人体の防御機能の 増強に向けて　　　287

第 5 章 安全管理の技術　　　兵藤好美 289

## I ヒューマンエラーの特性と防止　　　290
 1 ヒューマンエラーとは　　　290
 2 ヒューマンエラーを防ぐためには　　　291

## II 看護事故の構造と防止の視点　　　293

 1 看護事故の頻度と分類　　　293
 2 事故の要因となる看護業務の特性　　　294

## III 看護事故防止のための対策　　　296

A 患者の誤認防止　　　296
 1 患者誤認事故の発生状況　　　296
 2 患者誤認事故の防止対策　　　296

B 誤薬防止　　　298
 1 薬剤関連事故の発生状況　　　298
 2 指示受け・申し送り段階での対策　　　298
 3 準備段階での対策　　　300
 4 準備段階と実施段階の両方での対策　　　301
 5 実施後の対策　　　302
 6 全段階に共通する対策　　　302

C ライン・チューブトラブル防止　　　303
 1 ライン・チューブトラブルとは　　　303
 2 自己抜去の要因と対策　　　304
 3 自然抜去の要因と対策　　　304
 4 点滴漏れの要因と対策　　　304
 5 閉塞の要因と対策　　　305
 6 接続間違いの要因と対策　　　306

D 転倒・転落防止　　　306
 1 ベッドからの転落の防止　　　307
 2 車椅子とベッド・トイレ間の 移乗介助中の転倒・転落の防止　　　307
 3 車椅子乗車中および待機時の 転倒・転落の防止　　　308
 4 検査・処置時の台への昇降の際の 転倒・転落の防止　　　308

E 療養環境における危険防止　　　308
 1 ベッド柵・ナースコールなどの戻し忘れ　　　308
 2 床頭台やオーバーベッドテーブルに 置かれた物品の破損・紛失　　　308
 3 オーバーベッドテーブル・床頭台で 体勢を支えることの危険性　　　309
 4 床上の水滴の危険性　　　309

F 放射線被曝・薬物曝露の防止　　　310
 1 放射線被曝の防止　　　310
 2 薬物曝露の防止　　　312

## IV 組織としての事故防止対策　　　313

 1 ヒヤリ・ハット事例の収集　　　313
 2 事故再発防止のための分析方法　　　314

**第 6 章 安楽確保の技術**　　岩脇陽子 317

## I 看護における安楽の意義　318
1 安楽とは　318
2 看護師がもつべき安楽への視点　318

## II 安楽な体位の保持　319
A 基本的な体位　320
1 立位　320
2 座位　321
3 臥位　322
B 安楽に体位を保持する方法　324

## III ボディメカニクスの基本　326
A ボディメカニクスからみた姿勢と動作　326
1 姿勢と動作　326
2 重心と安定性　327
3 ボディメカニクスからみた作業姿勢　**VIDEO**　328
B 看護における力学の応用　330
1 運動の法則　330
2 合力と分力　331
3 力のモーメント　332
4 てこの原理　332
5 摩擦力　333

## IV 様々な安楽確保の技術　334
A 呼吸法　335
1 呼吸法の意義　335
2 種類　335
3 アセスメントのポイント　336
4 方法　336
B マッサージ・指圧　338
1 マッサージ・指圧の意義　338
2 アセスメントのポイント　339
3 方法　339

第3編　心理・社会的課題への援助

**第 1 章 心理・社会的課題への援助**　　新見明子 343

## I 心理的課題への援助　344
A 危機と適応　344

1 危機とは　344
2 危機モデル　344
3 危機の起こる要因と様相　344
4 危機のプロセスと援助　345
B 不安・恐怖への援助　346
1 不安・恐怖とは　346
2 不安や恐怖の要因　346
3 不安や恐怖を感じている人の反応・行動　347
4 不安や恐怖のアセスメント　348
5 不安や恐怖への援助　348
C 自己概念の混乱への援助　349
1 自己概念とは　349
2 自己概念の混乱の要因と反応　349
3 自己概念の混乱のアセスメント　351
4 自己概念の混乱への援助　351
D スピリチュアルペインとその援助　352
1 スピリチュアルペインとは　352
2 スピリチュアルペインの要因と表現　354
3 スピリチュアルペインへの援助　355

## II 社会的課題への援助　356
A 社会的役割を果たすことへの援助　356
1 役割の変化とは　356
2 役割の変化を起こす要因と反応　357
3 役割の変化に適応することへの援助，役割を果たすことへの援助　357
B 社会との関係を維持することへの援助　357

**第 2 章 終末期における援助**　　新見明子 359

## I 終末期におけるニーズと援助　360
A 終末期における看護の意義と役割　360
B 終末期とは　361
1 終末期のとらえ方　361
2 終末期医療の在り方（人生の最終段階の医療・ケアの在り方）　362
3 人生の最終段階における医療・ケアの方針　362
4 死の迎え方のタイプに即した看護　362
C 患者のニーズと援助のポイント　364
1 患者のニーズ　364
2 援助のポイント　364

## II 臨終時の看護 366

**A** 臨終前後の患者の状態 366
  1 臨終まぢかの状態 366
  2 死後の身体的変化 368

**B** 臨終まぢかの看護 369

**C** 臨終時の看護 371

**D** 死後のケア 372
  1 遺体のケア 372
  2 遺体のケア時の葬送儀礼について 375
  3 事務手続き 376
  4 遺族へのケア 377
  5 見送り 378

国家試験問題 379
国家試験問題 解答・解説 382
索引 385

> ● 本文の理解を助けるための動画を収録した項目に **VIDEO** のアイコンを付しています。
> 視聴方法：本文中に上記アイコンとともに付している QR コードをタブレットやスマートフォン等の機器で読み込むと、動画を視聴することができます。

## 新体系看護学全書『基礎看護技術』
## 動画資料のご案内

本書には看護技術の動画が付いています。是非ご活用ください。

### ■挿入箇所
本文中に，参照すべき動画には VIDEO のアイコンを付しています。

### ■視聴方法
本文中に上記アイコンとともに付している QR コードからは個別の動画に直接アクセスすること
ができます（QR コードがうまく読み込めない場合は，ズーム機能で QR コードを拡大すると読み込み
やすくなります）。
また，下記の URL または QR コードより，『基礎看護技術 付属動画のご案内』にアクセスしてい
ただくと，動画の一覧をご覧いただくことができます。ここからご希望の動画を選択して視聴で
きます。

### ■ 『基礎看護技術 付属動画のご案内』（動画一覧ページ）
http://medical-friend.co.jp/douga_zen/mc/douga_gijutu.html

序章

# 看護技術とは

## 1. 看護技術の特徴

　看護技術（nursing art, nursing technique）は，保健・医療・福祉の場において看護師が行う看護行為の包括的概念である。看護技術には「対人関係の技術」「看護過程を展開する技術」「生活援助技術」「診療に伴う援助技術」などが含まれる。看護の技術は建築や工芸のように「人に役立つものをつくる技術」というよりは，「健康に問題をもつ人の日常生活全般を組織的に援助する技術」であり，形で表しにくい技術だということができる。これらは看護師たちの日々の看護実践の積み重ねによって確立された看護独自の専門技術である。

▶ **人に適用する技術に求められる再現性と応用性**　一般に技術を人に適用する場合に重要なことは，再現性と応用性を併せもっていることである。

　再現性とは技術が科学性を備えているということで，理路整然とした技術理論が背景にあることを示す。たとえば，ある看護技術が別の技術に比べて，より効果的であったとしても，その理由が既成の理論や効果を示す客観的データによって万人が納得するよう説明されなければ，その効果は偶然得られたものかもしれない。一方，応用性とは技術が個人の特性や状況に合わせて容易に改変できる柔軟性を備えていることを意味する。

▶ **科学的根拠が不十分な看護技術の現状**　建築や工芸などは，工学という長い歴史をもつ基礎科学を基盤に，生活の快適さや豊かさを求める現代社会のなかで急速に発展してきた，再現性と応用性をもつ応用科学\*である。これに対して，看護は長い間，学問体系の外に置かれ，科学的な理論基盤が希薄なまま，経験論で支えられてきた。つまり，現代の看護技術の弱点は，科学的根拠に乏しいということである。保健・医療・福祉の世界で看護技術がより進化していくためには，その技術理論を構築することが急務である。そしてそれは，後で述べるように看護学における研究の蓄積によって実現させることができる。

▶ **求められる臨機応変性，創造性**　一方で，看護技術は単なる熟練した技能（skill）ではなく，健康に問題があるために生じる日常生活上の苦痛や不便さ（これを看護上の問題という）を解決するために患者と共に考え，支援することを意味する。このような技術は個々の患者を取り巻く様々な環境とその変化にも耐え得る臨機応変性のあるものでなければならない。

▶ **人間関係をとおして提供される技術（アート）**　また，看護技術は必ずコミュニケーションを介して，患者‐看護師間の関係をとおして提供される。このように，人間どうしの相互関係のなかで実施されることから，看護技術はアート（art）であるともいわれる。この場

---

\* **応用科学**：医学や工学のように社会生活への応用を主な目的とする科学をいう。これに対して基礎科学は基礎理論を追究することを目的とする科学である。たとえば医学に対する基礎医学には，解剖学，生理学，生化学，病理学，免疫学などが含まれる。

合のアートという言葉は「専門性のある技術」というような意味で，美術工芸用語として
とらえられているアートの概念（技術を人の生活に生かすこと）に近い。

　いずれにしても，看護の技術は科学的根拠を保ちながら個々の生活様式に即した応用に
耐え得る，柔軟性・人間性のある技術であるということができよう。

## 2. 看護の専門性と看護技術

▶ **看護はあらゆる健康レベルの人を対象とする**　看護の対象は健康上の問題をもつ人間であ
る。健康と疾病は連続した概念であるから，看護の対象は治療を受けている人だけとは限
らず，健康な生活を送っている人々のなかに潜在する疾病発症の可能性や，再発の危険性
のある人をも含んでいる。

▶ **看護がかかわる患者の生活活動範囲の広さ**　看護の専門性を考えるとき，入院患者にかか
わる医療関係者の役割領域を比較してみると，医療の場における看護の特徴がよくわかる
（図1）。健康者の生活領域を理想とする楕円として描くと，健康障害によって日常生活活
動が制限される患者の生活領域は，中心の小円の範囲に限られる。患者は受療行動によっ
て，様々な職種の医療関係者の支援を受け活動範囲を広げるが（個々の楕円と小円が重なる範
囲），検査や副作用などで場合によっては逆に活動範囲がさらに縮小されることもある（個々
の楕円の短軸は小円の径より小さい）。このように生活活動範囲に注目すると，看護の役割領域
が医療関係職種のなかで最も広いことがわかる。患者の安全のための身体の部分固定や一
時的な隔離などの例外を除いて，ほとんどの看護行為は患者の生活活動を制限することは
ない。この理由は，看護には患者の日常生活の自立度や満足度をできるだけ拡大しようと
する目的があるためで，このことは看護の注目すべき専門性を表しているといえる。

▶ **看護がかかわる医療サービスの幅広さ**　そして，看護師は治療，服薬，食事指導，リハビ

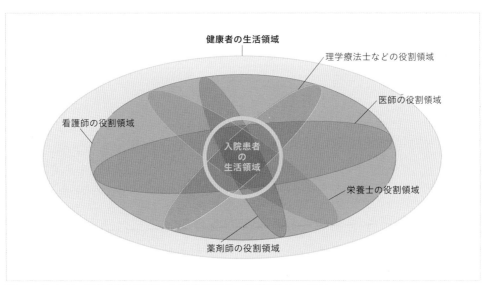

図1　入院患者の日常生活活動範囲と医療関係者の役割領域との関係

リテーションなど，患者に提供されるすべての医療に支援者としてかかわる。言い換えれば，ほかの医療関係者は看護の役割領域の一部に，より高い専門性を担ってかかわっているととらえることもできよう。さらに，看護師は社会復帰後の患者の生活にも注意と関心を払うという役割も担う。

　以上をまとめると，看護の専門性は，疾病や障害の急性期から社会復帰期までの広範囲な健康レベルの人を対象とし，苦痛や生活上の不都合を軽減し，日常生活活動を拡大できるよう支援することにあるといえる。

▶ **多職種のなかでの専門性の明確化と看護技術**　最近，疾病や障害をもちながら家庭で療養生活を送る患者（在宅患者）の増加に伴い，介護福祉士，ヘルパー，社会福祉士，介護支援専門員（ケアマネジャー）など，在宅の高齢者や患者の生活を支援する職種が増えてきた。また，病院などの医療施設内においても，臨床心理士や臨床栄養士，さらに薬剤師\*などが外来や病棟で患者に直接説明や指導をする機会をもつようになった。

　こうした現状のなかで，看護師は自らの役割と専門性を明確にしておくべきである。保健・医療・福祉の場において，看護師の役割は広範なだけにあいまいにとらえられがちである。しかし，対象を全人的（生物学的・心理学的・社会学的）に理解し，医学と最も大きな重なりをもつ職種は看護師である。

　看護技術は，高度の専門教育を受け，国家資格をもち，看護の独自性と専門性を自覚した看護師によって実施されなければならない。

---

### Column　専門用語としての看護技術と看護ケア

　看護学の特徴の一つは，臨床を支える理論体系を成すことである。科学としての看護学には独自の専門用語（学術用語）がある。しかし，看護学の歴史は浅く，専門用語の選択と概念規定は確立途上である。そのような学問としての過渡期において，看護系の学術学会の一つである日本看護科学学会は学術用語検討委員会を発足させて，1995（平成7）年に看護学の35のコア（核）的用語の暫定的な概念規定を作成した。そのなかで看護技術と看護ケアは以下のように定義されている。

　「看護技術とは看護の専門知識にもとづいて，対象の安全・安楽・自立を目指した目的意識的な直接行為であり，実施者の看護観と技術の習得レベルを反映する。看護技術は『対人関係の技術』『看護過程を展開する技術』『生活援助技術』『診療に伴う援助技術』などに類別される。」

　「看護ケアとは対象への直接的な援助行為をいう。看護には管理，教育などの間接的な機能が含まれるので，対象への直接的な行為を指す場合にのみ『看護ケア』という用語を用いる。」

資料／日本看護科学学会看護学術用語検討委員会編：看護学学術用語\*，1995より．
\*なお，2011年に用語は65追加されて100となり，2019年に内容が一部改訂されている。

---

\* **薬剤師**：薬剤師は活動の場によって薬局薬剤師，臨床薬剤師，病院薬剤師などとよばれる。

## 3. 看護過程の展開における看護技術の位置づけ

▶ **看護の科学性を支える看護過程**　看護過程とは，看護の知識体系に基づいて，①対象の健康状態を査定（アセスメント）し，②その集積から看護上の問題を明らかにし，③問題解決のための看護計画を立て，④計画に沿って看護活動を実施し，⑤その事後評価をするという，看護活動の系統的・組織的な枠組みである。看護過程の特徴は，平面上を循環するだけの単純な過程ではなく，常に到達目標をステップアップすることを目指すので，事後評価とアセスメントのいかんによっては計画を随時変更しながら進行していく動的で柔軟な，螺旋的な過程であることである（第1編-第1章「看護過程の理論と構成要素・臨床判断プロセス」参照）。看護過程は看護活動を合理的に展開させるための不可欠な要素であるだけでなく，看護の科学性を支える理論基盤になっている。

▶ **看護過程のなかの看護技術**　看護技術を看護過程の枠組みのなかに位置づけてみると，図2のようになる。

①看護活動は対人関係をとおして展開されるので，**対人関係やコミュニケーションに関する技術**は最も基本的なものであり，ほかのすべての看護技術に並行して用いられる。

②**看護過程を展開する技術**もまた，系統的に展開する看護活動の思考過程，あるいは理論枠組みとして基本的なものである。

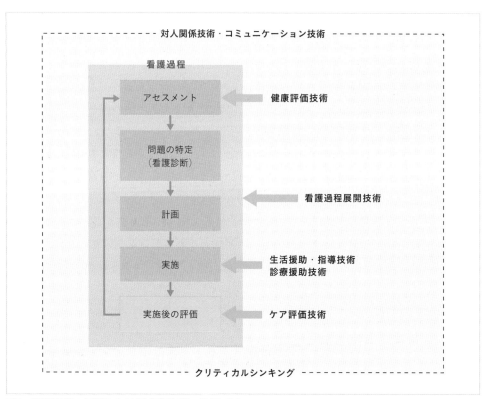

図2　看護過程の展開における看護技術の位置づけ

③症状の把握と患者理解を目的とした**健康評価技術**は，看護過程の最初の段階に不可欠である。

④**生活援助・指導技術**と**診療援助技術**は膨大な種類の個別の技術を含み，看護師がベッドサイドで最も多くの時間と労力を注いで実施する技術であり，訓練と経験を重ねて飛躍的に進化していく技術でもある。

⑤そして，最も新しい看護技術は**ケア評価技術**であろう。科学的思考に基づいた効果的な看護を実施するには，看護実践の場における看護師の研究的な思考は重要である。患者の主観的訴えを重視するとともに，適切な客観的指標を用いてケア評価を行うことは看護過程をより効率的に展開させるからである。

⑥そして，ケア評価技術に限らず，科学的で効果的な看護活動を支えるのは**クリティカルシンキング**\*（critical thinking）という思考法である。看護師が実践場面で様々な判断や決断を迫られるとき，このような思考方法が役立つ。したがって，クリティカルシンキングは看護師が習得すべき基本的な看護技術の一つであるといえる。

## B 看護技術の質

## 1. 経験だけでなく根拠に基づいた看護技術へ

▶ 科学的根拠が不十分な理由，背景　看護技術の科学性を個々の看護ケアレベルで問うとき，その理論的根拠は整っているだろうか。すべての看護技術が十分な理論的裏づけのもとに実施されているだろうか。残念ながら，現段階では答えは「否」である。看護技術には科学的根拠をもたない，経験として受け継がれてきたものが少なくない。人を対象に実施される看護技術には経験による知識は重要だが，科学としての理論的基盤をもたなければ普遍的に良質の技術を提供することは難しい。

　こうした背景には，わが国の看護（学）教育が，ごく最近まで学問体系の外に置かれてきたという事情がある。医師と最も密接に関係しながら働く専門家でありながら，その養成のための大学教育が一般化し始めたのは1990年代になってからである。大学化が充実するということは研究者を養成する大学院教育課程が実現するということで，20世紀の終盤を迎えて初めて看護学は学問の世界への仲間入りを果たしたということができる\*。医療現場で共に働く医師や薬剤師，栄養士，臨床心理士\*などと，ようやく同じ教育背景を

---

\* **クリティカルシンキング**：直訳の「批判的思考」には他者を批判するという意味合いが強いので，原語のまま用いられている。正しい意味は，常に自分の考えを振り返って先入観や偏見がないか吟味し，他者の見解と比較・検討しながら，より客観的見地から自分の考えを見いだしていくことで，研究や看護活動を行ううえで不可欠な思考法である。

\* 2009（平成21）年7月に保健師助産師看護師法第21条第1項に，看護師国家試験の受験資格が4年制大学卒業者に与えられることが，初めて明記された。

\* **臨床心理士**：日本臨床心理士資格認定協会による民間資格。2017（平成29）年に国家資格として公認心理師が新設された。当分の間は2つの資格は同等に扱われるとされた。

もつに至ったわけである。

▶ **EBN を目指すことの重要性**　折しも，1990 年代の終わり頃から科学的根拠に基づいた看護実践（evidence-based nursing；EBN）\*を目指そうという動きが起こってきた。これは EBM（evidence-based medicine）から派生した用語で，看護が学問として自立しようとする時期に一致して，EBN は看護学と看護実践が一丸となって目指すスローガンの一つになっている[1), 2)]。これまでその多くが経験的知識で支えられてきた看護技術を，研究によって得られたデータで裏づけしようとする試みが始まった。こうした研究活動は一部では組織的に始められているが，完成された理論として看護技術体系に組み込まれるには，多くの看護学研究者や看護師による地道な研究の積み重ねが必要である。EBN は看護技術のレベル（質）を高めるために不可欠な理念である。

## 2. 看護技術の質を決定する看護師の資質

▶ **特定分野で高い専門性をもつ実践家の育成**　医学の進歩とともに新しい診断技術や治療法が次々に導入され，現代の医療現場は目まぐるしく変化している。こうした医療の現状に対応するために専門医（医学会の各領域が認定した特定の診療領域の診断・治療に当たる医師）が生まれた。看護職においても，認定看護師\*や専門看護師\*など，ある特定の分野で高い専門性をもつ実践家を育成する制度がつくられた。

　また，2014（平成 26）年には，看護師が特定の行為に限って医療行為を実践できる（特定行為\*とよぶ）ようにするための研修制度が創設され，その内容が「保健師助産師看護師法」に追加された。特定行為創設の目的は，往診など医師の関与が困難な将来の在宅医療を推進するためであり，今後，より看護師の活躍が期待されている。

　しかし，看護師が実施できる特定行為はあくまで診療の補助である。よって，特定行為研修を受けた看護師であっても，個々の特定行為は医師の指示のもとで手順書\*によって

---

\* **evidence-based nursing（EBN）**：経験に頼らない，科学的根拠に基づいた看護という意味である。EBN は①看護ケア上の問題点の抽出，②経験的知識と臨床研究によって得られた evidence との系統的な比較検討，③個々の患者にとって最も適切なケアの吟味と適用の手順で遂行される。

\* **認定看護師**：認定看護師に必要な教育課程を修了し，ある特定の看護分野において，熟練した看護技術と知識を有することを，日本看護協会認定看護師認定審査を経て認められた者をいう。

\* **専門看護師**：専門看護師に必要な教育課程を修了し，日本看護協会専門看護師認定審査に合格し，ある特定の専門看護分野において卓越した看護実践能力を有することが認められた者をいう。現在，専門看護師（CNS）はナースプラクティショナー（NP）とともに大学院修士課程で養成される高度実践看護師に位置づけられている。専門看護師や認定看護師は，職能団体である日本看護協会が認定しており，厚生労働省は看板や名刺などに資格を書くなどの広告は認めているものの，国家資格ではない。

\* **特定行為**：看護師が行う診療の補助行為で，厚生労働大臣が指定した指定研修機関での特定行為研修を受けた看護師が実施できる医療行為を指す。特定行為には，気管カニューレの交換や胸腔ドレーンの抜去など 38 種類の行為がある。2021（令和 3）年 2 月の時点で，全国で 272 施設（学校や病院など）が指定研修機関となっている。（特定行為については厚生労働省ホームページ「特定行為とは」も参照　https://www.mhlw.go.jp/stf/seisakunitsuite/bunya/0000050325.html［最終アクセス日　2021/9/2］）（資料／厚生労働省ホームページ　特定行為研修を行う指定研修機関の状況（都道府県別指定研修機関数），https://www.mhlw.go.jp/content/10800000/000747412.pdf［最終アクセス日　2021/9/2］）

\* **手順書**：法の下に置かれ，内閣府令や人事院規則と同等の効力がある厚生労働省令で定められた事項が記載された文書。病状や補助行為が具体的に書かれている。

行うものとされている。また，看護師に自由裁量権が認められているわけではないので，単に医師不足を補うために養成された便利なミニドクターに過ぎないとの批判もある。

　特定行為にかかわる看護師をどのように位置づけ，養成し活用していくかは，今後の医療界の課題といえよう。

▶ **ジェネラリストの必要性**　こうしたスペシャリストとしての看護師が必要とされる一方で，実際のベッドサイドで最も求められているのはジェネラリスト（多方面の知識と技術を備えた専門家）の資質をもつ看護師である。なぜなら，前述したように，看護師が実際に携わる仕事は患者の療養生活全般にかかわる，個別的なうえに広範で，繁雑なものだからである。

▶ **最も求められる臨床判断能力**　スペシャリストであれ，ジェネラリストであれ，看護師に求められる資質は豊富な専門知識と洗練された看護技術をもっていることだけでなく，常に自分の考えを客観的に吟味しながら問題を解決しようとするクリティカルシンキングの思考法を身につけ，直面する困難な看護場面で最も適切な選択は何かを臨床判断（clinical judgment）できることである。こうした資質は豊富な臨床経験や大学院などの卒後教育だけで養えるというものではなく，看護師自身が保健・医療・福祉の場における自らの役割を認識し，専門職者としての誇りと自覚をもって実践に臨（のぞ）むことによってはぐくまれていく。そして，そのような専門意識は，初学者として看護学教育を受けるなかでめばえていかなければならない。

## 3. 技術の科学的習得方法

▶ **徒弟的な学習と理論の理解のうえに立った方法の学習**　ある技術を習得するには，熟練者を見習いながら，時間をかけ繰り返し訓練して体得する方法と，まず技術の原理を技術理論として学習したうえで，マニュアルを備えた基本的な手順を覚える方法とがある。前者は徒弟的な方法で，伝統工芸の習得方法として知られる。後者は主に職業としての専門技術教育に採用される科学的な方法で，看護技術もこの方法で習得される。

▶ **一定間隔を置いた繰り返し学習の効果**　一般に，身体動作を伴う技術であれ，コミュニケーションやクリティカルシンキングなどの思考過程の技術であれ，技術を習得したということは，同じ神経回路を繰り返し作動させることによって中枢神経内（大脳皮質運動野，小脳，大脳基底核および辺縁系（へんえんけい）など）に**学習回路**が成立したことを意味する[3]。要するに，技術というものは繰り返し訓練すれば習得できるということである。さらに，時間をかければ早く上達するというものでもなく，訓練は一定の間隔を置きながら繰り返すほうが記憶の強化には効果的である（**反復刺激後増強**＊）。

▶ **技術と理論を並行して学ぶことによる時間短縮**　このように，技術の習得には時間がかか

---

＊ **反復刺激後増強**：反復刺激を中止した後にシナプス伝達が促進される現象を反復刺激後増強（post-tetanic potentiation；PTP）といい，数時間以上続く場合もある。PTP はまた，中枢神経系のシナプス結合に長期的な形態的変化をもたらすことがわかっており，記憶や学習との関係が示唆されている。

るものだが，技術と理論を並行して学ぶ科学的方法を使えば，習得までの時間短縮と飛躍的な上達が期待できる。技術理論では，なぜそうするかという理由が科学的証拠（研究データ）によって明示されるので，技術は単なる模倣でなく，合理的行為として学習される。技術習得の近道となる「コツ」も試行錯誤してやっとつかむというのではなく，学習行程のなかで適時教えられるので，習熟度の個人差が少なくなる。さらに，技術学習をとおして理論的思考法が自然に身についていく。

▶ 実験学習の効果　この科学的方法をより効果的にするには，要所要所に実験実習や示教実験[4)]を取り入れるのが望ましい。たとえば，床上排泄の介助の際，温めた便器を用意するのはなぜなのかを，血圧や皮膚温，被験者の主観的データを記録することによって，冷えたままの便器を使ったときと比較する実験を考えてみる。20℃の便器を殿部にあてがうと，被験者は「冷たい」と顔をゆがめ，血圧は一気に 30mmHg も上昇するが，40℃の便器ではこうした変化はみられない。この事実を目の当たりにした学生は，決して冷たい便器を患者にあてがうことはしないだろう。このように，実験実習は理論と体験を記憶のなかで融合させ，学習効果を長期間保持するのに役立つ。

▶ 理論とともに学ぶことによる記憶保持　技術は継続して使わないと忘れてしまうものでもある。ただ，理論とともに技術を習得していると，たとえ手技を忘れてしまっても，よく保持された理論の記憶をたどることによって手技も比較的容易に思い出すことができる。

　また，基礎教育の段階で学習した看護技術はあくまで基本である。技術理論とともに学習した看護技術は，学習機会があるごとに繰り返し訓練することによって，しだいに習得されるものなのである。

## C 看護技術における倫理

## 1. 看護における倫理とは

▶ 倫理とは　医療技術が急速に進歩した現代の医療社会では，患者の知る権利，脳死の判断や安楽死の是非，終末期患者の生命の質をどうとらえるかなど，医療現場における様々な倫理的問題が話題にされている。一般に，**倫理**とは実社会における道徳の規範となる原理を指す。すなわち，ある問題に対して「AとBのどちらを優先するか」あるいは「実施すべきかしないでおくべきか」など，道徳的価値が対立するような場合の判断の拠りどころとなる考え方のことをいう。患者中心に看護活動を展開しようとする看護師は，治療や検査と患者の苦痛，患者の安全あるいは人権と束縛（行動制限や抑制），医師，患者および家族の告知に対する考えの矛盾など，しばしば倫理的問題に直面する。

▶ 職能団体の倫理綱領　このような問題に対して，国際看護師協会（International Council of Nurses；ICN）は 1953 年に看護師の倫理綱領を作成し，世界の看護師に倫理規範を提示した（最新の改訂は 2012 年）。わが国でも日本看護協会が 1988（昭和 63）年に「看護婦の倫

**表1　看護職の倫理綱領（日本看護協会）本文より抜粋**

1. 看護職は，人間の生命，人間としての尊厳及び権利を尊重する。
2. 看護職は，対象となる人々に平等に看護を提供する。
3. 看護職は，対象となる人々との間に信頼関係を築き，その信頼関係に基づいて看護を提供する。
4. 看護職は，人々の権利を尊重し，人々が自らの意向や価値観にそった選択ができるよう支援する。
5. 看護職は，対象となる人々の秘密を保持し，取得した個人情報は適正に取り扱う。
6. 看護職は，対象となる人々に不利益や危害が生じているときは，人々を保護し安全を確保する。
7. 看護職は，自己の責任と能力を的確に把握し，実施した看護について個人としての責任をもつ。
8. 看護職は，常に，個人の責任として継続学習による能力の開発・維持・向上に努める。
9. 看護職は，多職種で協働し，よりよい保健・医療・福祉を実現する。
10. 看護職は，より質の高い看護を行うために，自らの職務に関する行動基準を設定し，それに基づき行動する。
11. 看護職は，研究や実践を通して，専門的知識・技術の創造と開発に努め，看護学の発展に寄与する。
12. 看護職は，より質の高い看護を行うため，看護職自身のウェルビーイング\*の向上に努める。
13. 看護職は，常に品位を保持し，看護職に対する社会の人々の信頼を高めるよう努める。
14. 看護職は，人々の生命と健康をまもるため，さまざまな問題について，社会正義の考え方をもって社会と責任を共有する。
15. 看護職は，専門職組織に所属し，看護の質を高めるための活動に参画し，よりよい社会づくりに貢献する。
16. 看護職は，様々な災害支援の担い手と協働し，災害によって影響を受けたすべての人々の生命，健康，生活をまもることに最善を尽くす。

筆者注）日本看護協会は1988年に作成・公表した「看護師の倫理規定」を2003年，「看護者の倫理綱領」として改訂・改題した。ここに掲載したものは2021年の最新版「看護職の倫理綱領」である。
\* 1948年に出された「世界保健機関憲章」において "Health is a state of complete physical, mental and social well-being and not merely the absence of disease or infirmity." と述べられている。これを参考に，本倫理綱領においては，ウェルビーイングを身体的，精神的，社会的に良好な状態であることと意訳し，使用している。ウェルビーイングを一語の日本語に翻訳することが難しいこと，また，意味するところが曖昧であることから日常的に使用される言葉ではない。そのため，本倫理綱領では看護職のウェルビーイングへの親和性を高めるためカタカナ表記とした。

出典／日本看護協会ホームページ：看護職の倫理綱領，https://www.nurse.or.jp/home/publication/pdf/rinri/code_of_ethics.pdf（最終アクセス日：2021/9/2）

理規定」をまとめたが，これは2021（令和3）年に改訂・改題（「看護職の倫理綱領」）して，看護師に専門職者としての倫理的行動の指針を示している（表1）。表中の生命の尊重（安全な技術），守秘義務の遵守と個人情報の保護，質の高い看護（科学的根拠のある熟練した技術）などは，基本理念としてあらゆる看護技術の学習にも組み込まれている。

▶ **個々の看護行為のなかの価値の対立**　看護は対象に対して患者－看護師関係\*のなかで提供されるため，個々の看護行為を行う際でも価値の対立が起こり得る。これは看護技術における倫理的問題ととらえることができる。

　たとえば，せん妄\*のある高齢の患者に対し，看護体制が手薄になる夜間などに抑制を行う場合がある。抑制は安全を確保するための看護技術であるが，一方で患者の自由を奪い人権を損なう行為で，身体的苦痛も伴う。しかし，徘徊による事故や転倒の危険を回避するためにはやむを得ない措置でもある。

　また，安静臥床を強いられている患者の褥瘡予防のために，定期的な体位変換が昼夜実施される。夜間に実施されればそのつど患者の睡眠が中断されることになり，褥瘡予防と

---

\* **患者－看護師関係**：看護行為は患者－看護師間の関係をとおして実践される。つまり，相互に役割をもち（社会的関係），直接的なやりとり（相互作用関係）を通じて技術が提供される（技術的関係）。患者－看護師関係は相互の信頼によって発展する。したがって，看護活動を効果的に展開するには，良い患者－看護師関係が成立していることが必要である。

\* **せん妄**：意識障害の一つで，幻覚や妄想を伴い，感情が動揺する。老人性認知症の症状としても出現する。

安眠のどちらが優先されるべきかが問われる。

　このように，患者の問題解決のために必要な看護技術であっても，そしてそれがいかに熟練された看護師によって提供されようと，また，いかに立派な科学的根拠に裏づけされていようと，それを実施することによって患者の人権を侵害したり，苦痛を強いたりする状況はしばしば起こり得る。

▶対立する価値の間の最善の対応策　看護技術の提供においてこのような倫理的問題に直面したとき，看護師は一方の価値を無条件に優先するのではなく，対立する価値との間で患者にとって最善の対応策を考えるようにする。

　倫理的問題へのアプローチには，次のような方法が提案されている[5]。①医学的な問題を検討し（たとえばせん妄の原因を取り除く治療を検討する），②患者の考えを聴き（患者が抑制を嫌がる理由を知る一方で，抑制の必要性を患者または家族に説明する），③周囲の状況を見直し（家庭の事情と家族関係，看護体制の現状などを見直す），④問題解決の方向性を決める（抑制に潜在する危険性を検討し，それを回避する対策や抑制以外の方法も考える），⑤これらを吟味したうえで，患者にできるだけ苦痛を与えず，人権も損なわないような看護技術の技法を検討して提供する。

## ▌2. 看護技術の実施における倫理的態度

　看護技術は対人関係のなかで行われる。そこでは，看護師は感染予防や転倒予防など，専門職者として患者の**安全を守り保証する**意識を常にもっていなければならない。同時に，看護師にふさわしい**身だしなみ**や**言葉遣い**など，人としての基本的な態度や姿勢も必要である。そして，さらに忘れてはならない重要なことは，看護活動における**倫理的な態度**である。

▶技術提供に不可欠なプライバシーと人権の意識　看護師は対象理解のために，生物学的・心理的・社会的な様々な患者の個人情報を利用する。これらの情報には検査データ，治療経過や治療方針などのほかに，患者から直接聞き取った情報も含まれている。それらはい

---

### 看護師の規律−看護に適用される倫理的概念

　国際看護師協会（ICN）は，1973年に看護実践における道徳的基準になるものとして「看護師の規律」を作成した。そのなかで，看護師の基本的責任は，健康の増進，疾病（しっぺい）の予防，健康の回復，苦痛の緩和の4つであるとされた。そして，国籍や人種，信条，年齢，性別，政治や社会的地位に制約されることなく，看護には生命の尊厳と人権の尊重の理念が内在していること，看護師には個人，家族，地域社会にヘルスサービスを提供し，関連する組織・機関と調整する役割があると述べている。具体的には，看護師の守秘義務や専門性と実践能力の維持・開発，他職種との協力関係の維持などについて提言している。

ずれも専門職者だけが扱うことを許されている患者の個人的な情報で，他者に知られたくない情報がたくさん含まれている。

したがって，看護師はこうした患者の個人情報保護の重要性を熟知していなければならない。大規模病院などでは，個人情報の適切な取り扱いのためのガイドラインを設けて患者情報の保護に取り組んでいるが，それが徹底されるためには，一人ひとりの医療従事者の意識と行動が伴わなければならない。

このように，常に患者のプライバシーや人権を保護する意識をもちながら看護技術を実施する態度も，看護師に不可欠な倫理的態度である。

**文献**

1) 深井喜代子：Evidence-Based Nursing；科学的根拠のあるケアの実施，ナーシング・トゥデイ，14（1）：10，1999.
2) 深井喜代子：EBNとは，ハートナーシング，13：374-380，2000.
3) 深井喜代子，他編：新・看護生理学テキスト，南江堂，2008，p.76-90.
4) 深井喜代子，關戸啓子：Evidence-Based Nursing 実験実習を導入した看護技術教育1；看護技術教育に実験実習を導入した根拠と目的，看護教育，40（6）：490-494，1999.
5) 小迫冨美恵：看護ケアの場面で遭遇する倫理的問題とジレンマへの対応，高知女子大学看護学会誌，25（1）：5-18，2000.

第 **1** 章

# 看護過程の理論と構成要素・臨床判断プロセス

## この章では

- 看護過程の基になる考え方，看護過程と看護理論の関係について説明できる。
- 看護過程はいつどのようにして誕生し，どのような変遷を経て現在の形にまで発展したのか，その経緯を説明できる。
- 看護診断の意義と目的，今後の展望について説明できる。
- 看護過程におけるアセスメントの方法を演習で行える。
- 計画立案の方法および計画を実施するうえでの注意点をまとめられる。
- 看護過程における評価の方法を説明できる。
- 上記の学習内容を踏まえ，看護過程の展開を演習で行える。

# I 看護過程とは

## 1. 看護過程とは何か

　看護過程とは，Yura,H.，Walsh,M.（1984）によると「看護の目的，すなわちクライエントの最良の健康を維持すること，およびこの状態に変化が生じた場合には，クライエントの状況に必要な看護ケアを質・量ともに提供し，クライエントを健康な状態に回復させることの実現を意図する一連の計画的行為である」[1]と述べ，系統だった方法で看護を実践することを示している。この看護過程を進めるにあたっては，人間の価値や尊厳，満たされないニーズの理解とともに，クライエント等と看護師との間の信頼関係に基づく相互作用における援助的関係の中で展開されることの重要性が主張されている[2]。

　日本における近年の看護過程のとらえ方（経過は後述する）は，日本看護科学学会第9，10期看護学学術用語検討委員会（2011［平成23］年）が示した「看護過程は，看護の対象となる人々と看護実践者との対人関係の中で成立し，展開するものである。すなわち，看護過程は，対人援助過程を基盤として，看護の目標を達成するための科学的な問題解決法を応用した思考過程の道筋」[3]が主流であるが，基盤として考えられていた相互作用においては，相手と自己との関係性のなかで生じるコミュニケーション，ケアのプロセス，ケアリングなど，全体論的な看護を論じる過程で用いられることから，状況や文脈のなかで意味を区別する必要[4]が指摘されている。

　本書においては，対象者との相互作用プロセスとしての看護過程の展開は他章に任せ，ユラらの示した前提としての対人関係の基盤を包含した問題解決思考を中心とした看護実践の方法論の一つである看護過程について記述する。

　「看護を実践する」とは，対象の必要に応じて最良の健康状態を維持するために，実在または潜在する健康問題が心身に与える影響や生活への影響を判断し，解決すべき課題がないか，またさらなる健康増進を図る課題がないか，いわゆる看護介入の必要な事柄や状況が起こっていないかを判断して対処していくことである。その実践を支えるための系統的で意図的な手段や方法を表した思考過程が看護過程であるともいえる。

　看護過程は，時代の変遷とともに少しずつ変化・発展するもの（後述）であるが，現在の看護過程には，①アセスメント（情報収集，分析，推論），②看護問題（課題）の特定（本編 - 本章 - Ⅳ「看護問題（課題）の特定（看護診断）」で詳説），③計画，④実施，⑤評価という5つのステップが含まれるとする考え方が一般的である。このプロセスでは，対象者と看護師間の良好な人間関係のもとに，系統立てられた方法で看護を実践するために，効率良く成果を導き出すことができる。そのため，看護ケアの質を高める一つの方法であると考えられている。

## 2. 看護過程と問題解決法

看護過程にみられる"問題（課題）の解決に目標を定めた思考過程"は，看護独自のものではなく，一般的に何か問題が発生した場合に，その解決を図る方法を検討し，実践していく過程と同じである。

このような，問題を中心とした思考過程を問題解決法という。問題解決法は，**問題の発見**から始まり，その**原因を追求**し，**問題解決のための対策を考え**，その**対策を実践しその対策を評価する**という過程を繰り返すことにより，**問題を適切な方向に向けて解決**していくものである。

看護過程も，対象の健康問題や，健康問題が与える生活への影響，さらなる健康増進を図る課題がないかなどを情報収集して問題（課題）を発見し，情報を分析することで原因を追求し，看護の介入が必要となる問題（課題）を特定する。その問題（課題）の解決のために目標（期待される成果）や具体的な介入方法を考え，それに基づいて看護ケアを実施する。そして，問題（課題）が解決に導かれたかを評価する過程を繰り返し，対象者の健康に関する問題（課題）を解決し，最良の健康状態の維持に向けて生活を整えていくものである。

## 3. 看護過程とクリティカルシンキング

看護過程を展開するにあたっては，アセスメント，看護問題（課題）の特定（看護診断），計画，実施，評価のどの段階においてもクリティカルシンキング（critical thinking）とよばれる思考方法を用いるのが有効である。クリティカルシンキングとは，証拠にもとづく論理的で偏りのない客観的思考で，ある事象を事実として判断するために，その事象を多面的に検討してエビデンス（根拠）を追求する実践的思考を指す。この思考は，学問研究において不可欠なものともいえる。

多面的に事象を検討していくためには，物事をうのみにするのでなく，いったん距離を置いて眺め，それはなぜか？　どうしてそうするのか？　といった疑問をもつ姿勢が必要であり，物事を系統的にとらえたり対比させる思考力や，因果関係の検討，根拠の検索などが重要となる。

たとえば看護介入の方法を計画したときに，「この介入方法は患者の状態に適しているか？」と自ら問い，ほかの方法ではなくこの方法を選択する理由は何か，なぜそうなのか，この方法の効果はリスクを上回るか，効果があるという根拠は何か，より簡単で効果的な方法はないかなど，あらゆる方向から批判的に考えて看護行為を決定していくことが必要である。このように，「この介入方法は本当に患者の状態に適しているか？」という点を，身体的側面はもちろん心理社会的な側面からも多面的に検討してみると，より患者のニーズに即した援助を行うことができる。

したがって，看護過程におけるクリティカルシンキングは，適切な看護を推進するために必要なエビデンスを追求した思考方法と考えられている。

## 4. 看護過程とリフレクション

　看護過程を実践する際に用いられる代表的な思考方法として，近年ではクリティカルシンキングとともに，リフレクション（reflection）という考え方が取り入れられるようになってきている。

　リフレクションという言葉には，反省，熟考，内省，省察，などの意味があるが，思考論としては，社会心理学や教育分野，組織・経営分野の人材育成でよく用いられてきた考え方である。看護におけるリフレクションの意味を田村[5]は平易に「看護者が看護実践のなかで行っている思考プロセスと，その結果生じた変化の自覚によって，さらに自己の看護実践を向上させていく自己教育プロセス」と述べており，看護実践能力の育成に有用であると考えられ，積極的に取り入れられている。

### 1 | リフレクションの源流と看護への発展

　リフレクションの源流は1900年代前半，アメリカの教育哲学者であったジョン・デューイ（Dewey, J.）の「反省的思考」（reflective thinking）という教育論までさかのぼる。デューイは，人が学習し成長するためには，知識を教え込むだけでなく，生活のなかの実践をとおしてその経験から学ぶということを重視し，これを反省的思考とした。この思考を発展させたドナルド・ショーン（Schön, D. A.）は，1980年代に「行為についてのリフレクション（実践ごとに取り組みを振り返り実践知を明確にしていく思考）」と「行為のなかのリフレクション（実践中に経験で得た暗黙知を用いながら，問題解決に導く思考）」の2つのスタイルを提唱し，従来の専門的知識や科学技術を合理的に実施する専門家とは違う，実践知を駆使しながら問題解決を図っていく新たな専門家像を示した[6]。ショーンの示したこのリフレクティブな専門家像は看護専門家像へも影響を与え，サラ・バーンズとクリス・バルマン（Burns, S., Bulman, C.）が『看護における反省的実践』[7]に新たな看護専門家像を示し，これが今日の看護へのリフレクションの浸透につながっている。

### 2 | リフレクションの構造と看護実践への反映

　リフレクションの基本構造は，表1-1に示すとおり，実践経験を振り返り，新たな行動に向かう学習サイクルである[8]。

　リフレクションの基本的スキルとしては，自己への気づきが重要であり，自分自身と向き合うことが要求される。描写には自身の気持ちや感情も含め具体性が求められる。また分析過程では，クリティカルシンキングの手法を用いながらも自身の感情や態度，行動の影響をより考慮する必要がある。リフレクションを用いた看護場面の振り返りによって，様々な経験を実践知として統合する能力を磨くことは，真の意味で看護実践力の向上につながり，看護過程の展開に役立つものである。

表1-1 ギブス（Gibbs,G.）のリフレクティブサイクル

| 第1段階－記述・描写 | 何が起こったのかなど，リフレクションしたい出来事を記述したり，語る段階 |
|---|---|
| 第2段階－感情 | 第1段階で表現した内容を振り返り，内面に起こった感情や，経験したときには気づかなかった感覚を振り返ってみる |
| 第3段階－評価 | 取り上げた場面の自分の行動や行為は何が良くて，何が良くなかったのかを自分自身に問う |
| 第4段階－分析 | 第3段階の状況から意図されるものは何かを探る。なぜこのような状況が起こったのか，何が良くてそうなったのか，自分や他人は何をすべきだったのか，など |
| 第5段階－総合 | 分析によって得られた要素を関連づけながら，経験した出来事を新たな視点で意味づけでき，学びを得て学習できるようになる |
| 第6段階－行動計画 | 再び似たような出来事に遭遇したときの対処法を考え，行動予測をする段階であり，サイクルはこれで終了する |

## 5. 看護過程と看護理論の関係

　看護理論（nursing theory）は，看護理論家が独自の切り口で看護の内容を説明しようとしたものである。看護の全体を説明しようとしたものが「看護一般論」あるいは「看護概念モデル」であり，ここには，看護の対象となる「人間」，看護がかかわる人間の「健康」，その人間が存在している「環境」，「看護」の主要概念が示されている。

　これらのモデルはそれぞれ，「看護とは何か」についての一貫した考え方に基づいて構成されている。おのおのの理論家は，看護の目標や対象である人間をそれぞれの視点でとらえたうえで，看護活動の方法を系統立てて述べている。看護過程は，これらの看護理論や看護モデルを看護実践につなぐ方法となる。すなわち看護理論は，患者の状態をアセスメントする際の枠組みとして，あるいは患者の呈する事象を分析したり推論したりするときの視点として用いることができ，看護介入の方法を決定するときの参考になる。

　また，看護を学び始めたばかりの学生にとって看護理論を学習することは，看護の基盤となる看護観やフィロソフィーの育成に役立つ。加えて，人間対人間の関係に焦点を当てている看護理論は，患者との相互関係を学ぶのにも役立つものである。

# II 看護過程の変遷

## A 欧米における看護過程の発展

　ここでは，看護過程が現在のような問題解決法による系統的アプローチに発展してきた経過を欧米，特にアメリカを中心に振り返る。

## 1. 看護過程の誕生

　近代看護の基盤を築いたナイチンゲール（Nightingale, F.）は，その代表的著書『看護覚え書』（1859 年）のなかで，アセスメントの第一要素である「観察」の重要性を説いたが，その後 1950 年代まで，現在のような看護過程という形での概念化はなされない状態が続いた。ただし 1929 年には，エール大学看護学部で学生のための事例研究に関するハンドブックに「問題解決法」が取り入れられている。また 1937 年には，全米看護連盟がカリキュラム案内の改訂に伴って，患者すべてに対して看護ケア計画を立案することを勧めている。このように先人たちは，断片的にではあるが，看護を単に医師の補助的役割にとどまるものととらえず，看護の意図的・意識的な進め方を模索していた。

　その後，看護過程が大きく発展するきっかけとなったのは，ブラウン＊の報告書『Nursing for the Future』（『これからの看護』小林冨美栄訳）である[9]。これは，第 2 次世界大戦後，医療が発展するなかで，医療職者の細分化が進み，看護師もまた，その専門性や独自の機能をより明確に示す必要性が生じたことを背景に 1948 年に発表されたものである。このなかで，社会のなかで専門性の高い看護職員の必要やそのための看護教育の方向づけ，および看護業務改革を提言した。

　このような「看護とは何か」という根本的な問い直しのなか，1955 年にはホール（Hall, L.）が初めて「看護過程（nursing process）」という言葉を使い，患者の立場に立って（at），患者と向き合い（to），患者の必要に応じた（for），患者と共に（with）という 4 つの前置詞によって看護実践を論じた。これ以降，1960 年代に入って看護実践をより系統的に展開する方法論について検討されるようになった。

## 2. 看護過程の変遷・発達

　看護過程のステップは，表1-2 に示すように，時代とともに変遷・発達してきた。
　1959 年にはジョンソン（Johnson, D. E.）が，『A Philosophy of Nursing』（『看護の哲学』）のなかで看護問題を分析し，それに対処する過程を「アセスメント・決定・行為」と位置づけた。

　一方，オーランド（Orlando, I. J.）は看護師の行為の要素に注目し，「患者の行動・看護師の反応・患者の利益のために計画された行為」の 3 つの要素の相互関係を看護過程としたほか（1961 年），ウィーデンバック（Wiedenbach, E.）は，看護過程を「患者のニーズを満たすために看護師がとるステップ」としてとらえた（1963 年）。このように，看護理論や看護過程が活発に分析されるようになった初期には，患者と看護師間の人間関係に主眼を置いた看護過程が多くみられた。

　その後，患者のもつ問題をより系統的に解決する方法論として，ユラとウォルシュは，

---

＊ ブラウン（**Brown, E. L.**）:社会学者。全米看護教育連盟の委託を受けて，看護の社会に対する有益性を調査研究した。

表1-2 看護過程のステップの発達経過

| 著者 | 発表年 | 視点 | ステップ |
|---|---|---|---|
| ジョンソン | 1959 | 看護問題の分析過程 | アセスメント，決定，行為 |
| オーランド | 1961 | 看護師の行為の要素 | 患者の行動，看護師の反応，看護師の患者の利益のために計画した行為 |
| ウィーデンバック | 1963 | 患者の要請の充足に看護師のとるステップ | 患者援助ニーズの確認，援助の実施，援助の評価 |
| ユラとウォルシュ | 1967 | 同上 | アセスメント，計画，実施，評価 |
| ブロッコ | 1974 | 同上 | データ収集，問題の明確化，計画，評価 |
| ロイ | 1975 | 同上 | データ収集，看護診断，看護行為の計画，実施，評価 |
| マンディンガーとジョーロン | 1975 | 同上 | データ収集，看護診断，計画，実施，評価 |

出典／松木光子：我が国における看護診断の発達と課題，看護診断，1（1）：45，1996，一部改変.

4段階の連続した系統的アプローチ「アセスメント・計画・実施・評価」のステップを発表した（1967年）。さらにブロッコ（Bloch, D.）は，この4段階の看護過程のなかの「アセスメント」の定義が不明確であるとして，「アセスメント」のなかに包含されていた「問題の明確化」を取り出し，5つのステップを示した（1974年）。そして，1975年にはロイ（Roy, C.）やマンディンガー（Mundinger, M. O.），ジョーロン（Jauron, G. D.）らによって看護診断の使用が提唱され，「アセスメント・看護診断・計画・実施・評価」の5ステップの看護過程が示された。

## 3. 問題解決過程としての看護過程

この頃，米国看護師協会（American Nurses Association：ANA）は『看護業務の基準』（Standards of Nursing Practice）をまとめた（1973年）[10]。これは，データ収集・看護診断・看護計画・看護行為・目標到達の評価および修正の基準を示したもので，看護過程に対応する形をとり，看護診断が健康状態に関するデータから抽出されるものであると位置づけたものである。その後，ANAは1980年の社会政策声明で「看護とは，現存あるいは潜在の健康問題に対する人間の反応を診断し，かつそれに対処すること」[11]と定義を発表している。

このような変遷や経緯のもと，アメリカでは看護過程が科学的思考に基づいた問題解決過程として認知されるようになった。

なお，同協会による『臨床看護実践の基準』（1991年）では，看護師の実践するケアの基準として，「アセスメント・診断・期待される成果の明確化・計画・実施・評価」のように，看護過程を6つに分けて示している。

## B わが国における看護過程の発展

わが国では，1950年代にチームナーシングが導入されたことに伴い，看護計画の立案・

活用が始まった。看護過程の導入は 1960 年代後半に入ってからであるが，こののち 1980 年代にかけて，看護過程が，オーランドらが示した「人間関係の過程」であるのか，ユラやウォルシュらが示した「問題解決法の構造を取り入れた過程」であるのか混乱があった（ユラやウォルシュらは，看護過程の前提として患者 - 看護師の人間関係を置いていたが，日本においては問題解決過程のみが強調された経緯があった）。

これに対して，日本看護科学学会学術用語検討委員会（1989 ［平成元］ 年）[12] は，「人間関係の過程」は実践の内容に包括されるものとして，「問題解決法の構造を取り入れた過程」を中心に定義づけ，「看護過程とは，看護を実践するものが，独自の知識体系に基づき，対象の必要に的確に応えるために，看護により解決できる問題を効果的に取り上げ，解決していくために，系統的，組織的に行う活動である」と発表した。

このような背景をもとに，わが国においても，問題解決思考を取り入れた「アセスメント（情報収集と問題の明確化）・計画・実施・評価」という看護過程の一連の考え方が，看護教育や実践の場で活用されるようになった。その後，従来用いられてきた 4 つのステップの「問題の明確化」に含まれていた「看護問題（課題）を特定すること」を取り出した形で，「アセスメント（情報収集，分析，推論）・看護問題（課題）の特定（看護診断）・計画・実施・評価」という 5 つのステップで構成された看護過程が多く採用されている。

日本における看護過程の示す内容については，冒頭で述べたように，2019（令和元）年第 13，14 期看護学術用語検討委員会において，科学的な問題解決法を応用した思考過程とともに，相互作用による全体論的な看護を論じる過程と状況や文脈のなかで区別する必要を指摘している。

## C 看護診断

ここまで何度か「看護診断」という言葉を用いてきたが，学生読者にとってはイメージしにくい言葉であろう。そこでここでは，看護診断の考え方が発展してきた背景，また，看護診断とは具体的に何なのかについて概観する。

## 1. 看護診断の発展

### 1 アメリカにおける看護診断の発展

前述のとおり，アメリカでは 1970 年代に入り，看護診断が看護過程のアセスメントの次の段階に位置づけられ，看護の独自機能を表す重要な役割を担うようになってきた。すなわち，看護の専門的な役割や仕事を可視化し，独自性を示すためには，看護における患者の健康問題について語るための体系化された公式の用語（看護診断）が必要であるという認識が高まったのである。しかしその一方で，看護診断を，従来医師が病名をつけるという意味で用いられてきた「診断」という用語とどう区別すべきか，どのように判断して

看護診断すべきか，看護介入法をどのように選択すべきかなど，種々の課題が生じた。

そこで，看護診断の系統的開発，つまり看護師が独自に診断し対処する健康状態を明確にして分類する活動を積極的に行ったのが，全米看護診断分類会議である。この会議は1973年に初めて行われ，その活動の拡大に伴い，2002年にはNANDAインターナショナル（NANDA-I）に組織名を変更して現在も活動を続け，看護師の臨床判断を正確に反映する用語の開発，改良，促進に努めている。

また，このようにアメリカにおいて看護診断が発展した背景には，看護の責務の拡大に伴って生じた「看護の独自機能を表す用語」の必要性や「看護ケアの共通構造の開発」にとどまらず，その使用による電子カルテ化が進められたこと，看護診断による医療費の第三者支払いが認められたことなどがある。

## 2 わが国における看護診断の発展

わが国の看護過程のなかに看護診断の考え方が受け入れられ始めたきっかけは，1980年代より看護診断に関する著書が邦訳され，日本の看護職にも徐々に紹介されるようになったことである。この時期，臨床では，問題志向型記録が盛んに進められており，看護問題の記述に多くの看護師が困難を感じていた。すなわち，その現象を表す共通した看護用語をもたないために，「看護の問題」としながらも，医師の診断名や症状を問題として表現せざるを得ない状況であった。そのため，看護診断は看護問題を表現する方法の一つとして問題志向型記録を採用している臨床現場で積極的に取り入れられていった。

その一方で，アメリカで開発された看護診断を実際に活用するにあたっては，診断用語の概念の理解が十分に行われないまま使用される危惧や，日本の文化になじみにくい表現，すでに開発されている看護診断がそのまま日本で使用可能であるかの検証が十分になされていないなどの議論があり，安易な診断名の使用には慎重な姿勢もみられた。

看護診断の活用の機運が高まりをみせた1990年代に，日本看護診断研究会が立ち上げられ（1991［平成3］年），その後1994（平成6）年には日本看護診断学会に発展した。日本看護診断学会は[13]，適切な看護を行うための看護診断ならびに介入・成果に関する研究・開発・検証・普及を目的に活動している。

# ┃ 2. 看護診断とは

## 1 看護診断の定義

医学においては，膨大な専門知識体系に裏打ちされた判断により診断（diagnosis）＊がなされ，国際疾病分類（international classification of diseases：ICD）に基づく診断名（病名）が決定され，その診断名を軸に治療が展開されている。前述のとおり，看護においても同

---

＊ **診断**（**diagnosis**）：一般に医師が病名をつけることを意味する医学専門用語である。

表1-3 看護診断の定義

| 発表団体，発表年 | 定義 |
| --- | --- |
| NANDA-I<br>1990年採択<br>2009,2013,2019年に改訂 | 看護診断とは，個人・介護者・家族・集団・コミュニティの，健康状態／生命過程に対する人間の反応，及びそのような反応への脆弱性についての臨床判断である。看護診断は，看護師の説明責任のあるアウトカム達成に向けた看護介入の選択根拠になる。 |
| 米国看護師協会（ANA），<br>1991 | 現にある，あるいはこれから生じるであろう健康上の状態ないしニーズに対するクライアントの反応についての臨床判断である。診断は期待される成果の達成に対するケア計画決定の根拠となる |

様に，看護の専門性に基づいた診断（看護診断，nursing diagnosis）が行われ，その診断に基づいて展開される基準化された看護が望まれているわけであるが，普遍的に体系化されたものはまだない。NANDA-I を筆頭に，現在もその開発が進められているところである。

開発途上といえる「看護診断」だが，看護診断の定義については多くの専門職団体や理論家が発表している。代表的なものとして，NANDA-I と米国看護師協会（ANA）が掲げている定義を表1-3 に示す。これらの定義では，看護診断は「健康に関する反応の"臨床判断"」であり，また「看護診断の目的は，看護介入の根拠を示し，看護師が責任を負い，その役割を果たす領域であること」とされている。

## 2 │ 判断と診断

そもそも「診断」という言葉は，医学のなかで古くから用いられてきた言葉であるが，広辞苑（第7版）によると「医師が患者を診察して病状を判断すること，転じて物事の欠陥の有無を調べて判断すること」とあり，近年では「企業診断」とか「耐震診断」など医学以外の分野でも用いられている。診断を意味する英語の diagnosis を Webster 辞典で引くと「徴候や症状から病気を識別する」という意味とともに「問題の種類や根拠を分析する」とあるように，語源はギリシャ語の gnosis（知る，認識する）にある。

一方で「判断」という語を調べてみると「ある物事について自分の考えをこうだと決めること」「判断は概念を前提にするが，概念はいくつかの判断の結果作られ，また二つ以上の判断によって結論を導き出す推理が成立する」とある（広辞苑）。したがって，「診断する」ということは，判断を重ねながら推論し結論を導き出し，ある概念に到達することを意味していると考えられる。つまり「診断」は，どのような分野であろうとその固有の専門知識に基づいて状況を分析して判断を重ね，識別することと考えることができる。

## 3 │ 看護診断と臨床判断

それでは，NANDA-I や ANA の看護診断の定義にみられる臨床判断（clinical judgment）とは何を指すのだろうか。ゴードン（Gordon, M.）[14] は，「看護師が看護過程のなかで行う臨床判断には，診断的判断（diagnostic judgment），治療的判断（therapeutic judgment），倫理的判断（ethical judgment）がある」と指摘している。診断的判断は，アセスメントと

問題の明確化に必要な技術であり，治療的判断は，ケア計画の立案とその実施と決定，評価に必要であり，また倫理的判断は，診断過程においてもケアの実践過程においても必要である――看護師と患者関係の相互作用中には，倫理的側面の判断が常に求められている，としている。したがって，看護診断で用いられる臨床判断は診断的判断ととらえられ，問題を明らかにしていく過程での判断といえる。

さらに野島[15]は，診断と判断の相違を「看護診断は非常にクリティカルな判断作用が主体となっており，看護師は看護実践のなかで絶えず判断作用を働かせているが，問題解決のために必要とされている患者の現象に関して行われる，それの原因・解決方法・来るべき方向といったことに関連して，専門的な科学的な根拠に基づいて行われる判断を診断とよぶ」と述べている。

## 3. NANDA-I 看護診断の構造の理解

これまでに日本に紹介されている看護診断には，NANDA-I が開発している「NANDA-I 看護診断」のほかにも，「ゴードン看護診断」や「カルペニート看護診断」など様々ある。看護診断は，看護が扱うべき問題（課題）を的確に表現するために行うものであり，また看護診断過程から導かれた結論（問題・課題）を表現したもの，ケアの方向性を表現したものであり，必ずしもすでに開発された看護診断用語を用いなければならないということではない。しかし，看護を必要としている患者の健康問題（課題）について，標準化された共通言語で語れることは必要なことである。そこでここでは，NANDA-I 看護診断[16]を取り上げて，看護診断の具体的な構造と種類について簡単に解説しておく。

### 1 構造

先に述べたとおり，患者の健康問題や生命過程に対する反応を表現する用語（看護診断名）を集めて分類・整理したものが NANDA-I 看護診断であり，現在は分類法 II という方法で看護診断名が分類されている。

### 2 多軸システムによる構成

分類法 II は多軸形態をとっており，看護診断を組み立てるために 7 つの軸が存在する（表1-4）。また，第 7 軸の「診断状態」には表1-5 に示すいくつかの型がある。

看護診断名の開発には，第 1 軸および第 2 軸，第 3 軸が必須である（ただし第 2 軸は言外に含まれている場合もある）。たとえば，「ボディイメージ混乱」という看護診断名（診断名）があるが，これは「ボディイメージ」という診断概念（第 1 軸）と，「混乱」という判断（第3 軸）という組み合わせから成り立っている。このように軸は，命名されたそれぞれの看護診断のなかに表現されている。このような分類構造は，私たちがふだん臨床で看護診断名のみを利用する際には意識されていないことが多いが，これらを理解していると，看護診断用語がどのように組み立てられているかがわかるようになる。

表 1-4 多軸システム

| 第 1 軸 | 診断の焦点 | 診断概念の最も重要な用語，また基礎的・本質的な部分であり，根幹である。焦点は，診断の中核になる「人間の反応」を表現。 |
|---|---|---|
| 第 2 軸 | 診断の対象 | 看護診断を確定される人のこと（個人，介護者，家族，集団，コミュニティ）。 |
| 第 3 軸 | 判断 | 診断の焦点の意味を限定，また指定する記述語や修飾語（例：機能低下，減少，不足，混乱，促進，障害，中断，不安定，不適応等）。 |
| 第 4 軸 | 部位 | 身体の一部／部分やそれらに関する機能，つまり，あらゆる組織，臓器・器官，解剖学的部位または構造（例：身体，腸管，胸，心臓，脳，胃腸，粘膜，末梢，皮膚，組織，泌尿器，血管等）。 |
| 第 5 軸 | 年齢 | 診断対象となる人の年齢層（胎児，新生児，乳児，小児，青年，成人，高齢者，超高齢者）。 |
| 第 6 軸 | 時間 | 診断の焦点の時期を表す（急性，慢性，間欠的，持続的）。 |
| 第 7 軸 | 診断の状態 | 問題／シンドロームが実在するのか，また潜在するのか，あるいはヘルスプロモーション型看護診断としての診断カテゴリー化を意味する（問題焦点型，リスク型，準備状態）。 |

出典／ハードマン，T, H.，上鶴重美編，日本看護診断学会監訳：NANDA-I 看護診断 定義と分類 2021-2023，原書第 12 版，医学書院，2021，p.132-148，を参考に作成．

表 1-5 看護診断の型

**問題焦点型看護診断**

個人・介護者・家族・集団・コミュニティの，健康状態／生命過程に対する好ましくない人間の反応についての臨床判断。診断するには，関連する手がかりや推論パターンとしてまとまった診断指標，関連因子が必要。

**ヘルスプロモーション型看護診断**

個人・介護者・家族・集団・コミュニティのウェルビーイングを増大させ健康の可能性を実現したいという，意欲や願望についての臨床判断。診断するには，現在の行動や反応を強化したいという願望を反映する。または自分のレディネスを表現できない患者ではそのような可能性を表す，関連する手がかりや推論がパターンとしてまとまった診断指標が必要。

**リスク型看護診断**

個人・介護者・家族・集団・コミュニティの，健康状態／生命過程に対する好ましくない人間の反応の発症につながる，脆弱性についての臨床判断。診断するには，脆弱性の増大に寄与する危険因子が必要。

**シンドローム**

同時に起こる特定の看護診断のまとまりに関する臨床判断。同じような介入によってまとめて対処することが最善策になる。診断するには，診断指標として 2 つ以上の看護診断，そして関連因子。同じような介入で対処できる限り，その他に看護診断ではない診断指標も使用できる。

出典／ハードマン，T, H.，上鶴重美編，日本看護診断学会監訳：NANDA-I 看護診断 定義と分類 2021-2023，原書第 12 版，医学書院，2021，p.144-145，より作成．

## 3 | 構成要素

　多軸システムに基づいて命名・採択されたそれぞれの看護診断は，表 1-6 に示す「診断名」「定義」「診断指標」「危険因子」「関連因子」の 5 つの要素で構成されている。

　したがって，私たちが NANDA-I 看護診断を用いる際には，領域や類が適合しているか，各軸が確認されているか，構成要素である定義や診断指標，危険因子，関連因子が確認できるかを慎重に検討する必要がある。

# ■ 4. 看護診断の展望

## 1 | NANDA-I と看護診断の展望

　NANDA-I では，新しい看護診断の提案や改訂案があれば NANDA-I 診断開発に基づい

表1-6　看護診断の構成要素

| 診断名 | 診断の焦点（第1軸から）と判断（第3軸から）を少なくとも反映させ，診断に名称を与えている。関連する手がかりのパターンを表す簡潔な用語あるいは語句で，修飾語句を含むこともある。 |
|---|---|
| 定義 | 明瞭で正確な説明であり，その意味を的確に描出し，類似の診断との区別に役立つ。 |
| 診断指標 | 問題焦点型看護診断，ヘルスプロモーション型看護診断，またはシンドロームの所見としてまとまった観察可能な手がかり／推論。看護師が目で見ることのできるものだけを意味するのではなく，見る，聞く（例：患者／家族からの話），触る，嗅ぐことができるものも含まれる。 |
| 危険因子 | 個人・介護者・家族・集団・コミュニティの，好ましくない人間の反応に対する脆弱性を高める先行要因。このような要因は独自の看護介入により修正可能であり，可能な看護介入はこれらの要因に向けられる。 |
| 関連因子 | 人間の反応とパターン的な関係の認められる先行要因。このような要因は，反応「‥‥に伴う」「‥‥に関連した」「‥‥に寄与する」と記載されている。このような要因は，独自の看護介入によって修正可能であり，可能な限り介入はこれらの病因的要素に向けられる。問題焦点型看護診断とシンドロームのみ関連因子がある。ヘルスプロモーション型看護診断では，診断をより明確にする場合のみ用いる。 |
| ハイリスク群 | 社会人口統計学的特性，健康／家族歴，成長／発達段階，特定の人間の反応に影響を及ぼしやすいイベント／経験を共有する人々のグループ。このような特性は独自の看護介入では修正・変更できない。 |
| 関連する状態 | 医学診断，診断法／外科的処置，医療機器／外科装置，あるいは医薬品等。このような状態は独自の看護介入では修正・変更できない。 |

出典／ハードマン，T, H.，上鶴重美編，日本看護診断学会監訳：NANDA-I 看護診断 定義と分類 2021-2023，原書第12版，医学書院，2021，p.148-149，より作成．

て，ウェブサイト[17]からの提案が可能である。NANDA-I は，提案に対してエビデンスレベル判定基準をもとに，標準化された共通用語として審査を行っている。また，新たな診断名が日々審議され採択される一方で，診断名の改訂や削除，システムの検討なども随時行われている。このことからもわかるように，NANDA-I看護診断をはじめ，看護診断の分野は今なお発展途上であり，今後も変化していくものととらえておくのがよい。

## 2　看護介入分類・看護成果分類と看護診断

　看護診断が開発されたのと同時期に，看護師が行う看護介入を系統的に分類・定義し，実践を提供する際の考え方と行動を標準化しようとした看護介入分類（Nursing Interventions Classification；NIC），看護介入の結果を評価するものとして，患者の成果を定義し，成果と関連する患者の状態を評価できる評価リスト，患者の状態を測定する5段階の尺度を標準化して示した看護成果分類（Nursing Outcomes Classification；NOC）がアメリカのアイオワ大学で開発されている。

　現在では，看護診断・介入・成果の3つの分類間の関連性を明確にして，看護実践の共通構造を開発すること（リンケージ）を目的とした試みも行われている。

　ここからは，実際に個人を尊重したケアをどのように組み立てて実施していくか，特に入院患者を想定してその具体的内容・進め方を述べる。

　これまでで学んだ看護を展開していくための方法（思考と実践のプロセス）は，図1-1のように考えることができる。これは，患者−看護師間の人間関係を良好な状態に保ちながら患者の個別性を踏まえた看護を提供するために，看護師のもつ問題解決思考の能力，クリ

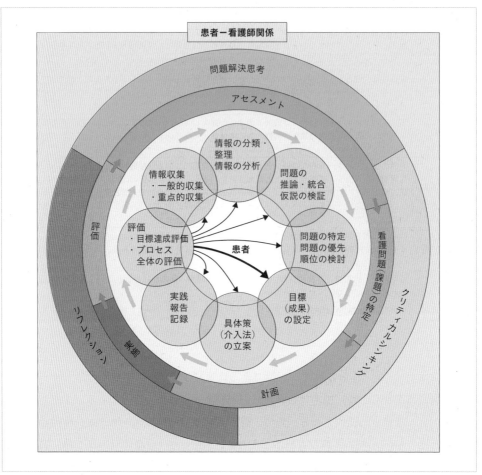

図1-1 看護過程:問題解決思考と実践のプロセス

ティカルシンキングの能力，リフレクションの能力を活用して，看護過程を展開していくこと（アセスメント→看護問題（課題）の特定（看護診断）→計画→実施→評価）を示している。

# III アセスメント

▶ アセスメントとは　看護過程におけるアセスメント（assessment）とは，患者の示す反応が何を意味しているのかを考えて状態を判断し，また様々なデータから患者の反応を予測することにより患者の健康状態と生活への影響を明らかにし，看護師の介入を必要とする問題（課題）を明確にすることである。

　そのため，アセスメントの段階は，患者の健康と生活に関する情報収集から始まり，情報の整理・分析をして看護介入の必要となる問題（課題）を推論して明らかにしていく段階である。

## Ⓐ 情報収集の段階

## 1. どのような情報を収集するか

▶ 医療情報　医師の聴取する医学情報には，主訴，現病歴，既往歴，家族歴，診察所見，検査所見，システムレビュー（全身の系統的問診法）がある。医師はこれらの情報をもとに病態を明らかにし，医学診断を行っている。一方，看護師も，患者の個人歴（氏名，生年月日，年齢，性別，連絡先，保険区分など）に関する情報とともに，主訴，現病歴，既往歴，家族歴，感染症の有無などの健康歴を聴取する。

　さらに看護師は，看護実践に必要となる健康状態と生活過程に基づいた情報を得ている。コメディカルスタッフも，主訴や現病歴の確認を行い，その専門性に根ざした情報を得ている。したがって，看護情報は，図1-2 に示すように医療情報の一部であるといえる。

　近年，電子カルテシステムの導入が進んだことや，個人情報保護の観点から記録を一元化することが望まれ，医療スタッフ間での情報の共有化が進んでいる。このような情報共有を前提に，主訴や現病歴などを何度も各専門職が聴取するのではなく，病態に関する情報の収集は医師に任せ，看護師は看護独自の分野の情報を収集し，積極的に情報を活用し合うことが有益である。

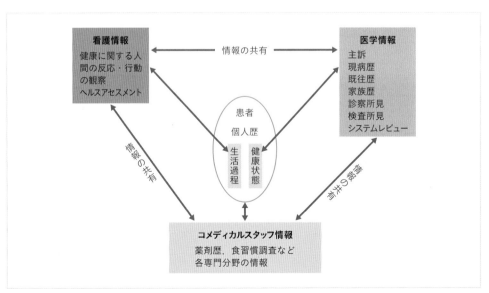

図1-2　患者の情報収集の全体像

# 2. 看護情報の収集

## 1 情報収集の枠組み

▶ **一貫した情報収集を行うために** 患者に必要な看護を提供するためには，患者の健康問題や治療に対する反応，生活への影響などの情報を得ることが必要である。これらの情報を得るためには，どのような方法を用いれば一貫した情報が収集できるか，また，だれが収集しても患者の状態に関する情報を漏れなく得るためにはどうしたらよいかを考える必要がある。それにはまず，看護師自身がどのような健康観や看護観，人間像をもって看護を実践しようとしているのかを認識しておく必要があり，これには既知の看護理論が参考になる。さらに，だれが収集しても漏れなく一定レベルの情報を収集できるようにするためには，収集する内容を系統化・基準化しておくのがよい。

▶ **様々な情報収集の枠組み** これらを満たすために，入院時などの初期の情報収集には，各看護理論家が示す**看護モデル**のなかで看護活動の領域を表している枠組みを情報収集の枠組みとして活用するのが効果的である。現在比較的よく活用されている看護活動のアセスメント枠組みを表1-7に示す。

表1-7 看護活動のアセスメント枠組み

| ヘンダーソン | ロイ | オレム | 松木 | ゴードン |
|---|---|---|---|---|
| **14の看護の基本的要素** | **4つの適応様式** | **3領域のセルフケア要件** | **10の生活行動様式** | **11の機能的健康パターン** |
| 1. 呼吸<br>2. 飲食<br>3. 排泄<br>4. 適切な姿勢と移動<br>5. 睡眠・休息<br>6. 衣服の選択と着脱<br>7. 体温の保持<br>8. 身体の清潔と皮膚の保護<br>9. 安全<br>10. コミュニケーション<br>11. 信仰<br>12. 仕事<br>13. レクリエーション<br>14. 学習 | **1. 生理的様式**<br>酸素，栄養，排泄，活動と休息，防御，感覚，体液と電解質，神経学的機能，内分泌機能<br>**2. 自己概念様式**<br>身体的自己<br>人格的自己<br>**3. 役割遂行様式**<br>**4. 相互依存様式** | **1.普遍的セルフケア要件**<br>空気，水，食物摂取，排泄，活動と休息，孤独と社会的相互作用，生命・機能・安寧に対する危険予防，人間の機能と発達の促進<br>**2.発達的セルフケア要件**<br>生命と成熟の過程を助長および維持，発達を阻害する条件の予防および影響の軽減<br>**3.健康逸脱セルフケア要件**<br>適切な医療援助を求め確保する，病理学的諸状態の影響と結果の自覚，診断・治療・リハビリテーションの効果的実施，医療ケアの不快な点・有害な影響を自覚・注意する，自己の健康状態の受け入れにより自己概念・自己像の修正，病理学的状態の影響と共に生活する | 生理的統合<br>1. 呼吸−循環−体温<br>2. 栄養−代謝<br>3. 排泄<br>4. 活動と休息<br>5. 防御<br>6. 性−生殖<br>7. 感覚−知覚−伝達<br>心理・精神的統合<br>8. 自己像−自己実現<br>9. 健康認識−健康管理<br>社会的統合<br>10. 役割−関係 | 1. 健康知覚−健康管理<br>2. 栄養−代謝<br>3. 排泄<br>4. 活動−運動<br>5. 睡眠−休息<br>6. 認知−知覚<br>7. 自己知覚−自己概念<br>8. 役割−関係<br>9. セクシュアリティー生殖<br>10. コーピング−ストレス耐性<br>11. 価値−信念 |

表1-8　看護ケアと看護研究の焦点となる事象（ANA）

❶ ケアおよびセルフケアのプロセス
❷ 休息，睡眠，呼吸，循環，生殖，栄養，排泄，性生活，コミュニケーションなどの生理学的，ならびに病態生理学的プロセス
❸ 身体的情緒的な安楽・不快疼痛（とうつう）
❹ 出生，健康，病気，死の体験にかかわる感情
❺ 健康と病気が持っているとみなされる意味
❻ 意思決定能力および選択能力
❼ 自己イメージおよび自己の身体と環境の制御などの知覚的見当識
❽ 対人関係，役割遂行，および対人関係のなかの変化過程
❾ 社会政策およびそれらが個人，家族，コミュニティの健康に及ぼす影響

出典／American Nurses Association，小玉香津子訳：看護はいま；ANAの社会政策声明，日本看護協会出版会，1998，p.11-12.

　ヘンダーソン（Henderson, V.）の看護論であれば**14の看護の基本的要素**がこれにあたり，ロイ（Roy, C.）では**4つの適応様式**，オレム（Orem, D. E.）では**3領域のセルフケア要件**が対象をアセスメントする枠組みとして活用できる。また，松木の**生活統合体モデル**＊（**10の生活行動様式**）[18]，ゴードン（Gordon, M.）の**11の機能的健康パターン**[19]＊は，アセスメントの枠組み，そして看護問題を系統立てて診断する概念枠組みとしても活用できる。

　他方，**米国看護師協会**（American Nurses Association：ANA）は，1995年の社会政策声明において，「看護師が関心をもつ現象は，出生，健康，病および死に対する人間の体験と反応を診断し，かつそれに対処すること」と示し，看護ケアと看護研究の焦点となる事象[20]を表1-8のように提示している。この視点をアセスメント枠組みとして活用することもできる。

　ここに紹介した枠組みを見てもわかるように，看護における情報収集は，患者の身体的側面ばかりでなく，心理的側面，さらには社会的側面やスピリチュアルな側面，宗教的側面までも含むものである。看護師はこのような広い視野から患者をとらえ，看護支援につなげていくことが必要である。

## 2　一般的情報収集

　入院時などの**第1段階の情報収集**では，前項のアセスメント枠組みを活用し，健康に関する反応・行動の観察を行うことによって，またヘルスアセスメント＊を系統的に実施す

---

＊ **生活統合体モデル**：松木光子が考案した看護モデル。人間を，環境のなかで変化に対処する規制をもつ身体的・精神的・社会的生活統合体としてとらえた。統合とは，すべての機能が滞ることなく働いている健全さ，あるいは安寧をいい，生活においてからだの各部分が活動し，かつ社会に順応しつつ，何かを考えたり行動したりして生きていくこと，としている。この統合が「10の生活行動様式」として人の行動に現れる。
＊ **11の機能的健康パターン**：M.ゴードンにより開発された。「健康」という視点から，個人や家族，社会がどのように機能しているか，またどのような機能的な問題があるかを観察し判断する枠組みとして，人間の統合された生活機能に焦点を当てて，11のパターンに分類したものである。どのような理論や看護モデルにも活用できるといわれている。
＊ **ヘルスアセスメント**：健康歴の聴取（問診）をはじめ，視診，聴診，触診，打診といった技術を用いて系統的に頭部から足先までの全身の状態を的確に把握し，身体的な側面から健康レベルを査定する（フィジカルアセスメント）とともに，心理的・社会的な側面からも健康レベルを査定すること（詳細は第2編第1章「ヘルスアセスメント」を参照）。

ることによって，必要な情報を見落とすことなく総合的に把握することが大切である。しかし一方では，当面の看護に必要のない情報まで機械的に収集することにもつながるため，プライバシー尊重の原則からすると望ましくない場合があることにも留意すべきである。

　これらの総合的な観察・診査によって患者の状況の全体像が見えてくると，ある程度患者の看護問題（課題）を推察することができ，患者にとっての気がかりな点がみえてくる。

## 3 ｜ 重点的情報収集

　次の段階としては，**看護介入が必要と推察される問題（課題）をより明確**にするために，あるいは**患者の気がかりを具体化**するために，さらにそのことについてより具体的に情報を収集する必要がある。以下の視点を参考にしながら不足する情報を収集し，問題をより具体的なものにしていく。

> **＜重点的情報収集のポイント＞**
> ❶患者の罹患している疾患や病期による特徴的情報
> ❷現在実施されている治療がある場合はその内容についての気がかりや影響
> ❸治療方針の理解
> ❹置かれている状況や心理的特徴
> ❺生活ニーズの不充足
> ❻役割に関する気がかり
> ❼サポートシステムの充足状況

## 4 ｜ 情報源

　患者の健康に関する反応や行動を分析し，状態を的確に判断するためには，多くの情報を多角的に収集し，活用する必要がある。またその情報は信頼性の高いものであることが重要である。情報源には以下の人やものがあげられる。

> **＜情報源＞**
> ❶患者（第1情報収集対象者）
> ❷家族および本人をよく知る支援者
> ❸診療記録（医師の診察結果，治療方針，検査結果など）
> ❹患者に関する情報をもつほかの医療職種
> ❺他施設からの紹介状
> ❻救急隊

## ▌ 3. 情報収集の技術

　情報収集の方法は，面談による問診と観察，および系統的なヘルスアセスメントによる方法がある。いずれの方法においても，人間尊重の態度を基盤とした患者−看護師関係を保ちながら行う必要がある。

## 1 面談による健康に関する反応・行動の観察

健康に関する反応・行動の観察は，一般的には面談によって行われる。面談にあたっては，本編 - 第2章「看護記録」で述べるように，情報収集枠組みを参考に聴取内容や観察項目を標準化して各施設で記録用紙が作成されているので，それを活用するとよい。

情報収集における面談の留意点を以下に示す。

### ❶ 信頼関係を築くかかわりをする

第1段階の情報収集のための面談では，患者は疾病や入院による不安，慣れない環境から緊張している場合が多く，医療者との信頼関係が築かれていない状態である。そのような状況を踏まえて，信頼関係の構築に努めつつ情報を聴取する必要がある。

まず，個人的な状況を聴くことになるため，面談場所にはプライバシーを守ることができ，患者が落ち着いて話せる部屋を選ぶ。面談開始時には，自己紹介をして，これから行う面談の趣旨と所要時間を説明する。

たとえば「私は，Aさんを担当させていただく看護師の○○です。Aさんに最適な看護を提供させていただくために，これから，病気や生活についてお話をうかがいたいと思います。20分くらいかかると思いますがよろしいでしょうか？」といったように，患者に実施内容や予定を知らせることで，不安を少しでも軽減することができる。また，患者の体調がすぐれない場合もあるので，場合によってはベッドに休んでもらい，苦痛の状況や医療者に直ちに対処してほしい要望など，最低限の必要事項のみ情報収集を行うなど，状況に応じた面談とする。コミュニケーションの基本となる「相手の目を見て会話すること」も忘れてはならない。

### ❷ 話の聴き方（何をどう聴くか）を工夫する

▶ 心構え　情報収集に慣れていない新人看護師や学生が，聴取内容や観察項目が記してある記録用紙を活用して面談を行うと，質問内容を漏らすまいと患者を質問攻めにしてしまうことがある。また，質問内容が単発的で画一的になりやすい面がある。具体的な情報を要領良く患者から引き出すには，知識を得て経験を積む必要があるが，相手のことを知りたいという関心と，支えたいという姿勢をもって面談することが大切である。

▶ 話の始め方　患者自身が最も対処してほしいと願っていること（苦痛，気がかりなこと）から聴き始めることが肝心である。

たとえば「今，一番気になっていることはどのようなことですか？」と聞き，「それはいつから始まりましたか？」，そして「それによって困ることはどのようなことですか？」「そのことをどのようにしたいと考えられていますか？」と，一番解決したいと思っていることの結論までひととおり面談の最初に聞くことにより患者の医療に対する期待を理解することができる。

▶ 質問のしかた　患者が理解できる言葉を使用し，数量や大きさなど客観的に答えられる内容については，「何回ですか？」「何か所ありましたか？」「何cmくらいでしたか？」

などのように明確に質問する。

　しかし，患者本人しかわからない感覚や感情，反応を得たい場合は，「どのような痛みですか？」「どのように感じていますか？」など具体的に回答が返ってくる聴き方をするとよい。症状や徴候の場合は，現在の現象のみを聴くのではなく，「いつ・どこが・どのように・どれくらいの期間続いているのか」などと質問するとその経緯を詳細に知ることができる。

▶ **質問の優先順位**　患者の苦痛が強く十分な情報収集が困難な場合は，優先順位を考えて情報収集する内容を限定し，優先度の低い内容は状況が落ち着いてから聴取する。優先度の高い情報とは，生命徴候に関する症状，患者の苦痛の状態とその発生要因などである。また，セルフケア能力とその限界に関する情報は，入院後の生活に影響を与えるため，なるべく早期に聴取することが望ましい。

▶ **話の要点をとらえながら聴く**　患者は，置かれている状況によっては，話の内容が要領を得なかったり出来事の時系列が前後したりするなど混乱している場合もある。ゆっくり待つ姿勢をもって能動的に聴くことが大切である。話の内容をはっきりさせるために患者の言葉を別の言い方で言い換えたり，要約したりするのもよい。患者や家族の言動そのものだけでなく，その裏に隠された気持ちや感情を考えながら聴くよう心がける。

❸**言葉以外の情報を逃さない**

　面談中には，五感を働かせて聴くと，言葉では表現されない患者の状況を察することができる。

　患者の外観に注目すると，ふけのある頭髪，生気のない表情，口臭，ボタンのはずれたパジャマ，倒れ込むような椅子への座り方など，生活状況や行動が患者の心身の状態を表している場合がある。

　会話中のボディランゲージ（body language）に注目すると，落ち着きのない視線，頻回のまばたき，腕組み，いからせた肩，「大丈夫」と話しているが不安そうな表情であるなど，心理状態が態度に表れている場合もある。さらに，会話のやりとりのしかたや声のトーンなども心の状況を反映していることがあるので，患者の言葉と反応や態度の一致・不一致にも注意して情報を得ることが大切である。

## 2 ｜ 観察・ヘルスアセスメントによる系統的な診査

　**フィジカルアセスメント**は，全身の外観，呼吸器系，循環器系，消化器系，脳神経系，泌尿器系，筋骨格系，皮膚・粘膜の状態を系統的に視診・聴診・触診・打診，または測定して身体状態を診査・観察することである。これらによって，面談による問診では気づかなかった健康上の問題を発見したり，問診で収集した情報の裏づけとなる情報を得たりすることができる場合がある。

　**心理・社会的アセスメント**は，ストレスや不安などについて質問紙などを用いて測定・評価し，セルフケア能力のアセスメントではADL評価表などを活用して必要な情報を収集

するようにする。

## 4. 情報の種類

患者に関する情報は，主観的情報と客観的情報の2種類に分けることができる。

**主観的情報**（subjective data；S）は，患者の言葉から得られた情報で，患者の訴え，考え，感情，思いなどが含まれる。

**客観的情報**（objective data；O）は，医療従事者の観察，診察，測定および検査結果から得られた情報で，憶測ではなく，事実を正確に示したものである。

## Ⓑ 看護問題（課題）を明確化していく段階

この段階は，看護介入を必要とする課題を見いだすために，これまでに得られた情報を分類・整理・分析して望ましい健康指標や行動に照らして意味づけをし，知識を活用して推論することにより，看護介入の必要な事柄や状況が起きていないかを明らかにしていく過程である。

## 1. 情報の分類・整理

患者の全体像を明らかにするためには，アセスメントの枠組みに沿って収集した看護情報に加え，医学情報やほかの医療従事者の収集した情報のなかから，症状や徴候の裏づけとなる情報や，協力して援助が必要となる情報などを入手して，アセスメント枠組みを参考に再度分類・整理することが必要である。医学情報としては，主訴，現病歴，既往歴，家族歴，診察所見，検査所見，システムレビューによる情報があるが，継続的な治療が実施されているのであれば，その治療内容や今後の治療方針も参考になる。

▶ 複数の枠組みに分類できる情報をどう整理するか　情報を分類・整理する過程で，アセスメントの枠組みのうち複数の枠組みに分類されるような情報が出てくる場合は，視点をどこに置くかを検討して分類することが必要となる。

たとえば「血糖値」や「HbA1c」は，糖代謝の状態を示す情報として「栄養－代謝」の枠組みで収集したが，「健康知覚－健康管理」の側面から考えると，「HbA1c」は過去1～2か月の血糖の調節状況を示すものであるので，血糖コントロールが良好か否かを裏づける情報とも考えられるような場合である。

▶ 専門部門への情報提供　一方，収集した情報を眺めると，ほかの専門職の援助のほうが効果的ではないかと思われるものもある。たとえば，「一番気がかりな点は何か？」という問いに，「3週間の入院では経済的に心配」との訴えがあったとする。看護師として経済上の心配があるという情報は必要であるが，直接問題の解決を図るのはソーシャルワーカーの役割となるため，専門部門への情報提供が必要となる。

# 2. 情報の分析

　情報を分析する前に，看護師は，患者のどのような事柄に看護を提供すべきかという視点を振り返っておく必要がある。これには ANA が示した「看護ケアと看護研究の焦点となる事象（ANA）」(表1-8 参照) が参考になる。この視点を念頭に置き，情報の分析にとりかかると何が看護で扱われる問題（課題）なのかが見えてくる。

▶ **データの示す意味を理解する**　アセスメントの枠組みに沿って分類・整理された情報は，一つ一つの事象（以下，この一つ一つの事象を表している状態を「データ」とよぶ）を表しているにすぎないため，まず，そのデータがどのようなことを示す指標であるかをいま一度確認する。たとえば，「Hb（ヘモグロビン）」は貧血のレベルや酸素運搬能力の指標であり，「HbA1c」は過去 1～2 か月の糖代謝の状態を示す指標である，というように，情報のなかの一つ一つのデータが示す意味を理解しておく。

▶ **情報は望ましい健康状態・反応・行動を示しているか判断する**　次に，情報が望ましい健康指標や行動から逸脱していないかを判断する。この情報の判断には次の視点が参考になる。

---

**＜情報を判断する視点＞**
➡ 50 ページ以降の事例の情報分析で，これらの視点の使用法を例示
❶ 身体の成長発達・衰退における標準値や生体機能の正常値から逸脱していないか
❷ 疾患の種類や病期による特徴的症状や検査値が出現していないか
❸ 苦痛の訴えはないか
❹ ニーズは充足しているか
❺ 状況に適応しているか
❻ 発達課題に適応しているか
❼ 役割に適応しているか
❽ サポートシステムは充足しているか
❾ 文化に根ざした生活は保持されているか
❿ 実施されている治療内容が影響している状態が起こっていないか，治療の実施に影響すると思われる状況が起こっていないか
⓫ 望ましい健康生活に向けて取り組めているか

---

　これらの視点に基づき，**健康からの逸脱を示すデータ値や逸脱が予測される反応・行動，望ましい生活過程が脅かされている反応・行動に注目して判断**することになる。

　なお，この分析段階において，オレムの看護理論を活用するなら，分析の視点は「セルフケア不足」であり，セルフケア能力がセルフケア・デマンドに比べて小さいときに生じる状況を査定することになる。ロイの看護理論を活用するのであれば，「焦点刺激・関連刺激・残存刺激」のアセスメントにより人の適応状況を分析することになる。松木であれば「生活統合」に，ゴードンであれば「生活機能」に視点が置かれている。各理論家のそれぞれの視点を生かして分析を行う。

▶ **患者や家族のもつ特性や生活能力を検討する**　患者や家族のもっている生活上の機能や能力があれば，それを問題解決に生かすことができる。たとえば，「夫が家事に協力的である」

などの情報も取り上げ，看護実践に生かせるか検討する。

## 3. 問題（課題）を推論・統合し仮説を立てる

次に，枠組みごとに分類・整理された情報の分析結果を関連づけながら，判断を重ねて推論し，患者に起こっている身体反応やニーズの不充足などの状況は看護ケアが必要な事柄ではないだろうかと，看護介入が必要となる問題（課題）を考え，仮説を立てていく。

▶ **健康からの逸脱を示す反応の特性を推論し，看護介入の必要となる問題（課題）を明らかにする**　情報を分析することにより，健康からの逸脱を示す情報や反応から，ある程度共通の意味をもつ情報（同じ状態を示しているように考えられる情報）が見いだされてくる。たとえば呼吸数 24 回 / 分，$SpO_2$　93％，動くと息切れする，喀痰（かくたん）が多いなど，呼吸困難につながるような情報などである。これらは，安楽な呼吸が保てていない状態という共通した内容を示している情報というように，情報間の関連や情報群が示す内容から，**その反応あるいは状態に共通する特性を明らかにする**。この特性が看護介入を必要とする看護問題（課題）となる。

▶ **問題（課題）の因果関係（原因・誘因・関連性，今後の経過）を推論・統合する**　**看護介入を必要と考える状況＝問題（課題）が引き起こされた過程と今後の経過を次に推論**する。様々な角度からその状況を検討し，なぜそれが起こったのか，何が影響しているのか，また，この状態があると今後どのようなことが起こるのかなど，判断を重ねていくことが必要となる。この推論過程に参考となる視点を以下に取り上げてみる。

<因果関係（原因・誘因・関連性，今後の経過）の推論に役立つ視点>
❶その状況は病態との関連で，どのような発生機序により引き起こされているのか。
❷その状況はどのような条件により発生するのか，また患者の状態はその発生条件に当てはまるか。
❸生活方法や社会状況が原因や誘因となっていないか。
❹認識のしかたや心理的な状況が問題の原因や誘因となっていないか。
❺その状況の原因や誘因は 1 つか。
❻ほかの枠組みの状況が影響していないか。
❼その状況では，随伴症状として何が起こるのか，そして実際に起こっている症状はあるか。
❽その状況があると生活にどのような影響が出るのか，その状況が影響していると考えられる生活ニーズの不充足は何か。
❾その状況が起こると心理的にはどのような反応が起こりやすいか。
❿その状況が起こると社会的な状況に変化を及ぼさないか。
⓫その状況に対する治療や検査は患者にどのような影響を与えているか。
⓬その状況が回復したらどのようになるのか，悪化したらどのようなことが引き起こされるのか。それに当てはまる状態があるか。
⓭この状況があることで新たな問題（課題）が発生していないか。

これらを推論し判断することで，関連ある情報を結びつけていく（図 1-3）。このような結果，患者の看護問題は，△△が要因と考えられ，○○の状態が起こっているのではないかと仮説を立てる。

▶ **問題（課題）を裏づける情報の不足をなくすとともに確認を行う**　問題（課題）を明らかに

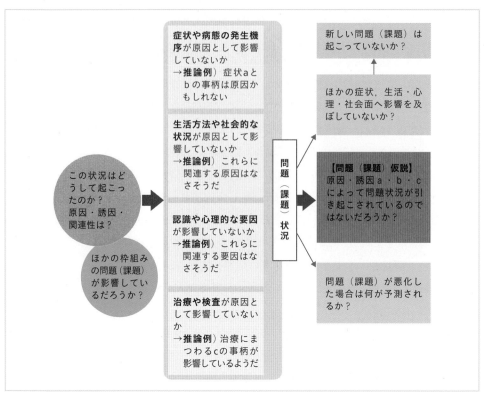

図1-3 因果関係の推論過程

していく段階で，問題（課題）を確定できる症状や徴候などの情報が不足している場合は再収集して追加する。また，問題（課題）と情報に不一致がみられる場合は，関連性のある情報を再度収集して確認する。

▶ **各枠組み間の問題（課題）の関連づけ**　各枠組みで問題（課題）が明らかになってきたら，問題（課題）どうしの関連を検討する必要がある。ある枠組みの問題（課題）がほかの枠組みから引き起こされていないか，先に何らかの問題が発生していて，それがいくつもの問題を引き起こす原因となっていないか，などを検討する。問題（課題）の原因・誘因・関連性，今後の経過の推論過程と合わせて，病態の成り立ちや問題（課題）間の因果関係の関連図をかいてみるとそれぞれの問題（課題）の関係がみえ，患者の現在の問題（課題）の全体像が見えてくる。

## 4. 仮説の検証

推論された問題（課題）が看護独自の問題（課題）であるのか，あるいはその問題（課題）は適切に導き出されたのかを確認する必要がある。仮説の検証には，次の要点を確認する。なお，NANDA-I の看護診断名により看護問題（課題）を決定する場合は，診断基準である定義・診断指標・関連因子が合致しているかを照合することで，問題（課題）を確定してよいかを検証する。

<仮説の検証のポイント>
❶収集した情報は憶測や推測を含まず正確なものであったか。
❷問題（課題）の特徴を示す症状や徴候が存在するか，あるいは問題（課題）を誘発する原因や危険因子があるか。
❸科学的根拠に基づいた因果関係の推論が行われているか。
❹看護介入が可能な範囲の問題（課題）であるか。
❺看護介入により健康状態をより良いものへ促進できる課題であるか。

# Ⅳ　看護問題（課題）の特定（看護診断）

　この段階では，検証された仮説について，看護問題（課題）を特定し，患者の問題（課題）をリスト化して看護介入の指標とする。

　わが国において，看護問題（課題）を表現するために統一的に標準化されている専門用語はないが，どの看護師でも患者の健康に関する状態を共通に理解できなくてはならない。また，チーム医療を行ううえでは，他の職種にも正しく理解される用語が必要となる。その意味では，前章で述べたとおり，NANDA-I の開発してきた看護診断は参考になる。

## 1. 看護問題（課題）を特定する

　情報の分類・整理，分析，問題（課題）の推論，仮説の検証によって患者の問題（課題）状況が明らかになってきたら，その問題（課題）をアセスメントの結論として特定する（看護診断）。その表現は，患者の状態を的確に表したものであり，かつ問題（課題）を特定した根拠や今後の看護の方向性が見える内容であることが望ましい。すなわち，問題（課題）の推論の過程で検討した，健康からの逸脱を示す反応や問題の因果関係を用いて表現するとよい。

　ゴードンは，問題（problem：P），原因（etiology：E），症状と徴候（sign & symptom：S）の構成要素（PES方式）を書いて示すとよいと述べている[21]。

　実際には，

**体動困難に関連した褥瘡**：仙骨部の持続する発赤，真皮の剥離（ステージⅡ）
原因（E）　　　　　問題（P）　　　　　　問題の症状・徴候（S）

と表現する方法がある。

　看護診断名を用いる場合は，問題焦点型看護診断では「看護診断名」「診断指標」「関連因子」を，リスク型看護診断では「看護診断名」と「危険因子」を，ヘルスプロモーション型看護診断では「看護診断名」と「診断指標」を併せて表記する。

## ▌2. 医学領域と関連のある問題を区別する

　看護活動には，看護独自の介入で解決を図る問題（課題）と，医師と協力して病状管理を行っていく問題がある。これをカルペニート（Carpenito, L. J.）は，共同問題と表現して看護問題（課題）と区別することを提唱している（カルペニートの二重焦点臨床実践モデル）。

▶ **看護師が介入すべき2つの問題群**　看護診断と共同問題の違いを図1-4に示す。**共同問題とは，看護師が病態の発生や変化を知るために観察する，ある特定の生理学的な合併症である。**看護師は，その合併症の出現を最小限にするため，医師が指示した介入法や看護師の処方した介入法を用いて共同問題を管理する[22]。したがって看護師が取り組む患者の健康問題（課題）には，看護独自の介入方法によって解決を図る問題（課題）と，医師の処方のもとに治療を共同して行うべき問題がある。

## ▌3. 問題（課題）の優先順位をつける

　看護問題（課題）と共同問題群は，看護介入が必要となる健康問題（課題）の全体を示しているものである。それらの**問題（課題）すべてに対して，重要性と緊急性を検討して，どの問題（課題）から解決を図ればよいのかを決定しなくてはならない。**

▶ **重要性・緊急性の指標**　問題（課題）の重要性と緊急性をどのような指標をもって判断するかについては，一つにはマズローのニード階層説が参考になる。

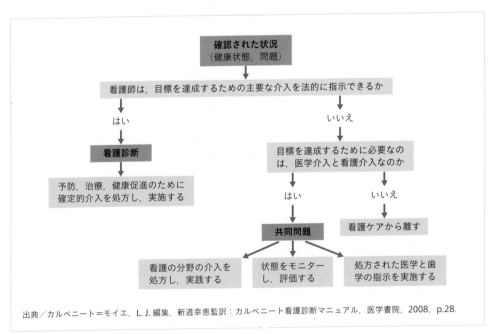

出典／カルペニート＝モイエ，L. J. 編集，新道幸恵監訳：カルペニート看護診断マニュアル，医学書院，2008，p.28.

図1-4　看護診断と共同問題の相違

＜マズローのニード階層説と問題の優先順位＞
**優先順位1**：「生理的欲求」が充足されない問題（呼吸，循環，体温調節，栄養，水分補給，排泄，安楽，清潔などに関する問題）
**優先順位2**：「安全の欲求」が充足されない問題（環境，恐怖などに関する問題）
**優先順位3**：「所属と愛の欲求」が充足されない問題（孤独，愛する者との死別などに関する問題）
**優先順位4**：「承認の欲求」が充足されない問題（自己概念・価値に対する変更などに関する問題）
**優先順位5**：「自己実現の欲求」が充足されない問題（目標達成への挫折などに関する問題）

　一方，松木[23]は，以下のように順位づけをしている。この視点では，患者の苦痛を優先順位2にあげて重要性を指摘している。

**優先順位1**：生存を脅かす問題
**優先順位2**：苦痛を伴う問題
**優先順位3**：回復と予防に伴う問題
**優先順位4**：成長・発達に伴う問題

▶ **病期によって変わる優先度**　さらに，病気の経過に視点を置いて優先度を考えると，病期によっては優先される問題（課題）が変化することがある。急性期では生命の危険回避が最優先され，回復期では生命の危機は脱しているため，後遺症の回避や合併症の予防が優先される。慢性期であれば生活習慣の変更などといった価値の変容が重要になり，終末期では，患者の生きがいや自己実現に関する問題が患者の一番の苦痛になる場合がある。

▶ **多くの問題の原因となっている問題から**　また，問題（課題）の重要性から考えると，多くの問題（課題）を引き起こしている根本的問題（課題）に注目し，その問題（課題）への対処を優先して行う必要がある。すなわち，根本的な問題（課題）に看護介入し解決を図ることにより，ほかの問題（課題）も順次解決されることになるからである。

　したがって，これらの点を総合しながら優先順位を判断することが大切である。

# V　計画

　計画（planning）は，看護問題（課題）および共同問題を解決するためにはどのような看護介入が必要であるかを考えることであり，それは，目標（goal，期待される成果）とその目標を達成するための具体策で構成される。計画の立案にあたっては，看護師と患者（家族）の協力が必要である。

## Ⓐ 目標（期待される成果）の設定

　**目標とは，看護介入を行った結果として期待される成果**であり，問題（課題）が改善されたり，消失したり，発生を予防したり，健康状態を向上させたりなど，患者にとっての望ましい最終成果が表現される。**共同問題に対しては，看護師の責務の範囲の行動を表す。**

　目標は現実的でなければならず，患者の成長・発達段階，生活行動様式，健康状態を総合的に判断するとともに，目標達成のためにかかわる人的・物的資源やほかの医療従事者の協力，治療計画，目標達成に必要な時間などを考慮して検討する。

▶ 目標は看護問題（課題）と共同問題の名称に焦点を合わせる　目標は，看護問題（課題）に対する望ましい患者像であるため，問題の解決あるいは改善，危険が回避され，悪化した状況にならないことを示す事柄や問題発生の原因・誘因となった事柄の改善，消失を示すことになる。たとえば「慢性痛（持続する痛み）」が問題であるならば「痛みが消失する」が目標になる。「褥瘡が発生する危険がある」ことが問題ならば，「褥瘡が発生する危険がなくなる」や「褥瘡が発生しない」が目標となる。

　NANDA-I の看護診断を使用する場合，看護診断の型によって目標表現を区別する。問題焦点型看護診断では「症状や徴候が消失する，軽減する，正常範囲内になる」など実際にある診断指標が消失する方向を意識して設定する。リスク型看護診断では「問題が発生しない，発生する危険が低下する」など，危険が回避できる視点を盛り込む。ヘルスプロモーション型看護診断では「より高い健康状態が獲得できる」など，患者の希望が達成できる方向で設定する。

　共同問題では，「医師の指示を遂行する，病状をモニターする，病状の悪化を予防する，病状の緩和を図る」などが目標となる。

▶ 患者中心の目標にする　目標が「患者の期待される成果」であるためには，目標のなかに，目標が達成されたことを示す患者の状態や行動が表現されている必要がある。期待される成果を具体的に（どんな行動を，どんな状態で，どこまでできればよいかなど）表現することにより，到達レベルが明確になる。

　共同問題の場合は，前述のとおり，看護師の責務の範囲の行動や態度が表される。

▶ 目標には段階をつくる　期待される成果を目標に設定するとなると，どうしても望ましい最終成果を設定しがちであるが，最終ゴールに到達するまでにはいろいろな行程や段階があって，それらを乗り越えて初めて最終ゴールに到達するものである。したがって，最終ゴールである望ましい最終成果を**長期目標**に設定し，その長期目標に達する前段階のステップとして**短期目標**を設定する。短期目標には数日中，あるいは1週間くらいで達成できるもの，または現状より1ステップ健康状態に近づいた状態や行動を取り上げる。問題状況によっては長期目標と短期目標の設定が難しい場合もあるので，状況に合わせて設定する。

ただし共同問題は，医師の治療的介入が中心であるために，看護師が独自に目標の段階を設定することは難しい。

▶ **目標達成の評価日を決定する**　目標を達成するにあたって，短期目標，長期目標ともに，いつまでに目標に到達すればよいのか期日を決める。この決定された目標の達成日を評価日として，目標に到達できたか否かを評価する。

共同問題の場合は，治療計画に基づいて評価を行う。

## B 計画（具体策）の立案

計画（具体策）の立案は，患者の問題（課題）を解決するために，実際の看護介入をどのように行うか具体的な看護行為を明確にすることである。それは目標を達成するための内容でもある。以下の点を考慮しながら，具体的な介入の計画を立案していく。

## 1. 治療方針の確認

治療は看護問題（課題）の解決の過程に影響を及ぼすので，治療計画（クリニカルパス*を含む），検査計画，薬物・処置の種類と方法，日常生活の制限（食事や活動），病状説明の内容を，計画立案前に確認しておく。

## 2. 看護介入を行うための計画立案の要点

看護問題（課題）や共同問題ごとに，以下のような枠組み（問題志向型システム［problem oriented system：POS］で使用される介入計画の3つの種類）に整理して計画を立てることによって，計画内容を簡潔明瞭に示すことができる。

▶ ［観察計画］（observation plan：OP）　新たな問題（課題）の発見や問題状況の変化をとらえるための観察や検査の内容を検討し，立案する。課題遂行の過程の状況をとらえる。

▶ ［ケア計画］（treatment plan：TP）　問題（課題）となっている症状や状態の緩和や解消，あるいは発生の予防のための具体的な看護行為の内容と方法を模索し，立案する。必要な治療計画の遂行や管理方法について，医師の指示を確認し決定する。問題（課題）解決のための直接的援助法。

▶ ［教育計画］（educational plan：EP）　患者が健康回復・維持・増進するために必要な患者（家族）に対する教育・指導は何かを考え，立案する。問題（課題）解決のために必要な知識や技能の指導。

---

\* **クリニカルパス（clinical path）**：クリティカルパス（critical path）ともいう。入院から退院までの治療等を効果的・効率的に実施するための医療スケジュールを示した計画書のこと。多職種が連携するチーム医療において，統一的な医療を提供するのに有用である（本編 - 第2章 - Ⅲ - 6「ケアプログラム：クリニカルパス」参照）。

## 3. 具体的な計画立案の視点と内容

▶「観察計画」の立案に際して 「観察計画」（観察・診査の内容）を決定する際の視点と内容として次の点があげられる。

❶実際にある症状や徴候およびその程度に注目する。
❷問題（課題）と判断した検査データ・測定値を，問題解決の推移を観察する指標として取り上げる。
❸状態から起こり得る症状や随伴症状，悪化の徴候を取り上げる。
❹治療・検査から引き起こされる合併症や有害事象の初期症状を取り上げる。
❺課題を遂行していくうえでの身体反応や，知識・技能の獲得状況を観察する。たとえば母乳栄養促進準備状態の観察では，母乳分泌状態，児の吸啜状態，児の体重増加など。
❻この問題（課題）についての患者の反応をとらえる。
❼何を，いつ，どのように観察するか決定する。
❽観察した結果の記録方法を決定する。

▶「ケア計画」の立案に際して 「ケア計画」（看護行為）を決定する際の視点と内容として次の点があげられる。

❶症状や状態を緩和させる内容
❷問題（課題）の原因や誘因，関連因子を取り除く
❸有害事象や合併症を予防する内容
❹日常生活のケア内容
❺精神面のケア内容
❻医師の指示による治療の実施と管理
❼他職種との連携内容
❶～❼の内容について，以下の点に留意して立案する。
　• 目標に留意し，それに向かう具体的な行為をあげる。
　• 患者の課題遂行を助ける直接的な援助行為をあげる。
　• 看護行為の根拠を明らかにする。
　• 患者に対して侵襲が小さく，効率良く効果が上がる方法を考える。
　• 個別的な看護行為にする。
　• 患者や家族が，問題解決に向けてもっている生活上の特性や力を判断して生かす。

▶「教育計画」の立案に際して 「教育計画」を決定する際の視点と内容として次の点があげられる。

❶問題（課題）解決や課題遂行に必要な知識や技術の体得方法を指導する。
❷家族などサポートする人を含めた教育内容を考える。
❸教育計画を立てる前に，患者の学習意欲，学習能力，すでにもっている知識をアセスメントする。
❹患者と共に目標や練習計画を設定し，学習意欲を高める。
❺指導の方法には，理解できる表現，シミュレーションや視聴覚教材を取り入れる。

## 4. 計画の記録

　看護はチームアプローチであり，担当看護師が代わっても同じレベルの看護を継続でき

るようにするために計画を記録する。また記録は，看護実践を評価するツールにもなる。

　計画の記録には，患者の簡単なプロフィール，看護問題（課題），共同問題，目標（長期目標・短期目標），計画（具体策），計画立案日，計画変更日，計画終了日，計画立案者氏名などを記入する。計画の立案日や変更日，終了日を入れることによって，立てられた計画がいつから始まり，いつ変更され，いつ終わったかが明らかになり，立案者だけでなく，だれもが現在実施されている計画内容を把握することができる。また，計画内容を，だれが，いつ，どのように実施するかを具体的に記述すると，看護チームの全員が同じ方法で看護を提供できる。

# VI 実施

　実施（implementation）とは，問題（課題）解決のために立案した計画を安全に考慮しながら実践することであり，看護活動が計画に沿って行われる。しかし，患者の状況は日々変化していくので，実施段階であっても常にアセスメントが必要である。それにより，計画を継続したりあるいは変更したりすることも必要となる。

　「実施」には，実際に患者に対して看護を行うこと（実施）だけでなく，事前の確認と調整や，事後の報告と記録が含まれる。

## 1. 確認と調整

▶ 再アセスメント　計画を実施に移す前に，立案されている計画の実施が当日可能であるか，あるいはどの計画を重要視して看護介入を行うかを決定しなければならない。そのために問題（課題）状況に変化がないか，計画したとおり実施してよいかを再度アセスメントして，問題（課題）と計画を確認する。それには，申送り*といわれる患者の状態の引き継ぎが参考になるが，申送りを行わない場合は，前の勤務帯の看護記録やフローシート，医師の指示や経過記録が参考になる。これらとともに直接患者の観察を行って患者の状態をアセスメントすることも大切である。

　実施の優先順位は，患者のもつ問題（課題）の優先順位を考慮して決める。再アセスメントにより問題（課題）が変化していたり計画が不十分であったりすることが明らかになった場合には，計画の変更や追加を行う。

▶ 治療計画や生活時間の把握，要員確保，物品準備　実施の調整には，患者の治療計画やリハビリテーション計画，面会予定などといった一日の生活時間の把握が必要となる。看護師側の調整としては，看護要員の確保や物品の準備などがある。

---

＊ **申送り**：主に勤務交替時に行われる看護師間の系統的情報交換をいう。患者を手術室へ送り出す際にも，病棟看護師から手術室看護師に対して行われる。

## 2. 実施

▶ 知識と技術を高め，提供できる「看護の質」を高めること　計画を実施することは，その患者に適した看護を提供することであり，その看護行為には，計画で提示されている内容以上のものを含んでいることを認識すべきである。すなわち，その行為には，看護師の人間観，看護観，倫理観，生活観，コミュニケーション技術，生活援助技術や治療処置技術の習熟度などの統合されたものが含まれている。つまり，提供する看護一つ一つが「看護の質」を表している。したがって，知識の充足とその知識に裏打ちされた技術の習熟，相手の立場に立った配慮ある看護行為の提供が望まれる。

▶ 患者・家族への説明と納得のうえでの実施　看護行為を実施する前には，患者・家族に説明を行って，同意を得ることが必要である。看護師側が一方的に提供するのではなく，患者の権利を尊重し自ら主体的に取り組む姿勢を引き出して，共同して問題解決に取り組むことが大切である。

　そのためには計画の段階から，「患者に必要な看護は何か」「健康回復の到達レベルをどこに置いているか」など，目標の設定や看護介入方法について話し合いながら決めておくとよい。そうすると患者は，自分に行われる看護の内容を理解しているため自然に参加でき，そのことは目標の達成や看護の満足度につながると考えられる。

▶ 常にその時々の「最善の判断は何か」を総合的に考えて実施　看護行為を実施するときには，その行為を行うことによる効果は何か，副次的に起こってくる2次効果は何か，弊害はないかを検討して，患者に実施する根拠を明らかにしておく。そして，患者の安全・安楽に配慮しながら，患者の個別性を踏まえた技術を提供する。

　実際の提供時には，患者との人間関係を築きながら，患者の反応や状態，能力を判断しつつ実践する。患者の状態や反応によっては，看護行為を中止しなければならない場合や，自立を高める援助に変更する場合もある。このように看護行為は，看護師と患者のその時々の相互関係によって成り立つものである。すなわち，実施における判断は，クリティカルシンキングやリフレクションの思考過程が常に頭のなかでめぐらされた状態で，様々な状況を加味しながら行うものであるといえる。

　看護行為の実施は，患者の情報を得る良い機会でもある。観察やケア，指導を行うことにより，症状の変化や患者の反応を随時収集でき，看護問題（課題）の特定や計画が適切であったか否かの判断材料にすることができる。

## 3. 報告と記録

▶ 報告と記録は新たな判断や方針検討に重要　問題解決や課題達成に向けて行われた看護に対して，患者は様々な反応をする。その反応を看護師は看護実践時にとらえているが，報告と記録による情報の共有化がなされなければ，適切な看護がなされていたのかどうかを把握することはできず，治療や看護に変更が必要であったとしても見落としてしまう危険

性がある。すなわち，報告と記録により得られた患者の行動や反応についての情報は，今後の治療や看護の方向性を示す貴重な材料となる。

▶ 報告のタイミング　報告には，勤務時の患者の状況をまとめて報告する場合と，即時報告の必要な場合がある。即時報告は緊急性を要する場合であり，看護師の適切な判断が必要である。

▶ 記録の利用　記録として情報を残すことは，看護チーム，医師，ほかの医療従事者で共有することにより，一貫した医療を提供することに役立つ。さらに，看護の評価を可能とし，看護の質の向上に役立たせることができる。特に，POS による記録は看護の思考過程が記載されているため，研究や教育にも活用できる。

▶ 証拠書類としての役割　一方，看護記録は患者の経過を詳細に記している資料の一つであるために，医療事故が起きた際は証拠書類として提出を求められる。その意味でも記録は事実を正確に記載しなくてはならない。

　記録の方法は種々あるが，その内容については本編 - 第 2 章「看護記録」を参照されたい。

# VII　評価

　看護過程の最後の段階である評価（evaluation）は，患者に行った看護介入の効果を判断するものである。この判断には，看護介入の結果として現れる患者の反応や行動によってなされる**目標達成評価**と，看護過程全体を見直す**プロセス評価**がある。

## 1. 評価方法

▶ 患者を交えた評価の意義　評価は，計画の立案者やその患者を主に担当した看護師が行う。目標達成の評価では，患者を交えて評価すると，患者自身が自己評価することで，目標に対する達成度や解決のための取り組みの度合いを振り返ることができる。それにより，患者は自分の現状を認識し，自己の取り組みの良い点，工夫が必要な点などを明らかにすることができ，患者自身の今後の取り組みに役立てることができる。一方，看護師は，患者自身の評価結果と比較することにより，その評価結果を次の看護介入に生かすことができる。また，場面ごとの振り返りを行うときには，思考過程としてリフレクションが活用できる。

▶ 評価日の設定　看護過程の評価日は，計画の段階で立案した目標（長期目標・短期目標）のなかに盛り込まれた月日をまず選択する。「いつまでにこのような状態になる」という形で目標が作られているので，その設定された日時に評価することが望ましい。

　問題（課題）状況に変化があったときに評価が必要だと考えるのであれば，一つには患者の退院日を評価日として設定できる。退院は，問題（課題）の解決あるいは改善が前提となって決定されるため，当然のことながら問題（課題）状況は変わっていると考えられる。

そのため，その日までの看護の評価が必要となる。もう一つは，患者の病状が大きく変化したときである。病状の変化は，効果的な治療や看護介入の不足によっても引き起こされる可能性があるために，そのような事態になったときは，直ちに評価を行って看護介入を充実させるべきである。

## ▌ 2. 評価内容

▶ 目標達成度の評価　目標達成度の評価とは，計画の段階で立案した目標（長期目標・短期目標）について，どこまで達成されているかをアセスメントすることである。評価指標は，問題（課題）ごとに設定された長期目標と短期目標であり，問題（課題）解決・課題達成に至っているかを判断することになる。達成度の判断は，以下のような基準で行う。

> ❶目標にあげた条件下で，完全に達成されている。
> ❷目標にあげた条件下より高いレベルで達成されている。
> ❸目標は部分的に達成されている。
> 　a．一部ができた。　　　b．すべてできたが完成度が十分ではない。
> ❹まったく達成されていない。
> ❺状況が変化して，問題（課題）が変わった。

▶ プロセス評価（目標達成が容易だった場合，目標が達成されなかった場合）　目標が容易に達成された場合，あるいは目標が達成されなかった場合には，以下のような視点で看護過程全体の評価を行う。

> ❶情報の収集にはアセスメント枠組みを活用しているか。
> ❷患者に適した情報を収集しているか。
> ❸看護問題（課題）を特定する過程は論理的か。
> ❹看護問題（課題）は看護が介入できる範疇のものか。
> ❺看護問題（課題）群は患者の状況を表しているか。
> ❻計画はそれぞれの看護問題（課題）と矛盾していないか。
> ❼目標は達成可能である現実的なものか。
> ❽観察・判断計画は患者の変化をとらえられるものであるか。
> ❾看護行為の選択には科学的根拠があるか。
> ❿計画はすぐに実施可能なものであるか。
> ⓫計画どおりに実施されたか。
> ⓬看護介入の優先順位は適切か。
> ⓭日々実施した看護の効果を評価していたか。

また，以下のような視点で目標達成を左右する要因の評価を行い，達成できなかった要因や原因を明らかにする。

> ❶看護師の目標達成への取り組みは積極的であったか。
> ❷患者は目標を重視していたか。
> ❸患者の取り組みは主体的であったか。

▶ 患者自身の達成状況の評価を参考にする　患者が目標達成に対して，どのように認識しているか，その現状は満足いくものか，不満足であれば，どのように改善すればよいと考えているかなど，患者自身の評価を聞く。それにより看護師との認識の違いを発見でき，目標設定の変更や看護介入の方法の改善に役立てることができる。

## 3. 評価結果・修正

評価の結果，目標が達成され，問題（課題）の症状・徴候が消失した場合や課題が達成された場合は，問題（課題）は解決となり，計画は終了となる。目標が一部分のみ達成されたものや達成されていないもの，問題（課題）が変化したものは，看護過程の各段階をそれぞれ検討して修正を行い，再度，アセスメント→看護問題（課題）の特定→計画→実施→評価のステップを進むことになる。この評価の過程は問題（課題）がなくなるまで，あるいは課題が達成されるまで繰り返し実施される。

▶ 計画の修正に際して　修正の際には，以下のようなことが行われる。

❶評価結果をもとに情報収集し，最初に特定した看護問題（課題）の妥当性を検討する。
❷不適当な問題（課題）を取り消して，新しい問題（課題）があれば追加する。
❸新たな問題（課題）については計画を立案する。
❹不適当な目標があれば取り消して，新たに目標を設定する。
❺不適当な計画を取り消し，目標達成のための介入方法を検討する。
❻評価日を新たに設定する。

▶ 看護過程の各要素の関係　ここまで，看護過程の各構成要素について述べてきたが，これらの構成要素は単独で機能するものではなく，一つ一つのステップは，前のステップの正確さに影響される*。したがって，あるステップで不明な点や疑問点が出現したならば，前のステップが正確であるかを判断・確認してから，次のステップへと進んでいくことが大切である。

# VIII　事例で学ぶ看護過程の展開

ここまで，看護過程の各要素を俯瞰（ふかん）してきたが，実際にこれらを用いてどのように看護が展開されていくのか，事例をとおして確認していきたい。

---

＊ 緊急性の高い実践の場では，いくつかのステップが非常に短時間で進行したり，同時に行われたり，あるいは，時にはステップが逆転する場合もある。たとえば40℃以上の発熱のある患者では，発熱の確認（情報収集）と同時に腋窩（えきか）や鼠径部（そけいぶ）の表在動脈付近（ふきんのう）に氷囊を置いてクーリングを開始する（介入）。これは，体温の上昇による酸素消費量の増加や代謝の亢進（こうしん）を防ぐために，一時的にでも体温を低下させることができる介入を行い，その効果をみながら（評価），問題を特定していく（看護問題［課題］や共同問題と判断する），というように展開していく。

# 1. 事例紹介

- 患者：Kさん，42歳，女性
- 疾患：甲状腺がん*（乳頭がんの疑い）
- 職業：中学校教諭（2年生担任および音楽担当，クラブ活動顧問）
- 既往歴：第2子出産時に前置胎盤早期剝離にて帝王切開術，輸血歴あり。
- 家族構成：夫（45歳，公務員），子ども（10歳女児，6歳男児）の4人家族。家族の健康状態に問題はない。同市内に義父73歳（脳梗塞後，右半身麻痺にて妻の介護を受けている），義母70歳（健康）在住。
- 趣味：ピアノ演奏，水彩画をかくこと。
- 性格：几帳面。
- 入院までの経過：本年春頃より，首に塊があるのに気づいていたが，痛みもないので放置していた。7月初旬，人間ドックで甲状腺の腫脹を指摘され，内分泌外科を紹介された。7月下旬に外来を受診し，触診にて甲状腺右葉に15mm大の腫瘤を触知，超音波にて甲状腺右葉中部に15mmの石灰化が目立つ腫瘤を認め，穿刺吸引細胞診にて乳頭がんの疑いとされたため，8月16日手術目的で入院となった。
- 入院後の医療情報：下表のとおり。

---

**● 8月17日**

【術前検査】
- 心電図：洞性不整脈
- 肺機能：％肺活量（% VC）108.8％，1秒率（FEV 1.0%）：76.1％
- 胸部X線撮影：異常なし
- 血液検査：WBC 6020/μL，RBC 417 × 10⁴/μL，Ht 41%，Hb 11.8g/dL，PLT18.5 × 10⁴/μL，出血時間4分，PT 10.5秒，TP 7.0g/dL，Glu 86mg/dL，A/G比 1.58，T-Bil 0.8mg/dL，D-Bil 40%，ALP 100U/L，T-Chol 158mg/dL，ChE 275U/L，ALT 20U/L，AST 23U/L，CRN 0.7mg/dL，UA 3.5mg/dL，Amy 60U/L，CRP 0.15mg/dL，Na 137mEq/L，Cl 104mEq/L，K 3.6mEq/L，Ca 8.8mEq/L，HIV（−），HCV（−），HBs（−）TSH 1.10 μU/mL，FT3 2.32pg/mL，FT4 1.01ng/dL，CEA 1.9ng/mL
- 血液型：A型 Rh（＋）
- 尿検査：pH 6.2，尿たんぱく（−），尿糖（−），潜血（−），尿比重 1.015
- 腫瘍の確認と周囲リンパ節転移の検索のため，体表超音波検査と胸・頸部CT検査が実施された。

【オリエンテーション】
- 主治医および麻酔科医による手術概要と術後合併症の説明が行われた。
- 看護師による術前オリエンテーション，必要物品の確認，清潔保持援助が行われた。

【全身状態】
- バイタルサイン：血圧 110/64mmHg，呼吸 16回/分，脈拍 68回/分 不整なし，体温 36.2℃，SpO₂ 99%

---

\* **甲状腺がん**：甲状腺に発生するがん。女性に多く，病理組織型により，乳頭がん，濾胞がん，髄様がん，未分化がんに大別される。このうち乳頭がんが最も多い。

## ● 8 月 18 日

【手術】
- 甲状腺右葉峡部切除術および右側リンパ節郭清術 （副甲状腺［上皮小体］：左前頭頚筋に移動）
- 手術時間：1 時間 50 分
- 術中：血圧 120 ～ 140/60 ～ 70mmHg，脈拍 70 回 / 分前後，SpO₂ 100 ％，体温 35.8℃，輸液量 800mL，尿量 620mL，出血量 24g（ガーゼ），膀胱留置カテーテル（16F）挿入。喉頭浮腫予防のため術中に副腎皮質ホルモン投与。
- 手術創 約 4.5cm・6 針縫合，J-VAC ドレーン 3.3mm1 本挿入

【術後指示】（術後管理をクリティカルパスで行っている医療機関もある）
- バイタルサイン：術後 1 時間は 15 分ごとに測定，その後安定していればバイタルサインチェック 4 回 / 日
- 発熱疼痛時：アセリオ® 静注液 1000mg/15 分以上かける
- ドレーン排液：50mL 以上 / 2 時間 Dr コール
- O₂1L 投与：SpO₂ 96 ～ 100％ 2 時間以上継続で中止
- 安静・体位：当日ベッド上仰臥位，頭部挙上 10 ～ 60°まで可。頚部を動かさないよう留意。抜糸まで頚部伸展注意
- 食事：翌日昼食より全粥開始。術後 6 時間まで飲水不可
- 排泄：翌朝まで膀胱留置カテーテル管理
- 輸液：ソリタ® 80mL/ 時，セフメタゾン®1g 生理食塩水 100mL 溶解× 2 / 日（6 時，18 時）

## ▎ 2. アセスメント

### 1 一般的情報収集と重点的情報収集

▶ 一般的情報収集と重点的情報収集　本事例では，ゴードンの「機能的健康パターン」のアセスメントガイドライン（成人アセスメントおよびクリティカルケア・アセスメント）をもとに情報収集をしている。それとともに，重点的情報収集として甲状腺がんの状態を把握するための検査データ（超音波検査, 穿刺吸引細胞診, 甲状腺ホルモン［TSH, FT3, FT4］, 腫瘍マーカー［CEA］など）や，疾患特有の症状の有無と日常生活への影響の有無，手術中および手術後に考慮しなければならない状況がないかを判断するために，手術前に行われる呼吸・循環機能検査や出血傾向の有無，腎機能・肝機能および感染症の有無の情報を得る必要がある。また，手術後の看護に焦点を絞って看護計画を立案する必要があることから，手術に関するデータも含めて情報を収集する。

▶ 心理社会的側面の情報収集　K さんの置かれている状況としては，がんの疑いがあると診断されてから 1 か月余りであること，学童期の子どもがいる母親であること，中学校教諭という社会的役割をもっていることを加味して，心理状況についての情報を収集する必要がある。さらに，核家族であるため，入院に対するサポートがどの程度得られるかも重要な情報である。

❶情報の分類・整理（下表内［情報］）（最終的な情報の収集・分析は手術2時間後である）

　看護過程は思考過程であるので，情報収集を行いながら，実際には，情報の分類・整理や分析を並行して行いつつ多方面から情報を収集している側面がある。情報の分類・整理では，収集した情報を整理しながら再度必要な情報を収集したり，分類を変更したりして整理する。その結果が下表である。

| 情報 | 情報の分析・推論・統合の結果<br>【　】…情報を判断する視点（34ページ参照）<br>＿＿…問題の原因・誘因として考えられること<br>□…問題（課題）となる可能性があるもの |
|---|---|
| **健康知覚ー健康管理** | |
| ＜主観的（S）情報＞<br>●元来健康で大きな病気はしたことはない。<br>●春頃に首に小さい塊があると気づいたが，痛くなかったのでそのままにしていた。<br>●毎年受ける人間ドックで「気になるところはないか」と聞かれたので診てもらって，こんなことになってしまった。<br>●薬剤・食物ともにアレルギーなし。<br>●嗜好：喫煙歴なし，飲酒：ビール350mL/週1回程度。<br>●既往歴：第2子出産時に前置胎盤早期剝離にて帝王切開術，輸血歴あり。<br>＜客観的（O）情報＞<br>（8月17日）<br>●CRP 0.15mg/dL，WBC 6020/μL，体温36.2℃<br>●HIV（−），HCV（−），HBs（−），血液型：A型Rh（+）<br>●CEA 1.9 ng/mL<br>【術後】<br>＜O情報＞<br>（8月18日）<br>●甲状腺右葉峡部切除術および頸部右側リンパ節郭清術，全身麻酔下，手術時間1時間50分。<br>●セフメタゾン® 1g生理食塩水100mL溶解×2（1日2回，6時，18時）投与指示。<br>【術後2時間後】<br>●体温36.2～36.5℃ | ●人間ドックを毎年受けていることから，健康管理に対する意識は高いと考えられる。しかし，腫瘤に気づいても自覚症状がないためそのまま放置していた経緯がある。【⑪】➡34ページの＜情報を判断する視点＞の番号に対応<br>●放置していたことを少し後悔している。【⑪】<br>●薬剤・食物ともにアレルギーはなく，喫煙歴もなし。飲酒もビールを週1回程度である。【⑪】<br>●以前に手術経験がある。【⑤】<br>●この事例の既往歴は本人の主張である。医療側が確認できれば，客観的情報になり得る。<br><br>●入院時には特に感染徴候はみられない。【①】<br>●主な血液媒体感染源はない。【①】<br>●腫瘍マーカーは陰性の範囲である。【②】<br>【術後】<br><br>●頸部に手術創があり，抗菌薬が投与予定であるが，全身状態および 創部の感染の可能性 に留意する必要がある。【⑩】<br>●術後体温の上昇は起こっていないが，今後，手術侵襲のための発熱に留意する。【⑩】 |
| **栄養ー代謝** | |
| ＜S情報＞<br>●食欲は低下してはいない。<br>●体重の変化もここ数年ほとんどない。<br>＜O情報＞<br>●病院食摂取量：主食7割，副食8割程度。<br>●嚥下痛，嚥下困難なし。 | ●現在のところ，嚥下痛や嚥下困難はなく食事摂取状況に問題はない。【④】 |

**栄養ー代謝**

- 頸部腫瘤があるが腫脹なし，皮膚色正常。
- 身長 162cm，体重 53kg，BMI 20.2
- RBC 417 × $10^4$/ μL，　Ht 41%，　Hb 11.8g/dL，TP 7.0g/dL，Glu 86mg/dL，A/G 比 1.58，ALP 100U/L，T-Chol 158mg/dL，ChE 275U/L
- T-Bil 0.8mg/dL，D-Bil 40%，ALT 20U/L，AST 23U/L，Amy 60U/L
- Na 137mEq/L，Cl 104mEq/L，K 3.6mEq/L，Ca 8.8mEq/L
- TSH 1.10 μU/mL，$FT_3$ 2.32pg/mL，$FT_4$ 1.01ng/dL

【術後 2 時間後】
＜S 情報＞
- 口が渇き，唾液を飲み込むのがなんだか痛い。
＜O 情報＞
- 食事：絶食中。翌日昼食より全粥開始予定。術後6 時間飲水不可。
- 輸液：ソリタ®80mL/ 時続行中。輸液量 160mL/ 術後〜。
- 嗄声なし，むせなし。
- テタニー症状なし。
- 手術創約 4.5cm，6 針縫合。

- BMI や血液データから，入院前の栄養状態に特に問題はない。【①】
- 肝臓・膵臓機能，電解質異常なく，術後管理において特に注意を要する条件はない。【①，⑩】

- 甲状腺機能はデータ上は正常範囲内である。【②】

【術後】
- 気管挿管により生じた咽頭・喉頭の腫脹によると思われる 嚥下痛 が出現している。痛みは数日残ると考えられるため，食事摂取に影響しないか今後も観察の必要がある。【③，⑩】➡痛みは「認知ー知覚」の問題で判断する
- 飲水は昨夜から術後 6 時間まで禁止となっており，口渇 が出現している。輸液は指示量が投与されているが，電解質バランスに注意する必要がある。術後の電解質データが不足しており，情報を得る必要がある。【②，③，⑩】
- 手術後合併症としての反回神経麻痺の出現により，嗄声や声門の閉鎖不全を起こす可能性があるので，誤嚥 に注意を要する。【②，⑩】
- 副甲状腺は切除せず残されているが，手術前の血清 Ca 値は 8.8mEq/L でやや低値であり，手術による副甲状腺の血行障害も起こり得るので，口唇・手足のしびれやこわばり，攣縮，硬直などの テタニー症状が出現する可能性 に留意する。【②，⑩】

**排泄**

＜S 情報＞
- 排便は毎日ある。排尿は 5〜6 回 / 日。
- 排便・排尿時に特に困っていることはない。
＜O 情報＞
- 尿量 850mL/24 時間，黄色，混濁なし。pH 6.2，尿たんぱく（−），尿糖（−），潜血（−），比重 1.015
- CRN 0.7mg/dL，UA 3.5mg/dL
- 8 月 17 日排便なし，入眠前にプルゼニド® 錠 2 錠内服。
- 8 月 18 日早朝グリセリン浣腸 60mL 施行後，排便あり。
【術中】
- 尿量 620mL
【術後 2 時間後】
＜O 情報＞
- 膀胱留置カテーテル挿入中。8 月 19 日早朝抜去予定。
- 尿量 130 ml/ 術後〜。

- 入院前の排泄機能，排泄行動に特に問題はない。【①，④】

- 腎臓機能に特に問題はない。【①，⑩】

- 1 日排便がないが，手術前の浣腸による排便があり問題はない。【④，⑩】

- 手術中，輸液量 800mL に対して尿量 620mL とバランスはとれている。【①，⑩】

- 膀胱留置カテーテル抜去後の排尿状態の観察が必要である。【⑩】
- 術後の排尿状態は良好である。【①，⑩】

| 情報 | 情報の分析・推論・統合の結果 |
|---|---|
| | 【 】…情報を判断する視点（34ページ参照）<br>＿＿…問題の原因・誘因として考えられること<br>□…問題（課題）となる可能性があるもの |

**活動－運動**

| | |
|---|---|
| ＜S情報＞<br>● ふだんの一日の生活は，5時半起床，7時半出勤，8時〜18時30分頃まで仕事，19時帰宅，23時すぎに就寝。土曜日は午前中にクラブ活動指導がある。 | ● 入院前の日常生活に特に障害となる状況はない。【④，⑨】 |
| ＜O情報＞<br>● 血圧110/64mmHg，呼吸16回/分，脈拍68回/分，不整なし，SpO₂99%<br>● 心電図：洞性不整脈。<br>● 肺機能：%肺活量108.8%，1秒率76.1%<br>● 胸部X線撮影：異常なし。<br>● PLT 18.5×10⁴/μL，出血時間4分，PT 10.5秒<br>● 運動機能障害なし。<br>● 日常生活動作自立。 | ● バイタルサインは正常範囲内，心電図で洞性不整脈を認めているが手術適応の問題になる状況ではない。【①，⑩】<br>● 肺機能も良好である。【①，⑩】<br>● 術前の出血傾向に問題はない。<br>● 客観的な観察からも日常生活は自立している。【④，⑨】 |
| 【術中】<br>● 血圧120〜140/60〜70mmHg<br>● 脈拍70回/分<br>● SpO₂100%<br>● 術中輸液量800mL，出血量24g（ガーゼ）。<br>● 喉頭浮腫予防のための副腎皮質ホルモン投与 | 【術中】<br>● 手術中，特に呼吸・循環に問題なく経過している。<br>● 手術中の水分出納バランスは良好であり，出血量も少ない。【①，⑩】 |
| 【術後2時間後】<br>＜S情報＞<br>● 頭を動かそうとしても重たくて動かせない。呼吸困難感はない。少し腰が痛い。<br>＜O情報＞<br>● 安静・体位指示：ベッド上仰臥位（頭部挙上10〜60°まで可能，頸部を動かさないように留意，抜糸まで頸部伸展注意）。<br>● 血圧110〜130/64〜72mmHg，呼吸17〜20回/分，脈拍76〜82回/分不整なし，SpO₂94〜96%/O₂1L投与中，狭窄音・肺雑音なし。<br>● J-VACドレーン（3.3mm）1本挿入，淡血性排液15mL/術後〜，ガーゼ汚染なし，頸部腫脹なし。<br>● 頸部の安静は保持できている。 | 【術後2時間後】<br>● 仰臥位安静の指示のために，セルフケア活動が抑制され，腰痛の出現がある。【⑩】<br>● バイタルサインは安定している。【①，⑩】<br>● 肺雑音はなく，自覚症状もない。O₂1L投与中であるが，末梢血酸素飽和度がやや低下気味である。喉頭浮腫が影響している可能性が考えられるため，呼吸状態に注意が必要である。【①，②，③，④，⑩】<br>● 術後のドレーンからの排液は多くなく新鮮血でもないため，現在急激な出血は起こっていないと考えられるが，出血が少量でも起こると内頸静脈が圧迫され，声門浮腫が起こり気管狭窄が生じる。【②，⑩】<br>● 頸部には血液が貯留する場所がなく，出血が一度起こると気管を直接圧迫するため，呼吸困難が生じる可能性がある。頸部の腫脹，呼吸状態，血圧の変動，排液の性状に注意が必要である。【②，⑩】<br>● 頸部の安静保持が指示されているが，頸部の伸展・屈曲は，創の離開や出血の助長につながるため重要である。また，頸部の安静の必要から日常生活行動の制限があり，セルフケア活動の抑制が考えられる。【②，④，⑩】 |

## 睡眠－休息

**＜S情報＞**
- 入院前は眠れないということはなかった。
- だいたい6時間程度睡眠をとる。普段忙しいので日曜日はできるだけ家族で過ごすようにしている。
- （手術が）気になって眠れないかもしれないから薬は助かる。

**＜O情報＞**
- レンドルミン®0.25mg内服。夜間巡回時には就寝していた。

**【術後2時間後】**
**＜O情報＞**
- 麻酔覚醒後も，うとうとしている。

- 入院前に［睡眠－休息］に関する問題はない。手術前夜には睡眠薬が処方されていることに安心感を得ている。【⑩，⑤】

- 入眠時間や熟睡感に関するデータが不足しており，術前に睡眠が十分とれたかどうかの判断ができない。【④】

## 認知－知覚

**＜S情報＞**
- 首の部分の違和感は何もない。

**＜O情報＞**
- 眼鏡を使用している。
- 質問にも適切に答え，医師の説明についても理解している受け答えをしている。

**【術後2時間後】**
**＜S情報＞**
- 頭から肩にかけて重く，からだが熱っぽい感じ。
- 頸部の痛みは強くない。

**＜O情報＞**
- 指示：発熱・疼痛時アセリオ®静脈注射1000mg/15分以上かける。

- 理解力もあり，視力障害はあるが眼鏡による調整ができており，問題状況はない。【⑩】

- 体温は高くないが，本人に体熱感があり，情報のギャップがある。今後，発熱の可能性も考えられる。［健康知覚－健康管理］および［活動－運動］のバイタルサインと併せて検討する必要がある。【③】

- 現在は手術中の麻酔の影響で痛みは強くないようだが，嚥下痛［栄養－代謝］や安静の指示のための腰痛［活動－運動］があり今後急性疼痛，不快感の増強の可能性があるので観察し，指示にもとづいて対応していく必要がある。【③，⑩】

## 自己知覚－自己概念

**＜S情報＞**
- 「甲状腺がん」と聞いて，最初は未来がなくなった感じがした。でも検査を受けて，その結果を先生に聞いたり，手術のことを聞いたりして，すごく不安はあるが，今はくよくよしてもだめだと思えるようになった。
- 手術後，しばらくは声がかすれると聞いている。授業もあるし，9月末には大会が控えているので，長く続くようだったら困る。せっかく大会で賞を取れたのだから，生徒たちにも次をがんばらせたいのに，私がしっかりできない状態だったらいけないし，迷惑をかけないようにと思っている。
- 傷はどれくらいになるのだろうか。先生の説明では5cmくらいと聞いたのだが，きれいになるか。

**＜O情報＞**
- イライラした様子はない。
- 甲状腺がんに関する資料を読んでいる。
- 医師を信頼している様子がうかがえる。

- 診断を受けて死の不安を感じていたようだが，検査結果や医師の説明から病気を前向きにとらえようとしていることがうかがえる《患者の強み》。しかし今後，手術後の病理診断によっては気持ちが揺らぐ可能性があり，不安に対して経過をみる必要がある。【⑤】
- 嗄声によって授業やクラブ活動指導に影響が出ることを心配している。嗄声は数か月続く場合もあり，安静の必要もあるため，患者自身が思うような活動は無理かもしれず，役割葛藤から自己価値の低下が起こる可能性がある。【⑥，⑦，⑩】
- 外から見える部位の創であるために，回復具合が気になるようである。今後ボディイメージの混乱をきたしやすいため，手術創の変化に留意して［栄養－代謝］関連した情報を得る必要がある。また，創治癒の特徴をつかむために，腹部（帝王切開時）の創部治癒状況の情報を得ておく必要がある。【④，⑤】
- 積極的に資料を検索して病気の理解を深めており，指導に生かす方向でアプローチできる《患者の力》。

| 情報 | 情報の分析・推論・統合の結果<br>【 】…情報を判断する視点（34ページ参照）<br>＿＿…問題の原因・誘因として考えられること<br>▢…問題（課題）となる可能性があるもの |
|---|---|
| **役割－関係** | |
| ＜Ｓ情報＞<br>•クラブ活動の県大会が終わったので，休んでも生徒たちに迷惑をかけることが少なくてすむ。<br>•子どもたちも夏休みなので気がかりだったが，実家から母が手伝いに来てくれることになり，ホッとしている。<br>＜Ｏ情報＞<br>•入院時家族で来院。手術当日および翌日は夫が付き添う予定。 | •クラブ活動顧問の大きな役割を終えた時期の入院であり，期待されている役割を一応果たせたという気持ちがある。【⑥，⑦】<br>•今後，嗄声（させい）が長引いた場合には 役割葛藤（かっとう） を生じる可能性がある。［自己知覚－自己概念］の情報と併せて検討する。【②，③，⑤，⑦】<br>•母親役割が果たせないのではないかとの心配もあったが，家族のサポートがあり解決している。家族は協力的である《家族の力》。【⑧】 |
| **セクシュアリティー生殖** | |
| •特記する事項なし。 | •今回の状況では特に分析する事項はない。 |
| **コーピング－ストレス耐性** | |
| ＜Ｓ情報＞<br>•第２子の出産時には出血して大変だったが，家族の協力で乗り越えることができた。<br>•好きな水彩画をゆっくりかいている時間はないけれど，子どもとアニメソングを歌ったり，子どもの寝る前に絵本を読んでいる。それは子どものためでもあり，自分もホッとする時間になっている。 | •困難な事態に陥っても，家族の協力も得られ，前向きに取り組む姿勢がある。【⑤，⑧，⑪】<br>•家族間の交流によりストレスをうまく解消していると思われる。【⑥，⑦，⑨】 |
| **価値－信念** | |
| ＜Ｓ情報＞<br>•「どうして私が」という気持ちや，子どもの将来への心配もあるが，手術による治療効果が高いがんだと聞いているので，今は前向きに治療に専念する。 | •手術による治癒（ちゆ）の可能性が高いことから，現在は介入が必要なレベルの実存的な問題には発展していない。【⑤，⑩】 |

❷情報の分析～問題（課題）の推論過程（上表内［情報の分析・推論の結果］）

▶情報を判断する視点　次の段階は，収集した情報の意味を考えながら，その情報はどのような状態を示しているのかを分析・推論して問題（課題）状況を明らかにしていく過程である。ここでは，**＜情報を判断する視点＞**（34ページ参照）を用いて，情報が望ましい健康指標や反応，行動から逸脱していないかを判断する（表中の 【 】 内の番号は，＜情報を判断する視点＞のうち何が関連しているのかを示している）。またその一方で，健康維持に役立つと思われるような《患者がもっている力》はないかを見きわめ，これらから看護介入が必要と思われる事柄＝問題（課題）を取り出す。さらに，なぜこのような問題状況が起こってきたのか，また，この状態があることでどのような危険性が考えられるのかなどの判断を重ねながら，問題（課題）仮説を組み立てていく。

▶問題（課題）の原因・誘因および 問題（課題）となる可能性があるもの 　問題仮説の推論が行

われた結果（表中「情報の分析・推論の結果」）の下線は「問題の原因・誘因として考えられること」を示し，□で囲まれたものは「問題（課題）となる可能性があるもの」を示している。また，「他の情報収集枠組みとの関連を考える必要があるもの」は　　　で示している。

そして，問題（課題）の原因・誘因の推論過程に加えて，病態や問題（課題）間の原因・誘因の関連性を明らかにしながら図をかいてみると，問題（課題）となる可能性がある事柄（ここでは，合併症が原因となる事柄や痛み，セルフケア活動など）が整理され，患者が抱える現在の問題（課題）の全体像が見えてくる（図1-5，6）。

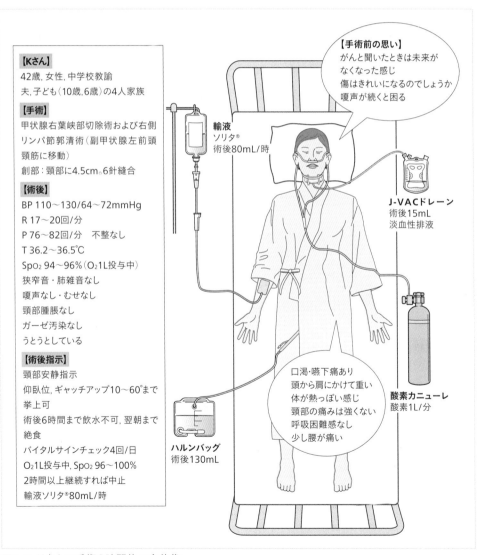

図1-5 Kさんの手術2時間後の全体像

# 3. 看護問題（課題）の特定（看護診断）

## 1 | 看護問題（課題）の特定

▶ **甲状腺がんの手術療法に起因する問題（課題）**　甲状腺がんの手術療法による重篤な合併症として，「出血」「喉頭浮腫」「反回神経麻痺」「テタニー」がある。これらの多くは，同時進行で術後の管理が重要となってくるので，個々の合併症として考えるのではなく，ここでは"術後管理の必要な問題"としてとらえることにする。また，合併症に付随して生じやすい「誤嚥」「呼吸困難」「嚥下困難」についても併せて考える。

▶ **手術療法に伴って生じる直接的援助の必要な問題（課題）**　手術療法に伴って生じる直接的看護援助の必要な問題としては，「急性疼痛」「感染のリスク」があげられる。また，生活

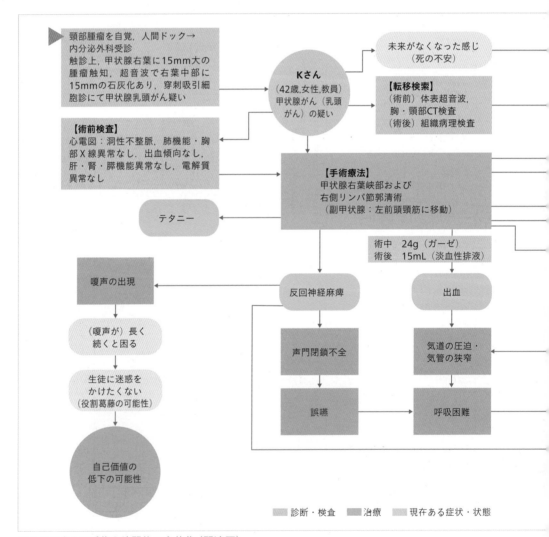

**図1-6 Kさんの手術2時間後の全体像（関連図）**

上の問題として「セルフケア活動の抑制」があげられる。

▶ **患者の置かれた状況に起因する問題（課題）**　患者の置かれた状況に起因する問題としては，「不安」「ボディイメージの混乱の可能性」「自己価値の低下の可能性」があげられる。

## 2 | 特定された看護問題（課題）と優先順位

看護問題（課題）が特定されたら，それらの重要性と緊急性を考慮して優先順位を決定していく。事例は手術前後の患者であるため，手術直後のみ優先順位が高い問題が存在している。術後経過が順調であれば1週間程度で解決される合併症も多く，解決されれば問題の優先順位も変化していく。

▶ **生命に直結するもの**　術後の問題の優先順位では特に，生命に直結するものから取り上げるのが原則である。本事例では，合併症の一つである「出血」が「呼吸困難」を招く危

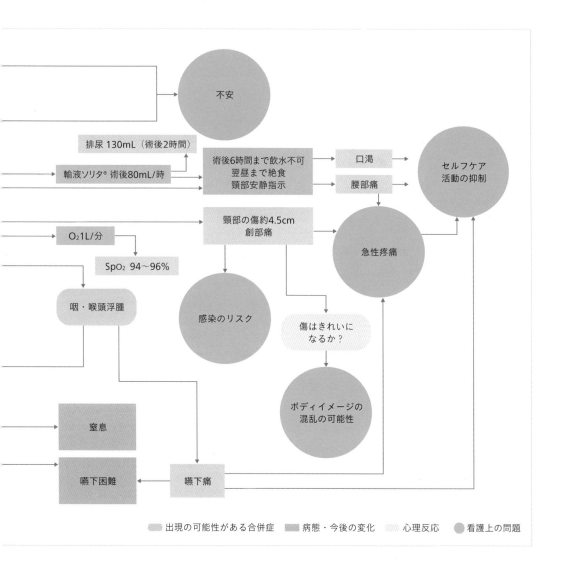

険性が高いことから，第1位の問題に「合併症」（共同問題［合併症リスク状態：risk for complications：RCと表す］）を取り上げ，管理および苦痛に対する援助を行う。

▶ 回復促進に欠かせないもの　続いて，術後の回復促進に影響する「疼痛」や「セルフケア活動の抑制」を取り上げる。そののちに，患者の置かれている状況から発生している心理・社会的な問題を，現時点（術後0日）での優先順位として設定した（次表）。

**【術後0日の問題（課題）の優先順位】**

| 看護問題（課題） | 情報収集枠組み | 各問題の優先順位の考え方 |
|---|---|---|
| **第1位（#1）** | | |
| RC：出血<br>　　喉頭浮腫<br>　　反回神経麻痺<br>　　テタニー | | • 出血は術後12時間以内に起こることが多く，気管の圧迫により呼吸困難が生じるため，生命への危険があり優先順位は高い。<br>• 喉頭浮腫も呼吸障害に直結する。<br>• 咽頭・喉頭浮腫に関連して生じる嚥下痛により，嚥下困難となる危険性がある。<br>• 反回神経麻痺の出現により声門閉鎖不全が生じると，誤嚥の危険性が高まる。<br>• 重篤なテタニーは生命の危機に至る。 |
| **第2位（#2）** | | |
| 急性疼痛<br>嚥下痛，創部痛，腰痛<br>関連因子：手術創，長時間の安静臥床 | 認知－知覚<br>活動－運動 | • 今後，麻酔薬の効果が切れること，また長時間の安静臥床により急性疼痛が出現する。痛みは睡眠障害や安楽障害を引き起こし，術後回復の遅延につながるので比較的優先順位は高い。 |
| **第3位（#3）** | | |
| セルフケア活動の抑制：<br>ADLの制限<br>関連因子：術後頸部安静の必要 | 活動－運動 | • 手術によるセルフケア活動の抑制は，術直後から退院まで援助の対象となる問題である。不足するレベルや範囲は時期によって変化していくが，それに即した援助を行う必要がある。 |
| **第4位（#4）** | | |
| 感染のリスク<br>危険因子：頸部に手術創 | 健康知覚－健康管理 | • 手術創があるが，術前の免疫機能も正常であり，創部の衛生保持，抗菌薬の投与が的確に行われることで感染のリスクは抑えることができるため，現時点での優先順位は中程度である。 |
| **第5位（#5）** | | |
| 不安：少し不安あり<br>関連因子：確定診断結果，再発 | 自己知覚－自己概念 | • 術前には前向きな発言が聞かれたが，術後の病理診断による確定診断結果や再発の危険性があるために，常時何らかの不安をもっていると思われる。現時点での順位は高くないが重要な問題である。 |
| **第6位（#6）** | | |
| ボディイメージの混乱の可能性<br>危険因子：他人から見えやすい位置に傷がある | 自己知覚－自己概念<br>栄養－代謝 | • 手術創が他人から見える位置にあるため，本人としては気になると思われるが，生命への影響はないために，術直後の優先順位としては高くない。 |

| 第7位（#7） | | |
|---|---|---|
| 自己価値の低下の可能性<br>危険因子：嗄声により社会的<br>役割が果たしにくくなること | 自己知覚－自己概念<br>役割－関係 | • 嗄声の出現レベルや継続性によって重要度が変わってくる。現時点ではそれらを把握できないため，優先順位は低い。 |

## 4. 目標・計画

　あげられた看護問題（課題）のうち，ここでは例として第1位の「合併症（RC）」と第3位の「セルフケア活動の抑制」の目標・計画の立案を示す。

### 【#1】RC：出血，喉頭浮腫，反回神経麻痺，テタニー

| 長期目標 | |
|---|---|
| 重篤な合併症を引き起こさない。 | • 評価予定日（退院日） |

| 短期目標 | |
|---|---|
| ❶ 出血：出血の徴候をモニターする。頸部の過度の圧迫・屈曲を予防する（術後3日目）。 | • 評価予定日（8月21日） |
| ❷ 喉頭浮腫：呼吸困難の徴候をモニターする。嚥下痛による嚥下困難を緩和する（術後3日目）。 | • 評価予定日（8月21日） |
| ❸ 反回神経麻痺：反回神経麻痺の徴候および程度をモニターする。誤嚥の徴候をモニターする（術後9日目）。 | • 評価予定日（8月27日） |
| ❹ テタニー：初期症状をモニターし，重篤な症状を引き起こさないように管理する。 | • 評価予定日（退院日） |

| 計画 | 計画の根拠・ポイント |
|---|---|

| 観察計画（OP） | |
|---|---|
| ❶ 出血の有無の確認：<br>• バイタルサイン術後1時間15分毎。安定すれば4回/日。<br>• 指示：ドレーン排液50mL以上/2時間の場合，医師に報告。<br>• 創部の観察（ガーゼ汚染の有無，ドレーンからの排液量の急激な増加）。<br>• 頸部の観察（顎下部・頸部の異常な腫脹の有無，圧迫感）。<br>• 呼吸困難感。<br>• バイタルサイン，水分出納バランス。 | ❶ 後出血による生体反応として，出血の体外への排出状態と皮下に貯留した状態の観察を行う。術後12時間は特に注意して観察する。<br>　出血により気管が圧迫されていないか，喉頭浮腫による気道狭窄や窒息による呼吸困難感が出現していないかが重要な観察項目であり，初期症状の早期発見に努める。 |
| ❷ 頸部の安静保持の状態：<br>• 頸部を屈曲・伸展させていないか。 | ❷ 頸部の過度の圧迫や伸展を避けるために，頸部の安静保持が確実にできているかを観察する。 |
| ❸ 喉頭浮腫の悪化：<br>• のどの違和感の増加。<br>• 息苦しさの出現，チアノーゼの有無，SpO$_2$。<br>• 飲み込みにくさが増す感じ。 | ❸ 出血が認められないのに息苦しさが出現した場合は喉頭浮腫の悪化を考え，医師に報告する。 |
| ❹ 反回神経麻痺：<br>a. 声門閉鎖不全<br>• むせ，嚥下困難感。 | ❹ 手術内容から，一側性の麻痺が出現する可能性があるので，誤嚥に注意して観察する必要がある。両側の麻痺をきたす場合は，気道閉鎖が起こる。 |

| 観察計画（OP） | |
|---|---|
| b. 嗄声 | 嗄声は術直後には認められなくても，数日以内に発現する可能性がある。コミュニケーション障害に発展していないかを観察する。 |
| ● 発現の状態（発声時間の短縮，声域の狭小，声量の減少）。 | |
| ● コミュニケーション障害の有無。 | |
| ❺ テタニー： | ❺ 副甲状腺は摘出せずに残してあるので，重篤な低カルシウム血症は起こりにくいと思われるが，適宜観察する。 |
| ● しびれ感，つっぱり感，痙攣（咽頭，気管）。 | |
| ● 血清カルシウム値，イオン化カルシウム値。 | |
| ケア計画（TP） | |
| ❶ 安静保持：<br>【指示：当日ベッド上仰臥位，頭部挙上 10 〜 60°まで可能，頸部を動かさない】 | ❶ 医師の指示が守れるように援助する。睡眠中は無意識の体動があるので，巡回時には必ず確認し体位保持を行う。 |
| ● 頸部の固定（過度に伸展しないように頸部の左右を安楽枕や砂嚢で固定する）。 | |
| ● 患者の意向に合わせてベッドの角度を変更する。 | ❷ 起き上がる際に頸部に力を入れず，また，屈曲や伸展が強くならずにからだの動きに頭部が沿うようにして起き上がれるように術後数日の間援助・見守りをする。 |
| ❷ 体位変換・起き上がり時の体勢保持援助：<br>● 頭部を支えながら体勢を変える。 | |
| ❸ 薬物療法管理：<br>● 輸液：ソリタ® 80mL/ 時。 | ❸ 電解質補正目的も含めた輸液が継続中である。出血などで緊急薬剤投与の必要が起こったときの血管確保の意味も含まれているため，閉塞しないよう管理する。 |
| 教育計画（EP） | |
| ❶ 安静保持の必要性を説明する。 | ❶ 術後 1 日の厳しい体位制限の必要性を伝え，この治療では出血を予防することが重要であることを理解してもらう。 |
| ❷ 頸部の違和感や息苦しさを感じた場合は，すぐに医療者に報告するよう説明する。 | ❷ 出血は窒息につながる危険性があるため，患者の自覚症状は重要である。 |
| ❸ 体位変換時や起き上がり時に，頸部に力を入れない方法を説明する。 | ❸ 術後 1 日目以降からは体位制限はなくなるが，頸部の過度の伸展・屈曲は避ける必要があり，生活動作の指導が必要となる。 |

## 【#3】頸部安静の必要から ADL の制限があり，セルフケア活動が抑制される。

| 長期目標 | |
|---|---|
| セルフケア活動の抑制に伴う障害がなく入院生活を送ることができる。 | ● 評価予定日（退院日） |
| 短期目標 | |
| ❶ 仰臥位安静時の生活活動が整う（術後 1 日目）。 | ● 評価予定日（8 月 19 日） |
| ❷ 清潔を保持できる（術後 8 日目）。 | ● 評価予定日（8 月 26 日） |
| 計画 | 計画の根拠・ポイント |
| 観察計画（OP） | |
| ❶ 仰臥位安静時： | ❶ 全身麻酔後で体位制限があり，不快感があっても本人は対処できないために生活援助が必要となる。体位制限による苦痛，絶飲食による苦痛，膀胱留置カテーテルの挿入など手術に伴う不快感を観察し，対処すべきである。 |
| ● 体位（仰臥位の保持，苦痛の有無）。 | |
| ● 食事（絶飲食，口渇の有無）。 | |
| ● 排泄状態（膀胱留置カテーテルによる不快感の有無，排便状況）。 | |
| ● 皮膚状態（発汗，出血，排泄物による汚染の有無）。 | |

| 観察計画（OP） | |
|---|---|
| ❷術後 1 日目以降：<br>• 生活動作の安定性（歩行状態）。<br>• 食事（食事時の体位保持と嚥下状態）。<br>• 排泄（カテーテル抜去後の排泄行動・不快感の有無）。<br>• 清潔（口腔・頭髪・皮膚の状態）。 | ❷術後 1 日目以降は体位制限はなくなるが，手術の影響はまだ残っている。手術の影響と回復レベルを観察する必要がある。 |

| ケア計画（TP） | |
|---|---|
| ❶安静による苦痛の緩和（術後 1 日目まで）：<br>• 肩・腰部に小枕やバスタオルを入れる。<br>• 腰部マッサージ。<br>❷絶飲食に伴う口渇の緩和（術後 1 日目まで）：<br>• 口唇をガーゼで湿らせる。<br>• 口腔ケアを行う。<br>❸排泄援助：<br>• 膀胱留置カテーテル抜去時のケア。<br>❹食事介助，見守り，配膳・下膳：<br>• 座位時，頸部をまっすぐに保つ。<br>• 水分摂取（指示：術後 6 時間後，飲水テスト実施後開始）。<br>• 全粥から開始（ゆっくり飲み込む）。<br><br>❺清潔援助：創部，ドレーン挿入部，感染予防<br>（術後 1 日目）全身清拭。<br>（その後）シャワー援助 1 回 / 2 日，洗髪援助（頸部伸展を避けるために，仰臥位の洗髪は避ける）。<br>❻生活行動支援時：<br>• 創部，ドレーン，ルート類に留意したケア提供。 | ❶仰臥位安静では腰背部痛が起こりやすいので，痛みの緩和を図る。<br>❷術後は嚥下運動を避ける必要がある。そのため，水分を嚥下させないように口腔ケアを実施し，口渇の緩和を図る必要がある。<br>❸術後 1 日目には膀胱留置カテーテルが抜去されるため，抜去に関連したケアを行う。<br>❹術後 1 日目の昼食から食事開始となる。嚥下状態の観察とともに，嚥下痛や開口痛により食事が進まない場合があるので援助が必要となる。また，誤嚥の危険性があるため，食事時の体位や頸部の位置に注意する。顎が上がっていると誤嚥しやすくなる。<br>❺頸部の安静および感染予防に配慮が必要となる。洗髪やシャワー浴時に創部，ドレーン挿入部を密閉し，汚染させないように注意する。<br>❻J-VAC ドレーンや輸液ルート挿入部などに負荷がかかり抜去など起こさないように注意する。 |

| 教育計画（EP） | |
|---|---|
| ❶生活上で不快感や困ることがあれば申し出てもらう。<br><br>❷術後の生活上の留意点を説明する。 | ❶術後は安静指示や麻酔の影響により，日常生活が自立できない。<br>❷術前に術後の生活についてのオリエンテーションは行われているが，再度説明し，頸部の清潔保持の方法などを確認する。 |

## 5. 実施

上記のような目標と計画を立案し，これを実施した経過の一部を経過記録例として示す。

| 月 / 日 | 実施内容 | 記録者 |
|---|---|---|
| 8／19<br>8：00<br>〜<br>16：00 | # 1：RC：出血，喉頭浮腫，反回神経麻痺，テタニー<br>S：のどの痛みはありますが，息苦しさはありません。しびれもないです。<br>O：ガーゼ汚染なし，ドレーン排液 18mL/0〜16 時，淡血性。創部腫脹なし，起立時はベッドを 60°まで起こして起き上がり，頸部保護を行っている。嗄声なし。<br>血圧 116/60mmHg，脈拍 64 回 / 分不整なし，呼吸 18 回 / 分，体温 36.7℃，SpO₂ 97%（O₂ 中止中），輸液量 1500mL/16 時間，尿量 1380mL/16 時間 | |

| 月/日 | 実施内容 | 記録者 |
|---|---|---|
| | A：現在のところ出血徴候はない。排液の色も昨日より薄くなってきている。バイタルサインも安定し，治療を要する合併症の出現はない。<br>P：計画続行。<br>＃3：セルフケア活動の抑制<br>S：昨夜は首が動かせなくて，あまり眠れませんでした。腰にタオルを入れていただいたり，さすってもらったのは気持ち良かったです。朝，からだを拭いてもらいさっぱりしました。今日から動いてよいと言われたけれど，なんだかからだがだるくて。トイレは行くことができました。食事は，飲み込むとき張った感じで，少し痛いですし，首のバックが気になります。<br>O：9：00 膀胱留置カテーテル抜去。第1尿：尿潜血（±）。トイレ歩行ふらつきなし。食事は全粥を5割摂取。ゆっくり飲み込み，誤嚥ない。食事中，J-VACドレーンを気にする動作あり，固定を直す。下膳の介助。日中うとうとしており，家族の質問にも短く答えている。<br>A：活動制限が解除された。倦怠感が持続している様子であるが，トイレ歩行や食事摂取は自立に向けて取り組んでいる。回復状況を観察し，一部介助を引き続き必要とする。<br>P：患者の回復過程に合わせて計画続行。 | |

（S：主観的情報，O：客観的情報，A：アセスメント，P：計画）

# 6. 評価

本事例では，入院期間が11日であり，退院日（8月27日）を最終評価日とした。看護問題（課題）ごとの評価の例を次に示す。

❶評価日までに解決した問題（課題）の評価

評価日：8月27日

| 看護上の問題 | 解決日 | 評価 |
|---|---|---|
| 【＃1】<br>RC：出血<br>喉頭浮腫<br>反回神経麻痺<br>テタニー | 8/27 | • ドレーンからの出血量は徐々に減少し，20日には排液も黄色になり，21日にはドレーンが抜去された。その後抜糸まで出血はなく，問題は解決した。<br>• 喉頭浮腫や出血による呼吸困難感は生じずに経過し，SpO₂ 98〜100％で安定して経過した。<br>• 手術当日より嚥下痛があったが，ゆっくり嚥下することを指導した結果，術後1日目の食事では5割摂取できた。徐々に嚥下痛も緩和し，嚥下困難を生じることなく経過した。<br>• 反回神経麻痺による嗄声は術後2日目より発現したが，誤嚥症状はなく経過した。<br>• 術後3日目にはCa 8.6mEq/Lとやや低下したが，テタニー症状は出現せずに経過した。<br>• 8月25日より甲状腺ホルモン補充療法が開始となった。 |
| 【＃2】急性疼痛 | 8/25 | • 腰痛は術後1日目に改善した。嚥下痛は持続したが，25日には食事量も増加し，痛みも改善した。創痛も徐々に軽減したが，ひきつった感覚は残っている。 |
| 【＃3】セルフケア活動の抑制 | 8/27 | • 術後経過に沿った援助を実施した。術後の自立も徐々に進み，頸部の安静，感染予防に対する行動も獲得できた。食事は軟食に変更になったが，ゆっくり嚥下することは継続している。 |
| 【＃4】感染のリスク | 8/27 | • 感染徴候なく経過した。 |

| 看護上の問題 | 解決日 | 評価 |
|---|---|---|
| 【#5】不安 | 外来にて経過観察 | |
| 【#6】ボディイメージの混乱の可能性 | | |
| 【#7】自己価値の低下の可能性 | | |

❷ 解決していない問題（課題）の評価

　解決していない問題（課題）についても評価を行い，問題（課題）の現状（S，O），問題（課題）の変化の過程や今後の課題の判断（A），今後に実施されるべき看護計画（P）を表す。これによってこの事例では，外来受診時に継続して看護を行うことができる。本事例で退院までに解決しなかった問題（課題）の評価を以下に示す。

---

**【#5】不安**

- S：最初に診断されたときには，本当につらかったです。でも，手術後の検査結果でリンパにも転移がなかったと聞いて，今は少しホッとしています。
- O：入院時には前向きに治療を受けようとする行動が見られた。その後は医療者に予後に関する不安言動を発することはなかった。
- A：入院当初，参考資料をよく読んでいたのは不安を解消しようとする行動だったと推察できる。今後も継続治療が必要であることから不安が増すことも考えられる。他者に不安を表現しないように見受けられるので，外来でも配慮が必要である。
- P：外来で継続看護。

　　　　　　　　　　　　　　　　　　　　　　　　　　　　　　　▲評価日 8 月 27 日

---

**【#6】ボディイメージの混乱の可能性**

- S：案外目立たない感じ。傷も小さいですね。テープの貼り方もわかりました。
- O：術後 5 日目のシャワー後の包帯交換時に初めて創部を見る。表情は暗くはない。鏡で何度も見ている。抜糸後肥厚性瘢痕（ひこうせいはんこん）防止のためにテープ固定の指導を行った。
- A：創部は目立たないという印象をもったようである。テープの貼り方も熱心に聞いており，実行可能と判断できる。
- P：外来でテープ固定方法の確認。

　　　　　　　　　　　　　　　　　　　　　　　　　　　　　　　▲評価日 8 月 27 日

---

**【#7】自己価値の低下の可能性**

- S：声がかれると聞いていたけれど，本当だったのですね。ちょっとショックです。
- O：なるべく長く話さないように工夫している。嗄声は続いている。
- A：反回神経麻痺による嗄声が術後 2 日目より発現し，ショックを受けたようであった。退院後，仕事に復帰してから再度現実に直面すると考えられるため，2 週間後の外来受診時に患者の心情をしっかりと聴く必要がある。
- P：外来受診時傾聴。

　　　　　　　　　　　　　　　　　　　　　　　　　　　　　　　▲評価日 8 月 27 日

---

　事例をとおして問題解決思考を中心とした看護過程の理解が深まっただろうか。看護過程は，看護実践をいかに対象の状況に適した厳選されたものにしていくかという知的技術

でもある。この知的技術こそが，科学的根拠に基づいた看護実践を提供できる根幹を成すものである。

# 臨床判断プロセス

## A 臨床判断プロセスとは

### 1. 臨床判断プロセスとは何か

臨床判断プロセスは，看護師が患者のニード，健康問題，患者の状況に気付き，それを解釈する。その反応として行為し，結果を出す一連のプロセスである。

クリスティーン・タナー（Tanner,Christine A.）は，2006年に看護師が臨床でどのように判断しているのかを説明するモデルとして，このプロセスを示した（図1-7）。そして，論文タイトルにもなった「看護師のように考える（Thinking like a Nurse）」プロセスを明確にした。

### 2. 臨床判断の必要性

看護師には，患者の状況，看護師の置かれている場などにおける情報の関連性から，それらが重要なのかを見極める能力が必要となる。初学者（看護学生）と臨床の熟練した看護師との大きな違いは，この見極める能力の差である。臨床判断プロセスでは，行為中の

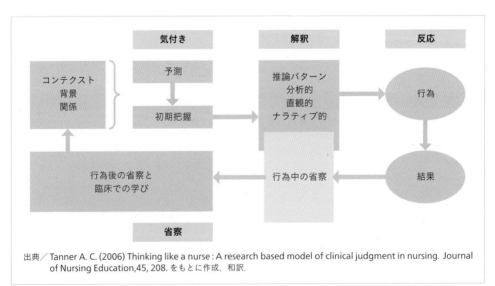

出典／Tanner A. C. (2006) Thinking like a nurse : A research based model of clinical judgment in nursing. Journal of Nursing Education,45, 208. をもとに作成，和訳.

**図1-7** 臨床判断プロセスモデル

省察，行為後の省察を行うことで，臨床的な学びに繋がり，そのような学びの集積がより気づきの感受性を高めていくこととされている。これらの可視化が臨床判断プロセスの必要性の一つである。

## 3. 臨床判断の思考過程

臨床判断プロセスでは，看護師は患者と向かい合うとき，何かを予測している。その予測が患者の状態と異なるときには，異変に気付くことになる。この気付きに基づくことで，患者の医学的情報だけではなく，様子，コミュニケーションなどによって，情報を集めて解釈を行う。その際に，直観的に反応できること，そうではないこともあり，さらに推論を進めていき，情報を集めて解釈して問題に近づくことになる。

## 4. 看護過程との違い

臨床判断と看護過程は，看護の思考過程であることに違いはない。看護過程の PDCA サイクルでは，中長期での患者の状態を把握し，問題を解決することが目的とされる。しかし，臨床判断では，看護師が患者の前に立つところから始まり，気付き→解釈→反応→省察と一連のプロセスは，短時間，短期間で回転していく。このことから，臨床判断では急性期患者への看護展開において，応用がされやすいと考えられる。

## Ｂ　臨床判断プロセスの構成要素

## 1. 気づき

タナーのモデルのなかにある「気づき」とは，初期把握のことであり，患者がおかれている状況を直観的に把握することである。つまり，看護師は確実ではないが，患者のいまの状況を認識することで，今後のことの予測を行い，患者の臨床像を把握する必要がある。このような「気づき」ができるためには，典型的な患者の反応やそれに対する看護師の対処パターンを知っていることが前提となる。そのためには，数多くの患者の反応パターンやそれに対する看護師の対処パターンを経験し，知っていることが必要となる。

## 2. 解釈

解釈とは，「気づき」で把握したことを色々な情報を意味付けし，後に続く「反応」に向けて十分に状況を理解し，発展させることである。そのためには，気づきで把握した情報を吟味し，解釈に必要な情報（看護知識）を収集し，事例に応用することが必要である。

タナーは，解釈するための推論パターンに以下の3つのパターンをあげている。これらの推論パターンを単独または複合的に用いて，対象を「解釈」を行う。

❶**分析的推論**：状況を要素に分解するパターンである。臨床データや達成すべき成果の見込みに基づいて代替案を導き，合理的な重みづけをする。

❷**直観的推論**：臨床状況の即時的なアセスメントである。これまでの類似した状況の患者経験から引き出される。つまり，看護師の臨床経験から身についた知識や熟達した技術から，瞬時に状況を把握し，直感的に反応する状態を指す。

❸**ナラティブ的推論**：ナラティブを基盤にしたものである。患者の重要な出来事やストーリーを解釈し，経験を意味づけを行いまとめることで，考える方法である。

## 3. 反応

反応とは，解釈にもとに適切な行為（介入）を決定し，実際に看護師が行動することである。行為（介入）後の患者の反応を行為（介入）の結果として認識し，省察へとつながる。結果を評価することで，パターン認識にもつながる。

## 4. 省察

省察とは，看護行為を振り返り，さらなる臨床判断のサイクルのきっかけとすることで，臨床判断を発展させることである。臨床判断プロセスにおいて最も重要となる「省察する」ことで，行為（介入）と結果の関連付けを行い，行為（看護介入）についての評価につながる。また，省察には行為中の省察と行為後の省察の2つがある（表1-9）。

## C 臨床判断の重要性

臨床判断モデルは，患者のいま置かれている状況，これまでの経緯や患者とその周囲の人々との関係性を知ることでより豊かにその患者について知ることに繋がる。看護師は「気づき」によって，数多くの行為（看護介入）に対する患者の反応に関心をむけ，さらなる臨床判断を含む看護実践能力へと看護師自身が発展する機会となる。

臨床判断モデルは，急性期ケアのデータから発展してきた背景がある。「これまでと何かが違う」「普段とは違う」という気づきが始まりとなり，そこから情報収集を行い，その意味を解釈して，看護ケアへと結び付ける。小さな変化を見落とさず，早期対応することにより患者の状態の悪化を防ぐことができる。臨床判断モデルは看護師の思考のプロセスを分かりやすく示したものである。しかし，このモデルは，看護実践の質を保証し，適切な看護過程に直接結びつくものではないことは理解しておく必要がある。

表1-9 省察の種類

| 行為中の省察 | 看護行為への患者の反応に関心を向けることで，アセスメントに基づいた看護ケアを調整することである。この省察を行うためには，患者の反応を読む力が基盤となる。 |
|---|---|
| 行為後の省察 | 看護行為とアウトカムの関連づけを行う。行為後の省察とそれに続く学習の積み重ねにより，臨床判断も含んだ看護実践能力を発展させることで，同様の状況で臨床判断を適切に行えるようになる。 |

また，地域包括ケアシステムでは看護職の活動が地域に広がりをみせている。地域・在宅での適切なケア提供のために「臨床判断能力」が強調されている。患者や家族が安心して在宅療養ができるには，臨床判断能力のある看護職がケアを提供することで，その場で適切な介入を行い，必要に応じて医師をはじめ多職種者との連絡・相談・調整をスムーズに行うことが可能になる。

看護学基礎教育では卒業後，臨床での経験を蓄積して，的確な臨床判断ができるように基礎的能力を育成することを目標にしている。

# X 症状からみる臨床判断プロセスのポイント

ここでは，意識障害を例として臨床判断プロセスにおけるそれぞれのポイントをみていきたい。

## A 意識障害とは

意識は，脳幹網様体の神経細胞群が間脳（視床）を介して両側大脳半球を刺激することで生じる。そのため脳幹（中脳・橋・延髄），間脳（視床），大脳皮質のいずれかが障害されることで，意識障害が起こる。

意識障害の原因となる代表的疾患は脳出血である。脳幹出血が起こることで，急激な意識障害が出現する。また被殻出血や視床出血の出血量が多いことで脳ヘルニアとなり，脳幹部の圧迫により，意識障害になることもある。脳出血の原因には高血圧が多くみられるため，高血圧のある患者では，脳出血が原因である意識障害の可能性が高いと予測できる。

## B 臨床判断プロセスのポイント

### 1. 意識障害における「気づき」のポイント（入院患者の場合）

以下の患者の異常を発見したときには，意識障害が起きているのではないかと予測する。これらの異常は患者の意識清明な状態を知っているからこそ発見できるものである。

- 患者の反応が鈍い
- 活動が低下している
- うとうとしている
- つじつまの合わない会話がある

看護師が，この異常に気づくためには，患者の通常の様子を常に把握しておいたり，普

段の様子を知るための情報源へのアクセスができるようにしておく必要がある。看護師は，意識障害が軽度で会話が可能であるとしても，患者のいつもの表情，話し方などの様子がいつもと違うという違和感があることで，重篤な意識障害の予兆であることに気づくこともある。

## 2. 意識障害における「解釈」のポイント

意識障害が生じている場合では，早急な治療を必要とする疾患も多く，治療の遅れは生命危機状態につながる。看護師は速やかに疾患を予測することで，観察から得られた情報を解釈することが重要となる。観察では，患者の意識障害の程度だけではなく，原因疾患の予測からバイタルサインや身体所見などの系統的なフィジカルアセスメントを行う（番号順でなく並行して行うことや状態によっては順番が入れ替わることもある）。

▶ バイタルサイン　患者が意識障害とバイタルサインの異常である頻脈や徐脈，血圧低下などをきたしている場合は，生命危機状態にあると判断できる。そのため，意識障害の評価とバイタルサイン（SpO$_2$を含む）の測定を行い，異常の程度をアセスメントする。

- **意識障害の評価**：患者に意識障害があることを予期したときは，速やかに意識状態を把握する。意識を評価する方法としてジャパン・コーマ・スケール（JCS）やグラスゴー・コーマ・スケール（GCS）という指標が用いられている。

▶ 問診　意識障害の鑑別のため，可能であれば患者，家族に既往歴や発症時の様子を聴取する。

▶ 視診・触診・聴診　意識障害が脳の器質的な疾患が原因であるか，代謝性疾患などを原因として2次的に起きているかを判断するために瞳孔や麻痺，呼吸のフィジカルアセスメントを行う。瞳孔散大，縮瞳，瞳孔の左右差などの異常がみられるときは，脳の器質的な疾患を原因とする脳ヘルニアの徴候の可能性がある。

▶ 検査所見の確認　意識障害の鑑別のために，医師の指示において血液検査（電解質，血糖値，肝・腎機能）や動脈血液ガス検査，尿検査などが行われる。また，頭蓋内疾患の確認を行うためにバイタルサインが安定している患者では，頭部CTやMRI検査が行われる。しかし，迅速な診断や治療のためには，フィジカルアセスメントの情報と検査所見を総合的に解釈する必要がある。

## 3. 意識障害における「反応」のポイント

▶ 救命処置　意識障害だけではなく，呼吸・循環の悪化からショック状態となった場合には，気道，呼吸，循環の確保による救命措置を第一優先とする。同時に医師をはじめとする院内スタッフへ速やかに連絡し，治療を開始できるようにする。意識がなく，呼吸，循環も停止している場合は心肺停止状態であるため，直ちに1次救命処置（basic life support：BLS）を実施する。

▶ 苦痛緩和　意識障害のある患者は，自ら症状や状況を伝えられないため，看護師は患者

の身体的苦痛，精神的苦痛を察して代弁したりする必要がある。また看護ケアの際は，患者の尊厳を保てるよう配慮する。プライバシーの保護のために，患者への声掛けを行う。患者が言語的コミュニケーションを取りにくい場合には，非言語的コミュニケーションを取り入れる。

▶ **廃用症候群予防**　意識障害のある患者は，意識的な動作をすることができなくなることにより，ADLの低下がみられる。このため，誤嚥性肺炎，無気肺などの呼吸器合併症，関節拘縮，深部静脈血栓症を併発することが多い。廃用症候群予防には，入院早期からのリハビリテーションが有効である。併発合併症への予防には，下記がある。

- **誤嚥性肺炎予防**：入院時から呼吸リハビリテーションを開始し，早期離床を心がける。意識障害のある患者は，誤嚥しやすくなることから経口摂取が難しく，口腔内の環境が悪化しやすい。口腔ケアや口腔内マッサージを実施することで，口腔内の環境の悪化を予防できる。
- **関節拘縮予防**：入院直後から他動運動を実施することが予防につながる。
- **深部静脈血栓症予防**：入院時から弾性ストッキングや間欠的空気圧迫装置によって予防が可能である。

▶ **日常生活援助**　看護師は，患者が自己にて行えない日常生活行動をサポートすることも役割の一つである。患者・家族から患者が意識障害発症前の生活の情報を得て，入院前の生活に近づけるようにする。たとえば，患者が発症前に音楽を聞くのが好きだった場合，病室内で好きな音楽を流すことで刺激を与える。患者が日常生活動作を行える意識状態である場合は，患者ができることを尊重する。自立性を促して徐々に支援を減らしていくことも重要である。

▶ **家族の精神的ケア**　家族は意識障害のある患者との意思疎通が取れないことに不安を感じることが多い。看護師は，家族の不安を和らげるためにも，患者の現状をわかりやすく伝える。また，意識障害の患者は，外部からの刺激を認識しているとも言われ，言語的コミュニケーションが難しい患者には，タッチングなどの非言語的コミュニケーションを行うことが患者へのコミュニケーションにつながることを説明する。

## 4. 意識障害における「省察」のポイント

省察では，まず自己の解釈，反応を振り返ることが重要である。たとえば，以下のようなポイントがある。

- 意識障害の程度
- 原因疾患の予測
- 症状観察や判断が根拠に基づいた，適切なものであったか
- 異常を早期発見できたか
- 速やかに治療が開始されたか

これらを医師の診察や診断，意識障害の重症度なども含めて振り返る。
また，看護ケアを行った後には，ケアの内容が，適切であったかを確認する。家族への

ケアについても省察することが必要であり，家族の不安を緩和できているかについても振り返る。

**文献**

1) Yura, H., Walsh, M. 著，岩井郁子監訳：看護過程；ナーシング・プロセス；アセスメント・計画立案・実施・評価，第2版，医学書院，1986，p.177.
2) 前掲書1)，p.177-183.
3) 日本看護科学学会看護学学術用語検討委員会（第9・10期）：看護学を構成する重要な用語集（平成23年6月24日），2011，p.7.
4) 日本看護科学学会看護学学術用語検討委員会（第13・14期）：第13・14期看護学学術用語検討委員会報告書（2019年3月），2019，p.65-70.
5) 田村由美：リフレクションとは何か，看護，61（3）：40-57，2009.
6) ショーン，D. A. 著，佐藤学，他訳：専門家の知恵；反省的実践家は行為しながら考える，ゆみる出版，2001.
7) バーンズ，S., バルマン，C. 著，田村由美，他訳：看護における反省的実践；専門的プラクティショナーの成長，ゆみる出版，2005.
8) 前掲書7).
9) 金井和子，他編：看護過程マニュアル〈ナーシングマニュアル13〉，学習研究社，1987，p.29.
10) American Nurses Association，日本看護協会国際部訳：看護業務の基準，日本看護協会出版会，1979.
11) American Nurses Association，小玉香津子訳：いま改めて看護とは？；アメリカ看護婦協会の声明書，看護，34（2）：103-114，1982.
12) 松木光子編：ケーススタディ看護過程〈JJN スペシャル21〉，医学書院，1991，p.19.
13) 日本看護診断学会ホームページ：日本看護診断学会則，http://jsnd.umin.jp/（最終アクセス日：2021/7/13）
14) ゴードン，M., 佐藤重美：ゴードン博士のよくわかる機能的健康パターン；看護に役立つアセスメント指針，照林社，1998，p.9.
15) 野島良子：パネルディスカッション・看護診断にどう取り組むか（日本看護診断研究会第1回学術集会報告），看護研究，25（1）：92，1992.
16) ハードマン，T. H., 上鶴重美編，日本看護診断学会監訳：NANDA-I看護診断　定義と分類2021-2023，原書第12版，医学書院，2021.
17) NANDA インターナショナル ホームページ，https://www.nanda.org（最終アクセス日：2022/9/25）
18) 松木光子編：看護診断・実践・評価の実際；看護実践の系統的アプローチ，南江堂，2004，p.10-16.
19) ゴードン，M. 著，看護アセスメント研究会訳：ゴードン 看護診断マニュアル；機能的健康パターンに基づく看護診断，原書第11版，医学書院，2010，p.2-19，23-56.
20) American Nurses Association，小玉香津子訳：看護はいま；ANA の社会政策声明，日本看護協会出版会，1998，p.11-12.
21) Gordon, M. et al.：The concept of nursing diagnosis, Nursing Clinics of North America, 14（3）：487-496, 1979.
22) カルペニート＝モイエ，L. J. 編，新道幸恵監訳：カルペニート 看護診断マニュアル第4版（原著第12版），医学書院，2008，p.25.
23) 前掲書18)，p.38.

**参考文献**

・三浦友理子：臨床判断能力の育成，看護基礎教育における授業づくりのヒント，看護展望，45（8）：6-10，2020.
・Tanner, A.C.：Thinking like a nurse；A research-based model of clinical judgment in nursing, Journal of nursing education, 45（6）：204-211, 2006.

第 **2** 章

# 看護記録

### この章では

- 看護記録についてはどのような法的規定があるか，看護記録はどのような意義と目的をもつのか理解する。
- 看護記録はどのような要素で構成されているのか，具体例をとおして学ぶ。
- 看護記録を実際に記載する際の留意点を学ぶ。
- 看護記録および診療情報の取り扱いについて注意すべき点を，「情報開示」と「個人情報保護」の2つの側面から理解する。
- 臨地実習における患者の情報管理に関する看護学生の責任について理解する。

▶ 看護記録とは　看護記録は患者の経過を示す情報や看護計画，行った看護の内容などを言語化することによって，行った看護や患者の反応を確認し，またいつでも振り返ることができるように記載したもので，看護師間で思考や認識を共有するために活用される。

　看護記録を記載し活用する技術は，看護過程と同様，科学的根拠に基づいた看護実践を提供するために必要な知的技術といえる。

　さらに，看護記録は看護師間で活用されるだけでなく，患者の治療やケアに関与する医療職者全員が利用し，必要時には患者にも開示される。したがって，専門の異なる職種のだれが読んでもわかりやすく，客観的に書かれたものであることが求められる。また，看護記録は看護師がより質の高いケアを提供するために研究対象として利用されることもある。

▶ 電子化　診療記録のIT化が図られ，電子カルテを導入する医療施設も増えている。電子カルテとは，従来，紙に書かれていた診療情報や検査用の画像などを，電子データとして一括してコンピューターで管理できるようにしたシステムである。①医療の質・安全性の向上，②記録，指示の伝達，情報の検索・参照・共有の効率化などを目的に導入が進められている。このような医療施設では，電子化された診療記録の一環として，看護記録もまた電子的な形態で入力，保存されるようになっている。

▶ 個人情報保護　さらに，「個人情報の保護に関する法律」（以下,「個人情報保護法」という）が2003（平成15）年5月に公布され，医療従事者である看護師も個人情報*の保護に努め，医療情報の安全管理を適切に行うよう義務づけられた。

　この章では，看護学生が知っておくべき看護記録とその記載に関する重要な点について述べる。

# I 看護記録に関する法的規定

　看護師が記載する諸記録のうち，看護記録，助産録，指定訪問看護の提供に関する諸記録などについては，法令あるいは省令によって記録と保存が義務づけられている。それぞれの記録の記載の根拠と保管年限については，表2-1 にまとめた。

## 1 法令による義務

▶ 助産録　表2-1A に示すように，助産師が分娩の介助をしたときには，「保健師助産師看護師法」（以下,「保助看法」という）第42条により，助産に関する事項を遅滞なく助産録に記載することが義務づけられており，それらの記録の保存期間は 5 年間と規定されている。

---

＊ **個人情報**：生存する個人に関する情報のことで，当該情報に含まれる記述などにより特定の個人を識別することができる。具体的には，氏名，性別，生年月日などのほか，個人の身体，財産，肩書きなどである。

また，記載事項については同法施行規制第34条に定められている。

　他方，「保助看法」による看護記録記載義務の規定はないが，看護師には，次項に示すように，厚生労働省令あるいは通知により，その施設の基準を満たす要件として看護記録を記載することが必要とされている。

## 2 省令・通知による義務

▶ **看護記録**　助産録記載の義務は「保助看法」により明確な根拠がある一方で，看護記録の記載については，同法には規定されていない。しかし，第2次医療法改正で新設された特定機能病院や，第3次医療法改正で設けられた地域医療支援病院を含むすべての病院，また保険医療機関であるすべての医療機関が，その設立要件を満たす基準の一つとして，看護記録を記載するよう，医療法施行規則，保険医療機関及び保険医療養担当規則により義務づけられている（表2-1B）。また個別の診療報酬の算定要件としても看護記録の整備が規定されている。たとえば，入院基本料の届出を行った病棟においては，「経過記録」および「看護計画に関する記録」が義務づけられている。

# Ⅱ 看護記録の目的と意義

▶ **訴訟の際の証拠**　看護記録は法令・通知によって記載が義務づけられているが，それのみにとどまらず，看護師が患者に対して実施した看護実践の一連の過程を客観的に証明する重要な書類でもある。言い換えれば，看護記録は，だれ（行為者の特定）が，いつ（看護実施時刻），どこで，何をし（作為，不作為を問わず），その結果，どのようになったのか（因果関係の判断）など，看護の実際が記された記録といえる。医療訴訟の際には，看護記録は「過去の歴史的事実を再現する重要な証拠資料」[1]として取り扱われることになるので，実施した看護を正確に記載し，書き残しておく必要がある。たとえ実施した看護ケアでも，記載しなければ実施しなかったことになる。

▶ **目的と意義**　看護記録はそれぞれの施設に所有権があるものの，看護師の記録として社会性をもっているともいえる。日々，看護師によって書かれる看護記録の目的および意義[2]について，以下に示す。

①看護の実践を明示する。

②患者に提供するケアの根拠を示す。

③医療チーム間，患者と看護者の情報交換の手段とする。

④患者の心身状態や病状，医療の提供の経過およびその結果に関する情報を提供する。

⑤患者に生じた問題，必要とされたケアに対する看護実践と，患者の反応に関する情報を提供する。

**表2-1** 助産録・看護記録の記載・保存に関する法的規定

**A　法令によるもの**

| 法令 | 条項 | 条文 | 注 |
|---|---|---|---|
| **保健師助産師看護師法**<br>（昭和23年7月30日法律第203号）<br>（最終改正平成26年6月25日法律第83号） | 第42条 | （助産録の記載及び保存）<br>助産師が分べんの介助をしたときは，助産に関する事項を遅滞なく助産録に記載しなければならない。<br>2　前項の助産録であって病院，診療所又は助産所に勤務する助産師が行った助産に関するものは，その病院，診療所又は助産所の管理者において，その他の助産に関するものは，その助産師において，5年間これを保存しなければならない。 | 助産録の記載事項においては同法の「施行規則」第34条で定められている。記載事項：妊産婦の住所，氏名，年齢及び職業，分べん回数及び生死産別，妊産婦の既往疾患の有無，ほか。 |

**B　厚生労働省令・通知によるもの**

| 厚生労働省令・通知 | 条項 | 条文 | 注 |
|---|---|---|---|
| **医療法施行規則**<br>（昭和23年11月5日厚生省令第50号）<br>（最終改正平成29年2月8日厚生労働省令第4号） | 第20条 | （病院の施設及び記録）<br>（中略）<br>十　診療に関する諸記録は，過去2年間の病院日誌，各科診療日誌，処方せん，手術記録，看護記録，検査所見記録，エックス線写真，入院患者及び外来患者の数を明らかにする帳簿並びに入院診療計画書とする。（後略） | |
| | 第21条の5 | （地域医療支援病院の施設及び記録）<br>（中略）<br>二　診療に関する諸記録は，過去2年間の病院日誌，各科診療日誌，処方せん，手術記録，看護記録，検査所見記録，エックス線写真，紹介状，退院した患者に係る入院期間中の診療経過の要約及び入院診療計画書とする。（後略） | 地域医療支援病院とは，平成9年の第3次医療法改正で総合病院の廃止とともに新たに設けられた施設で，次のような要件を満たした医療機関のこと。病床200床以上，紹介患者に対する医療提供として地域医療支援紹介率が80％以上であること，共同利用の実施など。 |
| | 第22条の3 | （特定機能病院の施設基準等）<br>（中略）<br>二　診療に関する諸記録は，過去2年間の病院日誌，各科診療日誌，処方せん，手術記録，看護記録，検査所見記録，エックス線写真，紹介状，退院した患者に係る入院期間中の診療経過の要約及び入院診療計画書とする。（後略） | 特定機能病院とは，平成4年の第2次医療法改正で新設された施設で，高度の医療を提供し，高度の医療に関する開発・評価及び研修を行う医療機関のこと。 |
| **基本診療料の施設基準等及びその届出に関する手続きの取扱いについて**<br>（平成28年3月4日保医発0304第1号） | ― | 入院基本料の届出を行った病棟においては，看護体制の1単位ごとに次に掲げる記録がなされている必要がある。ただし，その様式，名称等は各保険医療機関が適当とする方法で差し支えない。 | 入院基本料は，患者が支払う医療費を病棟などの類型別に定められている。例えば一般病棟に入院し，7対1の看護を受けた場合，1日1591点（×10円）となる。<br>1単位とは，一つの独立した病棟を指し，各病棟単位に看護記録が必要とされる。 |
| | | 1　患者の個人記録<br>（1）経過記録<br>　個々の患者について観察した事項及び実施した看護の内容等を看護要員が記録するもの。<br>　ただし，病状安定期においては診療録の温度表等に状態の記載欄を設け，その要点を記録する程度でもよい。 | 病棟勤務をする看護師は，患者の経過記録及び看護計画に関する記録等，定められた記録を作成するよう求められている。<br>病棟管理者は，看護師と同様に，看護業務を遅滞なく行うために看護業務の管理及び計 |

表2-1（つづき）

| 厚生労働省令・通知 | 条項 | 条文 | 注 |
|---|---|---|---|
| | | （2）看護計画に関する記録<br>　個々の患者について，計画的に適切な看護を行うため，看護の目標，具体的な看護の方法及び評価等を記録するもの。<br>　なお，重症度，医療・看護必要度に係る評価を行う入院料を算定する病棟の患者については，モニタリング及び処置等，患者の状況等及び手術等の医学的状況の項目の評価に関する根拠等について，（1），（2）またはその他診療録等のいずれかに記録すること。<br>2　看護業務の計画に関する記録<br>（1）看護業務の管理に関する記録<br>　患者の移動，特別な問題を持つ患者の状態及び特に行われた診療等に関する概要，看護要員の勤務状況並びに勤務交代に際して申し送る必要のある事項等を各勤務帯ごとに記録するもの。<br>（2）看護業務の計画に関する記録<br>　看護要員の勤務計画及び業務分担並びに看護師，准看護師の受け持ち患者割当等について看護チームごとに掲げておくもの。看護職員を適正に配置するための患者の状態に関する評価の記録。 | 画に関する記録等を作成するよう求められている。 |
| 指定訪問看護の事業の人員及び運営に関する基準<br>（平成12年3月31日厚生省令第80号，最終改正平成20年9月30日厚生労働省令第149号） | 第30条 | （記録の整備）<br>指定訪問看護事業者は，従業者，設備，備品及び会計に関する諸記録を整備しておかなければならない。<br>2　指定訪問看護事業者は，利用者に対する指定訪問看護の提供に関する諸記録を整備し，その完結の日から2年間保存しなければならない。 | |
| 保険医療機関及び保険医療養担当規則<br>（平成28年3月4日厚生労働省令第27号） | 第9条 | （帳簿等の保存）<br>保険医療機関は，療養の給付の担当に関する帳簿及び書類その他の記録をその完結の日から3年間保存しなければならない。ただし，患者の診療録にあっては，その完結の日から5年間とする。 | |
| 疑義解釈通知<br>（平成11年6月11日厚生省医療課長通知） | ― | 看護記録については，保険医療機関及び保険医療養担当規則第9条に規定されている療養の給付の担当に関する記録である。 | |

出典／日本看護協会編：看護に活かす 基準・指針・ガイドライン集2016，日本看護協会出版会，2016，p.182-185，一部改変.

　⑥施設がその設立要件や診療報酬上の要件を満たしていることを証明する。

　⑦ケアの評価や質向上およびケア開発の資料とする。

# Ⅲ 看護記録の構成要素

　看護記録は基本的に「基礎（個人）情報」「看護計画」「経過記録」「看護サマリー」の4つの要素により構成される（表2-2）。

表2-2　看護記録の構成要素

| | 記録の種類 | 記載内容 |
|---|---|---|
| I | 基礎（個人）情報 | 看護を必要とする人についての属性・個別的な情報が記載されたものである。看護を必要とする人を理解し，現在あるいは今後必要とされるケアや問題を判別したり，ケアを計画し，実行したりするうえで基礎となるものである。 |
| II | 看護計画 | 看護を必要とする人の問題を解決するための個別的なケアの計画を記載したものである。看護計画には，患者に説明し，患者・家族の同意を得ていることを記録する。入院後速やかにその患者に応じたケアを提供するため，患者・家族のニーズを考慮し，24時間以内に立案することが望ましい。<br>なお，標準看護計画とは，看護を必要とする人の特定の問題を解決するために研究結果を活かした共通する看護実践をあらかじめ記載したものである。実際に患者に適用する場合には個別性を考慮し，追加・修正を行う。 |
| III | 経過記録 | 看護を必要とする人の問題の経過や治療・処置・ケア・看護実践を記載したものである。経過記録には，叙述的な記録と経過一覧表（フローシート）がある。叙述的な記録には，経時記録，SOAP，フォーカスチャーティングなどがある。経過一覧表（フローシート）は，ルーチンのケア，アセスメント，特定の問題の経過など，項目を設定し，図や記号などで簡潔に状況を記載するものである。 |
| IV | 看護サマリー | 看護を必要とする人の経過，情報を要約したものであり，必要に応じて作成する。施設をかわる際や在宅ケアへの移行の際に，ケアの継続を保証するために関連施設に送付する。 |

出典／日本看護協会：看護記録および診療情報の取り扱いに関する指針．http://www.nurse.or.jp/home/publication/pdf/kangokiroku.pdf（最終アクセス日：2017/11/25），一部改変．

　問題志向型システム（problem oriented system；POS）で記録を行う場合には「問題リスト」がそれらに加えられる（表2-2）。問題リストとは医療保健チームのメンバーが解決すべき患者の問題を列挙したものである。

▶ **POSとは**　POSとは，アメリカの医師ウィード（Weed, L. L.）が医学生の教育のために開発したシステムで，患者の問題を明確にとらえ，その問題解決を論理的に進めていく記録の方法で，わが国には1970年代に導入された。このシステムの記録には，医師が記載する問題志向型診療記録（problem oriented medical record；POMR）と看護師が記載する問題志向型看護記録（problem oriented nursing record；PONR）がある。このシステムによって書かれた看護記録の利点は，看護過程の要素である患者の情報収集，看護問題の明確化，看護計画，実施，評価の流れと記載の要素が一致しており，看護実践の根拠として，それらを用いて説明しやすい点である。

## 1. 基礎（個人）情報

　基礎（個人）情報はデータベースともいわれ，患者の個別的な情報が記載されている。

▶ **記載する項目**　図2-1に示す様式例にも見られるとおり，項目の分類は，医療施設の多くが「ゴードンの機能的健康パターン」の枠組みをもとに，施設の特徴が加味された使用しやすい様式を作成している。ヘンダーソンの「14の看護の基本要素」，ロイの「4つの適応様式」などの枠組みによるデータベースも活用されている。

▶ **入院と同時に聴取**　緊急入院時には患者の治療処置を優先する場合もあるが，通常は入院と同時に基礎情報を必ず患者本人あるいは家族から聴取する。記載内容・方法については施設ごとに定められている約束事に従う。図2-1に示したデータベース例は電子ファイ

ルで作成されるようになっており，生活習慣など簡単な項目には選択肢が設けられ，短時間で作成できるように工夫されている。

## 2. 問題リスト

問題リスト（図2-2）は，前述したように，POSで記録するときに作成される。医療保健チームのメンバーが，解決すべき患者の問題を列挙したものである。看護に即していえば，前項で触れた基礎（個人）情報の記載内容（患者情報）についてアセスメントが行われ，その結論として導き出された看護上の問題（看護行為によって解決可能な問題）がここに表現

| 患者番号 | | | |
|---|---|---|---|
| フリガナ | | 病名 | |
| 氏名 | 　（　　）歳　性 | | |
| 生年月日 | 年　　月　　日 | | |
| 入院 | 年　月　日　時　分　　（□担送　□護送　□独歩）　紹介（　　　　） | | |

連絡先

| | 氏名 | 続柄 | 電話番号 |
|---|---|---|---|
| 1 | | | 自宅 |
| 2 | | | 自宅 |
| 3 | | | 自宅 |

| | | |
|---|---|---|
| **I 健康知覚／健康管理** | 既往歴（今回の入院までの間で現疾患を除く健康問題に関して，発病年度・病名・経過・転帰を記入する） | 入院までの経過（現疾患の初期症状の出現から入院までの経過を記入する。患者・家族の対処行動，実施した検査・治療・看護の経過及び入院時の状態を記入する） |
| | アレルギー：□無　□有　　（薬　　　　食べ物　　　　その他　　　　　） | |
| | （どんな反応か　　　　　　　　　　　　　　　　　　　　　　　　　　） | |
| | 輸血歴：□無　□有　　（いつ | |
| | 感染症：□無　□有　　（HBsAg　□HbeAg　□HCV　□W氏　□MRSA　部位　　） | |
| | 　　　　　　　　□その他（　　　　　　　　　　　　　　　　　　　　　） | |
| | 処方薬：□無　□有 | |
| | 市販薬：□無　□有 | |
| | 内服薬管理：□本人　□家族（薬は間違いなく飲めていた　□はい　□いいえ　） | |
| | 病状説明：□無　□有 | |
| | 　内容（本人） | |
| | 　　（家族） | |
| | たばこ　　：□無　□有 | |
| | アルコール：□無　□有 | |
| | 身体の清潔：入浴（　　回／週）　洗髪（　　回／週） | |
| **2 栄養／代謝** | 偏食：□無　□有　（　　　　　　　　）　食欲：□無　□有 | |
| | 身長：　　　cm | |
| | 体重：　　　kg | |
| | 義歯：□無　□有（□上　□下　□部分　□全部） | |
| | NST介入：□要　□不要 | |
| **3 排泄** | 排便：　回／　日　　　　最終排便 | |
| | 問題：□無　□有　　（失禁　□便秘　□下痢） | |
| | 排便のために使用するもの：□浣腸　□下剤　□坐薬　□下痢止め（薬品名） | |
| | 排尿：　回／日　　夜間：　　回 | |
| | 問題：□無　□有　　（失禁　□切迫尿　□残尿感　□排尿時痛・その他　　　） | |

図2-1　基礎（個人）情報（データベース）の様式例

| | | 入院時　現在 | | 入院時　現在 |
|---|---|---|---|---|
| 4 活動／運動 | 機能レベル<br>0－完全自立<br>1－自助具による介助<br>2－人手による介助<br>3－自助具と人手による介助<br>4－完全介助 | 食事　（　　　→　　　）<br>入浴　（　　　→　　　）<br>衣服の着用（　　→　　）<br>身づくろい（　　→　　） | 排泄　（　　　→　　　）<br>寝返り（　　　→　　　）<br>座位　（　　　→　　　）<br>立位　（　　　→　　　）<br>歩行　（　　　→　　　） | |
| 5 睡眠／休息 | 熟睡感：□無　□有<br><br>薬剤の使用：□無　□時々　□毎日　　　（薬剤名：　　　　　　　　　　　　） | | | |
| 6 認知／知覚 | 意識レベル：□清明　□JCS<br>せん妄アセスメントスコア：（　　　　　）<br>視覚：□無　□有（□眼鏡　□コンタクト）<br>聴覚：□無　□有（□補聴器）<br>見当識障害：□無　□有（□人　□物　□場所　□時間）<br>理解力：□無　□有 | | | |
| 7 自己知覚／自己概念 | 病気によって変わったこと・できなくなったこと：□無　□有<br>（□身体の一部　□身体の機能　□生活習慣　□気持ち） | | | |
| 8 役割／関係 | 家族構成　○－女性　□－男性　×－死亡　◎－患者本人<br><br><br>同居人：（　　　　　　　　　　　　　　）<br>キーパーソン：（　　　　　　　　　　）　主に世話をしてくれる人：（　　　　　　　　　）<br>入院したことで心配なこと：□無　□有（　　　　　　　　　　　）<br>家族は入院についてどう思っているか：（　　　　　　　　　）<br>退院後の行き先：（　　　　　　　　　　） | | | |
| 9 セクシュアリティ／生殖 | 月経に関する問題：□無　□有 | | | |
| 10 コーピング／ストレス耐性 | ストレスになっているもの：□無　□有<br>ストレス解消法：□無　□有<br>趣味：□無　□有（　　　　　　　　　　　　　　　　） | | | |
| 11 価値／信念 | 入院や病気によって制約される宗教上のこと：□無　□有<br>（　　　　　　　　　　　） | | | |
| 12 その他 | 介護保険の利用歴：□無　□有　　サービスの種類：□訪問看護　□デイサービス<br>指定居宅介護支援事業所：□不明　□有（事業所　　　　　　　　　）<br>社会保障：身体障害者手帳（　　　　　　　　　　） | | | |

図 2-1（つづき）

される。

▶記載方法　看護上の問題は，優先度あるいは重要度の高い問題から番号（#1, #2……）をつけ，PES方式や施設ごとに取り決めた問題の表現方法（たとえばNANDA承認の看護診断名など）を用いて記載されている。PES方式とは前述（本編 - 第 1 章 - IV -1「看護問題（課題）を特定する」）のとおり，問題（problem：P），原因（etiology：E），症状と徴候（sign & symptom：S）を 1 つのまとまりとして表現する方式である。ただし，明らかな症状・徴候により，看護師間ですでに問題の存在が共有されており，症状・徴候を表現するまでもない場合には省略するなど，柔軟な運用もあり得る。

| 患者番号 | 氏 名 | 生年月日 | 年齢 | 病名 | 主治医 | 受持看護師 |
|---|---|---|---|---|---|---|
| ○△11 | ▲●△子 | ○○年△月×日 | 45歳 | 胆嚢結石 | ×× | △△ |

| 年月日 | 番号 | 問 題 点 | 解決日 | サイン |
|---|---|---|---|---|
| 20XX/8/1 | #1 | 不安<br>＊手術侵襲によるからだの変化<br>＊退院後のライフスタイルの変化 | ○月×日 | △△ |

図2-2 問題リストの様式例1

| 患者番号 | 氏 名 | 生年月日 | 年齢 | 病名 | 主治医 | 受持看護師 |
|---|---|---|---|---|---|---|
| ○△11 | ▲●△子 | ○○年△月×日 | 45歳 | 胆嚢結石 | ×× | △△ |

| 年月日 | 番号 | 問 題 点 | 評 価 内 容 | 評価日 | サイン |
|---|---|---|---|---|---|
| 20XX/8/1 | #1 | 不安<br>＊手術侵襲によるからだの変化 | 手術経過良好で不安の表出はなく解決とする。 | 20XX/8/6<br>解決 | △△ |
| | | ＊退院後のライフスタイルの変化 | 退院に向けての不安があるため，口頭説明にて今後解決していく。 | 20XX/8/6<br>続行 | △△ |

図2-3 問題リストの様式例2（評価内容が記載できる様式）

▶ 定期的な評価　重要な点は，その問題が解決したかどうか，まだ解決されないで残っているのかどうか，また，あらかじめ評価予定日を決め，定期的に評価することである。図2-3は，問題点とケア後の評価内容が記載できる様式となったもので，問題が解決したのか続行しているのかを，問題と対応させて評価しており，看護ケアのオーディット＊としても機能する様式となっている。

## 3. 看護計画

看護計画とは，文字どおり患者の看護計画を記載したものである。

看護計画の様式例を図2-4に示す。この例では，看護上の問題ごとに「情報・分析・解釈」を記して「期待される結果（目標）」を設定し，その目標を達成するために「具体策」としてケア項目を［観察計画］［ケア計画］［教育計画］に分けて立案しており，看護上の問題と看護計画が関連づけられたものになっている。

---

＊ **オーディット**：監査のことであり，いくつかのレベルのものがある。看護記録におけるオーディットとは，実際に行った看護ケアが患者にとっての問題解決に有効であったのかどうかを判断し，必要であれば看護計画の修正を行うことである。

| 患者番号 | 氏　名 | 生年月日 | 年齢 | 病名 | 主治医 | 受持看護師 |
|---|---|---|---|---|---|---|
| ○△11 | ▲●△子 | ○○年△月×日 | 45歳 | 胆囊結石 | ×× | △△ |

| 年月日 | 番号 | 情報・分析・解釈 | 目標（期待される結果） | 具体策 | 評価日 | サイン |
|---|---|---|---|---|---|---|
| 20XX/8/1 | #1 | 不安<br>＊手術侵襲による からだの変化<br><br>＊退院後のライフ スタイルの変化 | 手術後の自分のからだの 生理的変化がわかりやす い言葉で表現できる。<br><br>退院後の生活上の留意点 が理解でき，言語的表現 ができる。 | ［観察］<br>・患者の言動・態度・表情<br>・理解度<br>・性格傾向<br>・サポートシステム<br>［ケア］<br>・患者が質問しやすい雰囲 気を作り，気持ちを表出 できるようにする。<br>・落ち着いた環境や時間を 選び，患者の質問にてい ねいに対応する。<br>［教育］<br>・胆囊摘出後の生理機能の 変化について説明する。<br>・胆囊を摘出しても肝臓で 胆汁が生成されるので脂 肪の消化吸収の働きがあ ることを説明する。 | ○月×日 | △△ |

図2-4 看護計画の様式例

## 4. 経過記録

経過記録は，看護上の問題の経過や治療，処置，看護の内容を記録したものである。看護計画に基づいて行った看護の結果や看護上の問題がどのように変化していったのか，どのような経過をたどり解決されていったのかを記載する。経過記録には叙述的経過記録と

| 患者番号 | | 氏　名 | 生年月日 | 年齢 | 病名 | 主治医 | 受持看護師 |
|---|---|---|---|---|---|---|---|
| ○△11 | | ▲●△子 | ○○年△月×日 | 45歳 | 胆囊結石 | ×× | △△ |

| 年月日 | 時間 | 番号 | S（主観的訴え）・O（客観的観察）・A（判断）・P（計画） | サイン |
|---|---|---|---|---|
| 20XX/8/1 | 15:00 | #1 | S）手術がどうなるか心配ですね。からだの一部を取るのでその後，からだが どうなるのかも心配で。<br>A）手術後の身体的な変化の予測が立たないため，不安が強い。<br>P）術前オリエンテーションに，術後に予測されることの説明を加える。 | △△ |
| 20XX/8/2 | 13:00 | #1 | S）わからないことも多くて，くよくよ考えてしまいます。<br>A）不安があり入眠薬も服用しているが熟睡していない。手術についてのオリ エンテーションを実施し，疑問の解決が必要である。<br>P）手術オリエンテーション実施 | △△ |
| 20XX/8/3 | 9:00<br><br>9:15 | | S）いろいろ説明してくれたのでもう手術を受けるだけです。<br>O）血圧：132/68　脈拍：79　体温：36.8<br>手術室搬入<br>以後フローシートへ記入する。 | △△ |

図2-5 経過記録の様式例

一覧表になったフローシート（経過表）の様式があり，患者の重症度によっても使い分けられている。

▶ 叙述的経過記録　叙述的経過記録（図 2-5）は，時間の経過に沿って，問題リストにあげられた特定の問題に関連させて，行った看護や患者の反応を記載する記録様式である。叙述的経過記録の一つである PONR では，看護上の問題ごとに，患者の状態や観察した内容を SOAP（表 2-3）形式で記載する。

　表 2-4 は，看護師が観察した場面を，わかりにくく，あいまいに書いている記録と，わかりやすく，客観的に書いている記録を比較したものである。わかりやすい記録のほうは言葉の定義を正しくとらえ，見ていないことは書かない客観的な記録となっている。

▶ フローシート　フローシート（図 2-6）とは，患者の特定の，またはいくつかの看護上の問題に関連する項目を，経時的に観察するために用いられる経過一覧表のことである。簡

表2-3 POS の経過記録で用いる SOAP の記載内容

| 略語 | 記載内容 |
| --- | --- |
| S：Subjective data | 主観的情報のことで，患者（家族も含む）の心身に関する訴え，苦しいこと，不安なこと，そのほか様々に訴えたこと，また，看護師が行ったケアに対する患者（家族も含む）の反応などを，患者（家族も含む）の言葉そのままを書く。 |
| O：Objective data | 客観的情報のことで，看護師，医師，栄養士そのほかの医療従事者が視診，聴打診などから得られた所見や検査結果などの情報のこと。看護師の客観的な事実のみを記録する。 |
| A：Assessment | 事実に関する評価のことで，収集した主観的情報と客観的情報を解釈・分析，評価すること。看護問題となりうる根拠を記載する。 |
| P：Plan | 情報の評価によって抽出された看護問題を解決するために計画されたケアのこと。計画には診断的計画，治療的計画，看護ケア計画，教育計画がある。 |

出典／日本看護協会編：日本看護協会看護業務基準集 2003 年，日本看護協会出版会，2003，p.152，一部改変.

表2-4 同じ場面の記録の比較

**【わかりにくい，あいまいな記録】　6:00 のときの出来事**

S）わからない，覚えていない。
O）巡視時にベッド横で転倒[a]しているところを発見。呼びかける[b]と目覚めて応答するが，経緯や打撲の有無は不明。血圧 130/80mmHg，脈拍 70 回／分，呼吸 24 回／分[c]，打撲跡なし[d]。
A）前回巡視時には睡眠中であったことから，早朝のトイレ歩行時に転倒したのではないか[e]。特に異常はみられないが，要注意観察[f]とする。
P）①医師に報告し，診察を依頼[g]。②トイレ歩行時にはナースコールを押すように説明[h]。

[a]転倒したと判断した根拠は何か，[b]何をどう質問したのか，[c]意識レベルを客観的に評価していない，[d]打撲に関して，どの部位をどのように確認したのか，[e]主観，憶測は避ける，[f]「要注意観察」とは何をすることか，[g]医師は診察したのか，[h]説明について患者の同意を得られたのか

**【わかりやすく，客観的に書かれた記録】　6:00 のときの出来事**

S）わからない。覚えていない。
O）5:00 巡視時には睡眠中であった。6:00 の巡視時にベッド横で仰向けで横たわっているところを発見[i]。名前を呼びかけるとすぐに目覚めて，自分で起き上がり，ベッドに腰かけた。「転んだのですか」「どこか打ちましたか，どこか痛くないですか」と質問すると上記の答えを繰り返す[j]。血圧 130/80mmHg，脈拍 70 回／分，呼吸 24 回／分，JCSI-1[k]，打撲跡なし。頭部・四肢に腫れや出血斑なし[l]。ベッドの柵は 3 点設置され，柵のない昇降部分に掛布団が床に向かって垂れていた。患者はスリッパをはいていなかった。

[i]患者が「転倒した」と言うが，目撃者がいる以外は転倒かどうかわからない，[j]何をどう質問したのかを書く，[k]意識レベルなど観察内容を具体的に明確に書く，[l]打撲に関して，部位と観察内容を書く

出典／市村尚子：今求められる看護記録のあり方，看護きろく，16（11）：26，2007，一部改変.

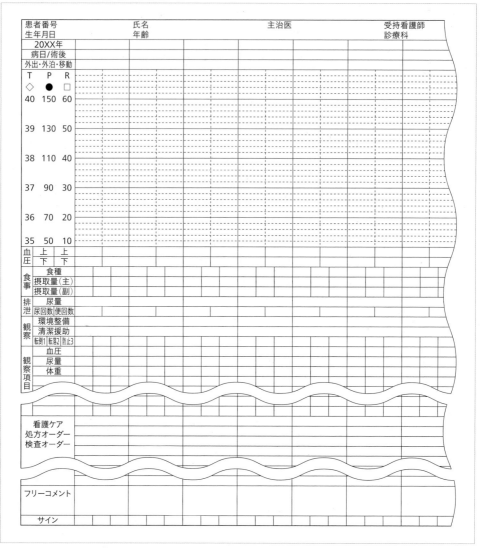

図2-6 フローシートの様式例

易型経過記録ともいわれ，1週間が一目でわかるように，日付，時間，および実施した看護が記録できるように，縦と横の欄で構成されており，検査データの比較検討や，経過の評価が容易にできることが利点である。看護を実施したときや，患者の状態の変化を観察したときに，簡潔に記載することができる。

## 5. 看護サマリー

看護サマリー（図2-7）とは，入院中の看護の経過を要約したものである。転院時および退院時に作成されることが多く，転院先の施設あるいは外来などに情報を提供し，継続した看護が行われるようにするために作成される。サマリーには，患者の問題・看護診断は何であったのか，どんな看護を実行したのか，その結果患者はどのように変化したのか，

| 患者氏名 | 病名 |
| 住所 | 術式 |
| 生年月日 | 手術日 |
| 入院<br><br>次回来院日<br>□訪問看護　□訪問診療<br>　　　　　　□自宅　　□他院<br>　転帰先　　□転科 | 既往歴 |
| アレルギー　□無　□有 | インフォームドコンセント |
| 視力障害　□無　□有<br>聴力障害　□無　□有 | |
| 感染症　□無　□有 | |
| 内服　□自己管理　□要介助 | |
| 社会的背景<br><br>1）□一人暮らし　　□同居<br>2）経済的・社会問題　□無　□有<br>3）連絡先<br>　　①キーパーソン<br>　　　　氏名<br>　　　　電話<br>4）医療・福祉サービス利用　□無　□有<br>5）ソーシャルワーカー介入　□無　□有<br>6）介護度 | 入院の経過 |
| 退院時の問題点及び依頼事項<br><br>問題点<br># 1: | 看護介入 |
| 食事　□普通食　□粥食　□流動食　□経管栄養　□絶食　□特別食 |
| 清潔　□入浴　□シャワー浴　□全身清拭　□洗髪　□口腔ケア |
| 排泄　□問題なし　□おむつ　□ポータブル　□膀胱留置カテーテル　□その他 |
| 睡眠　□睡眠薬の服用 |
| 活動　活動障害　□無　□有　□全面介助　□部分介助 |
| コミュニケーション　□障害なし　□意識レベル（クリア　　　　　　　　　　　） |

図2-7　看護サマリーの様式例

残っている問題は何かなど，入院中の看護や患者の経過を総合的に考え，看護を継続するための内容が簡潔に記載される。

## 6. ケアプログラム；クリニカルパス

▶ **クリニカルパスとは**　クリニカルパス（clinical path，クリティカルパス［critical path］ともいう）は入院から退院までの基準化された治療（医療・看護）計画ということができ，すべての医療スタッフがこれにかかわり，結果として安定した質の高い医療が患者に提供される。クリニカルパスは一般に診断グループ（≒疾患）別に作られるが，注意すべきことは，同

じ疾患でも標準的な経過をたどることが困難な患者はクリニカルパスが適応されず，個別の看護計画を立てなければならない点である。そのため，クリニカルパスは「1つの診断グループの約70％の患者を対象とするケアプログラム文書」であるともいわれる。これを使う目的は「ケアを計画し，管理するためであり，ケア内容とケアのアウトカムを公的な医療記録として記録するため」[3] である。

▶ クリニカルパスの作成・運用　クリニカルパスは，研究や調査から得られたエビデンスに基づいて，患者用，医療者用にそれぞれ作成される（図2-8, 9）。患者用には，入院から退院までの治療（検査・処置・手術）やケア内容，また日々の目標やアウトカム（患者や家族側からみた成果）が記述され，患者自身で自己管理ができるようなものとなっている。医療者用も同様に，標準化された治療（検査・処置・手術）やケア内容が経時的に記され，多職種からなる医療スタッフが同じクリニカルパスを使うことにより，いつでもだれでも均一化したケアや技術が提供できるようになっている。クリニカルパスを使用しているうちに，事例によっては標準から逸脱した経過をたどる場合がある。これをバリアンス（variance）というが，バリアンスが生じたときは原因を見きわめ，直ちに対策を講じることが大切である。

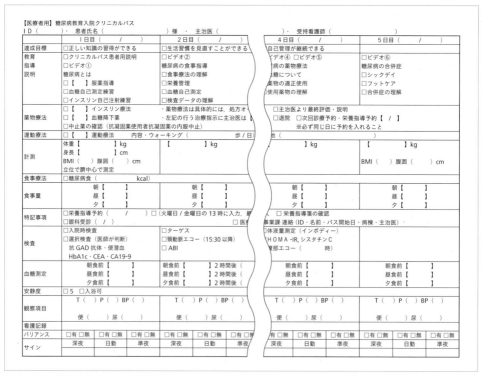

図2-8　医療者用クリニカルパスの例

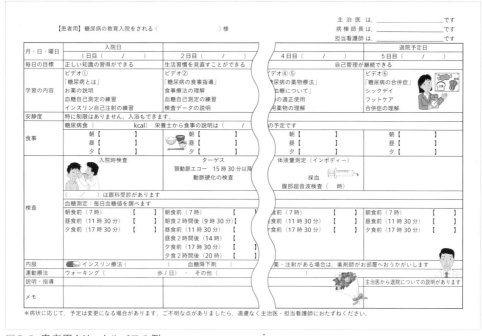

図 2-9　患者用クリニカルパスの例

# Ⅳ 看護記録の記載基準

## 1. 記載時の留意点

　前述した看護に関する諸記録の意義を看護師全員が同じレベルで理解するため，ほかの医療従事者も共同で利用できる記録とするために，さらには患者および関係者に開示されても問題の生じない記録とするために，記載基準が必要となる。看護師は観察結果や看護の内容を正確に遅滞なく記述する必要があるが，それに加えて，記載者の意図が伝わる記述とするように努め，あいまいな内容や誤解が生じるような記述は避けなければならない。

　このことは看護記録が看護師間のみで利用される場合においても当然だが，他職種と共同で利用されること，また患者および関係者に開示される可能性もあることを考えれば，なおのこと必要である。

▶ **具体的な留意点**　看護記録記載時の留意点について，具体的に紹介する。以下は紙の記録を前提とした内容であるが，電子的な看護記録の場合も，そのシステム設計や，また実際の入力・保存操作において，以下の留意点の意図するところは踏まえる必要がある。

❶事実のみを客観的かつ正確に記録する（想像や憶測，自己弁護的反省文，他者への批判，感情的表現などは書かない）。

❷誤解のない表現を用いる（根拠のない断定的な表現，「〜と思われる」「〜のようにみえる」といった，あいまいな表現は記載しない）。

❸患者・家族への説明や，やりとりも必ず記載する（だれにどのような説明をしたのか，それに対して患者・家族はどのような発言や反応をしたか，など）。

❹訂正する場合は，訂正前の字句が読めるように二本線で消す。訂正日・時刻と訂正者のサインを記入する。記述の間違いを修正液を使って消すなど，記録の改ざんが疑われるような訂正のしかたをしてはいけない。間違った箇所を記録から除いてはならない。

❺記載には黒ボールペンを用いる（消されるおそれのある鉛筆や，コピーでよく写らない青インクでの記録は望ましくない）。

❻記録の途中で行を空けない（看護記録が訴訟の際の証拠となることは先に述べたが，行間を空けておくと，後に情報を書き足す，記録を改ざんするなどのおそれがあるので，無意味に行は空けない）。

❼記録を終えるごとに，署名と日付と時刻を記入する。

❽ケアを行った後は，できるだけ時間を置かずに記録する。

❾略語を用いるときは，各施設のマニュアルに記載され，認められている略語のみを用いる。

❿前もって，これから行う処置やケアを書いてはいけない。

⓫自分が実際に見ていない患者に関する記録をしてはいけない。

⓬患者に意味のないレッテルを貼る，あるいは偏見による内容などは記録してはならない（「高齢による理解力の低下がある」などは看護師の主観や偏見による内容といえる）。

⓭イニシャルや簡素化した署名は用いず，記載者がだれであるか間違いなくわかるようにする。

## ▌2. 医療事故発生時の記録

重大な医療事故が発生したときの記録の方法については，日本看護協会から記載基準が出されている[4]。

▶ 初期対応　記載基準によると，記録方式を経時記録に変え，記録の担当者についても初期対応現場のリーダーが選定し指示すること，また，記載内容は，治療，処置，ケアについて，いつ，どこで，だれが，何を，どのように実施したのか，指示者ならびに実施者の氏名，および患者の反応・状態，患者・家族への説明内容などを客観的，経時的に記載すること，処置などの施行者は実施した内容を，初期対応にかかわっているメンバー全員に聞こえるように復唱すること，などである。

▶ 初期対応終了後　さらに，初期対応終了後に，初期対応時の事柄を診療録に記録するときの注意事項として，事故発生時の事実認識が錯綜して混乱しやすいので，対応に関与した医師，看護師が全員で相互に事実を確認すること，処置，看護などは実施次第，そのつど速やかに記録すること，また，初期対応が一段落しても，患者の状態が安定するまでは経時的記録を続けることをあげている。

記載上遵守すべき原則は一般的な看護記録と同様である（上記❶〜⓭参照）。

# Ⅴ 看護記録および診療情報の取り扱い

▶ 守秘義務と患者への情報提供　看護記録および診療情報の取り扱いは，前述したように「保助看法」「個人情報保護法」をはじめとする法令によって規定されている。特に，看護実践から得られた個人情報に関する守秘義務は，保助看法第42条の2で，「保健師，看護師又は准看護師は，正当な理由がなく，その業務上知り得た人の秘密を漏らしてはならない」と，その遵守を強く求めている。

　他方，厚生労働省は，インフォームドコンセントの理念や個人情報保護の考え方を踏まえた「診療情報の提供等に関する指針」（2003［平成15］年9月）を公表し，医療従事者と患者とのより良い信頼関係を構築する目的で，患者への医療情報提供について，積極的に取り組むように要請している。

▶ 本人以外への情報提供　このように，医療従事者には個人情報に対する守秘義務がある一方で，保険会社や学校または医療施設などからの照会への回答が，守秘義務と対立する場合がある。看護師も他職種との連携や調整のために，患者の個人情報を提供する機会も多く，慎重な行動が求められる。基本的には本人の同意を得て行うことが原則であり，守秘義務に違反した場合には，法的には「刑事責任」「民事責任」「行政上の責任」を問われることになる。

▶ 患者のプライバシー権　患者には憲法第13条による個人として尊重される権利（プライバシー権）が備わっており，「自己情報コントロール権」ともいわれる「医療情報の開示，訂正，削除請求権」を行使することができる。このような患者の権利があることを知ってお

## Column　裁判で看護記録のずさんさが明らかになった事例

　2008（平成20）年2月21日，大阪地裁の判決で，「診療録を開示しなかった医療機関の債務不履行責任を肯定した事例」（判例タイムズ1318号，p.173）がある。

　この医療機関では，手術の結果，予期しない重篤な後遺症が残った患者から，手術のてん末について説明を求められたが，医師（医療機関）が診療録を示すことができなかった。これについて，診療録を示せないことが隠匿ではなく紛失によるものであったとしても，医師（医療機関）には診療契約に基づくてん末報告義務の不履行があるとされた。

　この裁判過程で看護記録が裁判所に提示されたが，この看護記録には他人の看護記録が数ページにわたり混入したり，白紙の用紙が数枚挿入されたり，禁止されている鉛筆書きによる記載が放置されているなど，ずさんな様子が明らかにされた。これらに対する裁判所の判断では，鉛筆で書かれているということが直ちに改ざん行為が予定されていたと推認することはできないとして，看護記録に対する言及はなかったが，看護記録に何を書き，注意すべきことは何か，改めて考えたい事例であった。

くことは，看護記録の記載，開示をするうえで重要である。

　患者のプライバシー権，開示の原則，情報の取り扱いに関する看護師の責務，「診療情報の提供等に関する指針」などを踏まえて，日本看護協会から「看護記録および診療情報の取り扱いに関する指針」[5]（2005［平成17］年）が出されているので，それをもとに看護記録と診療情報の取り扱いについて重要な点を述べる。

## 1 ｜ 社会的背景

　前述したように，患者への医療情報の提供を推進する根拠には，憲法第13条，インフォームドコンセント法理によるところが大きい。それらを受けて，厚生労働省は「診療情報の提供等に関する指針」（2003［平成15］年9月），「個人情報の保護に関する基本方針」（2004［平成16］年4月），「医療・介護関係事業者における個人情報の適切な取扱いのためのガイダンス」（2004［平成16］年12月），「医療情報システムの安全管理に関するガイドライン」（2005［平成17］年）を次々と公表し，医療従事者のとるべき行為について協力を要請した。

　看護の専門職能団体である日本看護協会もそれを重視し，看護記録の開示を含めた診療情報の提供が，看護に対する社会的要請と受け止め，積極的に取り組むようになっている。

## 2 ｜ 看護師の責務

　「看護職の倫理綱領」（日本看護協会，2021［令和3］年）の第4条（人々の権利の尊重），第7条（個人としての責任）によれば，「診療情報の提供」に関する看護師の責務は，一人ひとりの価値観や意向を尊重した意思決定を支援することおよび自己決定権を尊重し擁護すること，自己の実施する看護について説明を行う責任と判断および実施した行為と，その結果についての責任を負うことである。これは，専門職業倫理の行為基準として重視されている。

▶ 自己決定を支援するための情報提供　患者の自己決定を支援するうえで看護師ができることの一つは，診療，治療，検査，薬剤，予後などに関する十分な情報が患者に提供されるように図ること，そのため医師・薬剤師などの医療従事者と共同して患者の求めに応えることである。そして，情報の提供にあたって重要なことは，患者の理解度に応じた説明を行うことと，患者の疑問に十分答えられたかどうかを確認することである。

## 3 ｜ 看護に関する情報提供と方法

▶ 情報提供の範囲　指針では下記のように，看護を提供するものとしてのあり方が示されている。
　①看護師は，看護計画の立案，実施，評価という一連の看護実践の過程のなかで，可能な限り患者に情報提供を行い，患者の受ける看護について選択肢を提示する。
　②診療の補助に関するケアを行う際には，診療の内容および予測される結果に関して，検査の手順や治療の効果，有害事象（副作用）などを患者が理解しているのかどうかを確認したうえで，必要があれば補足説明を行う。

③療養上の世話に該当する看護ケアを行うときにも，看護の内容，方法，根拠，危険因子とその予防・対策などの情報を提供し，患者の理解を得るようにする。

▶ **情報提供の方法**　情報提供の方法には，口頭による説明，説明文書の交付，説明文書を用いた口頭説明などがある。いずれの方法をとった場合においても，患者が最善の選択ができるように，看護師は，説明を受ける患者の理解が得られているかを確認すること，患者の症状や能力に応じてわかりやすい方法を選択すること，説明時にはプライバシーを確保するなどの配慮が必要である。患者が未成年者であれば，親の代理決定となる場合が多いが，看護師には，患者本人の最善の利益となるよう，情報提供のあり方に特別の配慮が要求される。

# VI 看護学生の医療情報管理

▶ **看護学生の立場と情報管理義務**　看護学生は臨地実習の際，患者の看護記録・診療記録から情報を得て学習を行う立場であり，看護師と同様に医療情報の管理義務が課せられていることを認識する必要がある。したがって，患者の人権を尊重するため，情報に関する看護倫理を理解し，患者の個人情報の保護に努め，守秘義務を遵守するなど，それにかなった行動をとることが求められる。

▶ **「患者の同意書」の意義**　看護学生の看護記録・診療情報の取り扱いに関する注意事項を表 2-5 に示した。特に，看護職の免許を持たない看護学生の患者への看護行為の違法性阻却\*を証明する「患者の同意書」の意義および行為の責任の所在を理解して臨地実習に臨むことが大切である。

表 2-5　看護学生の看護記録・診療情報の取り扱いに関する注意事項

| 項目 | 注意事項 |
|---|---|
| 看護記録に関する「看護職の倫理綱領」からの抜粋[6] | 4．看護職は，人々の権利を尊重し，人々が自らの意向や価値観にそった選択ができるよう支援する。<br>　人々は，知る権利及び自己決定の権利を有している。看護職は，これらの権利を尊重し，十分な情報を提供した上で，保健・医療・福祉，生き方などに対する一人ひとりの価値観や意向を尊重した意思決定を支援する。意思決定支援においては，情報を提供・共有し，その人にとって最善の選択について合意形成するまでのプロセスをともに歩む姿勢で臨む。<br>5．看護職は，対象となる人々の秘密を保持し，取得した個人情報は適正に取り扱う。<br>　看護職は，個別性のある適切な看護を実践するために，対象となる人々の秘密に触れる機会が多い。看護職は正当な理由なく，業務上知り得た秘密を口外してはならない。また，対象となる人々の健康レベルの向上を図るためには個人情報が必要であり，さらに，多職種と緊密で正確な情報共有も必要である。個人情報には氏名や生年月日といった情報のみならず，画像や音声によるものや遺伝情報も含まれる。看護職は，個人情報の取得・共有の際には，対象となる人々にその必要性を説明し同意を得るよう努めるなど適正に取り扱う。家族等との情報共有に際しても，本人の承諾を得るよう最大限の努力を払う。 |

\* **違法性阻却**：形式的には法令に反し，違法を推定される行為であっても，特別の事由が存在するために違法ではないとすること[10]。

表 2-5（つづき）

| 項目 | 注意事項 |
|---|---|
| 実習記録の取り扱い[7] | 看護教育者や実習受け入れ先の看護者は，実習記録の取り扱いに関する規定を作成し，看護学生や患者に明示する必要がある。また，実習記録に個人を特定できる内容が含まれる場合には，「匿名性」の確保だけが機密の保持になるわけではないということを十分に理解し，取り扱いに留意する。実習記録の取り扱いに関する主な留意点を以下に示す。<br>1）記録用紙は，個人を特定する情報（住所，氏名，生年月日，病院，病棟名，家族歴や遺伝情報等）を可能な限り記載しないようなフォーマットにする。<br>2）不必要な情報・不確実な情報は記述しない。<br>3）診療記録および実習記録は安易に複写しない。<br>4）カンファレンスの資料等に利用するために複写した場合は，担当の看護教育者がシュレッダーにかける等適切に処分する。<br>5）個人が特定される可能性がある実習記録等の院外への持ち出しは原則として禁止する。やむを得ず院外に持ち出す際にはルールに則る（紛失・散逸の防止に努める。ファイル等で管理し，第三者の目に触れないようにする）。<br>6）実習目的以外に利用しない。<br>7）実習記録の作成にパソコン等の電子媒体を使用した場合には，ハードディスクや機体にデータが残ることを考慮し，個人所有の電子機器や電子媒体の使用は避ける。<br>8）実習終了後，不必要となった記録物やメモ類はシュレッダーにかける，電子媒体は内容を消去する等の処分を行う。<br>9）実習終了後の実習記録は，看護教育者が適切に保管・管理し，看護学生が必要な際はこれを閲覧させることが望ましい。実習記録を学生が保管する場合は，その取り扱いを適切に行う。 |
| 看護学生による看護記録への記載[8] | 看護学生が看護記録に記載した場合は，記載した学生と記載内容の確認を行った看護者の両者の署名が必要である。患者への看護実践の記録者としての最終責任は担当の看護者にある。 |
| 看護学生による看護行為の違法性阻却証明[9] | 看護職の免許を有しない看護学生による臨地実習中の看護行為は，法的には①患者の同意，②目的の正当性，③手段の相当性が証明されれば，無資格行為，民法上の不法行為，刑法上の犯罪行為についての違法性が阻却されると解釈されている。そのため，看護教育者は，患者の同意，目的の正当性，手段の相当性について記録しておく必要がある。 |

注）本章で紹介した看護記録の様式例については，一部改変しているが，その多くは三原赤十字病院看護部の協力を得て作成した.

文献

1）高田利廣：看護婦と医療行為；その法的解釈，日本看護協会出版会，1997，p.136.
2）日本看護協会ホームページ：看護記録および診療情報の取り扱いに関する指針，http://www.nurse.or.jp/home/publication/pdf/kangokiroku.pdf（最終アクセス日：2017/11/25）
3）阿部俊子編：アウトカムから作成するクリニカルパス活用ガイド；エビデンスに基づいた導入・作成法から実践・ケアの改善まで，照林社，2001，p.6.
4）前掲書2），p.183.
5）日本看護協会編：日本看護協会看護業務基準集2007年，改訂版，日本看護協会出版会，2009，p.120，p.111-128.
6）日本看護協会ホームページ：看護職の倫理綱領，https://www.nurse.or.jp/nursing/practice/rinri/rinri.html（最終アクセス日：2021/10/27）
7）前掲書2）.
8）前掲書2）.
9）前掲書2）.
10）新村出編：広辞苑，第6版，岩波書店，2012，p.196.

第 **1** 章

# ヘルスアセスメント

**この章では**

- フィジカルアセスメントに必要な体表解剖の基礎を述べられる。
- フィジカルアセスメントの基本技術である視診，触診，打診，聴診の技法を演習で行える。
- バイタルサインの意義を理解し，測定方法を演習で行える。また，アセスメントのポイントを説明できる。
- 標準的な身体計測の方法を演習で行える。
- 運動機能を調べるための関節可動域および筋力の測定方法を演習で行える。
- 全身の系統的なフィジカルイグザミネーションの実際を演習で行える。
- 心理・社会的側面のアセスメント，セルフケア能力のアセスメントの意義と方法を説明できる。

# I 看護におけるヘルスアセスメント

## 1 | 看護師の行うヘルスアセスメントの範囲

▶ 健康に影響を及ぼす因子　人間の健康状態は病因（病原微生物や遺伝子の欠陥など病気を引き起こす原因）と環境（物理・化学的環境や人間関係，社会的環境など），それに個人の抵抗力や適応能力が互いに作用して決まる。したがって，看護の対象が健康であるかどうかを判断するには，そのような個々の要素を含めた多角的な視点が必要になる。

▶ 看護がとらえる健康の概念　さらに，看護がとらえる健康の概念は単に病気でないという範疇（はんちゅう）にとどまらず，健康から疾病（しっぺい）への移行期はもちろん，現在健康であっても疾病罹患（りかん）の危険性の潜む生活習慣がないかどうかも判断の要素に含めた，医学の概念に比べてより広い視点に立ったものである。

▶ ヘルスアセスメントとは　このように人間を自然環境や社会のなかの生活者としてとらえ，対象は身体的に，また心理・社会的に健康であるといえるか，問題があるとすればそれは何かを明らかにする行為が，看護における**ヘルスアセスメント**（health assessment）である。

　医療現場におけるヘルスアセスメントの主な担い手は医師と看護師であるが，本章では，上述したような看護モデルを中心に行われる，看護の専門技術としてのヘルスアセスメントの技法を解説する。

## 2 | 看護におけるヘルスアセスメントの位置づけ

　ヘルスアセスメントでは，看護師は自分の目で対象を観察し（観察または視診），自分の手で皮膚の状態や脈拍，胸部・腹部の臓器の状態を調べ（触診，打診），聴診器を使って心音や腸音を確認し（聴診），そして，コミュニケーション技法を使って系統的な問診（あるいは面接［interview］）を行うことによって，対象の健康状態を身体的側面，心理・社会的側面，そして行動的側面から全人的に評価する。

▶ 看護行為の始まりから一貫して使われる　ヘルスアセスメントはあらゆる看護行為の起点に位置づけられる。さらに，ヘルスアセスメントは看護実践の始まりから終了の段階まで一貫して使われる，最も基本的で重要な看護技術の一つである。

▶ あらゆる看護行為の基になる　ヘルスアセスメントは看護上の問題抽出や看護計画立案の前提となる要素だが，患者 - 看護師間のかかわりのなかで展開される日常のあらゆる看護行為もまた，ヘルスアセスメントに基づいて実施される。

　たとえば，病棟での朝のあいさつ一つとってみても，看護師が発する言葉や語調は患者によって，あるいは状況によって吟味（ぎんみ）され，選択されたものである。看護師は訪室前に夜間の患者の状態を記録や申し送りから把握しているが，それらの情報を手がかりにしなが

第
2
編

看護の共通基本技術

1

ヘルスアセス
メント

コミュニケー
ションの技術

教育指導技術

感染予防の技術

安全管理の技術

安楽確保の技術

ら，患者の顔色や表情を観察し，脈をとりながら言葉をかけている。そしてさらに，その言葉に対する患者の反応もまた，ヘルスアセスメントの情報となる。

　本章では上述のようなヘルスアセスメントを行うために必要な基礎理論と基本的技術の習得を目標とし，ヘルスアセスメントの意義と方法を**身体的健康状態，心理・社会的健康状態，セルフケア能力**の3つの観点から述べていく。

## Ⅱ　フィジカルアセスメントの基本

### 1 ｜ フィジカルアセスメントとは

　患者の健康状態をアセスメントする際，身体的問題から始めるのが一般的である。対象の身体的健康状態を観察・評価することを，一般にフィジカルアセスメント（physical assessment）という。

　局所の痛みなど対象からの訴えがある場合には，その部位を中心に全身をみていく。初診の外来患者や入院患者など，まず全身の健康状態を把握する必要がある場合には，後述する項目に沿って系統的に実施する。

▶ 全般的な留意事項　フィジカルアセスメントは客観的な健康査定行為であるが，あらゆるケアの提供と同様，①アセスメントのための環境を整え，②安全・安楽に留意し，③対象との人間関係のなかでコミュニケーションをとりながら，④対象のプライバシーの保護を保証して実施されなければならない。

### 2 ｜ 適用の実際と本書での記載方法

　学校や事業所などの健康診断では，対象の年齢や発達段階を考慮した全身の観察・測定が行われる。

　一方，病院などの医療施設では，特定の症状を訴える患者が対象となるので，外来や入院の初診時に行われるフィジカルアセスメントは症状に関連する身体部位とその機能が主になる。

　本書では，様々な臨床場面を想定してフィジカルアセスメントの方法を包括的に取り上げている。したがって，特定の疾患や症状をもつ患者を対象とする看護実践の場では，一般にはこれらの方法の一部を取り入れたフィジカルアセスメントが実施される。

▶ 学び方　そこで，学習の場で演習を行う場合には，患者の疾患や症状を特定して，患者役と看護師役を決め，その疾患や症状に関連したフィジカルアセスメントの項目を選んで実施し，単元の終わりに，クラスでアセスメントの体験を共有する機会を設けるのもよいだろう。あるいは，時間が許せば，一般の健康診断を想定して，本書のフィジカルアセスメントの技法をすべて体験する方法もある。

## A 体表解剖とフィジカルアセスメント

### 1 | 体表解剖の重要性

　看護系の解剖学では，一般に系統解剖（神経系，骨格系や血管系など），局所解剖（身体を頭部・胸部などに区分し，その部位に含まれる神経，筋，血管や臓器など）そして顕微解剖（細胞や組織レベル）を学習する。それらは看護の対象の理解に重要な知識であるが，看護師が行うフィジカルアセスメントには，さらに体表解剖（surface anatomy）の知識が不可欠かつ最も重要である。体表解剖とは，体表面から確認できる骨格を手がかりにして，その骨格と臓器，組織の位置との対応関係を明らかにする解剖学の方法である。

　体表解剖が重要なのは，看護師は患者のアセスメントにおいてもケア行為においても，ほとんど非侵襲的・非観血的＊な技術を用いるからである。そこで本章では，必要に応じ，体表解剖のポイントを押さえながら述べていくことにする。

### 2 | 体表面の解剖学的名称

　体表解剖を学ぶ前提として，まず体表面の解剖学的名称を確認しておきたい。図1-1 のように，体表面の各部位，骨突出部，溝や窪みなどには解剖学的名称が付されており，診療録や看護記録など医療関係の公的記録にはこれらの名称が使用される。顔面・頭部・頸部の細かい名称を図1-2 に，腹部の代表的区分の名称を図1-3 に示した。

　ただし，解剖学用語は医療者どうしの正確な意思疎通には不可欠だが，患者には馴染みが薄い場合があるので，たとえば大腿を「ふともも」，膝蓋部を「ひざがしら」など，患者の理解度に応じた一般用語でも説明するよう心がける。このことは，解剖学用語に限らず，専門用語を使う必要がある場合はどのようなときも同様である。

### 3 | 体表解剖の例

　最初に述べたように体表解剖とは，体表面で確認できる骨格を手がかりとして，その骨格と臓器，組織の位置との対応関係を明らかにする解剖学の方法である。骨格の一部は体表すなわち皮膚上に突出しており，その突出部を手がかりに心臓や肺，腎臓や肝臓などの臓器や血管の正確な位置を知ることができる。

▶ **第7頸椎（隆椎）と第1胸椎**　たとえば，頭部を前屈すると後頸部に2か所の骨突出部位が現れるが（図1-4），これらはそれぞれ第7頸椎（隆椎）と第1胸椎の棘突起である。この突起を手がかりに胸椎を下方にたどることができる。

▶ **胸骨角**　また，前胸部の代表的な骨突出部位は鎖骨会合部の下方の胸骨角（胸骨柄と胸骨

---

＊ **非侵襲的・非観血的**：出血を伴わない内科的治療あるいはケア行為のこと。看護行為における観血的な技術は注射
　と採血のみで，その他はほとんど非観血的・非侵襲的に行われる。

第2編 看護の共通基本技術

1

ヘルスアセスメント

コミュニケーションの技術

教育指導技術

感染予防の技術

安全管理の技術

安楽確保の技術

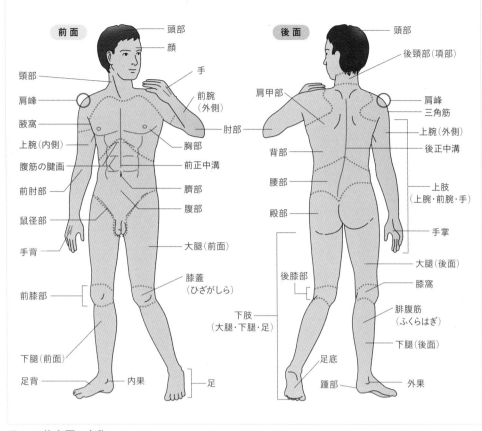

図1-1 体表面の名称

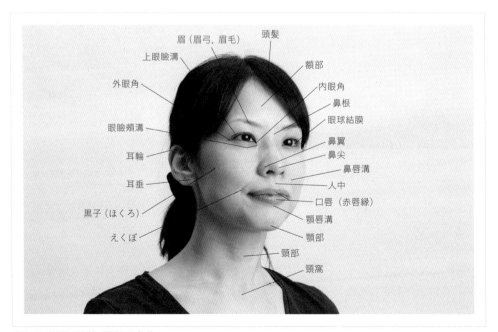

図1-2 顔面・頭部・頸部の名称

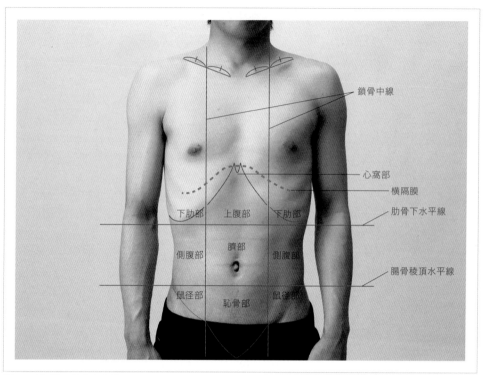

図1-3 腹部の区分と名称

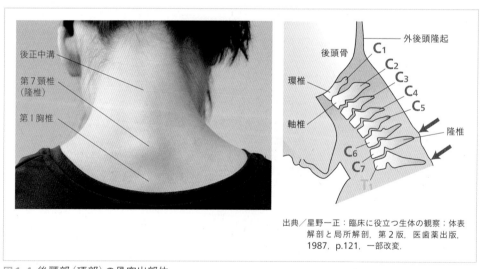

出典／星野一正：臨床に役立つ生体の観察；体表解剖と局所解剖，第2版，医歯薬出版，1987，p.121，一部改変.

図1-4 後頸部（項部）の骨突出部位

体の関節*）である．胸骨角の両側には第2肋骨が位置し，その水平後方は第4胸椎と第5胸椎の椎間板の高さにほぼ一致する（図1-5）．胸骨角を通る水平面は胸骨角平面とよばれ，

---

＊ 胸骨角や恥骨結合などは，骨と骨が軟骨や結合組織などで連結して固まった関節で，不動関節あるいは不動結合という．これに対して膝関節や肘関節など動く関節を可動関節という．

第
2
編

看護の共通基本技術

1

ヘルスアセスメント

コミュニケーションの技術

教育指導技術

感染予防の技術

安全管理の技術

安楽確保の技術

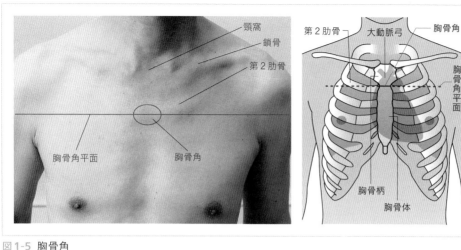

図1-5 胸骨角

この平面内には気管分岐部と大動脈弓が位置している（図1-40も参照）。このように，体表の目印から身体内部の臓器や組織の位置関係を把握していることが，的確なフィジカルアセスメント実施の前提となる。

## B フィジカルアセスメントにおける基本技術

患者の全身状態を観察するために，一般に医師が用いる診察技法として，**問診，視診，触診，打診，聴診**＊がある（図1-6）。これらは主に実施者自身の手（触覚），目（視覚），耳（聴覚）を使って正常と異常を判断する非侵襲的な方法で，患者を診察する際に用いる基本的な手技である。

こうした技法で的確な観察を行うには，ヒトの形態・機能学（特に前述の体表解剖）の知識のほか，多くの臨床例を経験して錬磨される観察力が必要であるといわれる。

かつての時代の優れた医師はこうした技法に熟達しており，診察室でほぼ正確な診断が出せるとまでいわれたものである。しかし，遺伝子診断法や画像診断法など，検査・診断技術の高度化によって，特にわが国では医師のこのような技能はしだいに軽視され，触診や打診で病気の診断ができる医師が少なくなってきた。近年，医師養成教育におけるこうした技術教育が臨床能力を高める優れた方法として見直され，2005（平成17）年12月から客観的臨床能力試験（objective structured clinical examination；OSCE，通称オスキー）が実施されるなど，臨床実技教育が導入された。それを受け，医療の場で医師に次いで人体の

---

＊ **視診，触診，打診，聴診**：一般に，診察は視診→触診→打診→聴診の順（広範囲から限定部位へ，あるいは体表から体内へ）に進められる。同様に腹部のアセスメントにおいても，視診→聴診→打診→触診の順に行う。聴診より先に打診や触診を行うと，その刺激により腸蠕動が亢進して腸音が高まるので，ありのままの腸音を聴取できなくなる。

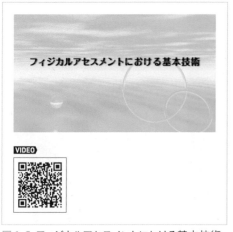

図1-6 フィジカルアセスメントにおける基本技術

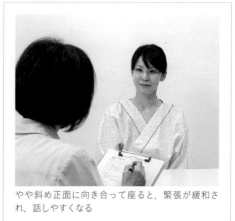

やや斜め正面に向き合って座ると，緊張が緩和され，話しやすくなる

図1-7 問診

形態・機能に詳しい職種である看護師の教育カリキュラムにも，対象の健康評価（ヘルスアセスメント）技術が主要な要素の一つとして取り入れられるようになった。そこでこの項では，これら5つの診察技法の概略を紹介する。

## ▌ 1. 問診

　問診（インタビュー）とは，患者から直接訴えを聞くことである（図1-7）。最近では医療面接（メディカルインタビュー）ともよばれる。

　問診では会話をとおして患者の現症を判断するので，ただ一方的に質問するのではなく，患者が自分自身の心身の問題について，平常心で話せるようなリラックスした雰囲気づくりも大切である。

▶ 方法　問診では，看護の基本的共通技術であるコミュニケーション技術がそのまま使える。患者との自然な会話のなかで問診が進むように，治療的コミュニケーション技法を習得して臨むように心がける（本編‐第2章「コミュニケーションの技術」参照）。

　問診の開始にあたっては，まずきちんと会釈をして自分の名を明らかにし，患者の目を見て話すことが大切である。

　医療者としての言葉遣いを心がけること，専門用語はできるだけ使わないようにすることなどにも留意する。

　問診で患者から訴えがあった身体部位を中心に，以下に説明する視診，触診，打診，聴診を用いて観察とアセスメントを行う。

## ▌ 2. 視診

　視診は患者の体表を目で観察する方法である。眼底鏡や耳鏡を用いて行う観察も視診に含まれる。

　正確な視診を行うには，人体の正常な体表解剖に精通しておくとともに，日頃の清潔ケ

第
2
編

看護の共通基本技術

1

ヘルスアセスメント

コミュニケーションの技術

教育指導技術

感染予防の技術

安全管理の技術

安楽確保の技術

アや排泄ケアなどをとおして患者の正常な皮膚の色や状態を把握して，異常が判断できるようにしておく。

▶ 方法　視診では患者のプライバシーに配慮するとともに，特に体幹の観察では室内を適温に調節する。また自然光に近い適切な照明の下で観察する。

物体の細部や色の識別は，明るいところで注視することによって可能である。この理由は，注視することで視物体が錐状体（色を識別する視細胞）の最も高密度に分布する中心窩に結像するからである。また，錐状体は明るい場所でないと応答しにくい。

視診では異常がみられる部位の色，形状（大きさ），湿性，さらににおいなども観察する。発疹や浮腫などがある場合は，触診も並行して行い，触覚や痛覚などの感覚異常（本章-Ⅲ-E-6「皮膚感覚」参照）や筋収縮性，関節可動域（表1-4参照）も調べる。

## 3. 触診

体表面の触診は，主に視診で異常が見つかった場合に行われる。体表の触診では異常部位の硬さや温度，湿性，肌触りなどを，手の触覚を用いて観察する。

胸腹部については，体表から触知可能な臓器を触診して各臓器の状態を観察することがある。臓器の触診では，胸腹部の正常な臓器の位置と大きさを知っておく必要がある（本章-Ⅲ-B～D参照）。

▶ 方法　実施にあたっては，清潔ケアの場合と同様，看護師は爪を切り，手荒れがないよう日頃からケアをしておく。爪は指の先端を超えない程度に短く切っておき，爪ヤスリで面取りもしておく。触診の直前には手を温めておくとよい。

触診で体表温を確かめる場合には，深部温（核心温）に近い額部を用いるのもよい。

体表面の触診は触覚が敏感な指先を使って行う。腹腔内の臓器の触診では，両手で軽く圧をかけながら腹腔内の臓器の位置と大きさ，内臓痛覚の有無などを観察する。

## 4. 打診

胸腹部の特定の部位を指で軽くたたいたときの振動と音の特徴から，臓器や組織の様子を知る方法である。

胸腹部をたたいて，内臓痛（叩打痛）の有無を調べる方法もある。

▶ 方法　一方の手のひらを体壁に当て，中指の第1関節をもう一方の手の中指でハンマーを振り下ろすようにたたいて，指腹に伝わる振動や音で判断する。触診と同様に爪は短く切り揃えておく。

正常時に聴かれる打診音には，以下のようなものがある。

- **鼓音**：ポンポンと太鼓をたたいたような大きな音で，腸管上やガスの貯留した胃で聴かれる。
- **共鳴音**：空洞様の音で，正常な肺野の打診音として聴かれる。
- **濁音**：小さめの鈍い音で，肝臓や心臓などの実質臓器や筋肉上，骨上で聴かれる。

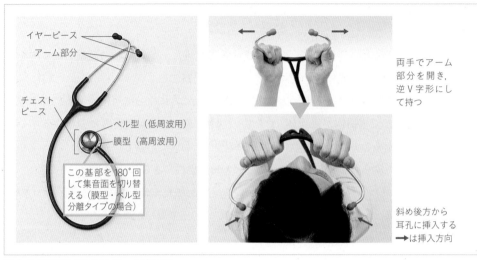

**図1-8 聴診器の構造と耳への当て方**

## 5. 聴診

体表に聴診器を当てて呼吸音，心音，腸音などを聴取する方法である。

呼吸音では大きさや濁りを，心音ではリズムを，腸音では音の減弱，消失または亢進などを聴き分け，正常・異常を判断する。

▶ **方法** 聴診器のイヤーピースを，耳孔の走行に沿って図1-8のように斜め後方から挿入する。

聴診部位に当てるチェストピースには膜型とベル型（図1-8）があり，膜型は高周波の音，ベル型は低周波の音（血管音や異常心音）を聴く際に用いる。通常は膜型を用いることが多い。

目的の音を聴くために，体表解剖学的に正しい位置に聴診器の膜型（皮膚に当てる部分を膜面という）を置く。手と同様，聴診器も事前に温めておき，使用前後にアルコールで拭くなどして清潔にしておく。

聴診器の膜面は局所に軽く圧迫して固定し，目的とする音以外の雑音（衣服のすれる音など）を混入させないようにする。聴診中は患者との会話もしない。

## C 一般状態のアセスメント①：バイタルサイン

多くの医療場面では，患者の健康状態を簡便な方法で迅速に，暫定的にアセスメントする必要がある。これによって患者の身体症状の概要を把握し，そこで必要となれば，より精密な検査が行われ，治療が開始される。

バイタルサイン（vital signs）は生命徴候を意味し，体温，脈拍，血圧，呼吸そして意識状態を指す。医学専門用語ではないが，その測定技術は看護ではフィジカルアセスメントのための重要な専門技術に位置づけられている。看護師は聴診器，体温計，血圧計などの

第2編 看護の共通基本技術

1

ヘルスアセスメント

コミュニケーションの技術

教育指導技術

感染予防の技術

安全管理の技術

安楽確保の技術

簡便な道具を使いながら，視診，触診などによって患者のバイタルサインを素早く測定する。

　心電計や脳波計，X線撮影装置など高度医療機器を使えば，患者の状態はより詳しく正確に把握できるが，バイタルサインの測定は医療施設内だけでなく，家庭や野外の事故現場など，時と場所に関係なく実施できる利点がある。

## 1. 体温のアセスメント

▶ 体温恒常性の目的　人体の組織や細胞で営まれる物質代謝などの基本的な生命活動には，多くの酵素が関与している。これらの酵素はごく限られた範囲の温度（酵素活性の至適温度）や水素イオン濃度（至適pH）でのみ作用するが，この温度が生体の**体温**（body temperature）を決定している。体温は視床下部にある体温調節中枢の働きで常に一定に保たれている。

▶ 熱の産生と放散　生体は代謝活動により常に熱を産生する。一方，産生された熱は熱放散によって外気中に失われる。この熱産生と熱放散の収支バランスが保たれることにより，体温の恒常性が維持されている。

　熱放散には，体表面からの不感蒸泄（呼気や皮膚からの水蒸気の蒸発，22%），からだの一部が触れている椅子や机への熱伝導（3%），壁などへの輻射性熱放散（60%），そして気流による対流性熱放散（15%）がある（図1-9）。

　私たちは身体運動によって熱産生量を，また室内の暖房・冷房や衣服などによって熱放散量を調節することができる。

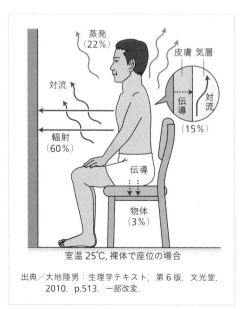

出典／大地陸男：生理学テキスト，第6版，文光堂，2010．p.513．一部改変．

図1-9　体表面からの体熱放散

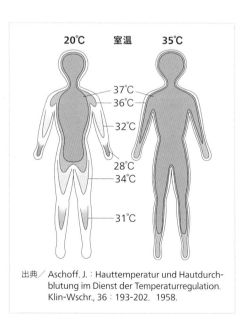

出典／Aschoff, J. : Hauttemperatur und Hautdurch-blutung im Dienst der Temperaturregulation. Klin-Wschr., 36 : 193-202．1958．

図1-10　生体内部の温度分布

▶ **核心温度と外殻温度** 　ヒトの体温には体内温, すなわち身体深部の温度である**核心温度**\*
(core temperature) と外層部の温度である**外殻温度**(がいかく)(shell temperature) がある。一般に,
外殻温度は環境温度の影響を受けて変化するが, 核心温度は外気温が変わっても, ほとん
ど変化しない (図1-10, 11)。

▶ **体温の生理的変動** 　また, ヒトの体温には1℃以内の日内変動がある (図1-12)。日中,
活動している間に上昇して夕方頃に最も高くなり, 深夜睡眠中に最も低くなる。このよう
な体温の変動は酸素消費量や心拍出量, カテコールアミンの血中濃度などの変化に同調し
ており, 体温が生命活動を反映していることがわかる。

　また, 生殖年齢にある女性では月経周期に伴う体温変化があり, 排卵後月経開始までの

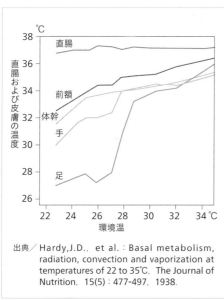

出典／Hardy,J.D.. et al. : Basal metabolism,
radiation, convection and vaporization at
temperatures of 22 to 35℃, The Journal of
Nutrition, 15(5)：477-497, 1938.

**図1-11 ヒトの直腸温, 体表各部位の皮膚温と環
　　　 境温との関係**

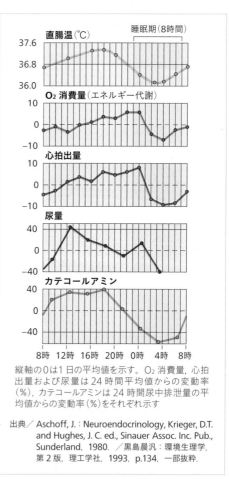

縦軸の0は1日の平均値を示す。O₂消費量, 心拍
出量および尿量は24時間平均値からの変動率
(%), カテコールアミンは24時間尿中排泄量の平
均値からの変動率(%)をそれぞれ示す

出典／Aschoff, J. : Neuroendocrinology, Krieger, D.T.
and Hughes, J. C. ed., Sinauer Assoc. Inc. Pub.,
Sunderland, 1980. ／黒島晨汎：環境生理学,
第2版, 理工学社, 1993, p.134, 一部抜粋.

**図1-12 ヒトの直腸温と生体機能の日周リズム**

---

\* **核心温度**：身体核心部の温度も部位によって異なる。胃や肝臓, 直腸などの温度は37.5℃前後でほぼ等しいが,
　視床下部はそれより0.3℃高く, 大動脈血や食道は0.2℃低く, 口腔内(こうくう)は0.4℃低い。また, 経験的に前額部に手
　を当てて熱の有無を調べることがあるが, 皮膚温度のうち前額部は比較的核心温度に近いことがわかっている。

看護の共通基本技術

第2編

1

ヘルスアセスメント

コミュニケーションの技術

教育指導技術

感染予防の技術

安全管理の技術

安楽確保の技術

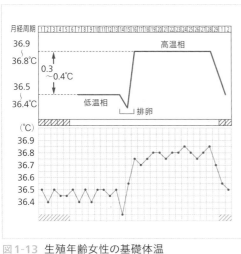

図1-13 生殖年齢女性の基礎体温

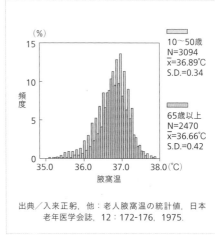

出典／入来正躬，他：老人腋窩温の統計値，日本老年医学会誌，12：172-176，1975.

図1-14 年齢層による腋窩温の比較

約2週間は約0.4℃体温が上昇する（図1-13）。

▶ **年齢による変化**　さらに，体温は代謝量や中枢機能の影響で年齢とともに変化する。新生児の腋窩温は37℃以上と高いが，体温調節機能が未発達なため外気温の影響を受けて変化しやすい。成人の腋窩体温は36℃台後半だが，高齢になると身体活動量や代謝率の低下などによって体温はやや低下する（図1-14）。

## 2 体温計

　体温は体温計によって測定する。室温や水温はアルコール温度計（アルコールを赤や青に

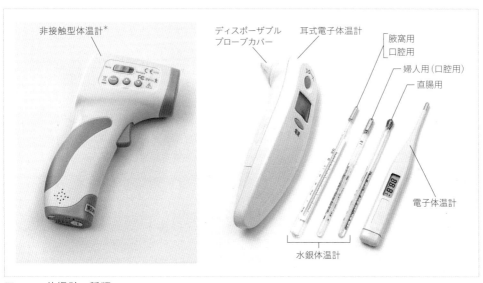

図1-15 体温計の種類

---

＊ **非接触型体温計**：体表面から出る赤外線エネルギーを計測し体温に換算する。

着色し，測定しやすくしている）が用いられるが，体温測定には電子体温計を使う（図 1-15）。

　電子体温計は温度の違いによって電気抵抗が大きく変化する半導体素子を利用したものである。いったんケースに納めることによって計測可能状態になる。電子体温計は部位に関係なく 1 〜 2 分で測定できる（予測式体温計*）。測定の終了を電子音で知らせ，測定値は液晶窓にデジタル表示されるようになっているものが一般的である。

▶ 留意点　比較的短い時間で測定できるだけに，腋窩など外気の影響で温度の変わりやすい部位はあらかじめ閉じて，測定誤差がないように留意する必要がある。

## 3 ｜ 体温の測定部位と測定方法

▶ 体温測定の原則　体温は決まった時刻に（日内変動があるため），安静状態で，外部環境に影響されないように注意して，核心温度に近い測りやすい同一部位で測定する。

▶ 測定部位　体温のアセスメントには，腋窩温，口腔温，直腸温などが用いられる（図 1-16）。乳幼児などには鼓膜温が用いられることもある。

▶ 共通の留意点　測定部位にかかわらず以下の点に留意する。

- あらゆる看護行為がそうであるように，体温測定前には手洗いを励行する。
- 使用前後に消毒用アルコールで拭くなど，体温計は常に清潔な状態でなければならない。
- 測定前には患者に体温測定の必要性を説明する。

### ❶ 腋窩温

　腋窩温は図 1-16a のように，腋窩（中腋窩線上の最も深いところ。腋の部ではこの部分の温度が

---

<sup>Column</sup> ## 水銀を使った体温計・血圧計の全廃へ

　水銀は唯一の液体の金属で，重い比重や見た目の美しさなどの利点から，体温計や血圧計などの医療器具をはじめ，様々な製品に使用されてきた。しかし，熊本県水俣市の有機水銀中毒訴訟に代表されるように，水銀は人体に甚大な健康被害（メチル水銀による中毒性中枢神経障害）を引き起こす有害な物質であることから，2013 年 10 月，世界保健機関（WHO）は「2020 年までに世界の医療機関で水銀を使った体温計や血圧計などの使用を段階的に廃止していく」とする指針を発表した。

　それを受け，水銀を使った製品の製造と輸出入の中止，水銀製品の回収と処理（隔離埋め立て処分）が，世界規模で進められている。わが国でも 2018（平成30）年 1 月 1 日に水銀を使った製品の製造を禁止する法律が施行された。

---

＊ **予測式体温計**：体温計の体温測定には実測式と予測式という 2 通りの方式がある。前者は体温計を測定部位に当てて平衡温（これ以上上がらない温度）に達した値を読み取る方式で，計測には約 10 分かかる。後者は日本で開発された方式で，体温計を測定部に当ててから平衡温に達するまでの大量のデータを集め，それを元に体温上昇曲線を数式化し，利用する。予測式では測定開始から約 20 秒間で曲線式を描き，その曲線から 10 分後の平衡温を求めて，液晶画面に表示されるしくみとなっている。

第2編

看護の共通基本技術

1

ヘルスアセスメント

コミュニケーションの技術

教育指導技術

感染予防の技術

安全管理の技術

安楽確保の技術

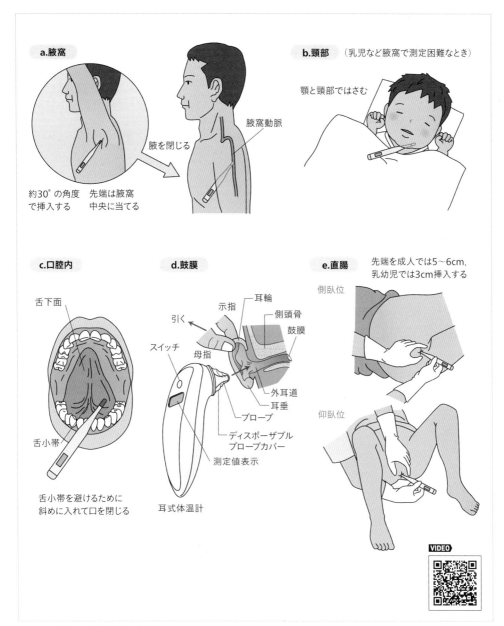

**a.腋窩**

約30°の角度
で挿入する　先端は腋窩
中央に当てる

腋を閉じる

腋窩動脈

**b.頸部** （乳児など腋窩で測定困難なとき）

顎と頸部ではさむ

**c.口腔内**

舌下面

舌小帯

舌小帯を避けるために
斜めに入れて口を閉じる

**d.鼓膜**

引く

スイッチ

母指

示指

耳輪

側頭骨

鼓膜

外耳道

耳垂

プローブ

ディスポーザブル
プローブカバー

測定値表示

耳式体温計

**e.直腸**

先端を成人では5〜6cm,
乳幼児では3cm挿入する

側臥位

仰臥位

VIDEO

図1-16　体温測定部位と方法

最も高い）に体温計の感温部を当てて腋を閉じて測定する。健常者の腋窩温は36.0〜37.0℃である。

　わが国では腋窩温を用いるのが一般的である。乳幼児など腋窩で測りにくい場合は頸部
で測る場合もある（図1-16b）。

▶留意点　留意点は以下のとおりである。

・体温計は使用前後に消毒用アルコールで消毒する。

・半袖の寝衣の着用などで腋窩が開放された状態だと，腋窩空間の温度が一定になるの

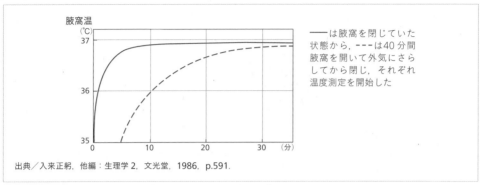

図1-17 腋窩閉鎖後の腋窩温の経時的変化

——は腋窩を閉じていた状態から，---は40分間腋窩を開いて外気にさらしてから閉じ，それぞれ温度測定を開始した

出典／入来正躬，他編：生理学2，文光堂，1986，p.591.

に30分以上かかるので，測定前に最低10分間は腋を閉じ安静にしてもらう（図1-17）。

- 発汗があると気化熱で体温が奪われて低く測定されるので，測定前に発汗の有無を確かめ，汗をよく拭き取り乾いた状態で測るようにする。
- 腋窩温には左右差（0.2〜0.3℃）があるので，常に同一側で測る。やむを得ず反対側で測った場合は測定値の横に「（右）」などと書いておく。

❷口腔温

口腔温は，図1-16c のように，体温計を舌下から斜めに挿入して測定する。口腔温は腋窩温より約0.5℃高い。欧米では，通常，体温測定時には口腔温を測るのが一般的である。

▶ 留意点　留意点は以下のとおりである。

- 口腔体温計は対象ごとに必ず別のものを準備し使用する。
- 使用後は唾液を拭き取ってから消毒する。

---

**Column　摂氏と華氏**

わが国では温度表示の単位には摂氏（創始者であるスウェーデンの天文学者セルシウス[Celsius]に由来，℃）を用いているが，欧米，特にアメリカでは華氏（創始者であるドイツの物理学者ファーレンハイト[Fahrenheit]に由来，℉）が一般的である。下のような対応表や換算式を利用すると便利である。

温度対照目盛

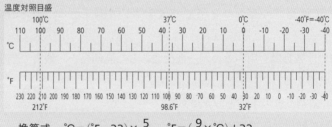

換算式　$℃=(℉-32)\times\dfrac{5}{9}$　$℉=(\dfrac{9}{5}\times℃)+32$

第2編 看護の共通基本技術

1 ヘルスアセスメント

コミュニケーションの技術

教育指導技術

感染予防の技術

安全管理の技術

安楽確保の技術

❸鼓膜温

　鼓膜温は耳式体温計（電子体温計）を外耳道に挿入して測る（図1-16d参照）。耳孔形の個人差などによる測定誤差があり，測定値の信頼性に欠けるといわれる。短時間（数秒）で測定できるので，乳幼児などに用いられる。

▶ 留意点　冬季など温度計が冷えているときは，温めてから使用しないと温度が上がりきらないうちに測定結果が表示されるので注意する。

❹直腸温

　直腸温の測定は，体温計の先端にワセリンやオリーブ油などの潤滑剤を塗布して肛門から挿入して行う（図1-16e参照）。直腸温は腋窩温より約1℃高く，37.5℃前後である。

▶ 留意点　留意点は以下のとおりである。

• 直腸体温計は対象ごとに必ず別のものを準備し使用する。

• 測定にあたってはカーテンを引き，局所の皮膚の露出を最小限にするなどプライバシーの保護に留意する。

• 緊張すると外肛門括約筋（骨格筋，すなわち随意筋である）はより強く収縮するので，リラックスできるような声がけをする。

• 直腸内に便がたまっている場合は，体温計を斜めに倒して肛門管粘膜に沿うよう挿入する。

• 検温中に排便反射によって体温計が排出されないように，看護師は体温計を把持していなければならない。

• 測定後，目盛りを読んだら直ちにティッシュペーパーなどで覆い，汚物が患者の目に入らないよう配慮する。

• 使用後は汚物を拭き取ってから消毒する。

## 4 ｜ 体温調節と異常体温

▶ 体温調節　視床下部の**体温調節中枢**にある温度受容ニューロンは，からだの温度を常に監視している。外気温の影響で体温が変化すると，体温調節中枢は体温を一定に保つための自律神経活動を引き起こす。また，ウイルス感染などの際の防御反応として発熱物質が産生され，体温調節中枢のセットポイント＊が異常値に引き上げられると，発熱反応が起こる（図1-18）。また，健康状態と病的状態における直腸温と体温調節機能の関係を図1-19に示す。

▶ 異常体温　病的な熱型と解熱の型には図1-20のような型がある。熱型とは発熱の変動パターンを時間経過でグラフにしたものをいい，疾患によっては典型的な熱型を示す。

---

＊ **セットポイント**：工学システムや生物システムにおいて用いられる言葉で，自動調節機構における調節すべき制御量の目標値または目標範囲を指す。体温調節については次のように説明される。「正常時，深部体温のセットポイントは36～38℃の範囲内であるが，発熱時には発熱物質によって39～41℃に上昇する。このため，皮膚血管の収縮や代謝亢進，立毛筋の収縮による発汗抑制など，生体にはセットポイントに体温を近づけるような反応が起こる」。[1]

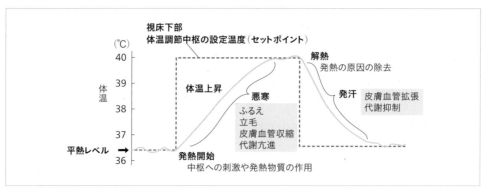

図1-18 発熱時の体温とセットポイントの変化

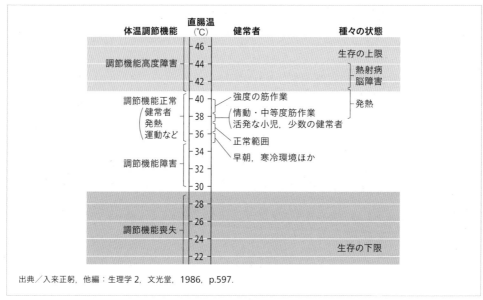

出典／入来正躬，他編：生理学2，文光堂，1986，p.597.

図1-19 健常者と種々の状態における直腸温と体温調節機能

## 2. 脈拍のアセスメント

▶ 脈拍とは　心室の収縮によって生じた血管内圧の上昇と血管壁の伸展は波動（脈波<sub>みゃくは</sub>）となって末梢<sub>まっしょう</sub>血管に伝搬するため，体表面に近い動脈ではこの波動を触知できる。これが**脈拍**（pulse）である。脈波の伝搬速度は秒速10mに及ぶので，脈拍はほぼ心収縮に同期していると考えてよい。

　　正常な心臓では自動能をもつ特殊心筋（刺激伝導系）が存在し，心周期（心拍動の周期）のリズムを決定している。刺激伝導系のうち右心房上部にある洞房結節<sub>どうぼうけっせつ</sub>のリズムが最も速く1分間に約70回（以下，70/分と表す）で，心拍動のペースメーカーとなっている。

▶ 年齢による変化　脈拍は必ず1分間の数を記録する。安静時の脈拍数は新生児で120〜160/分，乳幼児から小児で80〜120/分，成人で60〜80/分，また高齢者では60〜70/分

第2編　看護の共通基本技術

1

ヘルスアセスメント

コミュニケーションの技術

教育指導技術

感染予防の技術

安全管理の技術

安楽確保の技術

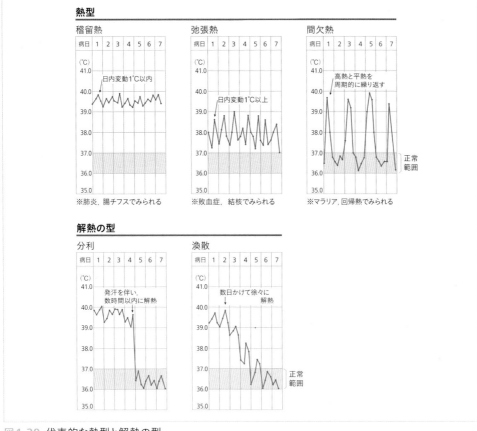

図1-20　代表的な熱型と解熱の型

が正常の目安とされる。

## 1 脈拍の測定

▶ 触知部位　図1-21に体表面から触れやすい脈拍触知部位を示した。

▶ 触知の方法　血管の走行には多少個人差があるので，脈拍を触診する（脈をとる）際には，第2～4指をそろえて皮膚に当て，やや圧迫するようにすると触れやすい。

▶ 安静状態で行う　脈拍数は心臓の働きを反映するので，代謝の活発な若年層，運動後や食後，夏季や入浴時，感情が高ぶったときやストレスがたまった状態（いずれも交感神経が緊張がより高まっている）で増加する。したがって，体温測定の場合同様，脈拍の測定も安静な状態で行うようにする。

▶ リズム，大きさ，硬さにも注意　脈拍の観察では，頻度（脈拍数）のほかにリズム，大きさ（脈圧），硬さ（緊張度）などにも注意する。

## 2 脈拍の異常

成人において脈拍が100/分以上の場合を**頻脈**，60/分以下を**徐脈**という。

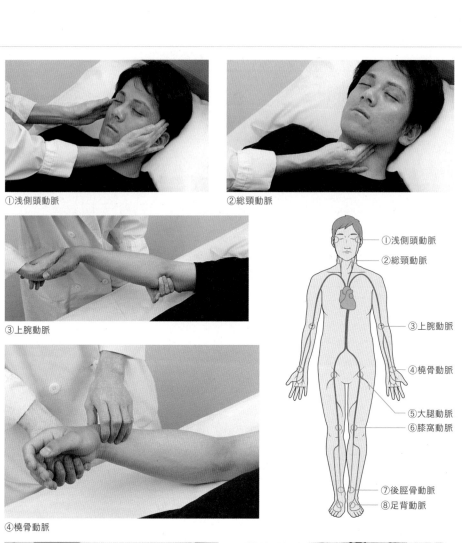

①浅側頭動脈

②総頸動脈

①浅側頭動脈
②総頸動脈
③上腕動脈
④橈骨動脈
⑤大腿動脈
⑥膝窩動脈
⑦後脛骨動脈
⑧足背動脈

③上腕動脈

④橈骨動脈

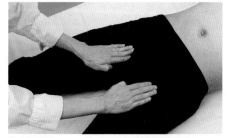

⑤大腿動脈

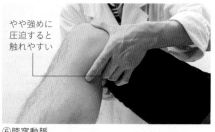

やや強めに
圧迫すると
触れやすい

⑥膝窩動脈
※腹臥位で膝窩部中央を軽く圧迫すると，より触れやすい

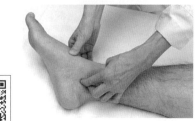

⑦後脛骨動脈

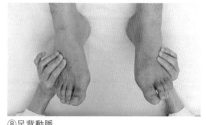

⑧足背動脈

図1-21 脈拍の触知部位

第
2
編

看護の共通基本技術

1

ヘルスアセス
メント

コミュニケー
ションの技術

教育指導技術

感染予防の技術

安全管理の技術

安楽確保の技術

心拍動のリズムには人間の感覚では気づかない程度の揺らぎがあるが，ほぼ規則正しいリズムを保っている（整脈）。何らかの原因でリズムに異常がみられる場合を**不整脈**という。心疾患を原因としない生理的な不整脈には，呼吸性不整脈（吸息時に頻脈，呼息時に徐脈）や，睡眠時の徐脈傾向や発熱時の頻脈がある。また期外収縮によるリズム不整もある。

心拍出量が多い場合は脈圧（最高血圧と最低血圧の差）が大きくなり脈は大きく触れる（**大脈**）が，少ない場合は小さく触れる（**小脈**）。高血圧や動脈硬化で血管の弾性が低下した場合，血管の緊張が高いので脈は硬く触れ（**硬脈**），低血圧の場合は逆に柔らかく触れる（**軟脈**）。

## 3. 血圧のアセスメント

### 1 血圧の意味と影響を与える因子

▶ 血圧とは　血液が血管を流れる際，血管壁にかかる圧を血圧（blood pressure）という。血圧は心拍出量（1分間に拍出する血液量）と全末梢血管抵抗（血流に対する抵抗）の積で表される。血圧にはからだの血管の種類に応じて動脈圧，毛細血管圧，静脈圧があるが，通常，「血圧」という場合は動脈圧を指す。

▶ 影響を与える因子　血圧に影響を与える因子としては，①循環血液量（運動や輸血，輸液などによる血圧上昇，あるいは出血による低下），②末梢血管抵抗（動脈硬化や血管収縮，血液の粘性増加で血圧上昇），③呼吸（吸息時，肺への静脈還流で血圧低下，逆の理由で呼息時には上昇）などがある。

血圧に影響を与える因子を生活レベルに置き換えると，①体位（臥位は立位より収縮期血圧が高く，拡張期血圧が低い，体位変換直後には低下する），②食事（血圧上昇），③運動（血圧上昇），④不安や緊張（血圧上昇），⑤外気温（高温で血圧低下，低温で上昇），⑥喫煙（血圧上昇），⑦入浴（血圧低下）などがあげられる（いずれも収縮期血圧に影響する）。

図1-22は医師と看護師が測った患者の血圧測定値である。看護師が測った値は常に医師より低く，血圧への心理的影響がよくわかる。さらに，血圧は患者が自宅で1人で測ったほうが病院で医師や看護師が測るより低いともいわれ，「白衣性高血圧症」という用語があるほどである（自宅で患者自身が測る血圧を家庭血圧という）。これらの事実は，血圧測定は患者がリラックスした状態で行うべきことを意味している。

血圧や脈拍は，上述したように様々な原因で変動するが，ほとんどが一過性の変動で数秒後（心拍数でいえば数拍）には平常値に戻る。これは循環調節機構の働きによるものであり，循環調節機構のうち，血圧と脈拍に即時的な変化をもたらすのが神経性調節である。たとえば，何らかの原因で血圧が一過性に急上昇すると，血管壁が伸展するが，これを大動脈弓や頸動脈洞にある動脈圧受容器が感知して，求心性神経を介し脳幹の循環中枢を刺激する。すると，循環中枢は反射性に迷走神経の活動亢進と交感神経の活動低下を引き起こすので，上昇した血圧はもとに戻る（増加した心拍数も正常値に戻る）。このように，血圧や脈拍は自律神経反射によって恒常性が維持される。言い換えれば，患者の循環器系の変動は一過性に過ぎず，苦痛や倦怠感といった患者の訴えと一致しない場合がある，ということ

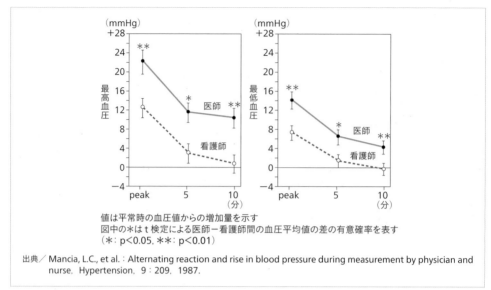

値は平常時の血圧値からの増加量を示す
図中の＊はt検定による医師－看護師間の血圧平均値の差の有意確率を表す
（＊：p<0.05，＊＊：p<0.01）

出典／Mancia, L.C., et al.：Alternating reaction and rise in blood pressure during measurement by physician and nurse, Hypertension, 9：209，1987.

図1-22 医師と看護師による血圧測定値の相違

である。したがって，血圧や脈拍のアセスメントでは，循環調節機構にも留意する。

## 2 ｜ 正常血圧と高血圧

　血圧は通常，“収縮期（最高）血圧”/“拡張期（最低）血圧”mmHg で表記する。

▶ 平均的な血圧と年齢による変化　血圧は年齢や体格によって異なるが，健常者の最も平均的な血圧は 120/80mmHg であるといわれる。幼児までは 60 ～ 110/40 ～ 80mmHg，高齢者になると 140 ～ 160/80 ～ 90mmHg と高くなる。

▶ 高血圧判定基準　血圧値の分類を図 1-23 にまとめた。わが国独自の小児・青年期の高血圧判定基準では，幼児から高校生まで次のように細かく定義されている[2]。幼児では，収縮期血圧：≧ 120mmHg，拡張期血圧：≧ 70mmHg。小学校低学年では，収縮期血圧：≧ 130mmHg，拡張期血圧：≧ 80mmHg。小学校高学年では，収縮期血圧：≧

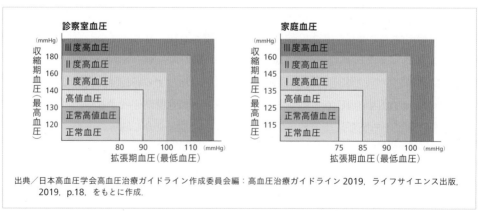

出典／日本高血圧学会高血圧治療ガイドライン作成委員会編：高血圧治療ガイドライン 2019，ライフサイエンス出版，2019，p.18，をもとに作成．

図1-23 血圧値の分類

第2編 看護の共通基本技術

1 ヘルスアセスメント

コミュニケーションの技術

教育指導技術

感染予防の技術

安全管理の技術

安楽確保の技術

135mmHg, 拡張期血圧： ≧ 80mmHg。中学校男子では, 収縮期血圧： ≧ 140mmHg, 拡張期血圧： ≧ 85mmHg。中学校女子では, 収縮期血圧： ≧ 135mmHg, 拡張期血圧： ≧ 80mmHg。高等学校では, 収縮期血圧： ≧ 140mmHg, 拡張期血圧： ≧ 85mmHg。この理由は, 近年, 携帯型の自動血圧計が開発され, ヒトの血圧に関する研究が飛躍的に進歩したことによって, 高い血圧のまま長期間生活することは何らかの健康障害を引き起こす危険性が高いことが明らかになったからである[3]。図 1-23 からもわかるように, 正常血圧は収縮期血圧 120mmHg 未満かつ拡張期血圧 80mmHg 未満の厳しいものとなっている。

## 3 │ 血圧測定の原理

血圧測定には直接法と間接法がある。

### ❶直接法

動脈切開部から動脈カニューレを挿入し, これを血圧用マノメーター（圧変化を電圧変化に変換する機器）に接続してリアルタイムで血圧を記録する方法である。心臓から駆出される血圧をじかに記録するので, 最も高い血圧は心臓の収縮期に, 最も低い血圧は拡張期に相当する。したがって, 厳密には**収縮期血圧**や**拡張期血圧**という用語は直接法で用いる。

### ❷間接法

コンパクトな血圧計を用いて非観血的に血圧を測定する方法である。間接法は血管を圧迫するので圧迫法ともいう。通常は上腕動脈を用いて測定する。

▶ **聴診法**　間接法の一つに聴診法がある。聴診法は, 比較的大きくて流速の速い動脈を圧迫すると血管狭窄部の下流に乱流（渦）ができ, これによって血管壁や周囲の組織が振動して音（血管音またはコロトコフ［Korotkov］音）が生じるという現象を利用して血圧を測る方法である（図 1-24）。

①まず圧迫圧を高くして血流を完全に止める（このときコロトコフ音は生じない）。

②圧を徐々に緩めながら最初に音（狭められた血管の隙間をぬって血流が再開されて生じる乱流

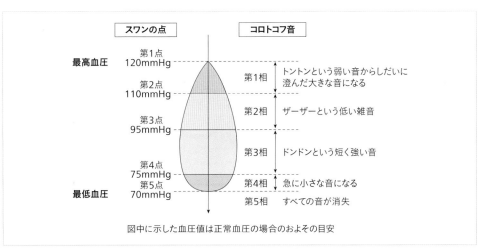

図 1-24　聴診法による最高血圧と最低血圧の決定

音：スワンの第1点）が聴こえ始めた時点を**最高血圧**とする。

③音が聴こえなくなる時点（血管圧迫がなくなり乱流も消失；スワンの第5点）を**最低血圧**とする。

▶ 触診法　間接法には，聴診法のほかに触診法がある。これは橈骨動脈の脈拍を触診しながら上腕動脈を圧迫し，脈が触れなくなる時点（最高血圧）を読み取る方法*で，加圧が少なくてすむので，初めての血圧測定時に行うことがある。触診法では最低血圧は測れない。

## 4 ｜ 血圧計と聴診器

▶ 血圧計の種類　血圧計には，アネロイド式血圧計（バネの力を利用したもの）と電子血圧計（半導体を利用したもの）がある（図1-25）。血圧の値はmmHg（ミリメーター・エイチ・ジー）というHg（水銀）の表記が入った単位で表されるが，これは最初に発明された血圧計が水銀の利点*を利用して作られたものであったことによる（104頁のコラム参照）。

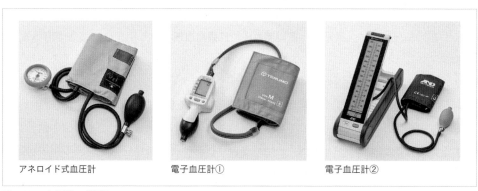

アネロイド式血圧計　　　　電子血圧計①　　　　電子血圧計②

図1-25　血圧計の種類

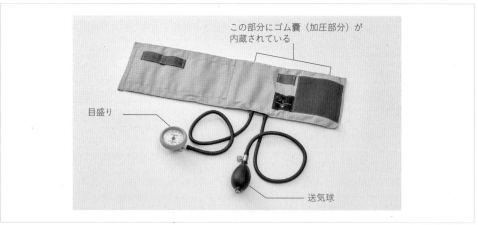

図1-26　アネロイド式血圧計のしくみ

---

＊ **触診法で最高血圧を読み取る方法**：実際には，脈が触れなくなってから，約20mmHg加圧し，そこから徐々に減圧して脈が触れ始める時点を最高血圧とする。

＊ **水銀血圧計の利点**：水銀比重が重いため，小さな容器に収まることや表面張力が大きくガラス管内を滑らかに移動できることなど。

第2編 看護の共通基本技術

1 ヘルスアセスメント

コミュニケーションの技術

教育指導技術

感染予防の技術

安全管理の技術

安楽確保の技術

▶ **アネロイド式血圧計のしくみ**　アネロイド式血圧計のしくみは図1-26のとおりである。マンシェット（駆血帯）は腕に巻く部分で，内部にゴム囊（血管加圧部）が入っている。「ゴム囊（カフ）部」-「2本のチューブ」-「メーターの下部」は共通の閉鎖空間で，送気球（ゴム球ともいう）から空気を送って加圧すると，加圧分の力がメーター下部に内蔵された複数の金属片（圧伝達部分であるベローズ，伝導棒，ギヤなど）を介して角度変位となり，目盛版の指針に圧力値として表示されるしくみになっている。

## 5 │ 血圧測定方法と留意事項

### ❶聴診法

　アネロイド式血圧計による血圧測定（聴診法）の一般な方法を以下に示す。聴診器や送気球などの金属音は患者には不快なものであるため，器具の取り扱いに注意する。

〈使用物品〉
アネロイド式血圧計，聴診器

| | 手順 | 技術のポイント（根拠・留意点） |
|---|---|---|
| 1 | **患者の準備**<br>❶患者に血圧測定の目的を説明し，了承と協力を得る。<br>● ベッド上で測定する場合は10分前には患者に予告し，安静臥床して待つよう促しておく。 | ❶血圧は様々な因子の影響を受けるので，安静状態での安定した値を測定することが重要である。 |
| 2 | **血圧計の準備**（病室入室前）<br>❶アネロイド式血圧計の送気球部分のネジの締まり具合と，チューブの接続部分の空気の漏れがないかを確認しておく。<br>❷入室前には手洗いをする。 | ❶加圧前は目盛板の指針が0レベルにくるように設計されている。 |
| 3 | **マンシェットの装着**<br>❶患者の上腕を十分露出し，腕と平行にベッド上に血圧計を置く。<br>❷ゴム囊（加圧部）の中心に上腕動脈がくるようにマンシェットを上腕に巻く。<br>● マンシェットのゴム囊部分の幅は上腕長\*の約2/3とする。成人の場合，12〜14cmのものを使用する。小児では8〜9cm，幼児では5〜6cm，乳児では2.5cmのものを使用する（米国心臓病学会）。<br>● 成人の場合，長さは約22cmのものを使用する。<br>● マンシェットの下端と肘窩との間は2〜3cm開ける **1**。 | ❶不必要な露出は避けるように注意する。<br><br>❷マンシェットの幅は広すぎると，最高血圧が低めに測定される。逆に，狭いと高めに測定される。そのため，上腕長の約2/3を目安に，同じ対象には常に同じ幅のものを使用する。<br>● マンシェットをきつく締めすぎた場合，加圧前から血管を圧迫していることから，ゴム囊への圧迫が少なくても血流が止まるため，値は低めに出る。このような誤差を避けるため，マンシェットの巻き方にも注意する。同様の理由で厚手の長袖上衣による上腕の圧迫も避ける。 |

---

＊ **上腕長**：腋窩から肘窩までの距離で，日本人の成人では約20cmである。

| | 手順 | 技術のポイント（根拠・留意点） |
|---|---|---|
| 3 | • 片手を添え，腕とマンシェットの間の隙間をつくらないように巻く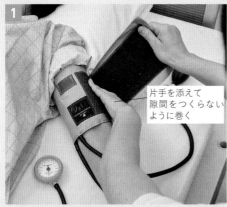。きつさの目安は，指が2本入る程度。 | |
| 4 | **加圧，減圧，および血圧の読み取り**<br>❶上腕動脈を触知し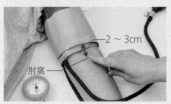，その上に聴診器のチェストピースの膜面のほう（図1-8参照）をあてがい，軽く圧迫する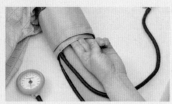。<br>❷送気球のネジを締め，加圧を開始する。<br>• 平常時の最高血圧の約20mmHg上まで加圧する。<br>❸1拍につき約2mmHgずつ目盛りが下がるように，送気球のネジを少しずつゆるめ（減圧開始），コロトコフ音を聴く。<br>❹コロトコフ音の開始時と終了時の目盛りを見て，最高血圧と最低血圧を読み取る。<br>❺コロトコフ音が消えたら，直ちに送気球のネジをゆるめ，圧を0まで下げる。 | ❶コロトコフ音は聴診器の膜型を用いて聴く。<br><br>❷多めに加圧して血管を完全に圧迫し，血管音がまったく聴こえない状態にしておくため。これにより，わずかな減圧で最初のコロトコフ音を確実に聴取できる。<br>❸心拍数に同調するように徐々に減圧することで，コロトコフ音の変化が聴き取れる。<br><br>❺最低血圧を測り終えたら，不必要な圧迫を直ちに取り除くため。 |
| 5 | **測定後の片付けと記録・報告**<br>❶測定後は衣服を元どおりにする。<br>❷測定値を記録する。<br>❸血圧がふだんより異常に高値であった場合は測定し直し，値が変わらない場合は患者をセミファーラー位にして医師に報告する。 | ❶まず患者を安楽にする。<br>❷血圧値は特別神経質な患者でなければ本人に伝えてよい。<br>❸セミファーラー位にするのは，頭部を高くして，脳への血流を抑えるため。 |

**手順3**

片手を添えて隙間をつくらないように巻く

ゴム嚢の中心に上腕動脈がくるように巻く。

2〜3cm

肘窩

肘窩との間は2〜3cm開ける。

指が2本入る程度に巻く。

看護の共通基本技術

第
2
編

1
ヘルスアセス
メント

コミュニケー
ションの技術

教育指導技術

感染予防の技術

安全管理の技術

安楽確保の技術

## 手順4

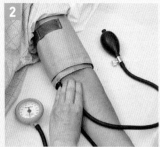

上腕動脈を触知する。

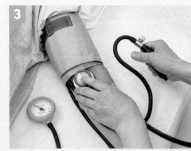

聴診器の膜型をあて，送気球のネジを締めて圧迫を始める。

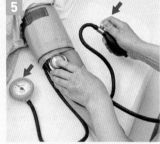

送気球のネジで速度を調節しながら減圧する。

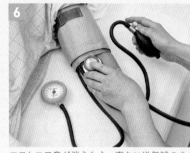

コロトコフ音が消えたら，直ちに送気球のネジをゆるめ，圧を0まで下げる。

### 技術のエビデンス

#### マンシェットの装着（▶手順3）関連事項

#### ・測定部位の高さその他による誤差

血圧は心臓の血液駆出力を反映するので，血圧測定部位は心臓と同じ高さであることが望ましい（血液の比重を1.055とすると高低差1cm当たり0.7mmHgの差が出る）。測定部位が心臓より高ければその圧はマイナスされ，低ければプラスされる。ただ，座位では心臓と測定部の高低差はほとんどないので，重力の影響よりもマンシェットの締めすぎや幅など血管圧迫の影響のほうが大きいといえる。

なお，皮下脂肪が多い人や腕の筋肉が発達している人は，上腕が圧迫されにくいことからゴム嚢には高い圧を加えることが必要となるため，値は高めに出る。

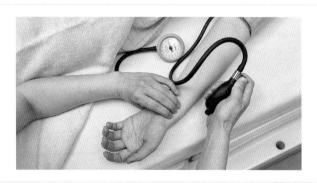

図1-27 触診法

**❷触診法**

触診法を図1-27に示した。留意点は聴診法と同様である。

## 4. 呼吸のアセスメント（図1-28）

▶ **外呼吸と内呼吸**　呼吸（respiration）には外呼吸と内呼吸がある。

　外呼吸とは肺におけるガス交換（大気中の酸素を血液中に取り入れ，血液中の二酸化炭素を大気中に排出する）の過程である。

　内呼吸とは全身の組織におけるガス交換（酸素の細胞内への取り込みと二酸化炭素の形成と排出）の過程である（組織呼吸ともいう）。

　この外呼吸と内呼吸によって，ヒトはエネルギー代謝に必要なガス交換を行っている。酸素はエネルギー代謝において重要な物質で，この供給が数分間途絶えただけで生命は維持できなくなる。

　外呼吸のアセスメントは呼吸の観察によって行う。一方，内呼吸のアセスメントは呼気ガスや血液ガスの分析結果によって行う。一般にバイタルサインとしての呼吸のアセスメントは，外呼吸の観察によって進める。

### 1　呼吸運動に関与する筋群

　肺胞の換気は呼吸運動によって行われる。すなわち，吸息時は胸郭が拡大して横隔膜は下方に押し下げられ，逆に呼息時には胸郭は狭小になり横隔膜は挙上する。この胸郭と横隔膜の運動に同期して肺では吸息時に肺胞が拡大し，呼息時には縮小する。これにより肺胞の換気が行われる。

　呼吸運動には多くの骨格筋が関与する。吸息時に働く筋群を吸息筋というが，主な吸息筋は外肋間筋，横隔膜（骨格筋），胸鎖乳突筋などである。一方，主な呼息筋は内肋間筋，胸横筋，腹直筋などである。

▶ **胸式呼吸と腹式呼吸**　このように呼吸運動は胸郭や横隔膜の運動で成り立っているが，実際の呼吸では胸郭と横隔膜が均等に使われるとは限らない。主として胸郭の運動による呼吸を**胸式呼吸**，主として横隔膜の運動による呼吸を**腹式呼吸**という。横隔膜と胸郭が同時に運動する呼吸を**胸腹式呼吸**という。乳児や小児は腹式呼吸を，妊婦は胸式呼吸を行っている。一般には胸腹式呼吸が多いといわれる。

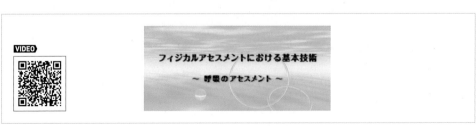

図1-28　呼吸のアセスメント

看護の共通基本技術

第2編

1

ヘルスアセスメント

コミュニケーションの技術

教育指導技術

感染予防の技術

安全管理の技術

安楽確保の技術

## 2 呼吸運動の調節機構

　呼吸のリズムは肺の伸展受容器（吸息時に興奮），橋の呼吸調節中枢，延髄の呼吸中枢（吸息中枢と呼息中枢）の働きによって形成され維持されている。体内への酸素の要求は組織の酸素要求量に依存する。

　生体には二酸化炭素濃度を感知する受容器があり（末梢では頸動脈体と大動脈体，中枢では延髄の化学受容器），血液中の二酸化炭素濃度が上がる（酸素要求量が増える）と，反射的に呼吸運動を促進する機構が働く。すなわち，呼吸は安静時に比べて速く大きくなる。これに対して，睡眠中は代謝量が低下するので，浅いゆっくりとした呼吸になる。

## 3 呼吸運動の観察方法

▶ 年齢による変化，性別による違い　呼吸数は1分間の数で表す。新生児の呼吸数は40〜60/分で，成長につれて減り，成人では12〜20/分になる。女性は男性より呼吸数がやや多い。

▶ 呼吸数の観察方法　呼吸数は測りにくいが，呼吸運動に伴う掛け物の上下運動（臥位の場合）や肩の上下運動（座位の場合）を数えるようにするとよい。患者が睡眠中の場合は，ティッシュなどの柔らかい紙片を鼻孔近くに置き，紙が揺れる回数を数えるなどの工夫をする。測定していることを意識させると緊張して呼吸リズムが乱れ，またリラックスさせようと会話をすると，その間呼吸は呼息で停止することになる。したがって，意識のある患者の呼吸数は体温や脈拍などと同時に，気づかれないように測る。

▶ 呼吸の回数と深さの関係　呼吸数は体格や肺の容量などに影響される。呼吸の観察の際には，回数のほかに深さ（1回換気量）とリズムに注意する。

　1回換気量は成人で約500mL（死腔*150mLを含むので実質は350mL）であるが，からだに必要な酸素量は決まっているので，健康な人でもゆっくり呼吸すれば1回換気量は多く（深い呼吸），逆に速く呼吸すれば換気量は少なくなる（浅い呼吸）。

▶ 異常呼吸　呼吸数，深さ，リズムが乱れるものを異常呼吸といい，酸素欠乏や呼吸中枢の異常が原因で起こる。臨床上重要な異常呼吸には次のようなものがある。

（1）呼吸数と深さの異常

- 頻呼吸：呼吸の深さは変わらないが，呼吸数が増加する（25/分以上）。発熱時や呼吸不全，あるいは興奮時などにみられる。
- 徐呼吸：呼吸の深さは変わらないが，呼吸数が減少する（9/分以下）。頭蓋内圧亢進時や睡眠薬中毒などでみられる。

---

* 死腔：呼吸で実際にガス交換に関係しない気道の容積をいう。なお，死腔には解剖学的死腔と生理的死腔（機能的死腔）がある。解剖学的死腔は鼻孔から肺胞までの空気の出入りする気道の導管部分で，約150mLの容積がある。生理的死腔は解剖学的死腔に肺胞死腔（換気されているが血流のない肺胞部分，健康な人ではほぼゼロ）を加えたものである。

- **過呼吸**：呼吸数は変わらないが，深さが増加する。過換気症候群でみられる。
- **多呼吸**：呼吸数も深さも増加する。過換気症候群，肺塞栓症などでみられる。
- **少呼吸**：呼吸数も深さも減少する。瀕死状態，麻痺などでみられる。
- **無呼吸**：安静呼息位での呼吸の一時的停止。睡眠時無呼吸症候群でみられる。

## （2）リズムの異常 (図 1-29)

- **チェーン - ストークス呼吸**：呼吸の深さが周期的に徐々に変化する。脳腫瘍，尿毒症，脳出血などでみられる。
- **ビオー呼吸**：不規則な周期で深く速い呼吸，無呼吸などを繰り返す。脳腫瘍，脳外傷，髄膜炎などでみられる。
- **クスマウル呼吸**：規則的なリズムの深く大きな呼吸である。糖尿病性昏睡などでみられる。糖尿病性アシドーシスを補うための代償性呼吸である。

## （3）努力呼吸

- **下顎呼吸**：下顎をガクガクさせ必死に呼吸している状態。重篤な呼吸不全でみられる。
- **鼻翼呼吸**：吸息時に鼻翼を張り鼻孔が大きくなる。重篤な呼吸不全でみられる。

## 4 呼吸の効果の観察方法

呼吸によってどの程度血液中に酸素が送り込まれているかを知る手段に，**動脈血酸素飽和度**（$SaO_2$*）がある。動脈血を採取して，動脈血中のヘモグロビンに酸素がどの程度結

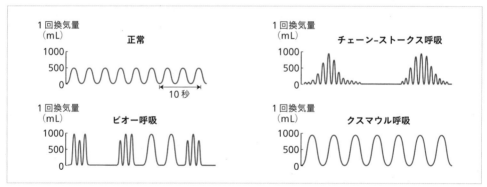

図 1-29 異常呼吸

---

> ### Column 起座呼吸
>
> 　心疾患などで臥位では呼吸が苦しいと訴える患者をファーラー位や起座位にすると呼吸が楽になる。この理由は，臥位では呼吸筋の活動が不十分になるうえに，臥位のほうが心肺への静脈還流が多いので肺がうっ血状態となり，肺胞でのガス交換が十分に行われないからである。このように上体を起こしたほうが呼吸が楽になるという臨床的徴候を起座呼吸という。

看護の共通基本技術

第2編

1

ヘルスアセスメント

コミュニケーションの技術

教育指導技術

感染予防の技術

安全管理の技術

安楽確保の技術

合しているかを測定するものである。

　通常はパルスオキシメーターによってその近似値が測定される。この値を経皮的動脈血酸素飽和度（SpO₂*）という。パルスオキシメーターはクリップ状のセンサーを指先に軽くはさむだけで液晶画面に測定値が表示される（『基礎看護技術Ⅱ』第5編第4章図 4-15 参照）。安静状態での基準値はおおむね 95％以上である。

## 5. 意識状態のアセスメント（図1-30）

▶ **意識とは**　意識（consciousness）とは「外界や自分の身体や心理過程に気づいている（awareness）状態」をいう[4]。意識とはまた，精神活動の場の明るさであって，精神活動の内容は問わないとも表現される。つまり，ちょうど舞台の照明のようなもので，精神活動の内容は芝居にたとえられる。意識には照明と同じように，深さ（明るさの度合い）と範囲（照明が当たる範囲）があり，その程度には様々な段階がある。意識障害は舞台の照明が暗くなった状態にあたる。

　目覚めている（wakefulness）状態は「意識がある」といえるが，医学的には単に目覚めていることを意識が清明であるとはいわない。意識清明とは舞台の照明が十分に明るい状態である。

▶ **意識レベルの表し方**　意識レベルは，次のように段階的に表現される。

- **傾眠**：呼べば覚醒して答えるが，すぐまた入眠するような状態
- **嗜眠**：強い刺激や大声でやっと覚醒するが，すぐ眠ってしまい，睡眠を持続する状態

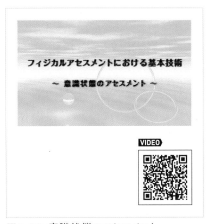

図 1-30　意識状態のアセスメント

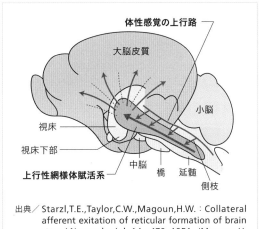

出典／Starzl,T.E.,Taylor,C.W.,Magoun,H.W.：Collateral afferent exitation of reticular formation of brain stem,J.Neurophysiol, 14：479, 1951. /Magoun,H. W.（1963），時実利彦訳：脳のはたらき，改訂新版，朝倉書店，1967.

図 1-31　上行性網様体賦活系

---

＊ **Sao₂**：arterial oxygen saturation の略語である。
＊ **SpO₂**：percutaneous（経皮的）oxygen saturation または oxygen saturation by pulse oximetry の略語である。

表 1-1 ジャパン・コーマ・スケール（Japan Coma Scale；JCS）［3-3-9度方式］

**Grade I：刺激しないでも覚醒している（1桁で表現）**

| | |
|---|---|
| 1 | どこかぼんやりしていて意識清明とはいえない |
| 2 | 見当識障害がある |
| 3 | 自分の名前や生年月日が言えない |

**Grade II：刺激で覚醒する（2桁で表現）**

| | |
|---|---|
| 10 | 呼べば開眼する |
| 20 | 大声で呼ぶか，体を揺さぶれば開眼する |
| 30 | 痛み刺激を加えながら揺さぶり，大声で呼び続けてやっと開眼する |

**Grade III：刺激しても覚醒しない（3桁で表現）**

| | |
|---|---|
| 100 | 痛み刺激に対して払いのける動作をする |
| 200 | 痛み刺激で少し手足を動かしたり顔をしかめる |
| 300 | 痛み刺激にまったく反応しない |

注：これに加え，R（Restlessness）：不穏状態，I（Incontinence）：失禁，A（Akinetic mutism, Apallic state）：無動性無言，自発性喪失の有無も記載する。例）20-R，100-AI など

表 1-2 グラスゴー・コーマ・スケール（Glasgow Coma Scale；GCS）

| 反応 | 評点 |
|---|---|
| **開眼 Eye Opening** | |
| 自発的に開眼する（spontaneous） | 4 |
| 呼びかけにより開眼する（to speech） | 3 |
| 痛み刺激により開眼する（to pain） | 2 |
| まったく開眼しない（nil） | 1 |
| **発語 Best Verbal Response** | |
| 見当識がある（orientated） | 5 |
| 混乱した会話（confused conversation） | 4 |
| 混乱した言葉（inappropriate words） | 3 |
| 理解不明の声を出す（incomprehensible sounds） | 2 |
| まったく発語しない（nil） | 1 |
| **運動機能 Best Motor Response** | |
| 命令に従う（obeys） | 6 |
| 痛み刺激部位に手足をもっていく（localises） | 5 |
| 痛み刺激で逃避する（withdraws） | 4 |
| 痛み刺激で異常屈曲する（abnormal flexion） | 3 |
| 痛み刺激で手足を伸展する（extends） | 2 |
| 刺激してもまったく動かない（nil） | 1 |

3つの項目の合計で評価する（最高15点，最低3点）。

- **半昏睡**：眠ったままで，声などの刺激に対して反応はあるが開眼しない状態
- **昏睡**：反射だけが残ってまったく覚醒しない状態

　また，昏迷とよばれる状態は，目は開けているが意思表出がまったくなく，話しかけや刺激に対してもまったく反応のない状態をいう。

▶ **脳の覚醒を促すしくみ**　意識は脳幹の網様体で調節されている（Moruzzi と Magoun，1949）。図 1-31 に見るように，末梢からの様々な感覚情報は感覚の上行路の途中で側枝を出して脳幹網様体に入り，ここから視床を経て大脳皮質の広範な領域に送られる。この経路は上行性網様体賦活系とよばれ，この上行性網様体賦活系からの持続的なインパルスが覚醒水準を保つと考えられている。意識レベルが低く，反応の少ない患者に対して積極的に言葉をかけたり，清拭などの身体的ケアを提供したりすることは，この上行性網様体賦活系を刺激することになり，脳の覚醒を促すのに役立つのである。

▶ **意識レベルの評価スケール**　意識レベルは数量化してアセスメントされることが多く，脳外科学会のジャパン・コーマ・スケール（Japan Coma Scale；JCS ［3-3-9度方式］，表 1-1）やイギリス空軍基地の病院で作られたグラスゴー方式（グラスゴー・コーマ・スケール，Glasgow Coma Scale；GCS，表 1-2）などが有名である。

## Ⓓ 一般状態のアセスメント②：身体計測

　身体計測は健康診断や入院時に行われる。身体計測では体格と運動機能を測定する。身体計測の方法は一般的な知識ではあるが，看護師は正確に測定できなければならない。

看護の共通基本技術

第2編

1

ヘルスアセスメント

コミュニケーションの技術

教育指導技術

感染予防の技術

安全管理の技術

安楽確保の技術

# 1. 体格

体格は①身長（cm），②部分長（足底長など）（cm），③周囲（胸囲や腹囲）（cm），④体脂肪率（%）などの測定によってアセスメントする。体格は入院時や外来の初診時に測定する。体格は治療（薬物投与量）や療養生活に関係するので，看護師は健康なときと比べて，現在（観察時点）の状態がどうであるかを把握しておく必要がある。

表1-3 に計測用具と計測時の留意点を示す。計測は正確な計測用具で正しく測ることが大切である。病院や学校などの公的施設では，体重計の精度検査（較正）が定期的に実施されている。

# 2. 運動機能

運動器の障害を調べる簡便な方法として，関節可動域測定と筋力測定がある。その内容を以下に紹介する。このほかに食事動作やトイレ動作などの日常生活動作（activities of daily living；ADL）の障害の程度で運動機能を評価する ADL テストなどもある。

## 1 関節可動域測定

関節可動域（range of motion；ROM）とは，体幹や四肢の関節部分のそれぞれについて，そこを支点として動かすことができる範囲のことをいう。関節角度計を用いて計測する。表1-4 に代表的な関節可動域を示す。関節の種類により，頸部のように3方向（前後，左右，回旋）に動く関節もあれば，膝のように1方向にしか動かない関節もある。

疾患や障害あるいは老化によって，関節可動域は小さくなる。特にその関節を使わないことによって可動域は縮小する。関節可動域を調べることで，障害の程度や回復の程度を知ることができる。

## 2 筋力測定

筋力を測定する方法には徒手筋力テスト（manual muscle test；MMT）がある。筋に等尺性収縮*を起こさせて負荷をかけ，筋の収縮力をみる（図1-32）。

たとえば，膝を伸ばし，膝関節を固定した状態で，検査者は患者の足底を手掌で支え，体幹方向に向かって，支えた手掌に力（徒手抵抗）を加える（抑止［ブレーキ］テストとよばれる）。筋力が弱いと徒手抵抗に抗しきれず，膝関節はたやすく屈曲する。テストでは筋の収縮力を段階的に点数化して評価する（表1-5）。

また，病棟でも簡単にできる筋力の機能回復訓練として，等尺性収縮訓練と等張力性収縮訓練がある（図1-33）。

---

＊ **等尺性収縮**：筋の両端を固定し，筋の長さを一定にしたときの筋収縮を等尺性収縮（isometric contraction）という。このとき筋の長さは変化しないが，張力が発生する。これを利用したものを等尺性筋運動（isometric exercise），または等尺性トレーニングといい，関節が動かない状態にして筋に力を入れることをいう。

表 1-3 身体計測の方法

| | 計測用具の種類 | 計測時の留意点 |
|---|---|---|
| 身長 | ● 身長計 | (1) 測定時間を一定にする<br>(2) 後頭部，背部，殿部，踵部を尺柱につけて足先を少し開いて膝を伸ばして立ち，顎を引いてまっすぐに前を向く<br>(3) 横規を水平に下ろし測定値を読む（単位：cm） |
| 体重 | ● 体重計 | (1) 測定時間を一定にする<br>(2) 排便，排尿を済ませ，薄い下着になる<br>(3) 体重計の指針を0に調節する<br>(4) デジタル式でない場合，指針の目盛りを水平に読む（単位：kg） |
| 胸囲 | ● 巻尺 | (1) 熱膨張率の低い繊維製の巻尺を使用する<br>(2) 背面の肩甲直下に巻尺を当て，水平になるように胸周囲に回す。乳房の大きい場合は，肩甲直下から乳房の少し上方（第4肋骨）を水平に回す<br>(3) 安静呼吸の呼息位で測定する（単位：cm） |
| 腹囲 | ● 巻尺 | (1) 臍の位置で巻尺を水平に巻く<br>(2) 巻尺が皮膚に密着した状態で呼息位の目盛りを読む（単位：cm）<br>＊腹部腫瘍の場合は，臍高での腹囲のほかに最大位の腹囲も測定する |
| 頭囲 | ● 巻尺 | 眉間中点と後頭突出部とを結ぶ頭囲を測定する（単位：cm） |
| 握力 | ● 握力計 | (1) 両足を肩幅に開いて立ち，腕を自然に垂らす<br>(2) 一気に握りしめ，終わったら指をはなす<br>(3) 3回測定し，その最大値を読む（単位：kg） |
| 肺活量 | ● 湿式肺活量計　● デジタル式スパイロメーター | (1) 両足を肩幅に開いて立つ<br>(2) 深く空気を吸い込んで，マウスピース（ディスポーザブル）を口唇に密着させ，空気が漏れないようにする<br>(3) モニター画面に測定値が表示される。3回測定し，その最大値を読む（単位：mL） |

VIDEO

第2編 看護の共通基本技術

1 ヘルスアセスメント

コミュニケーションの技術

教育指導技術

感染予防の技術

安全管理の技術

安楽確保の技術

## 表1-4 関節可動域

| 部位／運動方向 | 参考可動域角度 | |
|---|---|---|

### 頸部　cervical spine

| 屈曲（前屈）flexion | 60° | 屈曲　0° ◀ 0° ▶ 伸展　0° |
| 伸展（後屈）extension | 50° | |

| 側屈（左右）lateral bending | 50°ずつ | 右側屈　0° ◀ 0° ▶ 左側屈　0° |

| 回旋（左右）rotation | 60°ずつ | 右回旋 ◀ ▶ 左回旋 |

### 胸腰部　thoracic and lumbar spines

| 側屈（左右）lateral bending | 50°ずつ | 左側屈　0° ◀ 0° ▶ 右側屈　0° |

### 肩　shoulder

| 外転（腕を伸ばして側方から真上への挙上）abduction | 180° | 外転 ◀ 0° ▶ 内転　0° |
| 内転（腕を伸ばして胸の前へ）adduction | 75° | |

| 水平屈曲（肩の高さで腕を内転）horizontal flexion | 135° | 水平屈曲　0° ◀ 0° ▶ 0° 水平伸展 |
| 水平伸展（肩の高さで腕を外転）horizontal extension | 30° | |

### 肘　elbow

| 屈曲 flexion | 145° | ▶ 屈曲　0° |
| 伸展 extension | 5° | |

VIDEO

表1-4（つづき）

| 部位／運動方向　参考可動域角度 | | |
|---|---|---|
| **前腕　forearm** | | |
| 回内（手掌を床面に向ける）<br>pronation<br>回外（手掌を天井に向ける）<br>supination | 90°<br><br>90° | 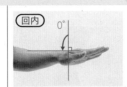 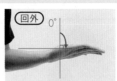 |
| **手（関節）　wrist** | | |
| 背屈（手を頭側に伸展）<br>dorsiflexion<br>掌屈（手を足側に屈曲）<br>palmar flexion | 70°<br><br>90° | 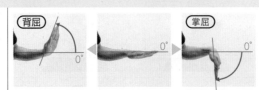 |
| **股（関節）　hip** | | |
| 屈曲（膝を屈曲させて下肢挙上）<br>flexion<br>伸展（腹臥位で下肢挙上）<br>extension | 125°<br><br>15° | 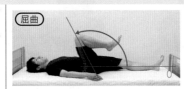 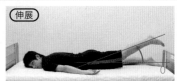 |
| 外転<br>abduction<br>内転<br>adduction | 45°<br><br>20° | 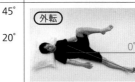 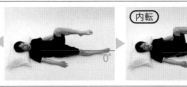 |
| 内旋（膝は屈曲位で）<br>internal rotation<br>外旋（膝は屈曲位で）<br>external rotation | 45°<br><br>45° | 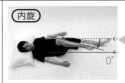 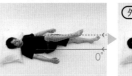 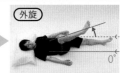 |
| **膝　knee** | | |
| 屈曲<br>flexion<br>伸展<br>extension | 130°<br><br>0° | 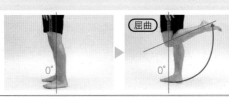 |
| **足（関節）　ankle** | | |
| 背屈（伸展）<br>（足趾が上を向く）<br>dorsiflexion<br>底屈（伸展）<br>（足趾が下を向く）<br>plantar flexion | 20°<br><br>45° | 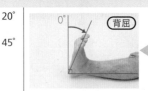 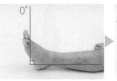 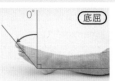 |
| **足部　foot** | | |
| 内がえし<br>inversion<br>外がえし<br>eversion | 30°<br><br>20° | 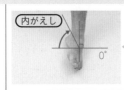 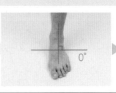 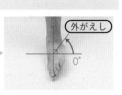 |

看護の共通基本技術

第2編

1

ヘルスアセスメント

コミュニケーションの技術

教育指導技術

感染予防の技術

安全管理の技術

安楽確保の技術

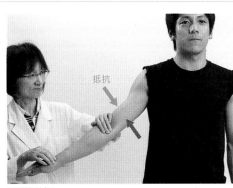

肩関節外転

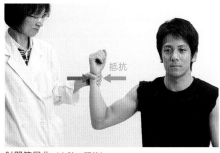

肘関節屈曲（上腕二頭筋）

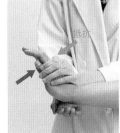

手関節伸展

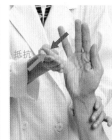

小指の外転

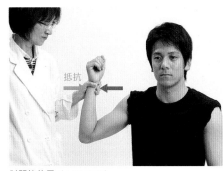

肘関節伸展（上腕三頭筋）

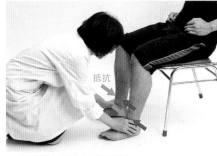

膝関節の伸展（大腿四頭筋）

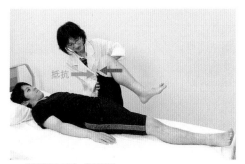

股関節の屈曲（腸腰筋）

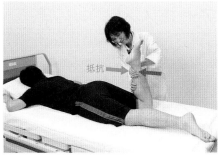

膝関節の屈曲
（ハムストリングス［大腿二頭筋，半膜様筋，半腱様筋］，下腿三頭筋［ヒラメ筋，腓腹筋］）

図 1-32 徒手筋力テストの例

表1-5 徒手筋力テストの6段階の評価方法

| 段階 | 状態 |
|---|---|
| 5 (normal) | 検査者が被検者の肢位持続力にほとんど抵抗できない |
| 4 (good) | 段階5の抵抗に対して，被検者が抵抗しきれない |
| 3 (fair) | まったく負荷をかけなければ運動範囲内を完全に動かせる |
| 2 (poor) | 重力を取り去れば，運動範囲内を完全に動かせる |
| 1 (trace) | テスト筋の収縮が見て取れるか，または触知できる |
| 0 (zero)(＝活動なし) | 視察・触知によっても，筋の収縮が確認できない |

注：段階3〜5はまず可動域を調べてから行う.

等尺性収縮訓練
足底を押さえ膝を伸ばした状態で下肢に力を入れる。
援助者は患者の下肢の筋力を手のひらで感じることが
できる。筋力が増せば，加える力を増やす。

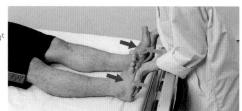

等張力性収縮訓練
足底をつかみ，患者に自転車をこぐように両脚を回転し
てもらう。援助者は患者の筋力に合わせて足底に力を
加える。

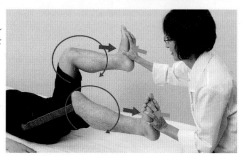

図1-33 等尺性収縮訓練と等張力性収縮訓練

# III 系統的なフィジカルアセスメントの実際

　ここでは系統的に行われる視診，触診，打診，聴診の実際の方法をいくつか説明する。
なお，これら4つを用いて情報を得る技術のことをフィジカルイグザミネーション（physical
examination）という。これらが使えるようになると，患者のフィジカルアセスメントに
役立つ。

## A 体表面のアセスメント

▶ 観察の機会　一般に，体表面の観察は患者の訴えに応じて局所的に行う。もちろん訴え
がない場合も，絶えず患者の表情や顔色を観察すること，検温時に患者の手や腕の皮膚を

第2編 看護の共通基本技術

1

ヘルスアセスメント

コミュニケーションの技術

教育指導技術

感染予防の技術

安全管理の技術

安楽確保の技術

見たり（視診）触れたり（触診）することも，局所的な体表面の観察である。

　そして腕を観察して，点滴の留置針などによる血管損傷を見つけたときには，留置の位置を変えることにより状態の改善を図る。長期臥床中の患者や意識レベルの低い患者では，全身清拭や排泄ケアなどの機会を利用して全身の皮膚を観察し，皮膚疾患や褥瘡の早期発見に努める（このように体表面を観察し，看護のための情報収集の機会とする意味からも，患者の清拭は原則として看護師が行うべきである）。

▶ 観察の順序　体表面のアセスメントは，顔面や四肢の皮膚，血管，指・爪，頭髪，外眼部*，それにリンパ節と甲状腺などの視診と触診によって行う。痛みや違和感があるなど，患者からの訴えがある場合はその部位から，そうでない場合は次に列挙した部位を頭部から順に観察していく。

# 1. 皮膚

▶ 皮膚の構造と機能　皮膚は表皮と真皮から成り，様々な微小器官で構成される（図1-34）。皮膚は気温や湿度といった大気中の物理的・化学的な刺激や，有害な生物（病原微生物など）から生体を保護し，発汗（不感蒸散）によって体温と体液量を調節している。

　また皮膚は，触覚や温度感覚，痛覚などの感覚器としても働く。たとえば触覚は，感覚受容器の分布密度や体表各部によって感受性が異なる。触覚の受容器は $1cm^2$ 当たり全身平均で数十個，温覚は数個にすぎないため，指先や口唇では鋭敏であり，体表各部で感受性に差がある。一方，痛覚感受性は部位差がほとんどない。それは痛覚の受容器が皮膚感覚受容器のうち最も多く分布しており，$1cm^2$ 当たり全身平均で 100 〜 200 個存在するからである。

　皮膚は手触りや湿性，緊張度と可動性，色（内側と外側）と，これらの左右対称性を観察

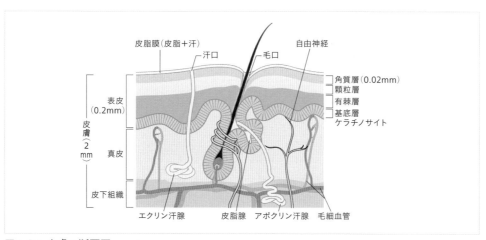

図1-34　皮膚の断面図

皮脂膜（皮脂＋汗）
汗口
毛口
自由神経
角質層（0.02mm）
顆粒層
有棘層
基底層
ケラチノサイト
表皮（0.2mm）
皮膚（2mm）
真皮
皮下組織
エクリン汗腺　　皮脂腺　アポクリン汗腺　毛細血管

＊ 外眼部：眼球や眼瞼の体表から観察できる部分。

する。指腹や手掌，肘，踵部などは角質の肥厚の有無も観察する。

▶ 皮膚病変の観察　皮疹などの病変がみられるときは，表1-6 に示した皮膚病変の特徴などを参考に，病変の大きさ，深さ，形状などを観察する。そして，痛みや瘙痒感，熱感の有無を聞き，触診も行う。触診は一般に，ディスポーザブル手袋を着用して行う。

　続発性の病変は原発性の発疹が悪化したものである。これらの異常は医師による治療の対象となるが，看護師の知識と注意深い観察が病変進行を防ぐことになる。

## ▍2. 血管

　頭頸部や四肢に分布する血管のうち，静脈は体表近くに分布するものが多いので視診できるが，動脈はそれより深部を走行するため触診でとらえる（脈拍の触れる部位は図1-21 参照）。ただし，手背や足背は皮下組織が薄いので，動脈，静脈とも視診できるものがある（足背動脈など）。

## ▍3. 爪・指

　爪体と爪半月（図1-35）の色，亀裂の有無，硬さ，厚さ，手触りなどを観察する。

▶ 太鼓バチ指症状　手指の形の異常に太鼓バチ指症状（または，バチ状指）（clubbed finger）がある。これは図1-35 のように指先が太鼓のバチのような形になるのが特徴である。心肺疾患の患者にみられ，指関節の血管性肥厚によるものである。

## ▍4. 頭髪

　頭髪の分布，太さ，色，枝毛などの毛先の状態，清潔状態についても観察する。

## ▍5. 外眼部

▶ 外眼部の構造と機能　外眼部の基本的な構造を図1-36 に示す。

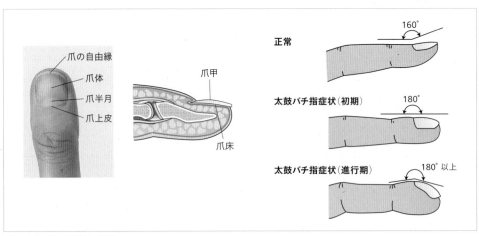

図1-35　爪の形態と異常

看護の共通基本技術

第2編

1

ヘルスアセスメント

コミュニケーションの技術

教育指導技術

感染予防の技術

安全管理の技術

安楽確保の技術

表1-6 皮膚病変

| 原発性皮膚病変 | 状態 | 大きさ | 例 | 続発性皮膚病変 | 説明 | 例 |
|---|---|---|---|---|---|---|
| 斑 | 表面の隆起を伴わない，扁平で限局性の色調変化 | 1mm〜数cm | 雀斑，扁平母斑 | 鱗屑 | 角質が脱落，あるいは脱落しつつある状態をいい，その現象を落屑という | 乾癬，ばら色粃糠疹 |
| 丘疹 | 小さな限局性実質性隆起 | 1cm以下 | にきび | 痂皮 | 漿液，膿汁，古い皮膚が乾燥し，固まったもの | 湿疹，小疱性ないし膿性発疹，膿痂疹 |
| 結節 | 丘疹より深く真皮にまで広がる充実性の塊 | 1〜2cm | 結節性紅斑，色素性母斑 | 表皮剝離 | 掻破のための表皮の小欠損 | 瘙痒症，針傷 |
| 腫瘤 | 結節より大きい充実性隆起 | 2cm以上 | 上皮腫，皮膚線維腫 | 潰瘍 | 徐々に進行した組織の破壊，壊死による限局性の表皮欠損，真皮や皮下組織に達していることもある | 褥瘡 |
| 嚢腫 | 真皮または皮下組織中にある被膜をもつ液体を内容とする塊 | 1cm以上 | 上皮嚢腫 | 亀裂 | 皮膚の割れめ，たいていは表皮を貫通している | 湿疹，ひび |
| 小水疱 | 漿液性または血性の液体を含む限局性隆起 | 1cm以下 | 単純性ヘルペス，帯状ヘルペス，水痘 | 瘢痕 | 破壊された組織が線維組織ないしは膠原線維によっておきかえられたもの | 術後瘢痕，ケロイド |
| 水疱 | 小水疱より大きいものをいう | 1cm以上 | 第2度熱傷 | | | |
| 膨疹 | 表皮に生じた比較的扁平で不規則な形の浮腫性液の集まり | 1mm〜数cm | 蚊さされ，蕁麻疹 | | | |

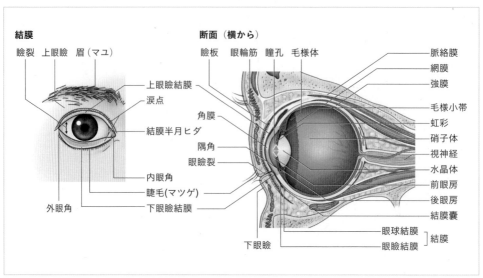

図1-36 外眼部と内部構造

▶ **外眼部の観察**　角膜の凹凸と透明度，虹彩の形と膨隆の有無，涙点の腫脹，発赤などを観察する。また，眼瞼を反転させて眼球結膜（白眼の部分）と眼瞼結膜，強膜の色や腫瘤の有無を観察する。眼瞼結膜には上眼瞼結膜と下眼瞼結膜があるが，一般に反転させやすい下眼瞼で観察する。眼瞼結膜では，通常は細くて赤い毛細血管が観察されるが，貧血時には結膜はごく薄いピンク色に見える。貧血では，毛細血管の状態をよく反映する口唇（赤唇縁）も蒼白となる。

　一方，眼球結膜の血管は通常見えないが，眼精疲労や炎症（結膜炎）などが原因で充血（血管が拡張した状態）するとよく見える。眼精疲労による充血は眼を休ませることで比較的短時間に回復するが，炎症が原因の場合は痒みや眼脂の有無も確認する。

## 6. リンパ節

　リンパ節は主に触診によって観察する。通常は触れないが，炎症があると腫脹して触知できるようになる。座位または臥位で行う。位置，痛み（圧痛）や熱感の有無，硬さや可動性，リンパ節付近の炎症の有無などを観察する。観察する場合は，一般に両手を使って左右のリンパ節に触れるようにする。

　全身のリンパ節の分布を図1-37に，触診方法の例（頭頸部）を図1-38に示した。

## 7. 甲状腺

　甲状腺は図1-39のように，甲状軟骨（男性ではのど仏）の下の輪状軟骨を囲むように指でなぞって腫脹の有無を調べる（正常では触れない）。触診中，水などを嚥下すると甲状腺が上下に移動するので触れやすい。甲状腺の観察も両手で行う。

第2編 看護の共通基本技術

1 ヘルスアセスメント

コミュニケーションの技術

教育指導技術

感染予防の技術

安全管理の技術

安楽確保の技術

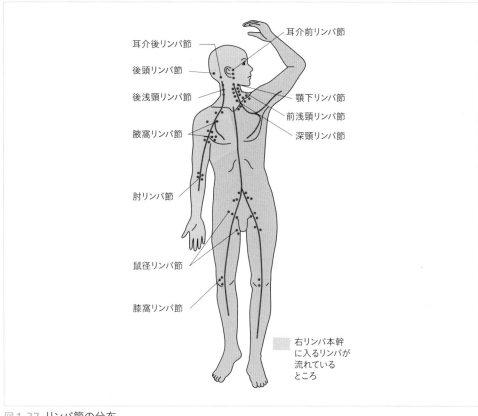

図1-37 リンパ節の分布

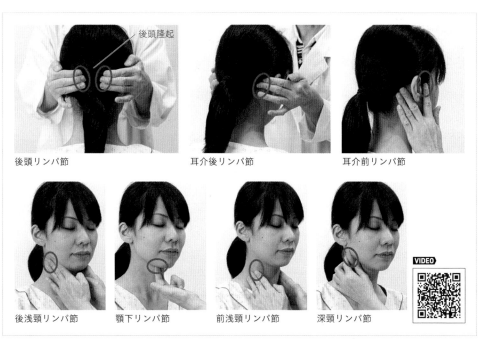

図1-38 リンパ節触診方法の例

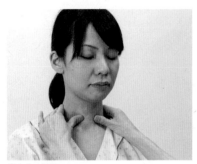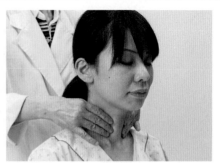

前からの触診　　　　　　　後ろからの触診

図 1-39　甲状腺の触診

## B 呼吸器系のアセスメント

## 1. 胸部の基本的な体表解剖

　胸部の骨格と臓器との位置関係を図 1-40 に示した。これらを手がかりに，フィジカルアセスメントを行う。

## 2. 呼吸器系のフィジカルイグザミネーション（図1-41）

### 1 視診

　胸部の皮膚の色や性状，胸郭（きょうかく）の形状などを確認する。

### 2 触診：呼吸と胸郭の伸展

　呼吸による胸郭の伸展性を図 1-42 のようにして調べる。母指の開き方に左右差があれば，狭いほうに胸郭の運動制限があることがわかる。

### 3 聴診：呼吸音の聴取

　呼吸音を聴診する場合は，聴診器のチェストピースの膜面を胸部の該当部位（図 1-43）に軽く押しつけ，そのままの位置で動かさないようにして聴く。患者にゆっくり呼吸をしてもらいながら，図 1-43 を参考に，前胸部と背部の両方で，それぞれの肺野で聴かれるべき音が聴取できるか，左右の対称性，音の強さと高さ，副雑音（異常な呼吸音）の有無を聴取する。

　前胸部の体表面から見た骨格と呼吸器の位置関係は図 1-43 のようである。体表前面では，気管音は気管直近の鎖骨上窩骨，気管支音は第 2 肋間胸骨右縁および左縁，肺胞音は第 5 または第 6 肋間で，それぞれ比較的よく聴取できる。

第2編 看護の共通基本技術

1

ヘルスアセスメント

コミュニケーションの技術

教育指導技術

感染予防の技術

安全管理の技術

安楽確保の技術

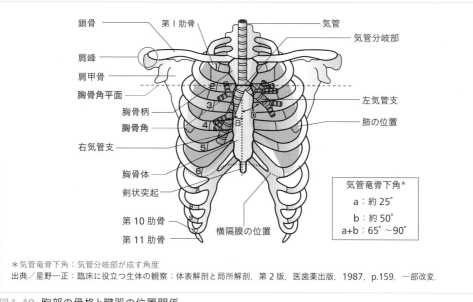

＊気管竜骨下角：気管分岐部が成す角度
出典／星野一正：臨床に役立つ生体の観察；体表解剖と局所解剖，第2版，医歯薬出版，1987，p.159，一部改変.

図1-40 胸部の骨格と臓器の位置関係

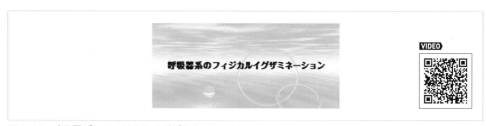

図1-41 呼吸器系のフィジカルイグザミネーション

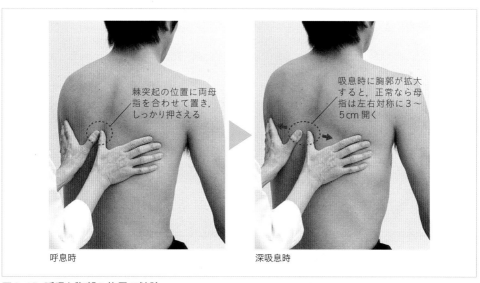

図1-42 呼吸と胸郭の伸展の触診

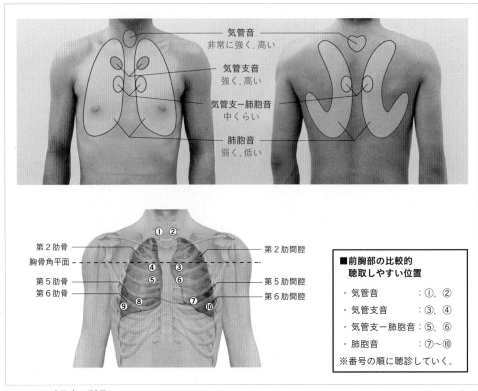

図1-43 呼吸音の聴取

呼吸音は気道を流れる空気の振動によって発生する。径の大きな気管では空気の流れは速く振動も大きい（大きな音）が，径の小さな気管支や肺胞では気流も振幅も小さいので音が小さく聴き取りにくい。したがって，呼吸音は静かな環境で聴く。なお，吸息相と呼息相でも音の大きさや長さが異なるので注意する（図1-44）。

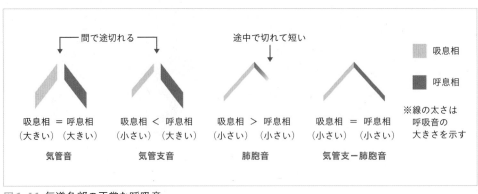

図1-44 気道各部の正常な呼吸音

第2編 看護の共通基本技術

1

ヘルスアセスメント

コミュニケーションの技術

教育指導技術

感染予防の技術

安全管理の技術

安楽確保の技術

## C 循環器系のアセスメント

## 1. 心臓の基本的な体表解剖

ここでは循環器系のアセスメントのなかでも，特に心臓のアセスメントについて述べる。背部からみた心臓と骨格の位置関係を図 1-45 に示した。これらを手がかりに，フィジカルアセスメントを行う。

## 2. 心臓・循環器系のフィジカルイグザミネーション

▶ 心音発生機序　心音は，心臓収縮の開始時に房室弁が閉じたときに起こる乱流や，勢いよく開いた動脈弁の振動によって発生する（第Ⅰ音）。次いで心筋の弛緩が始まると肺動脈弁と大動脈弁は閉じる。これらの弁の閉鎖音と駆出された血液による動脈壁の振動によって音が発生する（第Ⅱ音）。図 1-46 に心周期*における心音と心臓の働きとの関係を示す。

### 1 │ 心臓の触診

心臓の視診・触診として，心尖拍動（心尖部の拍動）を確認する。この部分は心臓の拍動が体表上から目に見える部分あるいは手で触れて感じられる点であり，最大拍動点ともいう。まず右手の手掌をしっかりと第5肋間の左鎖骨中線付近に当てて，心尖部の位置を確認する（図 1-47）。次いで同部に示指と中指を当てると，よりはっきりと心尖拍動を触れる（図 1-47）。左心室肥大のある場合には，心尖拍動を著明に触れる。また，心臓前部（胸骨下部左方）の触診で，右心室の強い拍動を触れる場合は，右心室肥大を疑う。

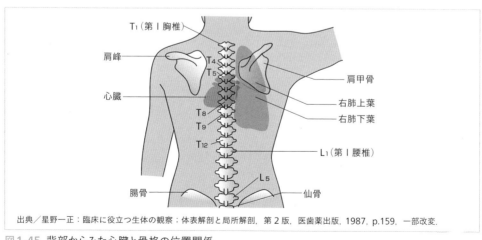

出典／星野一正：臨床に役立つ生体の観察；体表解剖と局所解剖，第2版，医歯薬出版，1987，p.159，一部改変．

図 1-45 背部からみた心臓と骨格の位置関係

* **心周期**：cardiac cycle。心臓周期ともいう。周期的な心拍動のうちの1回の全経過，またはその時間のこと（日本生理学会編：生理学用語集，1998.）。

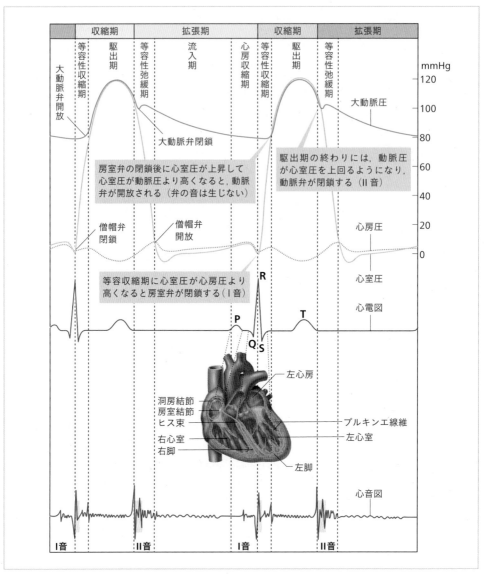

図1-46 心音と心臓の働きとの関係

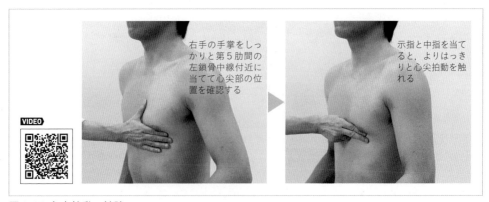

図1-47 心尖拍動の触診

看護の共通基本技術

第2編

1

ヘルスアセスメント

コミュニケーションの技術

教育指導技術

感染予防の技術

安全管理の技術

安楽確保の技術

## 2 心音の聴診

心音は，仰臥位または座位で，以下の4か所を聴診する（図1-48）。

①第2肋間 胸骨右縁（大動脈弁領域）

②第2肋間 胸骨左縁（肺動脈弁領域）

③第4または第5肋間 胸骨左縁（三尖弁領域）

④左第5肋骨部中央内側寄り（僧帽弁領域）

胸部に聴診器の膜面を当てて①～④の順に聴取すると，正常では①と②で第Ⅱ音が，③と④で第Ⅰ音がそれぞれ大きいことが確認できる。

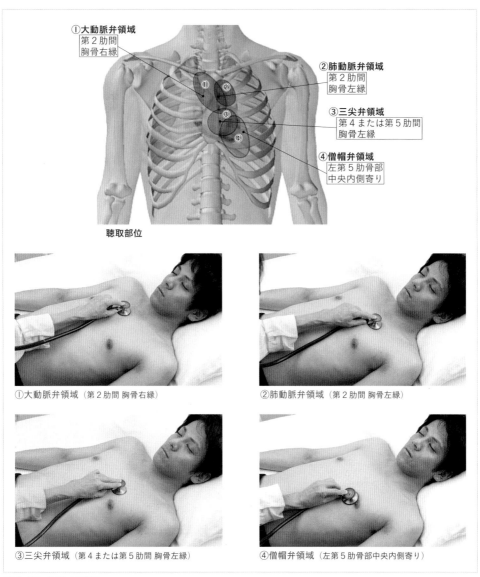

**①大動脈弁領域**
第2肋間
胸骨右縁

**②肺動脈弁領域**
第2肋間
胸骨左縁

**③三尖弁領域**
第4または第5肋間
胸骨左縁

**④僧帽弁領域**
左第5肋骨部
中央内側寄り

聴取部位

①大動脈弁領域（第2肋間 胸骨右縁）

②肺動脈弁領域（第2肋間 胸骨左縁）

③三尖弁領域（第4または第5肋間 胸骨左縁）

④僧帽弁領域（左第5肋骨部中央内側寄り）

図1-48 心音の聴取

## 1. 腹部・消化器系の体表解剖

腹部は横隔膜を上縁に胸部と仕切られ，その腹部の下縁は会陰部（外陰部と肛門の間）と下肢（大腿部上縁）と接している。腹部は肋骨下水平線と腸骨稜頂水平線，左右の鎖骨中線で仕切られた9つの区分に分けられる（図 1-3 参照）。9つの区分には表 1-7 に示す内臓が位置する。腹部に痛みや腫脹などの異常が見られる場合は，これらの臓器に何らかの病変が起きたことが推測される。

## 2. 腹部・消化器系のフィジカルアセスメントの留意点

腹部のフィジカルアセスメントでは，視診の後，触診や打診を行う前に聴診を行う。これは，触診や打診による刺激が腸蠕動を誘発し，ありのままの状態をアセスメントできなくなるおそれがあるためである。

ここでは腹部・消化器系のアセスメントとして，腹部の聴診（腸蠕動音の聴取），肝臓の触診，腹部の打診，背部（腎臓）の打診を取り上げる。

## 3. 腹部・消化器系のフィジカルイグザミネーション

### 1 腹部の聴診：腸蠕動音の聴取

腸蠕動音は腸の活動の有無や状態を知る簡便で有用な方法である。腸蠕動音を聴取する際には，事前に食後経過時間や排便の有無を確認しておく。患者は仰臥位をとり，腹部を十分露出する。腹壁の1か所に聴診器の膜型を軽く圧迫する程度に当て（図 1-49 ①），60秒間腸音を聴く。30秒間以上，連続した腸音（グルグル，コポコポ，ギュルルーのように聴こえる）があれば腸蠕動は良好と判断してよい。

### 2 肝臓の触診

患者は仰臥位をとる。看護師は患者の右側に立ち，片手で側腹部を右背部から支持し，患者に深呼吸してもらいながらもう一方の手掌を右肋骨下縁に当てる（図 1-49 ②）。

吸息では横隔膜が下がるので，指先に肝臓がわずかに触れる。呼息では肝臓が触れなくなるのがわかる。呼息で触れるときは肝臓肥大を疑う。

### 3 腹部の打診

腹部の打診は，腹腔内の臓器の位置や状態，腹水の有無を確認するために行う。実施時には事前に，食後経過時間や排便の有無を確認しておく。

第2編 看護の共通基本技術

1

ヘルスアセスメント

コミュニケーションの技術

教育指導技術

感染予防の技術

安全管理の技術

安楽確保の技術

腹壁に当てた中指を，利き手の中指で右側腹部から時計回りに軽くたたく（図1-49③）。消化管にガスが貯留していれば鼓音が，便が貯留していれば濁音が聴かれる。肝臓は濁音である。腹水がある部位は濁音となる。

## 4 背部の打診：腎臓の叩打診

患者は後ろ向きに座位姿勢をとる。患者の片側の第12肋骨（ろっこつ）の高さの背部（脊柱角（せきちゅう））に利き手でないほうの手掌（しゅしょう）を置き，利き手で掌部を軽く叩打（こうだ）する（図1-49④）。左右とも同様

表1-7 腹部の9区分

| 区分 | 主な臓器 |
| --- | --- |
| 右下肋部 | 肝臓，胆嚢，上行・横行結腸 |
| 心窩部 | 胃，十二指腸，膵臓 |
| 左下肋部 | 膵臓，横行・下行結腸 |
| 右側腹部 | 上行結腸，右腎 |
| 臍部 | 小腸，膵臓，横行結腸 |
| 左側腹部 | 下行・S状結腸，左腎 |
| 右鼠径部 | 虫垂，右卵巣・卵管，右尿管 |
| 恥骨部 | 直腸，S状結腸，子宮，膀胱 |
| 左鼠径部 | S状結腸，左卵巣・卵管，左尿管 |

※図1-3も参照.

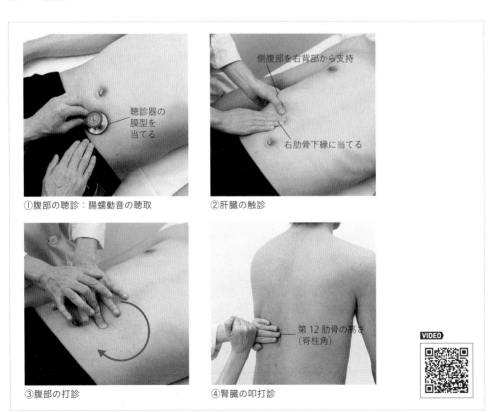

①腹部の聴診：腸蠕動音の聴取　　聴診器の膜型を当てる

②肝臓の触診　　側腹部を右背部から支持　　右肋骨下縁に当てる

③腹部の打診

④腎臓の叩打診　　第12肋骨の高さ（脊柱角）

VIDEO

図1-49 腹部・消化器と腎臓のフィジカルイグザミネーション

に行う。圧痛があるときは腎臓に炎症を疑う。

## Ⓔ 感覚系のアセスメント

　感覚系には，①5種類の特殊感覚（特定部位に感覚器官があるもので，視覚，聴覚，味覚，嗅覚（きゅうかく），平衡感覚を指す），②皮膚感覚，③深部感覚（関節や筋の感覚），そして④内臓感覚がある。以下に感覚器系の代表的なフィジカルイグザミネーションの方法を示す。

## ▌ 1. 視覚

　視覚を調べる方法としては以下のようなものがある。対光反射以外の視機能の検査は，照明のついた明るい部屋，すなわち明順応（めいじゅんのう）状態で行う。

### 1 ┃ 視力検査

▶ 目的　どれくらいものが細かく見えるかを視力という。視力表から5m離れた位置に立ち，切れ目の大きさが1.5mmのランドルト環を見たとき，視角はちょうど1分になる（図1-50）。この状態で切れ目が見えた場合の視力が1.0になる。この切れ目の網膜上での大きさは約4.3μmで，視細胞2～3個分に相当する。なお，視物体が網膜上の視細胞1個に相当する大きさなら見えるといわれている。

▶ 方法　視力表のランドルト環の切れ目の位置を答える。遮眼子（しゃがんし）を使って片眼ずつ実施する。視力表は照明が十分であることが大切である。視力1.0以上は正視（目に屈折異常がない状態）である。

### 2 ┃ 調節力

▶ 目的　遠くを見たり，近くを見たりするとき，弾性をもつ水晶体が曲率半径を変化させて（特に水晶体の前面）屈折力を調節している。すなわち，近くを見るときは水晶体が膨隆（ぼうりゅう）し，遠くを見るときは平らになっている（図1-51）。角膜の曲率は変化しない。水晶体は加齢によって弾性に乏しくなるため，調節力が低下する（近くのものに焦点が合わなくなる）。近点距離（明視できる最も近い点までの距離）25cmを老視といい，凸レンズ（老眼鏡）による矯正が必要になる。

▶ 方法　近点計という専用の計測器または定規を用いて，近点距離と遠点距離（明視できる最も遠い点までの距離）を測って調節力を算出する。眼からの近点距離をN，遠点距離をF（それぞれメートル）とすると，眼の調節力A（表1-8）は，以下の式で求められる。

$$A = \frac{1}{N} - \frac{1}{F}$$

※単位：D（ディオプトリー）
　N，Fはm（メートル）に換算して代入する

看護の共通基本技術

第2編

1

ヘルスアセスメント

コミュニケーションの技術

教育指導技術

感染予防の技術

安全管理の技術

安楽確保の技術

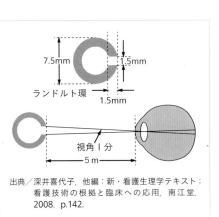

出典／深井喜代子, 他編：新・看護生理学テキスト；
看護技術の根拠と臨床への応用, 南江堂,
2008. p.142.

図1-50 ランドルト環

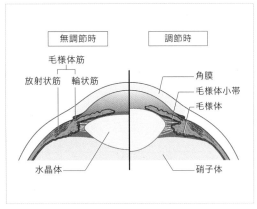

図1-51 遠近調節機序

表1-8 年齢と眼の調節力

| 年齢（歳） | 調節力（D） | 近点（cm） |
|---|---|---|
| 10 | 14.00 | 7.1 |
| 20 | 10.00 | 10.0 |
| 30 | 7.00 | 14.3 |
| 40 | 4.50 | 22.2 |
| 50 | 2.50 | 40.0 |
| 60 | 1.00 | 100.0 |
| 70 | 0.25 | 400.0 |

出典／深井喜代子, 他編：新・看護生理学テキスト；看護技術の根拠と臨床への応用, 南江堂, 2008. p.142.

## 3 瞳孔検査

▶ 目的　瞳孔は網膜への入光量を調節する絞りのはたらきをする。瞳孔径は瞳孔周囲の輪状の瞳孔括約筋（副交感神経支配）と放射状の瞳孔散大筋（交感神経支配）がある。前者は縮瞳を，後者は散瞳を，それぞれ反射性に引き起こす。縮瞳中枢は中脳に，散瞳中枢は脊髄（第7頸髄〜第3胸髄）に存在する。中脳では左右のニューロンが交代しているため，一方の眼を照射すると，照射しない眼にも縮瞳が起こる。この反応を調べることによって，中脳レベルが健在であることがわかる（図1-52）。

▶ 方法　部屋の照明による影響を防ぐため，検査者は患者の眼より低い位置から検査する。患者にはあらかじめ固視目標（眼球を動かさないよう1点を見つめてもらうための目標）を与えておく。

　患者が正面を向いた状態で，瞳孔計を用いてまず瞳孔径を測る（図1-53①）。次いで片眼を閉じてもらい，開眼している眼に，ペンライトの光を耳側に流すように当て，瞳孔径を測る（直接対光反射）（図1-53②）。直後に，閉眼していた眼の瞳孔径も測る（共感性対光反射）。眼を替えて同じ検査を行う（交互対光反応試験）。また，輻輳反応（近くを注視する際，両眼球が内側に寄る軸輳と縮瞳が起こる現象）による縮瞳の有無も観察する。

Ⅲ　系統的なフィジカルアセスメントの実際　　143

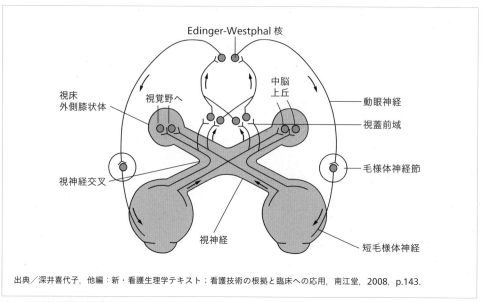

出典／深井喜代子，他編：新・看護生理学テキスト；看護技術の根拠と臨床への応用，南江堂，2008，p.143.

図 1-52　光反射の経路

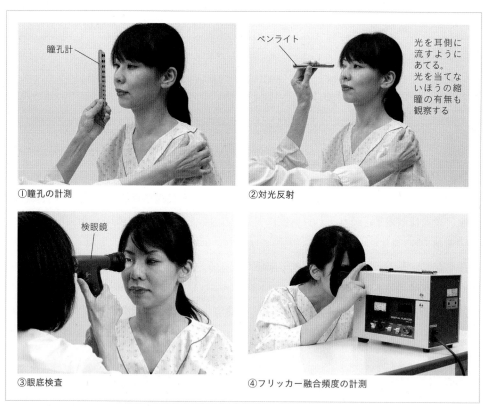

① 瞳孔の計測

② 対光反射

③ 眼底検査

④ フリッカー融合頻度の計測

図 1-53　視覚のフィジカルイグザミネーション

第
2
編

1

看護の共通基本技術

ヘルスアセスメント

コミュニケーションの技術

教育指導技術

感染予防の技術

安全管理の技術

安楽確保の技術

瞳孔不同（左右の瞳孔の大きさが異なること）の有無と程度，対光反射の有無と迅速性を調べることによって中脳の機能 をみる。また，交互対光反応試験によって視神経（第Ⅱ脳神経，表 1-10 参照）障害の有無を判定する。

## 4 視野検査

▶ 目的　視野とは，目の前の 1 点を見つめるとき，それと同時に見える範囲のことをいう（図 1-54）。視野は網膜上の視細胞の分布を投影したものなので，両眼の視野の上側は網膜上では下側の，視野の下側は網膜の上側の視細胞が，それぞれ活動していることを示す。同様に，両眼の視野の内側は網膜上では外側の視細胞が，視野の外側は網膜の内側の視細胞の働きを反映している。ヒトの視細胞には明暗を感受する杆状体と，色を感受する錐状体がある。前者は網膜の周辺部に広く分布しているが，後者は中心窩（黄斑の中央部）に高密度に分布している。視野検査によって，視野の狭窄や欠損，半盲の有無など視覚伝導路の異常を判定することができる。

▶ 方法　視野計という特殊な器具を用いて視野の範囲を片眼ずつ調べる。屈折異常がある場合は矯正眼で行う。患者の顎と眼の位置を固定したら，中央の 1 点を注視してもらう。指標を周辺から中心に少しずつ動かしていき，色が識別できたときの視角（°）を記録する。白色の指標は網膜上の杆状体視野を，赤，青，緑，黄に着色された指標は錐状体視野をそれぞれ調べるために用いる。最近では，スクリーンに色光を投影する機器も使用される。

## 5 角膜知覚検査

▶ 目的　角膜は透明の角化しない上皮（重層扁平上皮）で血管はないが，神経支配（角膜は触覚や痛みを感知する無髄性の三叉神経）がある。眼にゴミが入ったときなど軽い痛みを感じるのはそのためである。

　角膜の刺激で眼が閉じる現象を瞬目反射（または角膜反射）という。この反射の求心路は

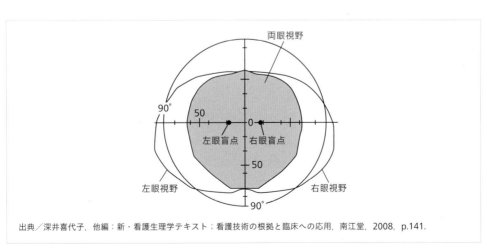

出典／深井喜代子，他編：新・看護生理学テキスト；看護技術の根拠と臨床への応用，南江堂，2008，p.141.

図 1-54　視野図

三叉神経，遠心路は顔面神経（上下の眼瞼の筋肉を支配）である。

▶ 方法　角膜知覚計または清潔な綿糸などを用いて患者の角膜を刺激し，反射の有無と程度を観察する。裸眼で片眼ずつ検査する。

## 6 ｜ 眼底検査

▶ 目的　眼底鏡で瞳孔から眼底を観察することを眼底検査という。眼底には網膜，その奥に血管層である脈絡膜が位置し，最外側は強膜となって眼球の眼窩部を包んでいる。眼底の血管は，視神経とともに視神経乳頭部から眼球を出る。眼底の血管は全身のなかで直接，眼で観察できる唯一の血管であり，眼底の血管は頭部の循環動態を反映している。したがって，眼底の観察は，眼疾患だけでなく高血圧，糖尿病などの疾患の診断にも役立つ。

▶ 方法　直像眼底鏡（図1-53③）を用いて，患者の瞳孔をのぞき眼底血管を観察する。患者に瞳孔位置を保持させ，眼底鏡からの観察光を網膜上で少しずつずらしていくようにする。両眼を調べる。

## 7 ｜ 色覚検査

▶ 目的　色覚検査は色覚異常（色盲）を調べるために行う。

▶ 方法　色覚検査表を用いて色覚異常の有無を調べる。プライバシー保護のため，色覚検査は個室において1対1で行われることが望ましい。色覚異常がある場合，先天性か後天性かを判断するため，異常の左右差も比較する（左右差があるのは後天性の場合のみである）。

## 8 ｜ フリッカー融合頻度

▶ 目的　フリッカー融合頻度（図1-53④）とは，明滅する刺激光の明滅頻度を上げていき持続的に光が見える最小の頻度をいう。眼精疲労の代表的なものとして，眼を使う職業の人や遠視，老視の人に多い調節性眼精疲労，斜視や輻輳不全の場合にみられる筋性眼精疲労などがある。フリッカー値の判断は，他者や一般的な値との比較よりも，個人別の身体状態による値の変化を比較するのが適当といわれる。

▶ 方法　眼精疲労度を判断する指標として，フリッカー融合頻度（flicker fusion frequency：フリッカー値）が使われる。

## ■ 2. 聴覚

▶ 目的　聴覚は空気の振動が，外耳道，中耳（鼓膜の膜振動から耳小骨の骨振動），内耳（リンパの振動）へと伝播して，蝸牛管基底膜の有毛細胞を刺激して聴神経から視床を経て大脳皮質聴覚野で知覚される（図1-55）。それらの経路のどこかが障害されると聴力低下が起こる。その障害の有無を調べるために，聴覚の検査を行う。

▶ 方法　聴覚の異常を判断する方法としては，純音聴力検査，音叉による聴力検査，語音による聴力検査などがある。また，聴覚のフィジカルイグザミネーションとしては，ほか

第
2
編

看護の共通基本技術

1

ヘルスアセスメント

コミュニケーションの技術

教育指導技術

感染予防の技術

安全管理の技術

安楽確保の技術

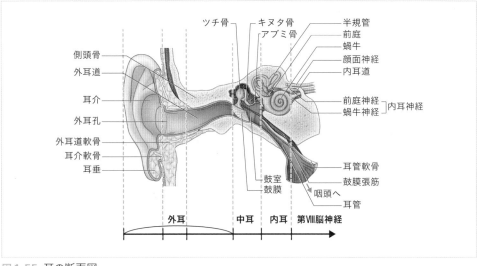

図1-55 耳の断面図

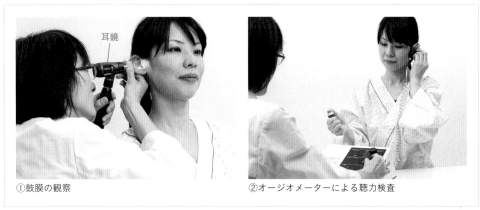

①鼓膜の観察　　　　　②オージオメーターによる聴力検査

図1-56 聴覚のフィジカルイグザミネーション

に耳鏡を用いた鼓膜の観察（図1-56①）がある。

　健常者の可聴域（聞こえる範囲）（図1-57）は 20 ～ 20000Hz といわれているが，話し声の音域（500 ～ 1000Hz）が最もよく聞こえる。高齢者になると高音が聞こえにくくなり，60 歳以上では 10000Hz 以上の音は聞こえないといわれる。

## 1 │ 純音聴力検査（図1-56②）

　オージオメーターを使い，125 ～ 8000Hz の純音（周波数の一定した音）を発生させ聴覚閾値（感知できる音の強さの最小値）を調べる。

## 2 │ 音叉による聴力検査

　低音（128Hz）と高音（2860Hz）の音叉を用いて骨導と気導の状態を検査する（骨導とは頭蓋骨を介して直接内耳に音が伝導すること，気導とは外耳道から中耳を経由し内耳へと空気を介して音

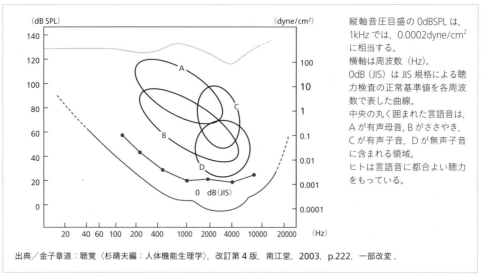

図1-57 ヒトの可聴範囲

出典／金子章道：聴覚〈杉晴夫編：人体機能生理学〉，改訂第4版，南江堂，2003，p.222，一部改変．

が伝導すること）。

### 3 | 語音による聴力検査

　スピーチオージオメーターを使った検査である。録音した語を，強さを変えて再生し，語音聴取閾値を調べる。

## 3. 味覚

▶ 目的　味覚には第Ⅶ・Ⅸ・Ⅹ脳神経などが関与する（本節 -F「脳神経系のアセスメント」参照）。味覚の異常は重要な看護問題でもあるので，異常が見つかれば適切な看護計画を立てて対処する。

▶ 方法　味覚については以下のような検査法がある。
　•全口腔法：一定量の味物質を口に含んで味覚の認識閾値を測定する。
　•滴下法：味物質を1滴茸状乳頭に滴下する方法。

## 4. 嗅覚

▶ 目的　嗅覚には第Ⅰ脳神経が関与する。嗅覚は悪臭など危険物質を感知するのに役立つほか，味覚とともに食欲を促す作用がある。

▶ 方法　基準嗅覚検査を行う。におい物質を種々の濃度に希釈した液を濾紙片に付け，鼻孔に近づけて検査する。左右の鼻孔を一側ずつ刺激する。知覚閾値（何かわからないがにおいがある）と認知閾値（何のにおいかわかる）の両方を測る。

看護の共通基本技術

第2編

1

ヘルスアセスメント

コミュニケーションの技術

教育指導技術

感染予防の技術

安全管理の技術

安楽確保の技術

## 5. 平衡感覚

▶ 目的　平衡感覚は，深部感覚とならんで自己認識（地に足がついているなどの身体感覚）の情報としても重要である。メニエール病など慢性的な眩暈（めまい）のある患者は強い不安に駆られるので，精神的ケアが重要になる。

▶ 方法　平衡感覚の検査には，以下のようなものがある。

• **眼球運動の検査**：眼球の不随意的な動きを眼振（眼球振盪）というが，人為的に眼振を誘発することで平衡感覚の障害を検出できる。

　視運動性眼振は視野にあるもの全体が一方向に連続的に移動するときに誘発される眼振で，小脳や脳幹に障害がある場合，この反応が正常に出現しない（視運動性眼振検査）。

　温度検査は左右の耳の一側ずつ行う検査である。耳へ冷水を注入すると左右の眼が反対方向に向かう眼振が生じ，温水を注入すると左右とも同方向に向かう眼振が生じる（温度眼振）。外側半規管に異常があると，この反応が正常に生じないことを利用し，一側ずつ外側半規管の機能を検査する。

• **偏倚現象の検査**：閉眼したとき身体が左右に偏っていないか調べる。ほかに書字，歩行，足踏みなどでの検査も行われる。いずれも開眼で試行したのち，閉眼して検査する。迷路，大脳，小脳，脳幹などの姿勢保持に関与する器官の左右不対称性の障害があると偏倚現象が起こる。

• **立ち直り検査**：姿勢の変化を元に戻す立ち直り反射に関与する受容器や神経系に障害があると立ち直り障害が起こる。これを調べる検査で，開眼時と閉眼時で起立姿勢に現れる身体の動揺の有無・程度を観察する。開脚しての起立姿勢，片方の足の踵にもう片方の足のつま先をつけた起立姿勢，片足での起立姿勢で行う。

## 6. 皮膚感覚

▶ 目的　皮膚感覚は外気の寒暖や触覚の知覚に重要なだけでなく，深部感覚・平衡感覚とならんで自己認識の情報としても重要である。皮膚感覚感受性が低下すると日常生活動作に支障をきたしたり転倒しやすくなったりするだけでなく，心理的不安もきたしやすい。しばしば疾患や老化が異常の原因となる。

▶ 方法　皮膚感覚のうち，触・圧点，痛点については筆先や針などを利用して，温点については温めたり冷やしたりした先端の細い金属を皮膚に当てて，それぞれの分布密度を調べる（図1-58 ①②）。部位別の皮膚感覚点の分布密度を表1-9に示す。

　ノギスを用いて2点弁別閾も調べる（図1-58 ③）。2点弁別閾とは皮膚上の2点を2点として識別できる最小距離のことで，この距離が小さいほど大脳皮質感覚野が広い*。

　しびれ感などの感覚の異常の有無や左右差などにも注意する。

---

\* 2点弁別閾は1つの皮膚感覚ニューロンの支配領域（受容野）なので，この値が小さいほど多数の感覚ニューロンに支配されていることになる。つまり，大脳皮質感覚野のニューロンの数が増す。

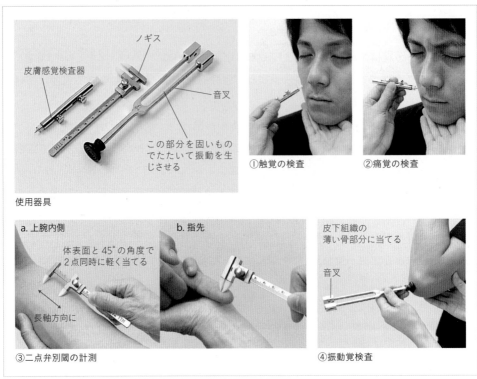

図1-58 皮膚感覚と深部感覚のフィジカルイグザミネーション

表1-9 皮膚感覚点の体表分布

| 部位 | 痛点 | 冷点 | 温点 | 触・圧点 |
|---|---|---|---|---|
| 顔面 | 180 | 8〜9 | 1.7 | 50 |
| 鼻 | 50〜100 | 8〜13 | 1 | 100 |
| 口腔[1] | 37〜350 | 4.6 未満[2] | 3.6 未満[3] | 7〜35 |
| 胸部 | 196 | 9〜10 | 0.3 | 29 |
| 前腕 | 200 | 6〜7.5 | 0.3〜0.4 | 23〜27 |
| 手背 | 188 | 7.5 | 0.5 | 14 |
| 大腿 | 175〜190 | 4〜5 | 0.4 | 11〜13 |
| 全身平均 | 100〜200[4] | 6〜23[5] | 0〜3[5] | 25[5] |

表中の数字は1cm² 当たりの感覚点の分布密度を示す
出典／市岡正道, 他：新生理学 (1), 第5版, 医学書院, 1982, p.731. ただし, 1) 山田守, 他 (1952), 2) 16〜19 (Strughold und Porz, 1931), 3) 温 "面" (Rein, 1925), 4) v. Frey (1896), Strughold (1924), 5) Sommer (1901).

## 7. 深部感覚

▶ 目的　深部感覚とは, 深部組織 (骨, 筋肉, 関節, 関節包など) における機械的刺激を感知する感覚である。深部感覚は, 動物が重力下で姿勢を保持したり, 体位を変えたり, 歩行や跳躍などの運動を行う際に不可欠な要素である。健常者では意識にのぼることが少ない感覚であるが, 眩暈 (めまい) や下肢の障害などがあるとき, 身体バランスの異常を知らせる信号となる。

看護の共通基本技術 第2編

1

ヘルスアセスメント

コミュニケーションの技術

教育指導技術

感染予防の技術

安全管理の技術

安楽確保の技術

▶ 方法　深部感覚の検査には，以下のようなものがある。

- **重力感覚**：閉眼して，重さの違うものをつかんだり持ち上げたりして調べる。
- **振動感覚**：振動させた音叉を患者の四肢の皮膚に当てて感知できるかをみる（図1-58 ④）。
- **位置感覚**：閉眼した患者の母趾の関節を他動的に動かし，母趾がどちらを向いているかを答えてもらうことにより異常の有無を調べる。

## Ｆ　脳神経系のアセスメント

▶ 目的　ヒトの神経系は，以下「第Ⅰ脳神経」から「第XII脳神経」のような構成を成している。脳神経は脊髄神経とならんで末梢神経系の一部である。脳神経中には，感覚神経（末梢の感覚情報を脳へ伝える），運動神経（脳の命令を脊髄や骨格筋へ伝える），そして自律神経（中枢の命令を臓器に伝える）がそれぞれ独自の線維束を成して走行している（表1-10）。脳神経系のフィジカルイグザミネーションは，短時間で個々の脳神経の機能を系統的に調べるこ

表1-10　脳神経の機能と障害

| 番号 | 名称 | 神経の種類 | 働き | 障害 |
|---|---|---|---|---|
| Ⅰ | 嗅神経 | 感覚神経 | 嗅覚 | 嗅覚が減退する |
| Ⅱ | 視神経 | 感覚神経 | 視覚 | 視神経の障害部位で視野欠損が異なる（同側性半盲など） |
| Ⅲ | 動眼神経 | 感覚神経 | 外眼筋の張力受容器の興奮 | 眼瞼下垂が起こる |
| | | 運動神経 | 眼球運動：上直筋，下直筋，内側直筋，下斜筋の収縮 | |
| | | 副交感神経 | 縮瞳［短毛様体神経］，遠近調節 | 光反射（縮瞳）が起こらなくなる |
| Ⅳ | 滑車神経 | 運動神経 | 眼球運動：上斜筋の収縮 | 眼球が下方に向きにくくなる |
| Ⅴ | 三叉神経 | 感覚神経 | 顔面の知覚 | 顔面の知覚が低下する |
| | | 運動神経 | 咀嚼運動，嚥下運動 | 咀嚼力が低下する，嚥下困難になる |
| Ⅵ | 外転神経 | 運動神経 | 眼球運動：外側直筋 | 眼球の外転が妨げられる |
| Ⅶ | 顔面神経 | 感覚神経 | 味覚：舌前2/3［鼓索神経］ | 舌前部の味覚が減退する |
| | | 運動神経 | 表情筋の収縮，鼓膜の弛緩 | 顔が健側にゆがむ |
| | | 副交感神経 | 唾液分泌：顎下腺，舌下腺 | 唾液分泌が減少する |
| | | 副交感神経 | 涙液分泌 | 涙の分泌が少なくなる |
| Ⅷ | 聴神経または内耳神経 | 感覚神経 | 聴覚［蝸牛神経］ | 聴力が減退する |
| | | 感覚神経 | 平衡感覚［前庭神経］ | 身体の平衡が保てなくなる |
| Ⅸ | 舌咽神経 | 感覚神経 | 味覚：舌後1/3 | 舌後部の味覚が減退する |
| | | 運動神経 | 茎突咽頭筋の収縮 | 嚥下困難になる |
| | | 副交感神経 | 唾液分泌：耳下腺 | 唾液分泌が減少する |
| Ⅹ | 迷走神経 | 感覚神経 | 味覚：咽頭，喉頭 | 嚥下困難になる |
| | | 感覚神経 | 内臓知覚：圧受容器，化学受容器 | |
| | | 運動神経 | 咽頭，喉頭の運動（発声，嚥下） | |
| | | 副交感神経 | 胸部・腹部臓器の運動と分泌 | |
| XI | 副神経 | 運動神経 | 胸鎖乳突筋，僧帽筋の収縮 | 頭部が患側に回転しにくい　患側の肩が上がりにくい |
| XII | 舌下神経 | 運動神経 | 舌の運動 | 舌が健側に曲がる |

［　］内は末梢部での神経の名称を示す。

とのできる簡易な方法である。脳神経のどこかに何らかの異常を見つければ，無駄な検査を省いて精査することができる。

▶ **方法**　多くの脳神経では表1-10のように，感覚神経，運動神経，副交感神経という異なる神経が並行して走行している。また，それぞれ左右で1対となっており，12対ある。したがって，片側のみに障害が生じる場合もあるので，左右差の有無，つまり機能異常が両側性か半側性かを見きわめる。

- **第Ⅰ脳神経**（嗅神経）：嗅覚伝導路障害の有無を調べる。閉眼し，一方の鼻孔をふさぎ，におい物質をもう一方の鼻孔に近づける。反対側も同様に調べる。日常生活での嗅覚体験の情報も手がかりにしながら，においを感じないこと（嗅盲）だけでなく，嗅覚閾値（においとして感知できるにおい物質の最小の濃度）の低下（においに異常に敏感な状態）にも注意する。

- **第Ⅱ脳神経**（視神経）：視覚伝導路の障害の有無を調べる。視野計を用いて左右の眼の視野を測定する。視野欠損部分から伝導路障害部を推測する。また，交互対光反応試験からも視神経障害の有無を判定できる（本節-E-1「視覚」参照）。

- **第Ⅲ脳神経**（動眼神経）：外眼筋である上直筋，下直筋，内側直筋，下斜筋の動きと，瞳孔括約筋を支配する短毛様体神経の異常を調べる。顔を正面に固定し，眼球の上転・下転運動，水平運動，左右の斜め上下の運動，回転運動をみる。電灯の方向を向いたときの縮瞳の様子を調べる。

- **第Ⅳ脳神経**（滑車神経）：上斜筋を支配する滑車神経の異常を調べる。顔を正面に固定し，眼球の上転・下転運動，左右の斜め上下の運動を観察する。

- **第Ⅴ脳神経**（三叉神経）：顔面や角膜の知覚，咀嚼運動，嚥下運動などに関与する三叉神経の異常を調べる。閉眼した患者の頬や額を筆先や楊枝などで刺激し，触覚と痛覚の有無と程度をみる。角膜や結膜に清潔なガーゼを当ててみてもよい。咀嚼運動，嚥下運動を観察する。顔面の知覚鈍麻，咀嚼・嚥下困難，角膜反射（本節-E-1「視覚」参照）の有無に注意する。

- **第Ⅵ脳神経**（外転神経）：外側直筋を支配する外転神経の異常を調べる。顔を正面に固定して眼球を左右に移動する水平運動をみる。

- **第Ⅶ脳神経**（顔面神経）：顔面の表情筋，舌の前2/3の味覚，唾液腺（舌下腺，顎下腺）を支配する顔面神経異常を調べる。口をとがらせる，左右にゆがめる，頬を膨らませるなどの様々な表情を観察する。甘味と塩味の有無と閾値，唾液分泌の状態を調べる，または問診を行う。一側の味覚減退があるときや，表情が常に同じ一側にゆがむときは同側の顔面神経異常を疑う。

- **第Ⅷ脳神経**（聴神経または内耳神経）：聴覚と平衡感覚を支配する聴神経の働きを調べる。難聴があれば，左右差の有無を確認し，伝音性難聴\*か感音性難聴\*かの推測を行う。また平衡感覚は，閉眼した状態で起立し，頭部を前後，左右に傾けたりからだを回転さ

---

\* **伝音性難聴**：内耳に音を伝える機構（主に鼓膜や耳小骨）の異常が原因で起こるもの。
\* **感音性難聴**：音の受容器である有毛細胞か聴神経（第Ⅷ脳神経）の異常が原因で起こるもの。

看護の共通基本技術

第2編

1

ヘルスアセスメント

コミュニケーションの技術

教育指導技術

感染予防の技術

安全管理の技術

安楽確保の技術

せたりしてもらい観察する。

- **第Ⅸ脳神経（舌咽神経）**：催吐反射（咽頭後壁の粘膜を圧迫すると嘔吐が誘発される），味覚（舌の後 1/3，苦味），唾液分泌（耳下腺）に関与する舌咽神経の働きを検査する。唾液分泌や味覚は問診で判断する。

- **第Ⅹ脳神経（迷走神経）**：嚥下運動と苦味知覚に関与する迷走神経の働きを検査する。そのため，嚥下運動を観察し，咽頭・喉頭での苦味の有無と閾値を調べる。

- **第Ⅺ脳神経（副神経）**：僧帽筋と胸鎖乳突筋を支配する副神経の働きを調べる。検査者が両手を被検者の肩に置き，体重をかけた状態で，被検者が肩を上下させる動きをみる（僧帽筋の検査）。検査者が両手で被検者の頭部を固定した状態で，被検者が頭部を左右に回転させる動きをみる（胸鎖乳突筋の検査）。負荷に抵抗して運動できるか，収縮力に左右差はないかを見きわめる。

- **第Ⅻ脳神経（舌下神経）**：舌の運動を支配する舌下神経の働きを調べる。舌を丸めたり長く突き出したりさせて，舌の運動を観察する。言葉は聞き取りやすいかにも注意する。

## Ⓖ 姿勢の保持・運動系（脊髄・小脳反射）のアセスメント

姿勢の保持や運動の調節は，脊髄と小脳の反射機能に負うところが大きい。脊髄には姿勢反射の中枢のほかに，皮膚反射（防御反射）の中枢もある。

▶ **方法** 脊髄の機能は腱反射（伸張反射）やロンベルグ試験で，小脳の機能は指−指試験，指−鼻試験などで調べる。

### 1. 腱反射

腱反射を調べることによって，どの脊髄レベルに障害があるかを知ることができる。腱反射は，打腱器で該当筋の腱部をたたいて観察する（図 1-59）。

錐体路障害では反射の亢進が起こりやすい。腱反射の異常亢進をクローヌス（clonus）という。以下，「上腕三頭筋反射」から「膝蓋腱反射」の（ ）内は，脊髄反射中枢部位を示す（図 1-59）。

▶ **上腕三頭筋反射** 上腕三頭筋腱を肘頭部付近でたたいて前腕の伸展を観察する（C6）。

▶ **上腕二頭筋反射** 上腕二頭筋腱を肘窩部でたたいて前腕の屈曲を観察する（C7）。

▶ **アキレス腱反射** 足を背屈させ，アキレス腱をたたいて，腓腹筋が収縮するのを観察する。軽い底屈がみられることもある（$S_1 \sim S_2$）。

▶ **膝蓋腱反射** 膝蓋靱帯をたたいて，大腿四頭筋の収縮による下腿の伸展を観察する（$L_2 \sim L_4$）。

### 2. 皮膚反射

正中線を境に一側の皮膚を刺激すると，同側の筋に反射性収縮がみられる。

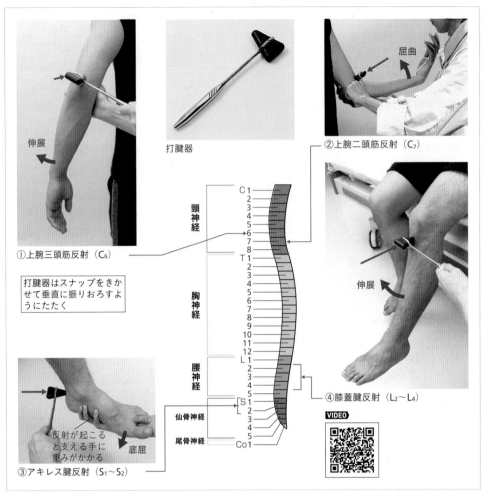

図1-59 腱反射のフィジカルイグザミネーション

▶ 腹壁反射　腹壁の皮膚を刺激して同側性の腹筋の収縮を観察する（$T_8 \sim T_{12}$）。

▶ 挙睾筋反射　大腿の内側面上部皮膚を刺激して睾丸が挙上するのを観察する（$L_1 \sim L_2$）。

▶ 足底反射　足底外側を図1-60（上）のように刺激すると，すべての足趾が足底に向かって屈曲するものをいう（図1-60）（$S_1 \sim S_2$）。

▶ バビンスキー反射　足底反射と同じ刺激により母趾（またはすべての足趾）が扇状に背屈するもので，錐体路の障害でみられる（図1-60）。生後9か月頃までの乳児にみられるが，その後消失する。錐体路障害のある高度の意識障害者で観察される。

## 3. ロンベルグ試験（図1-61）

　視覚以外の感覚によって起立姿勢が保持できるかを調べる。閉眼して，両手を体側につけ，両足をぴったりそろえて立つ。検査者は患者の背部で転倒防止に配慮する。からだが動揺し起立不能となるとき（ロンベルグ徴候，Romberg sign）は脊髄性運動失調を疑う。

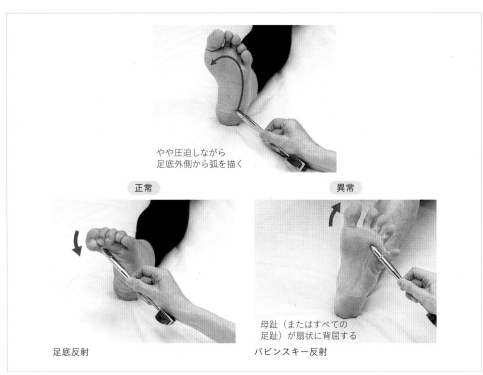

やや圧迫しながら
足底外側から弧を描く

正常

異常

母趾（またはすべての
足趾）が扇状に背屈する

足底反射

バビンスキー反射

図1-60 足底反射とバビンスキー反射

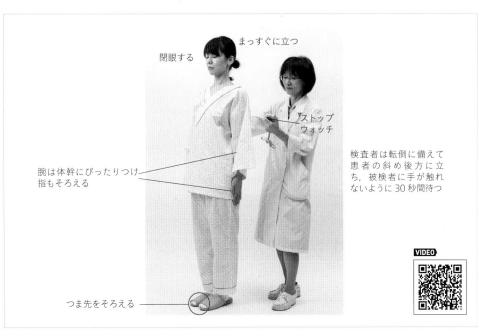

まっすぐに立つ

閉眼する

ストップ
ウォッチ

腕は体幹にぴったりつけ
指もそろえる

検査者は転倒に備えて
患者の斜め後方に立
ち，被検者に手が触れ
ないように30秒間待つ

つま先をそろえる

図1-61 ロンベルグ試験

Ⅲ　系統的なフィジカルアセスメントの実際　155

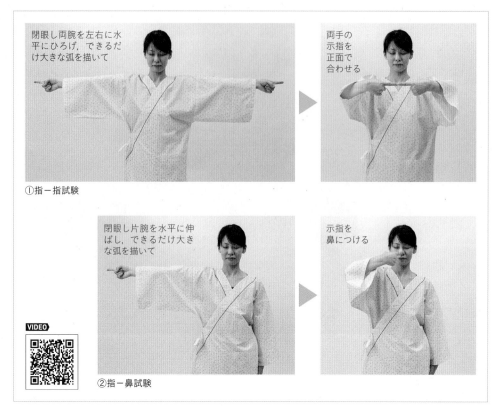

閉眼し両腕を左右に水平にひろげ，できるだけ大きな弧を描いて

両手の示指を正面で合わせる

①指－指試験

閉眼し片腕を水平に伸ばし，できるだけ大きな弧を描いて

示指を鼻につける

②指－鼻試験

図1-62　小脳機能検査

## 4. 小脳機能検査

▶ 指－指試験　閉眼した状態で，両腕を左右いっぱいに水平伸展し，示指どうしを正面で合わせる試験である（図1-62①）。小脳の共同運動調節作用が正常であれば，動作は速く，なめらかで正確である。そうでない場合は小脳機能異常を疑う。

▶ 指－鼻試験　閉眼した状態で，水平伸展した一方の手の示指をゆっくり屈曲させて鼻につける試験である（図1-62②）。検査の目的は指－指試験と同じである。

# IV　心理・社会的状態のアセスメント

## 1 外的環境要因の影響の大きさ

　人間がほかの動物と異なっている点は，格段に発達した脳（大脳皮質）をもっていることである。ヒトの脳の働きは急速に解明されつつある。今世紀中には，これまで心理学や行動学などで推測されてきたヒトの精神のメカニズムが脳生理学で説明されるだろうともいわれている。

第2編 看護の共通基本技術

1 ヘルスアセスメント

コミュニケーションの技術

教育指導技術

感染予防の技術

安全管理の技術

安楽確保の技術

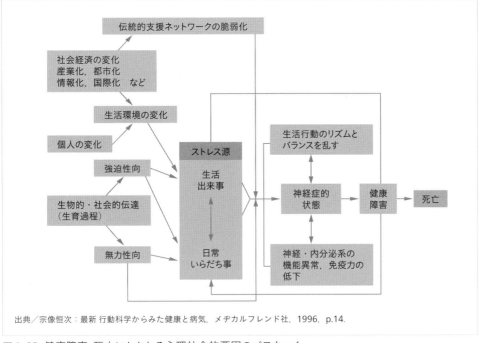

出典／宗像恒次：最新 行動科学からみた健康と病気, メヂカルフレンド社, 1996, p.14.

図 1-63 健康障害, 死亡にかかわる心理社会的要因のパスウェイ

　人間の精神活動を担う脳組織の性質は遺伝的に決定されているにもかかわらず, 脳の機能は出生後, 様々な「外的環境要因」によって修飾され, 場合によっては脳の形態変化さえ起こり得ることがわかってきている。つまり, 遺伝子や脳の形態的特徴などの生得的条件が人間の精神構造を決定するだけでなく, 生育環境などの後天的な要素が脳の働きに影響を与え, 逆に脳の形態的特徴にさえ影響を及ぼすということである。

## 2　心理・社会的側面のアセスメントの必要性

　とりわけ看護が対象とする人々の多くは, 生活の途上で病気や傷害などの「身体的ストレス」や, 生活環境などからくる「心理・社会的ストレス」などにさらされている。

　宗像はこのように様々な外的環境要因がストレス源となり, 人間の心身に影響を与えるしくみを保健行動学の立場から図 1-63 のような関連図で説明している[5]。このように人間の健康は身体的ストレスと心理・社会的ストレスの両者から強く影響を受けるものであるため, ヘルスアセスメントは身体的側面に加えて, 心理・社会的側面からも系統的・組織的に行う必要がある。

# 1. 精神状態のアセスメント

## 1　精神状態のアセスメントの要素

　精神状態（あるいは心理状態）のアセスメントは, 一般に精神看護で扱われるが, 全人的

な健康状態のアセスメントには欠かせない要素である。したがって，その主要な評価項目はすべての看護の対象に適用される。そこで，この項では精神状態をアセスメントする方法（mental status examination）についても言及しておく。

ヒトの精神状態には行動的側面と認知的側面がある[6]。

**行動的側面**には一般的な態度（身だしなみ，表情，行動や態度，声の調子や身振りなど），感情（状況に即した感情の表出，感情の不安定さなど），思考とその内容（思考の論理性，連続性など）が含まれる。

**認知的側面**には思考内容（妄想や幻覚の有無，強迫観念，思考の途絶など），認識力（幻聴や幻視などの感覚障害の有無），意識状態（注意力，集中力，見当識など），記憶力（記銘力，記憶の保持力，想起力など），洞察と判断（これから起こることの予測や洞察，決断や判断など）が含まれる。

これらをアセスメントするための要素をまとめたものが表1-11である。

## 2 情報収集とアセスメントの留意点

このような精神状態のアセスメントには問診だけでなく，日頃の会話や生活行動の観察，家族などからの情報も必要である。表1-11にあるような要素を参考にしながら情報収集し，不自然さに気づいた場合は，その場の状況や患者の言動を具体的に記録しておく。これらは看護計画立案のために必要なだけでなく，精神科的治療の適応の判断の重要な情報源の一つになる。

表1-11 精神状態の査定（mental status examination）の一覧表

| (1) 外見 | 見かけの年齢<br>表情<br>栄養<br>衛生<br>服装<br>髪型<br>　など | (5) 思考内容 | 妄想<br>強迫観念<br>自殺念慮<br>妄想<br>幻覚<br>　など |
|---|---|---|---|
| (2) 行動 | 活動レベル<br>振戦<br>常同性<br>微笑み<br>アイコンタクト<br>話し方<br>　など | (6) 言語 | 理解<br>流暢さ<br>反復<br>ネーミング<br>読み書き<br>　など |
| (3) 気分 | 不安定さ<br>適切さ<br>強さ<br>　など | (7) 認識 | 見当識<br>記憶<br>注意と集中<br>文化的情報<br>抽象的思考<br>　など |
| (4) 思考過程 | 言葉の連合<br>話す割合とリズム<br>　など | (8) 洞察と判断 | 洞察<br>判断力 |

出典／宇佐美しおり，他：オレムのセルフケアモデル；事例を用いた看護過程の展開．ヌーヴェルヒロカワ，2003, p.59.

第2編 看護の共通基本技術 1 ヘルスアセスメント

コミュニケーションの技術

教育指導技術

感染予防の技術

安全管理の技術

安楽確保の技術

# 2. 社会的状態のアセスメント

## 1 健康に影響する社会的要因：2つの代表例

　人間は社会集団において個々に役割をもち，相互関係のなかで生活している。社会生活では，会社や学校といった所属する組織の規範によって個人の欲求は制限されることもある。また同僚や上司，部下，友人，家族というように人間関係は多様で複雑に絡み合っている。こうした社会生活に適応しながら自己実現を目指すことができている人は，望ましい社会的状態にあり精神的にも健康であるといえよう。このように，個人がどのような社会的状態に置かれているかは，健康にも大きく影響してくる。

　こうした社会的要因のうちの非常に重要なものに，**経済的問題**やソーシャルサポートネットワークがある。たとえば，経済的にゆとりがなければ受療行動がとれないし，保健知識を得るための教育が受けられず，情報も入手できない。また，**ソーシャルサポートネットワーク**は「地域や人間関係をとおして得られる支援」を意味するが，これは家族という社会単位を越えた広い対人関係網を指し，その質と量が充実していることで，個人は健康障害に陥った場合，より多くの支援を受けることができる（Column 参照）。

　患者の経済状態や人間関係はプライバシーにかかわる問題であり，それについて質問することは慎重を要するが，社会資源の情報を提供しながらこうした情報も得ておき，ソーシャルワーカーや保健師などとの連携がとれるようにしておく。

---

**Column　ソーシャルサポートネットワーク**

　ソーシャルサポート（社会的支援）は人を介して提供されるもので，一般には家族を中心に質と量（広がり）をもつネットワーク（支援網）として存在するところに意味がある。このソーシャルサポートネットワークには，宗像によれば以下のような手段的支援と情緒的支援がある[7]。

　手段的支援には①経済的に困っているとき頼れる人，②病気や引っ越しのとき手助けをしてくれる人，③わからないことがあると教えてくれる人，④家事を手伝ってくれる人，が含まれる。

　また，情緒的支援には①会うと心が落ち着き，安心できる人，②気持ちが通じ合う人，③気持ちを敏感に察してくれる人，④自分を認めてくれる人，⑤自分を信じて任せてくれる人，⑥喜びを分かち合える人，⑦秘密を打ち明けられる人，⑧互いの考えや将来を話し合える人，が含まれる。

　看護師自身もソーシャルサポートネットワークの一員であり，ネットワークを広げ，強化するよう支援したり調整したりする役割がある。

表1-12 社会的再適応の比較尺度

| ランク | 出来事 | 平均値 | ランク | 出来事 | 平均値 |
|---|---|---|---|---|---|
| 1 | 配偶者の死 | 100 | 23 | 息子や娘が独立して家を出る | 29 |
| 2 | 離婚 | 73 | 24 | 義理の家族とのトラブル | 29 |
| 3 | 夫婦の別居 | 65 | 25 | すぐれた功績を成し遂げる | 28 |
| 4 | 刑務所への収監 | 63 | 26 | 妻が仕事を始めるかやめる | 26 |
| 5 | 家族の死 | 63 | 27 | 入学あるいは卒業 | 26 |
| 6 | ケガあるいは病気 | 53 | 28 | 生活状況の変化 | 25 |
| 7 | 結婚 | 50 | 29 | 習慣の変化 | 24 |
| 8 | 解雇 | 47 | 30 | 上司とのトラブル | 23 |
| 9 | 夫婦間の和解 | 45 | 31 | 仕事時間あるいは状態の変化 | 20 |
| 10 | 退職 | 45 | 32 | 転居 | 20 |
| 11 | 家族の健康の変化 | 44 | 33 | 転校 | 20 |
| 12 | 妊娠 | 40 | 34 | 余暇の変化 | 19 |
| 13 | 性的な困難 | 39 | 35 | 教会活動の変化 | 19 |
| 14 | 新しい家族メンバーが加わる | 39 | 36 | 社会的活動の変化 | 18 |
| 15 | 仕事の再調整 | 39 | 37 | 1万ドル以下の負債あるいは借金 | 17 |
| 16 | 財政上の変化 | 38 | 38 | 睡眠の習慣の変化 | 16 |
| 17 | 親友の死 | 37 | 39 | よく一緒になる家族メンバーの数の変化 | 15 |
| 18 | 配置転換 | 36 | 40 | 食習慣の変化 | 15 |
| 19 | 夫婦間のいさかいの頻度の変化 | 35 | 41 | 休暇 | 13 |
| 20 | 1万ドル以上の負債 | 31 | 42 | クリスマス | 12 |
| 21 | 担保や抵当を流す | 30 | 43 | 法の軽い違反 | 11 |
| 22 | 職場での責任の変化 | 29 | | | |

配偶者の死を100とした場合の主観的な数値
出典／スピールバーガー，C. 著，池上千津子，他訳：ストレスと不安；危機をどうのりきるか，鎌倉書房，1983，p.117.

## 2 | 社会的なストレス源とその対策

　ホームズ（Holmes, T. H.）とレイ（Rahe, R. H.）は，生活環境を変えるような日常の一時的な出来事（生活出来事，life event）が重なると，これらが社会的ストレスとなって重大な健康障害をもたらす場合があることを指摘した。表1-12 はこのような生活出来事をストレス強度の高い順に列挙したものである[8]。

　また，ラザルス（Lazarus, R. S.）とコーエン（Cohen, J. B.）は騒音や家事負担，きつい仕事，仕事上の悩みや近所付き合いがうまくいかないなど，持続的で常態的な日常の出来事（日常いらだち事，daily hassles）はより重大な健康障害をもたらすことを報告している[9]。

　わが国では，宗像が保健行動学的観点から生活出来事を急性ストレス源，日常いらだち事を慢性ストレス源とよび，社会的疾病予防システムとしてのソーシャルサポートネットワークの必要性を論じている[10]。

# Ⅴ セルフケア能力のアセスメント

## 1. セルフケア能力のアセスメントの意義と目的

　これまで身体的アセスメントと，心理・社会的アセスメントについて述べてきた。看護

第2編

看護の共通基本技術

1

ヘルスアセスメント

コミュニケーションの技術

教育指導技術

感染予防の技術

安全管理の技術

安楽確保の技術

活動を効果的に展開するためには，これに加えて，患者がどれだけ「保健行動」がとれているかを知ることが必要である。例をあげれば，慢性病患者が増加している今日，病気を抱えながら地域で生活を送る人が増えてきたが，こうした人々にとって積極的に保健行動がとれるかどうかは健康レベルに大きく影響してくる。

## 1 セルフケアとは

病者に限らず人間が生きるために必要な基本的ニーズとして，①空気，②水，③食物，④排泄，⑤活動と休息，⑥個人の自律性と他者との社会的関係，⑦危険の予防，⑧健康への志向があげられる。これらは普遍的セルフケアニーズといえる。そして，人間はそれらのニーズを満たそうとする保健行動，すなわちセルフケアを行う[11]。セルフケア理論の提唱者オレム（Orem, D. E.）は，「セルフケアとは個人が自分の生命，健康そして安寧を維持するために行う行動である」と定義している[12]。

また近年，慢性病患者のセルフケアが重要視されてきたことを受けて，「セルフケアとは慢性病患者が自らの安寧を得るために自分自身および環境を調整する意図的な行動である」と狭義に用いられることもある[13]。

## 2 セルフケア能力のアセスメントの必要性

このようにセルフケアは病者に限らず必要な行動であって，個人にはそのニーズを満たす力，すなわちセルフケア能力が備わっている。このセルフケア能力は「セルフケアに従事するための複合的・後天的な能力」で，年齢や発達段階，健康状態，あるいは社会文化的環境に影響されるといわれている[14]。たとえば図1-64 のような状態で健康が阻害された場合，セルフケア能力が低下すると同時にセルフケアニーズが増す。

看護師の役割は患者のセルフケア能力を査定し，不足した能力を補うケアを提供することである。したがって，セルフケアの支援のためには，患者のセルフケア能力を適切にア

---

**Column**

## セルフケア能力を査定する質問紙 SCAQ

近年の看護学研究では，看護実践にすぐに利用できる様々な心理・社会的な測定用具（人間の主観的現象を評価するテスト形式の質問紙）が開発されている。セルフケア能力の測定用具としては，2001（平成13）年に本庄が開発した慢性病患者を対象とした標準化された質問紙*（Self-Care Agency Questionnaire；SCAQ）がある。SCAQ は①健康管理法の獲得と継続の能力，②体調調整能力，③健康管理への関心度，④有効な社会的支援の獲得能力の4つのカテゴリー，29の質問項目で構成されている[15]。

＊ **標準化された質問紙**：対象の心理・社会的な現象を評価するための一種の測定用具（評価尺度）で，試験的調査を積み重ねて内容が吟味され，信頼性（正しく測れること）と妥当性（測りたいものが測れること）が証明された完成度の高い質問紙を指していう。

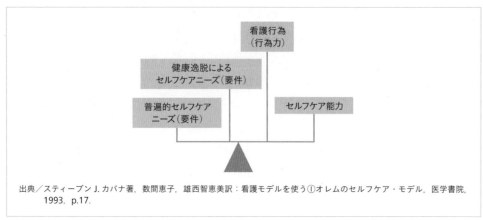

出典／スティーブン J. カバナ著，数間恵子，雄西智恵美訳：看護モデルを使う①オレムのセルフケア・モデル，医学書院，1993，p.17.

**図1-64** セルフケア能力が看護支援によって強化され，セルフケアニーズとつり合った状態

セスメントすることが必要なのである。

## ▎2. セルフケア能力のアセスメントの方法

　セルフケア行動を遂行するためのセルフケア能力には，①セルフケアへの関心，②セルフケアを継続するための体力，③セルフケア効果を予測する能力，④セルフケアの動機づけ，⑤セルフケアにおける意思決定と実施能力，⑥セルフケア遂行のための知識を獲得し記憶する能力，⑦セルフケアの手技，⑧セルフケアを自分の生活や地域のなかで統合する能力などが含まれる[16]。

　セルフケア能力をアセスメントする際には，これらの要素を一つひとつ調べていく。

**文献**

1) 日本生理学会編：生理学用語集，南江堂，1998.
2) 日本高血圧学会高血圧治療ガイドライン作成委員会編：高血圧治療ガイドライン 2019，ライフサイエンス出版，2019，p.165.
3) 猿田享男：新しい日本の高血圧治療ガイドライン，臨床麻酔，25（7）：1067-1073，2001.
4) 日本生理学会編：生理学用語集，改訂第5版，南江堂，1998.
5) 宗像恒次：最新 行動科学からみた健康と病気，メヂカルフレンド社，1996，p.14.
6) 宇佐美しおり，他：オレムのセルフケアモデル；事例を用いた看護過程の展開，ヌーヴェルヒロカワ，2003，p.47-50.
7) 前掲書5），p.206.
8) スピールバーガー，C. 著，池上千津子，他訳：ストレスと不安；危機をどうのりきるか，鎌倉書房，1983.
9) 前掲書4），p.6.
10) 前掲書4），p.1-44.
11) 前掲書5），p.7-26.
12) Orem, D. E.：Nursing；Concepts of Practice, 3rd ed. New York, McGraw-Hill, 1985, p.84.
13) 本庄恵子：慢性病者のセルフケア能力を査定する質問紙の改訂，日本看護科学会誌，21（1）：29-39，2001.
14) 本庄恵子：壮年期の慢性病者のセルフケア能力を査定する質問紙の開発；開発の初期の段階，日本看護科学会誌，17（4）：46-55，1997.
15) 前掲書13）
16) 前掲書5），p.7-26.

第 2 章

# コミュニケーションの技術

## この章では

- 言語的コミュニケーションと非言語的コミュニケーションの特徴を説明できる。
- 人間のコミュニケーションは相互作用であることを説明できる。
- 対人関係における効果的なコミュニケーションを演習で行える。
- コミュニケーションを促進し，より良い人間関係を築くためには，自己理解を深める必要性があることを説明できる。
- 看護師がコミュニケーション技術を用いて，看護の目的を達成していくことの重要性を説明できる。
- 看護理論家がコミュニケーションをどのようにとらえているかについて関心をもち，調べる。
- コミュニケーションは所属している文化に強く影響されていることを説明できる。
- ケアリングは，効果的なコミュニケーションによる対人関係をとおして実践できる。

# I コミュニケーションとは

▶ **コミュニケーションは双方向的なもの** コミュニケーションという用語は，ラテン語 *communis* に由来し，共通性を意味している。社会学や心理学などの種々の学問領域においてコミュニケーションは，「一定の意味内容を，記号を媒介として，ある個体から他の個体に伝えるプロセスである」などと定義されている。

また，辞典には，「個人の内的経験をシンボル化して伝達し，相手がその意味を再現して認知する過程を相互に連続的ないし動態的に繰り返すことで，人間相互の関係を成立・発展させる過程」と記されている[1]。わかりやすくいえば，対人関係におけるコミュニケーションとは，人が意味のあるメッセージを相手に伝え，互いに理解しようとするやりとりであり，それは一方通行ではなく双方向的であるという特徴をもっている。

その意味で，コミュニケーションは，メッセージを交換するキャッチボールに例えることができる。一方が投げたボール（伝えたいメッセージ）を相手がキャッチ（意味づけ・反応）し，それをまた投げ返す（メッセージのフィードバック）ことにより，新たなキャッチボール（メッセージの交換）が始まる。それらが循環的に行われ，相互に影響を及ぼし合っているのが，人間と人間の相互主体的な関係である。

▶ **コミュニケーションは不可欠なもの** ヒトが人間として成長していくためには，他者の存在を必要とする。その他者との関係を形成し発展させていくうえで，不可欠なもの，それがコミュニケーションである。人間にとってコミュニケーションは，水や空気，そして食物と同様に生きていくうえにおいて極めて重要である。社会生活を送る人間にとって，コミュニケーションなくしては自分を理解してもらうことも，他者を理解することもできない。

▶ **コミュニケーション技術獲得の難しさ** 人はコミュニケーション技術をどのようにして獲得していくのであるうか。一般には，家族，友達，地域，社会における他者とのかかわりをとおして，学習し身につけていくものであり，成人になるまでにたいていの人は基本的な人間関係を築けるようになるといわれている。

しかし，現実にはだれもが十分なコミュニケーション技術を身につけているわけではない。その要因の一つには，携帯電話，スマートフォン，インターネット，テレビ電話など，IT（information technology）の急速な発達によって，非対面型のコミュニケーション（computer-mediated communication）が増加していることがある。また，少子化や生活様式の変化に伴うコミュニケーションの不足から他者に対する関心が薄らいでおり，人間関係をうまく築くことができず，悩む人が増えている。

機械は入力（input）したものがそのシステムに従った形でのみ出力（output）されるため，結果を予測することが可能であるが，人間と人間の関係においては，必ずしも期待する結果が得られるとは限らない。そうした予想外の状況にうまく対処できない場合，人はスト

第2編 看護の共通基本技術

ヘルスアセスメント

2 コミュニケーションの技術

教育指導技術

感染予防の技術

安全管理の技術

安楽確保の技術

レスや不安を感じ，人間関係に苦手意識をもつようになる。このように，コミュニケーションはだれもが行っているものであり，一見簡単そうに思えるものの，実は奥が深く難度の高い技術である。

# Ⅱ 対人関係プロセスとしての看護

## A 看護師と患者の関係

### 1. 共に成長していく関係

　人生は他者との出会いと別れを綴った物語ともいえる。その意味で，人を対象とする職業である看護師は，自らの人生のなかに，患者との出会いや別れを織り込みながら成長していく存在である。言い換えれば，看護師と患者の関係は人間対人間の関係であり，相互に意味のある体験をとおして，両者が共に人間的に成長しているのである[2]。したがって，看護という仕事の成果は，看護師と患者の間における対人関係のありように大きく影響される。

　人は疾病の有無にかかわらず，いかなる状況にあっても人間としての尊厳を保ち，個人として尊重されたいと願う存在である。そうしたニーズをもつ患者と看護師の関係は，お互いの存在そのものにかかわるレベルのものであり，まさに「看護とは，有意義で治療的な対人関係のプロセスである」といえる[3]。

### 2. 対等な関係

▶ **看護師-患者役割をとおして出会う**　看護師と患者は役割をとおして出会うが，それぞれの役割取得に関する思いは異なるであろう。看護師という役割は，職業として自ら選択して取得する。それに対して，患者という役割はだれもがそれを引き受けることをできれば避けたいと思うものの，病気であるが故に，医療を受けるためにやむを得ず引き受けている役割である。患者という役割を引き受けた人は，不安や苦悩を抱え傷つきやすくなっており，他者にケアを求めている。そうした患者を理解し，職業としてケアするのが看護師であり，そこにケアする人とケアされる人の関係が形成される。

▶ **人間対人間としての対等な関係**　もし，看護師が患者の思いや感情に寄り添うことができれば，その人の期待やニーズに気づき，適切に応答できるであろう。その実現にかかっているのは看護師と患者の関係のあり方である。本来，看護師と患者の関係は対等であるが，看護師にケアする者としての自覚がない場合，時に患者との関係に勾配が生まれることもある。その結果，患者は，看護師の無神経で配慮のない態度や言葉などにより尊厳を傷つ

けられる。

　確かに，看護師にとって他者である患者を理解するということは容易ではない。しかし，看護師という役割がなければ出会うこともかかわることもなかったかもしれない人を理解し，ケアすることを期待されているのが看護師という職業なのである。看護におけるコミュニケーションにおいては，患者と看護師の関係が，人間対人間としての対等な関係であることが重要である。その根底に流れているのは，人間がケアし，ケアされる存在として「お互いさま」「おかげさま」という助け合いの気持ちである。

## Ⓑ 対人関係の成立に不可欠な要件

### 1. 自分を理解する

▶ **自分を理解するようにしか他者を理解できない**　看護師が他者を理解するために必要なことは，まずは自分自身を理解するということである。なぜなら，人は自分を理解するようにしか他者を理解することはできないからである。そして，また他者を理解することによって自分自身の理解も深まる。したがって，もし人間が人間に働きかける看護という仕事に適性があるとすれば，それは人間に対する「関心」をもつことができるか否かということではなかろうか。もちろんここでいう関心の対象である人間は，他者だけでなく自分自身をも含むものである。

▶ **自分のことはわかっているようでわからない**　「自分のことは自分が一番よくわかっている」と考える人もいるが，自分とは何か，わかっているようでわからない存在，それが自

---

**Column**　看護師の言葉遣い

　　患者は看護師の言葉遣いにしばしば尊厳を傷つけられている。たとえば看護師からかけられた次のような言葉である。「おむつ替えようか」「着替えるからこっち向いて」「そこをもったらダメよ」等々。看護師は看護サービスを提供する専門職である。にもかかわらず，品性に欠けた言葉遣いをしている看護師は少なくない。ある患者は悲しい表情で次のように話した。「私は，入院するまで自分のことは自分でなんでもできていました。今でもできるなら人の手は借りたくありません。それでも自分でできないから，看護師さんにお願いしているのです。ただでさえ，人に頼らないといけない自分を情けないと思っているところに，あの看護師さんは，私に対してまるで子どもにでも話しているかのように上からものを言うのです。私は子どもではありません。病気でつらい思いをしているうえにどうして看護師さんからこんな屈辱的な扱いを受けなければいけないのでしょうか」。患者は，尊厳を保つことのできる，敬意のこもった看護を看護師に求めている。

分自身であろう。「私はだれ？」「私は何者？」と自分に問うてみたとき，即座にまた的確に答えられる人は少ないのではないか。自分というのはあまりに近すぎてよくわからないというのが本当のところであろう。人は大人になるプロセスのなかで「自分探し」をするが，そのような過程を経て，少しずつ自分という存在が見えてくるのであり，その問いは生涯にわたって続くものでもある。

## 1 先入観と偏見

▶ 文字情報の不確かさ　人がどのような場面で笑い，どのような状況で怒るかを知ることで，その人のこれまでの経験がわかるといわれている。最近は，メール，LINE，ツイッターなどのコミュニケーションツールが盛んに用いられており，リアルタイムの情報を他者に伝えることができる。その一方で，この種のコミュニケーションツールでは，文字情報のみに依存することになり，誤った認識や妥当性に欠けた判断や評価をすることがある。

▶ 情報でつくられるイメージ　人は他者に関する情報を得ると，自分の価値観や好み，あるいは過去の経験と照らして先入観や偏見をもつ傾向がある。

たとえば，未知の人を訪問する際，事前に相手についての情報が何か得られていると，その情報に導かれ，不十分な情報であっても自分なりに相手のイメージをつくってしまうというのは，よく経験することである。たとえば写真のような視覚的情報があれば，その印象から，「明るそうな人」とか「恐そうな人」といった先入観をもったり，趣味や出身地などの情報を得た場合には，自分との共通性や関心の度合いによって相手に対する好感度や印象が異なってくるといったことがある。

また，医療の場では次のような例をあげることができる。入院予定の患者について「48歳，男性，狭心症（きょうしんしょう），大手企業の部長」という情報を得た場合，「この年齢で，この疾患で，このような高い地位にある人って，きっと仕事中心で医療者の言うことを聞かない頑固な人だ」というように事前の情報のみでイメージをつくってしまうこともある。

▶ 自分の傾向に気づく　先入観や偏見から自分を解放することは必要であるが，完全に取り除くことは困難である。したがって，コミュニケーションがスムーズにいかないときには，なぜそうなるのか，何が影響しているのかという視点から，まずは自分と対話してみる必要がある。自分自身と向き合うことで感情を分析し自分の傾向に気づくことができる。特に，自分の個人的な好みや価値観を意識しておくことは大切なことである。

## 2 ジョハリの窓

アメリカの心理学者であるジョセフ・ルフト（Joseph Luft）とハリー・インガム（Harry Ingham）が共同で開発した「ジョハリの窓」とよばれるコミュニケーションの分析モデルがある。このモデルは，自己と周囲との関係についての概念を4つの窓により図式化したものである（図2-1）。それぞれの窓には，（I）open（自分も他者も知っている自分），（II）blind（他者は知っているが，自分は知らない自分），（III）hidden（自分は知っているが，他者は知らな

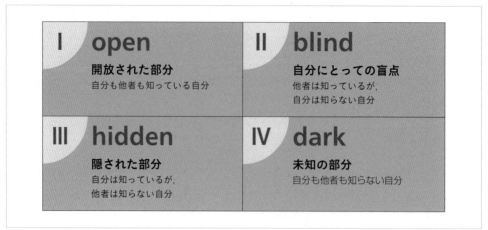

図2-1 ジョハリの窓

い自分），（Ⅳ）dark（自分も他者も知らない自分）という名前がついている[4]。一つ一つの窓の大きさは人によって異なり，どれか一つが変化すればほかも変化する。

▶ Ⅰの窓を大きく　（Ⅰ）の窓が小さければ小さいほど，コミュニケーションは貧弱なものとなる。そこで，まずは，（Ⅰ）の窓を広げる努力が必要である。この窓が大きくなることで，自身に対する自己と他者のイメージが一致するため，コミュニケーションは円滑になる。そのためには，自分自身と対話し，自分が何を求めているのかを明らかにし，それを認めることである。

▶ Ⅱの窓を小さく　次に，（Ⅱ）の窓を小さくする。他者に指摘されて初めて自分の知らないところに気がついた体験はだれにもあるであろう。他者にはわかっていて，自分では気づいていない部分について，他者の意見をよく聞き学ぶことで自分自身を知ることができる。

▶ Ⅲの窓を小さく　さらに，（Ⅲ）の自分はわかっているが他者に隠している自分への対処である。他者に対して隠したい自分があるときには，まるごとの自分を相手に理解してもらうことはできない。自己を開示する勇気も必要である。

▶ 自分理解に必要な他者の存在　このように，自分を理解するプロセスは自分一人だけで完結するものではなく，常に他者の存在を必要とする。また，自分を知るということは，自分がどのような世界観や価値観をもっているのかを意識することにつながる。そして自分を受け入れられる者は，他者をも受け入れることができるのである。

## ▎2. 他者を理解する

### 1 ▏相手の立場に立つ

コミュニケーションとは，互いを理解し合うプロセスである。しかしながら，自分を理

看護の共通基本技術 第2編

ヘルスアセスメント

2 コミュニケーションの技術

教育指導技術

感染予防の技術

安全管理の技術

安楽確保の技術

解することもままならないのに，いかにして他者を理解することができるのだろうか。

▶ 自分を他者の立場に置く　カント（Kant, I.）は人間における「共通感覚」の存在を主張している。これは，わかりやすくいえば，人間が共通してもっている理解力，あるいは広い意味における共通な感覚といえる。カントは人間が判断をするうえで影響を及ぼす多くの偶然的制約や錯覚，先入観から解放される唯一の方法として，自分を他者の立場に置いて，いわば相互主観的に考えることの必要性を説いている。そもそも「理解する」とはドイツ語では verstehen，すなわち「相手の代わりに立つ」，したがって「相手の立場に立つ」「相手の身になる」という意味をもつ。英語の understand は，文字どおり相手の下に立つことを語源とし，基本的には同じような意味をもつ。相手の立場に立つということは，自我の狭さを打破することであり，必然的に自我を拡大することにほかならない[5]。

## 2 ｜ 相手に関心をもつ

「相手の立場に立つ」と言うことは容易であるが，完全に相手と同じ立場に立つことはできない。ただ，ある現象を相手の世界から見たらどのように見えるのだろうかと感じたり，考えたりすることは可能である。コミュニケーションは，人と人の間で意味を交換するプロセスであり，かつ参加する体験でもある。その際，最も大切なことは相手に対する「関心」のもち方であり，それは言い換えればその人を理解したい，わかりたいという気持ちともいえる。他者と意味のある関係を形成していくためには，その一つ一つの出会いに価値があるのだという信念が必要である。

▶ 相手に対する関心と観察　関心を示すことで相手の気持ちやニーズを推し量る良い例が，赤ん坊に対する母親のかかわりである。赤ん坊は自分のニーズを言葉で明確に母親に伝えることはできない。泣く，笑う，眠るといった行動によって，おなかがすいた，おむつが汚れて気持ちが悪い，眠い，痛いといった自分の気持ちやニーズを母親に伝えている。母親はそうした赤ん坊の泣き声や表情などに関心を寄せ，注意深く観察することでそのニー

---

**Column　つもりちがい十か条**

自分のことは自分が知っていると思いがちだが，果たしてそうだろうか。次の十か条は興味深いと思われないだろうか。

1. 高いつもりで低いのは教養
2. 低いつもりで高いのが気位
3. 深いつもりであさいのは知識
4. あさいつもりで深いのが欲
5. 厚いつもりでうすいのは人情
6. うすいつもりで厚いのが面の皮
7. 強いつもりで弱いのは根性
8. 弱いつもりで強いのが我
9. 多いつもりで少ないのは分別
10. 少ないつもりで多いのが無駄

出典／天台宗別格本山両子寺：高尾山薬王院の参道名文句

ズを判断し，応答している。もしも，母親が赤ん坊に対して何の関心ももっていなければ，泣き声はただの騒音になってしまうであろう。

## 3 | 患者を擁護する

▶ 看護師役割に必要な患者の存在　看護師が関心をもつ第一の対象者は患者である。ウィーデンバック（Wiedenbach, E.）は「看護婦が看護婦であるゆえんはそもそも看護婦の援助を必要としている患者の存在があるからである」[6]と述べている。このことからもわかるように，看護師は看護を必要とする患者の存在があるが故に存在し得るのである。自明の理ではあるが，看護師は病院や医師のためではなく，患者のために存在していることを忘れてはならない。したがって，看護師の第一義的役割は，患者の健康を支援し，人間としての尊厳を守ることにある。

▶ 共に成長し合う対等な関係　わが国においては，日本国憲法第13条で「個人の尊重」と「幸福を追求する権利」が保障されている。看護師はこうした基本的理解のうえに立って患者との人間関係を形成していく必要がある。その際，関係の鍵となるのは，先にも述べたように「対等」という概念である。すなわち，看護の受け手と提供者との対等な関係である。それは，看護師が患者に対して「○○をしてあげる」という上下関係ではない。患者の健康を支援することをとおして，相互に作用していく過程のなかで共に成長し合う対等な関係である。

---

**Column　看護における関心**

　人間にとって最もつらいこと，それは他者に無視されることであるといわれる。無視するということは，存在していることに対し，まったく関心を示さないことである。

　ワトソン（Watson, J.）が支援してコロラド大学に設置された Center for Human Caring のホームページをみると，ケアリングに対応して「関心」という漢字が書かれている。これは対人関係の形成において他者への「心からの関心」が重要であるというメッセージであろう。

　また，ナイチンゲール（Nightingale, F.）は，『病人の看護と健康を守る看護（1893）』のなかで，看護師は患者に対して三重の関心が必要であると述べている。その第1は，心の関心で，今，目の前の人が何を求めているかについて心からの関心を向けること，第2は，健康問題に対する理性的関心であり，第3は，それを援助するための技術的関心である。

---

第2編 看護の共通基本技術 ヘルスアセスメント

2 コミュニケーションの技術

教育指導技術

感染予防の技術

安全管理の技術

安楽確保の技術

# Ⅲ 看護におけるケアリングとコミュニケーション

## A 他者との関係における2つの様式

### 1. 我と汝の関係

　ブーバー（Buber, M.）が「人間が人間と共にあることが，人間存在の基本である」と言っているように，人間は生まれたその瞬間から他者の存在なしに生きていくことはできない。ブーバーは，自分と他者との関係性には，「我とそれ」「我と汝」という2つの様式があると述べている[7]。「我とそれ」は，自分（我）が相手である人を対象化（それ）してとらえるものであり，相手もまた自分を対象化している関係をいう。このような関係においては，世界は自分自身から切り離してとらえられている。看護実践においては，看護師が，問題解決を求めている人として患者をとらえた場合，その人は単に「問題をもつ人」としてのみ理解されることになる。このように，他者の全体を見ない部分的なかかわりにおいては，自分の必要に応じて他者とのかかわりを手段化してしまうことになる。これに対し，「我と汝」の関係においては，「我」は「汝」という存在と共にあるものであり，その出会いとかかわりそのものを重視する。特定の他者（汝）に誠実に向き合い，自分のすべてをかけてかかわる関係である。

　看護するうえで，科学的思考は必要であるが，看護師にとっての「我」は，単に問題を特定する手段として部分的に患者（それ）とかかわる「我」ではなく，その人の存在全体（汝）を受け入れ，共にある「我」であることが重要なのである。

### 2. 人間関係における基盤の変化とケアリングの問い直し

　状況によって異なるものの，「我とそれ」「我と汝」という2つの関係性は人間が生きていくうえで本来どちらも必要なものである。デカルト・ニュートン的モデル*に代表される西洋科学が発達し，自然科学が主流を占めていた20世紀の前半までは，「我と汝」よりも「我とそれ」の関係が人間関係においては支配的であった。しかし，20世紀の後半になってくると，そうした人間関係のあり方に対する疑問が生まれ，教育・福祉・医療といった人間を対象とする領域において「ケアリング」という概念が注目されるようになった。

---

＊ **デカルト・ニュートン的モデル**：西洋科学の思想である還元主義と機械論的世界観をもたらしたのが，デカルトとニュートン的な枠組みである。デカルトの思想の特徴は物心二元論であり，それがニュートン物理学と結びつき実際の学問となり発展して，科学万能主義に至った。

▶ 医学モデルの限界　医療の分野でケアリングに関心が寄せられるようになった背景には，高齢化，慢性疾患のまん延に加えて，保健医療システムの基礎となっている伝統的な医学モデルに対する限界が考えられる。医学モデルは要素還元的立場*に基づいており，急性疾患に対しては効果的に機能しめざましい発展を遂げてきた。しかし，このような疾患指向型のモデルでは，「病気を診て病人を診ない」といわれるように「疾病」とその「治療」という独特な見方がある。したがって，このモデルでは，患者の個別性，つまり「病を経験している私」が困っているということは重視されない。その結果，生活習慣病，原因不明の疾病，老化に伴う能力低下といった「病気を治す」ことのできない人への健康支援のあり方が問題となってきた。

▶ 共に成長する関係　ケアリングの価値を問い直している人たちは，これからの医療を従来の医学モデルのような，専門家から一般市民に対する一方的な関係ではなく，「医療サービスを提供する人」と「利用する人」との共同作業としてとらえ，共に成長する関係を目指している。看護の領域においても，レイニンガー（Leininger, M., 1978）やワトソン（Watson, J., 1979），ベナー（Benner, P., 1989）などの看護理論家はケアリングの価値の重要性を主張している。

---

Column

## 福澤諭吉『学問のすゝめ』における"世話（ケア）"

　福澤諭吉は明治時代に『学問のすゝめ』を著したが，第14編の「心事の棚卸し／世話の字の義」のなかで，ケアにあたる言葉として"世話"を用いており，意味深い内容が記されている。

　福澤諭吉は「世話の字の義」を定義して，「世話の字に二つの意味あり，一は保護の義なり，一は命令の義なり」とし，この"保護"と"命令（指図）"の両方をバランスよく保つことが，「真によき世話」であると述べている。"保護"は，相手に寄り添い時間を割いて親身になって「利益」や「面目」を失わせないように世話すること，"命令"は，その人の立場に立ってその人の利益を守り，不利益になる場合には，助言や忠告をして心を尽くすことだとしている。肝心なことは，保護も命令も相手の立場に立って行われるものであるということであり，人が人をケアする看護に通じるものがある。

出典／福澤諭吉著，小室正紀・西川俊作編：学問のすゝめ，慶應義塾大学出版会，2009, p.155-160.

---

＊ **要素還元的立場**：複雑なものを理解するとき，それを要素（部分や部品）に分解して，それらを個別に理解して足し算をすれば元の複雑なものを理解できるとする考え方。

第2編 看護の共通基本技術

ヘルスアセスメント

2 コミュニケーションの技術

教育指導技術

感染予防の技術

安全管理の技術

安楽確保の技術

## B ケアリングの概念の今日的意味

### 1. ケアリングとは

　ケア／ケアリングという用語は，日常生活でだれもが用いているにもかかわらず，複雑でわかりにくい概念である。そもそも，ケアリングの語源は，オックスフォードの辞書によれば，古英語とゴート語の carian, kara, karon にある。kara は，悲嘆，哀しみという意味をもち，carian には心配する，関心をもつという意味がある。現代社会において，ケアという用語は「care about（気にかける，配慮する，関心をもつ）」というだけでなく，「care for（世話をする，面倒をみる）」という両方の意味で用いられている。日本語のなかに，それに見合った表現を見つけるのは困難であり，また，類似語はいくつかあるもののしっくりこないためか，ケア／ケアリングのまま用いられている。強いて訳すならば「世話する」，他者に対して「心を寄せる，寄り添う」ということであろう。ケアリングの対象は，人間だけでなく植物や衣類なども含まれるが，ここでは人間を対象とするヒューマン・ケアリングについて述べる。

▶ **人と人の間で成長する存在**　人間の新生児は完全に無力であり，生まれた瞬間より他者からの愛を受けケアされるという，自分以外の人の努力に依存する存在である。それなくしては一人の人間として成長・発達を遂げることはできない。すなわち，人間は一人では生きていけない社会的動物であり，日常の生活は，絶えずだれかをケアし，まただれかにケアされるという関係性（ケアリング関係）をもとにして成り立っているのである。

▶ **ケアされる体験**　他者をケアする能力を高めるためには，まず自分自身がケアされる体験をもつ必要がある。なぜなら，自身の体験をとおして他者をケアするという能力も育っていくからである。ノッディングス（Noddings, N.）は，ケアリングは乳幼児期の愛される，あるいは保護されるといった体験に基づいており，人とのかかわり・応答の自然なあり方であるとしている[8]。

### 2. ケアリングの職業化

　ケアリングは元来ある特定の人間がもつ能力や行為というより，家族・地域共同体のなかで自然にみられる現象であった。ところが，経済が発展し産業化社会になると，家族や地域といったものよりも「個」の概念が重視されるようになった。その結果，ケアリングの機能が「外部化・社会化」され，職業としてのケアリングが生まれた[9]。看護師も専門職としてのケアリングが求められており，コミュニケーションは，それを実践していくうえでの欠かせない要素である。

# IV 看護理論とコミュニケーション

次にあげる3人の理論家は，人間関係に注目した看護理論の代表である。そこに共通するものは，人間対人間のプロセスという視点から，看護を病気や苦難などの体験のなかに意味（生きる意味の実感）を見いだすための援助であると主張していることである。

## 1. ペプロウ（1909〜1999）

ペプロウ（Peplau, H. E.）は，"看護"について，特別に教育を受けた看護師が医療を求めている人の援助の必要性を認識し，対処できるように人間的につきあう方法であると述べている。ペプロウのこの考えによれば，人間的につきあう方法，すなわち，あらゆる看護行為の中心となるのはコミュニケーションということになる。

ペプロウは，看護師と患者の関係は対等ではあるが，まったく異なる人間として，また共に問題解決に向かう人間として知り合い，尊敬し合うようになるとき，看護のプロセスは教育的・治療的なものになると述べている。このように，ペプロウの述べるコミュニケーションの基本的な性格は，成熟を促す教育的なかかわりを意味している[10]。

## 2. オーランド（1926〜2007）

オーランド（Orlando, I. J.）は，看護師が対人関係を効果的に活用することによって，状況への対処能力を増大させることができるとしている。また，患者と看護師の相互作用において，看護師の応答能力が十分に発揮されるならば，患者の不安や苦痛の多くは軽減されるはずである。しかし，もし，それが十分に発揮されないならば，患者の不安や苦痛は逆に増大する結果になるであろうと述べている。オーランドの理論におけるコミュニケーションは，看護師が自分の反応を積極的に表出し，患者の反応を確かめながら熟慮して行うという特徴をもっている[11]。

## 3. トラベルビー（1926〜1973）

看護におけるコミュニケーションは変化をもたらす道具であり，相互的で創造的なプロセスである。トラベルビー（Travelbee, J.）は，"コミュニケーション"を看護師と患者が人間対人間の関係を確立して，看護の目的を実現させるプロセスであるととらえており，看護師は，コミュニケーションの技能と能力を発展させる必要があるとしている。それは，看護師と患者が相互に個人として，人間対人間の関係を確立することによって，看護の目的，すなわち病気や苦難の体験を防ぎ，それに立ち向かえるように，患者とその家族を援助することである。また，看護師は，必要なときには，いつでもこれらの体験のなかに患者が意味を見いだせるように援助すべきであると述べている[12]。

第
2
編

看護の共通基本技術

ヘルスアセス
メント

2
コミュニケー
ションの技術

教育指導技術

感染予防の技術

安全管理の技術

安楽確保の技術

# V 看護とコミュニケーション

## A コミュニケーションの要素

コミュニケーションの基本的な要素は，送り手，メッセージ，媒体，受け手の4つである。その4つの要素は，次のような意味をもっている。

- **送り手**：メッセージを受け手に向けて送る。
- **メッセージ**：送り手が受け手に伝えようとする意味内容であり，情報や思考，感情などである。
- **媒体**：送り手が受け手にメッセージを伝えるときに用いる具体的な手段である。
- **受け手**：送り手からのメッセージを受け取り，それを自分なりに解釈し判断する。

## B コミュニケーションの送り手と受け手との関係による分類

コミュニケーションは，その送り手と受け手との関係によりマスコミュニケーションとパーソナルコミュニケーションに分けられる。

### 1. マスコミュニケーション

マスコミュニケーションは，1つの発信源からテレビ，ラジオ，新聞，雑誌などの媒体（マスメディア）によって送られたメッセージが，不特定多数の受け手に伝わるコミュニケーションのあり方である。このコミュニケーションにおいては，送り手は，ある媒体をとおして大量の情報を広い範囲にわたって送ることができるというメリットがある反面，意味を共有するために必要な受け手からのフィードバックはなく，一方通行になりやすいというデメリットがある。

現代の情報社会の一つの問題ともいえる情報過多は，このタイプのコミュニケーションによってもたらされている。送り手から届くメッセージが必ずしも事実を伝えていなくても，われわれ受け手にはそれをフィードバックして確認することは困難である。したがって，われわれには溢れる情報を適切に選択し，解釈する能力が求められる。何が事実なのか，何が真実なのかを見きわめることが必要であるということである。それがなければ情報という名の海でおぼれてしまうことになるであろう。

### 2. パーソナルコミュニケーション

パーソナルコミュニケーションは，基本的に個人間における直接的なメッセージの交換である。送り手が伝えたいメッセージを相手に送り，受け手がそれを受け取ることで情報

を共有する。このコミュニケーションでは、大量の情報を広い範囲にわたって送ることはできない。しかし、メッセージをフィードバックできるため、双方向的なやりとりが可能となり、お互いに相手に影響し合う関係となる。看護実践においては、主としてパーソナルコミュニケーションに関する高い能力が必要である。

## C コミュニケーションの特性による分類

視覚と聴覚を主とした五感をとおして交換されるメッセージには、言語（音声や文字）によるものとそれ以外の非言語（表情、からだの動きなど）によるものとがある。このメッセージには、意図して「伝える」場合と無意識的に「伝わる」場合とがある（表2-1）。

## 1. 言語的コミュニケーション

言語を用いてメッセージを伝えるコミュニケーションを、言語的コミュニケーション（verbal communication）という。人は成長過程を過ごした時代や文化のなかで言語を理解し、他者とコミュニケートする能力を獲得する。人にとっての"言語"とは、自分の考え、思い、感情をメッセージとして他者に伝えることのできる有効な道具である。

▶ 送り手と受け手の認識のずれ　同じ時代や文化を生きている人間どうしであっても、必ずしも送り手の意図することがそのまま正しく受け手に届くとは限らないところにコミュニケーションの難しさがある。たとえば、医師が患者に「今回あなたが受ける手術は難しくありませんのでご安心ください」と伝えたとする。この場合の「難しくない」という言葉は患者によって様々に解釈される。ある患者は、過去にリスクの高い手術を受けた経験があったため、今回の手術について説明を受けた後、確かに前回の手術に比べたらリスクは低いと判断し、医師の言葉どおりに受け止めて安心するかもしれない。一方で、別の患者は、生まれて初めて受ける手術であり心配性なため、「難しくない」と言われても不安の軽減につながらないこともある。このように、送り手が意図的に言葉を選択しメッセージを送ったとしても、それを受け手がどのように解釈し意味づけするのかというところまで入り込むことはできない。

▶「言ったつもり」で届かない一方通行　われわれの日常生活のなかでは、受け手にメッセージが伝わっておらず、送り手だけが「書いたのに…」「言ったのに…」と思っている一方通行のコミュニケーションで終わってしまっていることが意外に多い。言語的メッセージ

表2-1 コミュニケーションの特性による分類

| 言語的コミュニケーション | 非言語的コミュニケーション |
| --- | --- |
| 話し言葉・書き言葉 | しぐさ、表情、まなざし、姿勢、声の調子、ため息、抑揚、速度、高低、ジェスチャー、動作、距離、服装、装飾品、外観など |
| 伝える ── 意図的である | 伝わる ── 無意識に用いている |

を正しく伝えるには，書かれたものが読めること，話したことが聞こえることが最低限必要な条件である。医療事故は，医療者と医療者あるいは医療者と患者の間における「言ったつもり」「書いたつもり」が「聞いていない」「読んでいない」といったコミュニケーションの齟齬（そご）によって起こることが多い。重要な説明などの場面では，送り手は受け手にメッセージが正確に伝わっていることを確認する必要がある。

## 2. 非言語的コミュニケーション

　非言語的コミュニケーション（nonverbal communication）の媒体には，表情，姿勢，声の調子，ため息，ジェスチャー，動作，距離，服装，外観などがある。特に，感情と密接に関連している表情は，非言語的コミュニケーションのなかでも重要である。なかでも目は，「温かいまなざし」「冷たい視線」といったように，人の感情を強く反映している。言語は人間にとって重要な道具であるにもかかわらず，人が人に伝える意味内容のうちの90％近くは非言語的メッセージによって伝わるといわれている[13]。このうち，記号としての言語を使うときのアクセントや間のとり方，声の抑揚などが40％程度を占めている。

### 1 ｜ 伝わるメッセージ

▶ 無意識に伝わるメッセージ　非言語的メッセージは，言語によるメッセージとは異なり，意図的にコントロールすることは容易ではない。たとえば，あいさつする場合，相手に好意をもっていれば声も明るく自然に笑顔になる。しかし，苦手意識をもっていると，声のトーンも低く下を向いたままであったり，無理して笑顔をつくってもこわばってしまったりといった違いがみられる。このように，人の態度や行為にはその人の感情や信念，価値などが総合されたものが無意識に現れてしまう。

▶ 言動の不一致　人の行動にはその人にとっての意味がある。したがって，看護師は，患者が示す様々な非言語的メッセージ，特に声の抑揚，からだの動き，ジェスチャー，表情などに関心を寄せることが大切である。なかでも言動の不一致やメッセージの矛盾に気づくことは，相手を理解するうえで重要な意味をもつ。たとえば，医療者が患者にリスクの高い検査を行う必要性について説明した後，「理解していただけましたか？」という問いかけに，患者は「はい，わかりました」と答えたとする。しかし，患者の声には元気がなく，表情には明らかにとまどいがみられる場合，言動の不一致が考えられる。すなわち，患者は，素直な自分の考えや気持ちを言葉では表現できないものの，無意識に非言語的メッセージとして送っているのである。

▶ 医療者に対する患者の遠慮　患者が，医療者による理解できないあるいは納得できない説明に対して，率直（そっちょく）に自分の感情や思い，考えを言葉にできない背景には，次のようなことがある。患者は，質問することで忙しい医療者の時間を使ってはいけない，お世話になっている医療者に嫌われたくないといったことである。患者の権利意識は向上しているものの，いまだに多くの患者は医療者に遠慮し，我慢している。したがって，看護師は，「何か，

お聞きになりたいことや確認したいことはありませんか，どうぞ遠慮なくお聞きになってください」といったように，患者が発言しやすい機会をつくることも必要である。

## 2 ｜ 文化を表すメッセージ

▶ アイコンタクトの意味　非言語的メッセージには，文化によってその解釈や価値が異なるという特性がある。たとえば，アイコンタクト（eye contact）は，欧米文化では，相手に対して開放的で誠実な姿勢ということを意味しており，それができないのは，無礼，あるいは失礼なこととして解釈される。一方，わが国では逆に視線を意図的に少しずらして，相手の目をジロジロ見ないようにするのがよいとされている。

▶ 笑顔の意味　笑顔（smile）に関しても，日本人の場合，不都合だったりバツが悪いときにそれを隠すためにつくられることが多い（Japanese smile）。しかし，笑顔はあいさつの表現だと思っている欧米人がそれをみると，「なぜこんな場面で笑顔が出るのか？」と奇妙に思うであろう。

▶ 共有できる体験　アイコンタクトや笑顔といった例だけでも，文化の違いが現れており，表現されたものの意味を推し量るには，お互いに共有できる体験をもつ必要があることがわかる。そうした共有体験によって，相手のメッセージの意味を理解したり察したりすることが可能となる。

## D コミュニケーションのプロセス

コミュニケーションのプロセスを図2-2に示した。コミュニケーションはキャッチボールと同じで，先にボール（メッセージ）を投げる人（送り手）がいないと始まらない。看護におけるコミュニケーションで，先にボールを投げるのは看護師の役割であり，ボールは受け手である患者がうまくキャッチできるように投げる技術が必要である。その際，最も大切なことは，自分が看護師という役割をもつ一人の人間として，患者という役割をもつ目の前の人間とどのような関係を築きたいのかということである（図2-3）。

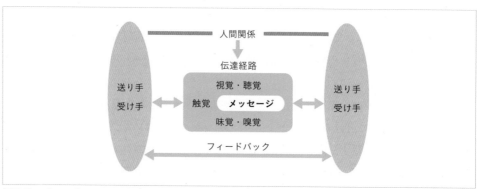

図2-2 コミュニケーションのプロセス

看護の共通基本技術　第2編

ヘルスアセスメント

2　コミュニケーションの技術

教育指導技術

感染予防の技術

安全管理の技術

安楽確保の技術

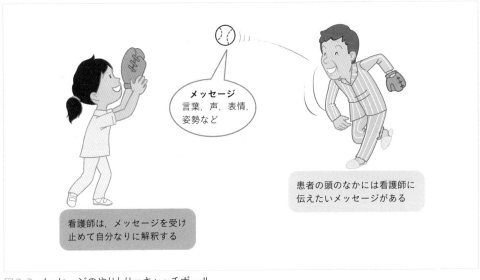

図2-3　メッセージのやりとり＝キャッチボール

伊藤は，コミュニケーションの重要性を次のように述べている[14]。

「この気もち伝えたい」それがコミュニケーションのはじまりでした…（略）。
　キャッチボールは，近すぎても遠すぎても難しい。
　コミュニケーションも同じです。…（略）。
　コミュニケーションには良いコミュニケーションと悪いコミュニケーションがあります。
　良いコミュニケーションは，コミュニケーションがかわされていること。
　悪いコミュニケーションとは，コミュニケーションがかわされていない，あるいは，コミュニケーションのようなものがかわされていること。
　コミュニケーションのようなもの，それは社交辞令で話すこと，役割だけから話すこと。つまり，上司として，先生として，後輩として，夫として妻としてだから話すこと。
　コミュニケーションのようなものを続けていれば，寂しい思いやつらい思いをする危険もありません。思いがけない感情が出てきてしまったり，ケンカになってしまったりする危険もありません。
　でも，思いがけない喜びや，生きていることの実感を体験することもないでしょう。…（略）。
　大切なのは，貴方がどうしたいのかということ，今，目の前にいる人とどういう関係を創りたいのかということ。

## VI　コミュニケーションのプロセスに影響する要因

　コミュニケーションのプロセスは，内的・外的要因によって大きく影響される。このうち内的要因には，意識，感覚障害の有無，認知のしかたなどがあり，外的要因には環境がある。ここでは，日本人のコミュニケーションに影響を及ぼしている外的要因である文化と空間・距離について述べる。

## 1. 察する文化

▶ 語らずして相手に期待すること　わが国の文化は「察する文化」といわれる。これは，お互いが相手の気持ちや考えを察し合うことで，自分の考えや気持ちを相手が理解してくれることを期待するものである。言葉は時代とともにその文化遺産が伝えられ表現されているのであるが，日本人は言語以上に非言語的コミュニケーションを大切にする傾向がある。最近は徐々に変化してきてはいるものの，相手のことを察することが不得手な人や，言葉で明確に自分の考えや思いを表現することを好む人は敬遠されることも少なくない。

▶ 語ることで相手に理解を求めること　一方，欧米のコミュニケーションは言葉を重視する「表現する文化」「自己主張する文化」といえよう。日本人は相手が自分を察してくれることを期待するが，欧米では言葉を用いて相手に理解されるように努力するという違いがみられる。たとえば，コンサートに行った帰り，「今日はよかったね」と相手が言った場合，日本人は「ホント，よかったね」といった言葉を返しがちであるが，欧米人は，「よかったところはどこだった」と具体的に問い返すことが多い。

▶ 専門職に求められる言語化　「察すること」「表現すること」のどちらにも一長一短はあるが，看護を必要とする人々は，年代，経歴，職業など様々であり，相手に察してもらうことを期待するだけではコミュニケーションは成立しない。なぜなら，相手の気持ちを察することができるためには，相手と同じような生活体験，相手への強い関心と高い想像力が必要だからである。また，チーム医療における医療者間のコミュニケーションでは，情報を正確に伝えることが必要であり，言語化する能力が求められる。

## 2. 恥の文化

　欧米の文化が「罪の文化」といわれるのに対し，わが国の文化は「恥の文化」とされる[15), 16)]。罪の文化では道徳に絶対的基準を置き，良心の啓発を重視するため，善行は内面的な罪の自覚に基づく。したがって，自分が行った悪い行為について，それを知る人がだれもいなかったとしても，自らの心のなかに描いた理想的な自己にふさわしくない行為として罪に悩む。

▶ 世間の評価　一方，恥の文化で重視されるのは他者の存在である。日本人は自分自身の内面よりも他者の評価に対して敏感に反応する傾向が強い。したがって，人前で拒否された，怒鳴られた，笑われたなどということに対して恥ずかしいと感じる。そうした思いは「世間に顔向けができない」「世間の人に笑われる」「世間体が悪い」という言い方に表れている。日本人は，自分の行為に対する善悪の基準を自分自身でもつというより，世間の尺度で評価するのである。このような文化においては，世間の評価を恐れて，場合によっ

看護の共通基本技術　第2編

ヘルスアセスメント

2 コミュニケーションの技術

教育指導技術

感染予防の技術

安全管理の技術

安楽確保の技術

ては，自分や自分の家族の病名，あるいは病気であること自体を隠そうとすることもある。

## 3. 甘え

日本人のコミュニケーションの特徴として「甘え」の概念がある[17]。「お言葉に甘えさせていただきます」とか「甘えて悪いけどこれをお願いします」というように言葉で表現される場合もあれば，非言語的な表現のみのこともある。この甘えは，甘えている自分に気づいており，良いこととは思わないがついついそれを容認してしまうこと，と解釈できる。

▶ 感情表現としての甘え　甘えは，成長していく過程で受け入れられる範囲が狭まっていく。しかし，大人になっても，親密な関係においては，お互いがそれをよくないと思いつつも，心地よい感情をもち許し合っていることも少なくない。甘えている自分を意識しつつも許している自分，そんな自分を甘えさせてくれる人の存在を必要としている大人も多い。甘えは，適度であれば対人関係をスムーズにすることにも役立つものである。しばしば，「患者を甘えさせるのはよくない」といわれることがあるが，それは患者が回復過程のどの時期にあるのか，またどのような心理状態にあるのかによって異なる。人は，寂しいとき，孤独な状況にあるときなど，場合によっては，甘えさせてくれる人，自分を見守ってくれる人の存在を確認することで，自立への意欲がわくこともある。

## 4. プライバシー

何をもってプライバシーとするかは，文化や時代によって異なり，個人差もある。プライバシーという言葉は，現在では日常的に使われているものの，もともとわが国にあった用語ではない。この言葉が広まるきっかけとなったのは，三島由紀夫の『宴のあと』の訴訟（1964［昭和39］年）*であり，その後急速に広まり市民権を得た。プライバシーを定義することは容易ではないが，端的にいえば「他者に観察されることのない状況」といえる。

▶ 自己情報のコントロール　ウェスティン（Westin, A. F.）は，プライバシーを「自分たちの情報を，他者に対して，いつ，どのように，どの程度伝えるかということを自分で決めようとする個人，集団，制度の欲求である」としている[18]。

一般に，日本人は公的な自己より私的な自己が占める割合が大きいとされ，自分の秘密については他者に対しそれほど簡単には明かさない。なぜなら，送り手から離れたメッセージは，その瞬間からその人とはかかわりなく独立して歩き始めるからである。また，日本人は情報の内容より，話す相手に対してどのような関係性や感情をもっているかということをプライバシーの決め手とする傾向がある。つまり，話す相手を選ぶのである。

▶ プライバシーへの配慮　その一方，医療におけるプライバシーについて，わが国では歴

---

\* 『宴のあと』の訴訟：わが国におけるプライバシー権に関する最初の判例である。この小説は，東京都知事選挙に出馬した元外務大臣と料亭の女将をモデルにしたもので，内容から容易に主人公が実在の人物であることがわかるということで，この人物が原告として訴訟を起こした。

史的にその範囲を医療者が決定し，患者はそれに従うという文化が培われてきた。最近になって，権利意識の向上により患者はプライバシーに関して主張するようになってきた。これは，正当な主張である。医療を受ける場であるからこそ，患者自身でコントロールすることが困難なプライバシーについて，医療者はその権利を擁護することが必要となる。

　配慮すべきプライバシーの例としては，研究・研修・教育など診療目的以外での患者情報の使用，診察の際の多人数の見学や，カーテン，掛け物の不適切な取り扱いなどによる物理的・視覚的な侵害，および個人的な生活に関する質問などがある。こうした項目について，プライバシーの侵害になっていないかどうかを，医療者の便宜や利益のためではなく，患者・家族の立場に立った視点から見直す必要がある。

## 5. 悲嘆反応

　悲嘆に対する反応にもわが国の文化の特徴がある。人間にとって，泣くこと，怒ることは，悲嘆反応としては自然なことである。欧米文化では比較的ストレートに表現することが多いのに対して，わが国では，現在でもまだそれを良しとしない文化がある。特に男性の場合は，人前で泣いたり怒ったりして取り乱すことは，恥ずかしいこととして社会に評価される傾向が強い。

▶ 悲嘆の表出による克服　日本の男性は，重篤な病や大震災などで大切な人や物を喪失して悲嘆にくれたときにも，人前で泣いたり痛みを言語化したりすることに対して，自制心が強く働く人が多い。しかし，悲嘆を抑圧することなしに，それを受け入れ，泣いたり表現したりすることが必要である。それは正常な反応であり，適切な時期に表現することにより早く立ち直ることができる。

**Column　医療におけるプライバシー**

　看護師が患者の情報を収集するのは看護実践に生かすためであり，決して個人的関心を満足させるためのものではない。近年，電子カルテに代表されるように，医療情報の電子化が進んでいる。これには情報共有がしやすいことや紙カルテのように保存に場所をとらないなど，様々なメリットがある。しかし，一方で患者の医療情報に関するプライバシー保護については問題も生じている。たとえば，電子化された医療情報への不当なアクセスによる情報漏洩や，臨床研究で患者を匿名化していたとしても特定されてしまう可能性がある。患者は自分の情報をコントロールすることができない状況下で，プライバシーが侵害され不利益を被る危険に晒されているのである。看護師には，患者の個人情報やプライバシーの保護に対する倫理的配慮が常に求められている。

第2編 看護の共通基本技術

ヘルスアセスメント

2 コミュニケーションの技術

教育指導技術

感染予防の技術

安全管理の技術

安楽確保の技術

## B 医療文化とコミュニケーション

## 1. 非日常的環境である医療の場

▶ 非日常の環境である医療の場　コミュニケーションと文化の関連についてはこれまでも述べてきたが，医療の場もまた，独特の文化をもった非日常の場であり，その環境に適応するのに困難を感じる人も多い。特に，健康で医療サービスを利用することが少ない人や，環境への適応力が低下傾向にある高齢者にとっては，まさに異文化の世界である。見慣れない威圧感のある機械や器具に囲まれたなかで，白衣を着た医療従事者が働いており，理解困難な医療用語を使って会話している。このような非日常的な環境で，医療者とコミュニケーションをとる患者は緊張やとまどいを感じることも多い。

▶ 医療の場に求められる癒し　こうした環境は，医療サービスの受け手である患者にとって望ましいものではないということから，最近は，医療施設も「収容・治療の場」から「癒しの場」へと発想を転換する傾向がみられるようになった。これからの医療は，医療者側の世界に患者を迎えるのではなく，患者の世界を医療者が尊重する姿勢が必要である。すなわち，病による苦痛や不安を感じている患者に，さらなる心理的負担をかけることのないように，できるだけ日常のコミュニケーションスタイルがとれるような工夫が求められる。

## 2. 専門用語

▶ 共通の意味をもたない専門用語　患者にとって理解しにくいもの，それは医療者が用いる専門用語である。従来のお任せ医療から，患者参加型の医療にシフトしてきている現在，それは最も大きな課題である。医療者はメッセージを正しく伝えているつもりでも，それが患者にとって理解できない専門用語であれば，コミュニケーションは成立しない。それは難解な医学用語や略語だけではない。たとえば，看護師が「お風呂に入れないので，清拭しましょう」と提案しても，一般の人には「清拭」という言葉はその音を聞いただけでは理解できない。「からだを拭きましょうか」と翻訳すれば問題はないのである。コミュニケーションは，送り手の言葉の意味を受け手が解読してメッセージを共有することによって初めて成立するものである。また人は理解できない言葉を話されると不安やパニックに陥ることもある。さらに，情報を理解できないために誤解が生じ，それが医療事故や医療不信を起こす原因になることもある。

▶ 翻訳する役割　医療者のなかには，患者やその家族は専門的知識がないため，説明してもわからないと考える者もいる。しかし，医療における説明責任は，サービスを提供する医療者側にあることは明白であり，患者には自分が理解できる言葉で説明を受ける権利がある。そうでなければ，患者は自分にとっての適切な検査や治療の選択，ひいては人生の重要なことにかかわる決定もできないことになる。看護師は相手が理解できる言葉を用い

るとともに，医療者の使う言葉が患者に理解されているかどうかを確認し，必要であれば積極的に翻訳する役割を引き受ける必要がある。

## Ⓒ 人間関係と空間

### 1. なわばり意識

コミュニケーションは，人間関係を反映したものであるが，それは，送り手と受け手との間の物理的・心理的距離にも影響を及ぼす。たとえば，われわれは，あまり親密な関係になりたくない相手に対しては「距離をおいてつきあう」という言い方をするが，これは心理的距離を意味する。このように，他者とのかかわりをもつとき，言葉以外にも空間や距離が考慮される。

「なわばり（territory）」という言葉は，他者からの侵入に対して防衛するための自分の周囲にある空間の範囲をいう。人は自分のなわばりに他者を入れて共有したり，道具を使ってそれを守ったり，他者のなわばりを攻撃したりするという行動をとる。

▶ 患者の緊張緩和　患者が医療サービスを受ける場合，その場所が病院であれば，そこは医療者のなわばりであると感じるが，在宅であれば自分のなわばりという認識をもつ。医療サービスを受けるという点では同じであっても，病院と自宅では患者の緊張の度合いは大きく違ってくる。

また，人は公的ななわばり，たとえば，電車や教室のような場所でも，自分にとって居心地よいスペースを自然に探して，できるだけそこを確保するような行動をとる。座席指定のない教室で，自分がいつも座っている席に別の人が座っていると，何となく自分のなわばりが侵された気がしてしまうものである。人は自分のなわばりにいるほうが自然に振る舞うことができ，リラックスする。一方，相手のなわばりにいると緊張しやすく，落ち着かない感じをもちやすい。したがって，病院において看護を行う際には，相手（医療者）のなわばりにいるという患者の意識を少しでも軽減できるようなかかわりが求められる。そのことは患者の本音により近づく情報を収集するうえでも重要である。

### 2. 対人距離とコミュニケーション

ホール（Hall, E. T.）は，対人関係における相互作用の距離を次の4つに分類している[19]。

### 1 ｜ 親密な関係の空間距離（約45cm以内）

この距離は，一般に親密な関係にある場合にとられる，タッチング（touching）＊のため

---

＊ **タッチング**：看護援助の一つであり，看護師が自分自身の身体を道具として用いる方法である。その目的は，患者に触れるという行為をとおして，患者の不安を緩和する，安らぎを与える，痛みや緊張を和らげるといった心身の安楽を図るものである。

の距離である。視覚的には身体の細部が見え，ささやくような声でも相手の話を理解でき，体温や体臭など感覚的刺激を最大限に高める。

▶効果的な親密距離の活用　看護実践の場では，ケアの場面において，この親密距離を体験することが多い。たとえば，子どもを抱き上げる，動けない人の体位変換をする，入浴ができない人の身体を拭くなどである。このように看護師は，身体接触をとおして患者に働きかけることができる。親密距離は，通常は互いの信頼関係を必要とするが，看護師の場合は，役割上から初対面であっても親密距離をとる必要が生じることも多い。したがって，看護師は，相手に不快な感情を与えないように，自身の身体の清潔に留意する必要がある。

## 2 個人的な関係の空間距離（45cm〜1.2m）

親しい関係を示し，互いに触れ合うことができる距離である。他者との身体的接触は可能ではあるが，視覚的には細部よりも全体が見えるようになる。この距離では相手の非言語的なメッセージがよく観察でき，個人的な関心がある場合には適している。

## 3 社会生活上のビジネスのための空間距離（1.2〜3.6m）

身体的には接触できない距離であり独立的である。個人的な関係の空間距離よりも全体が見え，視線を合わせることが重要となり，一般の社会生活においてとられる距離である。

## 4 公式的な会話のための公的距離（3.6m以上）

個人的な接触やかかわりはない。講演や演説の際にとられる距離で，個人として感知することは困難である。

以上，ホールの考えに基づいて対人距離の種類について述べたが，患者−看護師関係における距離のあり方は，上記の「親密な関係の空間距離」が中心となる。しかし，時には「個人的な関係の空間距離」に示した距離のとり方もとり入れ，患者のニーズを的確に把握するように努めることが必要になる。

# ▎3. そのほかの空間的要素

人間関係に重要な影響を及ぼす空間的要素として次のようなものがある。

## 1 目の高さ

高さは，送り手と受け手の間に支配的優劣を生じさせるため，相手の目の高さに合わせることが大切である。看護の場面では，特に小児やベッドで臥床している人とのコミュニケーションではできるだけ目線（視線）の高さを水平にすることが重要である。

　送り手と受け手の座る位置は，目を合わせたり，そらしたり，観察したりしやすいため斜めの位置がよい。真正面に座ると，威圧的に感じ緊張しやすい。また，横に座ると親密になりすぎて落ち着かないこともある。したがって，患者の話をじっくり聴く場合に座る位置は，テーブルの角を利用して斜めにするなどの配慮を行い，姿勢も若干前傾姿勢をとるとよい。このほうが患者の緊張は緩和され，聴いてもらえているという実感をもつことができるだけでなく，看護師も患者の姿勢や身振りなどの非言語的メッセージを観察しやすい。

# VII 医療における信頼関係とコミュニケーション

## A 信頼関係の基本であるコミュニケーション

　近年，医療訴訟が急増しているが，訴訟に至る最大の理由は，医療ミスや事故そのものよりも，コミュニケーションの問題が大きいといわれている。つまり，それは患者やその家族の気持ちに対する医療者の不誠実さに起因するものである。医療の現場では，一人の患者に対して，医師，看護師，薬剤師など複数の専門職者がかかわっているため，医療安全を達成するためには，チームにおける医療者間の信頼とコミュニケーションが不可欠となる。

　被害者である患者やその家族が医療者に望んでいるのは，患者に「何が起こったのか」，そして，それは「なぜ起こったのか」ということを知ることのできる理解可能な言葉による情報の開示であり，自分たちの心情に配慮した誠実な対応である。医療者と患者・家族間のコミュニケーションがスムーズで，信頼関係が築かれている場合には，たとえ不幸にして医療事故が起きたとしても，訴訟にまでいくことはまれである。

## B 患者－看護師関係

　看護におけるコミュニケーションは，人間相互の関係を成立・発展させるための専門的技術としてとらえられている。人は一人ひとりが独自性と主体性をもったかけがえのないユニークな存在である。看護師には，そうした一人ひとりと適切な対人関係を築いていくために，人間に対する深い理解とそれに基づいたコミュニケーション技術が必要とされる。それは，これまでも述べてきたように，コミュニケーションのあり方ひとつが，患者の生きる力に影響するからである。

第2編 看護の共通基本技術

ヘルスアセスメント

2 コミュニケーションの技術

教育指導技術

感染予防の技術

安全管理の技術

安楽確保の技術

## 1. 専門職者のコミュニケーション

社会生活を送るうえでは，一般的な人間関係が良好に保たれていることが基本となる。しかし，援助専門職である看護師の日常生活におけるコミュニケーションと職業上のコミュニケーションには次のような違いがある。

▶ コミュニケーションの焦点　日常生活では，自分自身に焦点が絞られるが，看護における患者−看護師関係においては患者が中心となる。

▶ 目標　日常生活では，自分自身の必要を満たすことが目標になるが，患者−看護師関係においては，患者のニーズを満たすことが目標となる。

▶ 関係の深さと期間　日常生活では，そのつき合い方も表面的であったり，深いものであったりというように様々であり，必要がなければ相手との関係を終了させることができる。一方，患者−看護師関係においては，患者のニーズを満たし，目標を達成するまで関係は継続される。

## 2. 質問の方法―開かれた質問と閉ざされた質問

相手の情報を得るには，何のためにどのような情報をどの程度知る必要があるのかを明確にするとともに，自分と相手の関係性の程度を考慮したうえで質問のしかたを工夫する必要がある。代表的な質問の方法には次の2つがある。

▶ 開かれた質問（open question）　質問された相手が，自由に答えられるように答え方に制限を設けない方法である。このタイプの質問のメリットは，相手が答える量や質（すなわち内容）を決定できる点にある。したがって，話を引き出したいときや対話を深めたいときには有効である。しかし，それなりの時間を要するため時間的制約がある場合，また相手が自己開示をすることに抵抗がある場合には効果的な方法とはいえない。

- 質問の例：「休日はどのように過ごされていますか」「昨日行かれたコンサートはいかがでしたか」「今日受診された理由はどのようなことですか」「手術についての今の思いを教えてください」「退院後の計画についてどのように考えていますか」

▶ 閉ざされた質問（closed question）　相手が「はい」か「いいえ」，あるいは「A」か「B」と答えられるよう，答える範囲を限定した質問の方法である。この方法は，知りたい事実を明らかにし，回答に時間を要さないというメリットがある。しかし，なぜその答えを選択したのかという理由はわからないため，話を展開したり深めたりすることを意図している場合には適切とはいえない。

- 質問の例：「映画は好きですか」「何歳ですか」「食欲はありますか」「山と海はどちらが好きですか」

以上より，相手に質問する場合は，それぞれの特徴を理解し，コミュニケーションの目的，場面，関係性を考慮したうえで，うまく組み合わせるとよい。たとえば，実習で初めて患者に出会ったときなど，関係性が形成されておらず緊張度の高い場面では，最初から

開かれた質問ばかりすると，患者は答えること自体に苦痛を感じてしまうかもしれない。まずは，閉ざされた質問で基本的な情報を知ったうえで，開かれた質問をして内容を深めることが効果的であろう。

## ▌3. 誠実な対応

　コミュニケーションには，送り手と受け手，そしてメッセージ（伝えたい内容）が必要である。このコミュニケーションプロセスにおいては，特に，受け手がメッセージをどのように意味づけしたかという点が重要となる。

▶ 外来窓口における対応の例：2つの受け止め方　たとえば，病院の外来における次のような場面を考えてみる。病院の職員が外来を訪れた患者に対して，机の書類を見ながら視線を合わせることなく，「○○様，このカルテを持って内科の外来まで行ってください」と言ったとする。このときの職員のメッセージの内容は明らかであるが，そのメッセージの伝え方に対する患者の受け取り方は様々である。ある患者は，「カルテを受け取って内科の外来に行けばいい」と思うかもしれない。しかし，別の患者は，「私の顔も見ずに事務的に伝えていて，"様"をつけてくれても気持ちがこもっていない。"さん"という呼び方で十分だから，もっと誠意のこもった対応をしてほしい。ここの病院は信頼できるのだろうか」と，その配慮のなさや言動のずれに不安や怒りを感じるかもしれない。この例では，前者の患者は言語的メッセージに，後者の患者は言葉よりも非言語的なメッセージにそれぞれ重点を置いて解釈しているが，多くの患者の受け止め方は後者であろう。相手の目を見て話をするというのは，コミュニケーションの基本である。

▶ 非言語的メッセージの重要性　このように，受け手は言葉のもつ意味内容だけでなく，非言語的メッセージから送り手の気持ちや感情に意味づけする。極言すれば，人の行動のもつ意味のすべてが，メッセージとして相手に伝わってしまうということである。それを相手がどのように解釈し意味づけるかは相互の関係に左右される。相手に対する誠実な対応を心がければ，それは自然に伝わるものである。

## ▌4. 共感的理解

▶ 理解してもらえたと思えることで気持ちが前に向く　コミュニケーションとは，送り手の「この気持ちをあなたに伝えたい」という思いと，受け手の「あなたの気持ちをわかりたい」という心の交流である。そのため看護師には，ロジャーズ（Rogers, C. R.）がいうところの共感的理解を示すことが求められる。ここでいう共感とは，相手の個人的な世界をあたかも自分の世界のように感じ取ることである。大切なことは，「あたかも」ということである。深い共感は相手の学習や行動変容に最も効果的であるとされる。これは，看護師と患者が同じ目標に向かって共に考え，共に感じようとする態度にほかならない。そのためには，目の前にいる人に心からの関心を寄せて話を聴くことが重要となる。

　人は，自分をわかってもらえたと思えることで，自らの問題解決を促進させることがで

看護の共通基本技術

第2編

ヘルスアセスメント

2 コミュニケーションの技術

コミュニケーションの技術

教育指導技術

感染予防の技術

安全管理の技術

安楽確保の技術

きる。そのために，看護師は患者に対して，適切な言葉を選択する，うなずく，あいづちをうつ，事実や感情をオウム返しにする，内容のまとめや明確化を図るといった技法を活用してコミュニケーションを促進させる必要がある（表2-2）。

▶ **共感の示し方の例Ⅰ：副作用に苦しむがん患者への共感**　共感の示し方には2つのタイプがある。たとえば，がんの化学療法の副作用で苦しんでいる患者に対して，「お気持ちはわかります，つらいとは思いますが…」と言うと，気持ちはわかるがその話はここで打ち切りにして次の話題に進みたいという意図が感じられる（閉じられた共感）。これに対して「大変ですね，おつらい気持ちはよくわかります」と言うと，次にはこの問題をどのように解決していけばよいか，共に考えたいという気持ちが伝わりやすい（開かれた共感）。このような場面で，よく「つらいでしょうが，がんばってください」と言うことがあるが，患者の多くは言われなくても十分にがんばっている。これ以上，何をどうがんばるのかという思いをもってしまうため，「一緒にがんばりましょう」という関係にもっていくところに

> **Column**　**「沈黙」から学ぶこと**
>
> 　コミュニケーションは会話だけではないとわかっていても，臨地実習で患者と行う会話での沈黙は，学生を不安にさせる。なぜなら，学生は沈黙のメッセージとして，相手が自分に関心がない，あるいはネガティブな感情をもっているのでは，と考えてしまうからだ。そうなると「何か話さなくては……」「この場をどうすれば良いのか」と考えてしまい，頭が真っ白になるという。
>
> 　ある看護学生は，基礎実習で受け持った患者との関係性は，沈黙の受け止め方で変化したと語った。実習の初期は，患者との会話が途切れると焦ってしまい，「何か話さなければ」と思っていたが，徐々に落ち着いて患者の様子を観察してみると，「何か思い出そうとしている」あるいは「考えをまとめている」ように思えてきたという。そのように，自分のなかに気持ちのゆとりをもつことができれば，関心の方向を自分から患者に向けることができることを実感できた。それからは，沈黙が怖くなくなった。
>
> 　その看護学生は，「話さなくてもその人のそばに寄り添うことでわかり合えることを，体験をとおして理解できた」と語った。実習終了時には，患者から「あなたが黙ってそばにいてくれたから，自分の思いをお話しできたわ」という言葉をもらった。それは，学生への信頼を意味する言葉だった。
>
> 　沈黙はコミュニケーションを深めるうえで重要な役割をもっている（表2-2参照）。感情は言葉より表情などの非言語的メッセージから伝わりやすいため，沈黙が続いても，「相手が何を考えているのか」「拒否的メッセージを送っているのか」は，観察すればわかることが多い。そのようなときは，相手が語り始めるまで黙って耳を傾けることである。その思いは相手に伝わる。コミュニケーションは，キャッチボールである。相手がボールを投げてくれるのを待つ勇気と忍耐をもつことが大切である。伊藤の言葉にあるように「大切なのは，貴方がどうしたいのかということ，今，目の前にいる人とどういう関係を創りたいのかということ」なのである。

表2-2 コミュニケーションの技法

| 技法 | 内容 | 例・条件など |
|------|------|-------------|
| 1. しっかり聴く<br>active listening<br>(そばにいる,<br>presence) | 相手の話に耳を傾けることが治療的関係を結ぶうえでの第一条件である。相手を理解する第一歩は患者の話をよく聴いてその世界に入ることである。相手が自分の世界について語れるような聴き方をする。 | 相手の話を傾聴するには環境調整が必要である。静かな場所,時間の確保,気持ちのゆとりをもって患者のそばへ自分をもっていくことである。 |
| 2. 自由な質問<br>broad opening | 幅のある問いかけをする。相手はそれによって自分の存在感を自覚し,自分で話題を選択することができる。 | 入院している患者に「仕事のことは気がかりですか?」と問うより,「今,どのようなことが気がかりですか?」と問いかけるほうが幅が出る。 |
| 3. 繰り返し<br>restating | 相手の話の要点を取り上げてそれを繰り返して述べる。このことで患者は自分の話を聞いてくれていることを確認できるし,大切にされているという気持ちをもつことができる。 | 患者が「昨日は,一日中検査や治療があって大変でした。食事の時間もずれるし,次はいつ呼ばれるかと思うとベッドを離れられないから,落ち着かなくて」と話したら「昨日は,検査や治療で落ち着かない一日で大変だったんですね」と反復する。 |
| 4. はっきりさせていく<br>seek clarification | 相手が暗にほのめかしていることやあいまいな点を明確な言葉に置き換えて述べる。そのことでお互いに正確なメッセージを共有できる。 | 「あなたのおっしゃりたいことがちょっとわかりにくいのですが,それは○○ということですか?」と尋ねる。 |
| 5. 投げ返し<br>reflection | 相手の話を聞いて理解した内容を簡潔明瞭な言葉に置き換えて述べる。この技法を使うことで,話の内容を明確にし,確認できる。 | 「あなたは,昨日ショックなことがあって今,混乱しているんですね?」 |
| 6. 焦点合わせ<br>focusing | 相手に課題となっていることを詳しく語ってもらえるように,助け舟を出し,問題の核心に焦点を絞っていく。 | 「お話をうかがっていると,入院が長引くことで次の学年に進級できないかもしれないことがあなたの一番の問題のようですが,いかがですか?」 |
| 7. 知覚的認識の相互確認<br>sharing<br>perception | 相手のメッセージをもとに看護師自身が気持ちや考えを正確に理解しているかどうかを確認する。 | 「はい,とおっしゃいましたが,私には,納得されていないように見えますが…」 |
| 8. 沈黙<br>silence | 沈黙の意義は,相手によって様々であるが,効果的であることも少なくない。沈黙によって相手は話すきっかけをつかんだり,考える余裕や洞察力を深める機会となる。 | 沈黙していても相手に関心をもっているという態度を示すことは重要である。 |
| 9. ユーモアの感覚<br>sense of humor | コミュニケーションをスムーズに進めるうえで重要である。緊張した場面でも,質の良いユーモアはその場を和ませ,相手の気持ちを解きほぐす効果がある。 | 患者のユーモアは回復のバロメーターともいえる。 |
| 10. 代案を提示する<br>suggesting | 問題に関する自分の考えやアイディアを提示し,選択肢の幅を広げる。 | 「同じような問題を抱えている人は○○の方法をとりましたが,あなたは適切だと思われますか?」 |
| 11. 情報提供<br>informing | 患者の医療に関する情報を提供し,共有することで信頼関係が深まり,共に話し合うことができる。タイミングが重要である。 | 「検査の予定時間を変更したいのですが,あなたのご都合はいかがですか?」 |

援助的かかわりがある。

▶ 共感の示し方の例2：解熱効果のあった患者への共感　患者は,毎日発熱が続きつらい思いをしていたが,その原因がわかり解熱薬を与薬したところ平熱に戻った。その患者に対して,ある看護師は「熱が下がってよかったですね」と言い,別の看護師は「熱が下がりましたね。私もうれしいです」と自分のことのように喜んだ。どちらも患者の熱が下がっ

看護の共通基本技術

第2編

ヘルスアセスメント

2 コミュニケーションの技術

教育指導技術

感染予防の技術

安全管理の技術

安楽確保の技術

たことを喜んでいるのであるが，後者の看護師のほうが患者や家族は，共感してくれていると感じるであろう。発熱でつらい思いをしていた患者の気持ちをあたかも自分のことのように置き換えてくれたからである。

## 5. コミュニケーションと時間

看護師にとって時間は大切なものであり，それを効果的に使うことは看護実践の質と深く関係する。コミュニケーションは単に時間をかければよいというものではない。どのような方法で相手にアプローチすれば効果的なのかを検討する必要がある。

▶ 患者の思いに寄り添うこと　コミュニケーションに時間をかけることが結果的には時間の節約になるというのは，矛盾するようであるが真実である。次のようなわかりやすい例がある。不安で眠れない患者が「部屋が暑いので何とかしてほしい」「枕が高くて眠れない」など，様々な理由をつけてナースコールで何度も看護師を呼ぶことがある。このとき，患者がなぜ何回もナースコールを押すのか，その理由を考えて，言葉の裏に隠れた不安に気づく（察する）ことが重要である。

そのような場合には，患者が落ち着くまで，しばらくの間ベッドサイドに腰かけ黙って手を握るというコミュニケーションの技術が効果的であることも多い。握った手の温もりだけで心の安らぎが伝わってきて，言葉を必要としないときもある。時間を気にして，言われたことだけに対処して何回もベッドサイドに行くよりも，一度，患者の気持ちに寄り添ってみることのほうがはるかに看護ケアの効果もあがり，結果的には時間の節約になることもある。沈黙やタッチングというコミュニケーションの技法を効果的に使うことで時間のもつ意味が出てくる。

## 6. 治療的コミュニケーション

看護師と患者の間におけるコミュニケーションには，友人や家族とのコミュニケーション以上のものが要求される。話し好きな患者と長い会話が続いたことを理由に，良いコミュニケーションがとれたと考える看護師もいる。しかし，看護師は何のためにどのような情報が必要であるかを判断し，それを意識的にケアに生かすことが必要であり，会話の往復だけでは良いコミュニケーションが成立したとはいえない。

コミュニケーションは送り手と受け手がメッセージを交換し，意味を確認する，連続性のある複雑なプロセスであり，訂正がきかないものである。失敗したと思っても，ある時点にさかのぼってもう一度やり直すことはできないのである。

### 1 | 専門職としての自覚

患者が自分の価値や感情に気づき，それに対処できるように援助するために，看護師自身にもその能力が備わっていることが求められる。

また，自立した専門職には責任，強い倫理観，利他的態度が期待されている。看護師は，

コミュニケーションをとおして，患者のもつ経験や価値，強みを理解し，患者が自分の力を最大限に発揮できるように援助することが重要である。

▶ 聴く力を高めること　より良い患者−看護師関係を築くためには，患者が理解できるように具体的にわかりやすく説明する技術も必要であるが，それ以上に重要なことは患者の話を聴く力を高めることである。効果的な聴き方の基本は，自分が聴いていることを患者にわかってもらえるように伝えることである。そのためには，相手を見る，微笑む，目が合ったり内容が理解できたりしたときは，うなずくなどの表現を用いる。患者は聴く力のある人を選んで話をするものである。

▶ そばにいること　患者が看護師を自分にとって重要な存在であると感じる一番の方法は，そばにいるということである。患者にとっての看護師は忙しい人，急いでいる人というイメージがある。そのように見える人にはだれも自分の気持ちを伝えたいとは思わない。短い時間であっても患者のそばで立ち止まる，座るなど，患者にそばにいることを伝える必要がある。そのことで患者は看護師に対する安心と信頼を覚えるであろう。

▶ 患者に触れること　医療機器の進歩により，体温や血圧などは患者自身が容易に測定できるようになり，看護師が患者に触れる機会は少なくなっている。今後，ますます IT 化が進展することで，客観的データを指向するようになり，この傾向は強まる可能性がある。しかし，看護師はもっと積極的にタッチング（touching）を活用すべきであろう。看護師が触れるという行為は，患者にとって触れられるという行為であり，それにより患者はリラックスできたり，安心できるのである。特に新生児や高齢者，不安をもつ人にとっては意味のある効果的な技術である。看護師から自然にタッチングを受けている患者は，看護師が自分に関心を示してくれていると感じるであろう。

### Column　ユマニチュード：「人間らしさの回復」するケアの技法

　ユマニチュード（humanitude）とは，相手を尊厳をもった存在として尊重し，敬意をこめたケアを行うことであり，人と人との人間的な関係を形成することを意図している。ユマニチュードは，フランス人イヴ・ジネスト（Yves Gineste）とロゼット・マレスコッティ（Rosette Marescotti）によって確立されたケアの技法であり，知覚・感情・言語を活用したコミュニケーションに基づいている。このケアの基本は，「見る」「話す」「触れる」「立つ」の 4 つである。社会的存在としての人間は，他者に見つめられ，話しかけられ，触れられる，そして，立って動くことを求めている。近年認知症患者に対するケアの技法として高い関心が寄せられているが，人としての尊厳を保つことを哲学としているユマニチュードは，すべての看護技術の基本といえる。当たり前のことを当たり前に行うことを困難にしている看護実践の場において，ユマニチュードが提唱している実践可能で具体的な技法には学ぶべきことは多い。

参考文献／イヴ・ジネスト，ロゼット・マレスコッティ著，本田美和子訳：ユマニチュード入門，医学書院，2014.

第2編 看護の共通基本技術

ヘルスアセスメント

2 コミュニケーションの技術

教育指導技術

感染予防の技術

安全管理の技術

安楽確保の技術

## 2 あいさつと言葉遣い

▶ **心を開くあいさつ**　あいさつはコミュニケーションの基本であり，人間関係を円滑にする。明るく，はっきりとした気持ちの良いあいさつは，相手の警戒心を解き，心を開かせることができる。あいさつをすることで，相手の存在を認め，敬意をもっていることを伝えるメッセージとなり，コミュニケーションを発展させるきっかけともなる。

▶ **患者には名前で呼びかける**　患者は原則として名前で呼ぶ。高齢者に対して，「おばあちゃん」「おじいちゃん」という呼び方を何の根拠もなく用いることは好ましくない。患者を一人の人間として大切に思う気持ちがあれば，名前で呼ぶことに重要な意味があることは理解できるであろう。

▶ **適切な言葉遣い**　看護師が専門職としての品性を保つうえで気をつけたいことは，適切な言葉遣いである。医師には「薬の処方を書いていただけますか」と言えるのに，患者には「薬，のんだ？」といったように，優劣があるかのような言葉遣いをすることがある。こうした表現は，看護師が自分の上に医師を，自分の下に患者を位置づけていると思われても仕方ない。医療サービスの受け手は患者であり，言葉遣いはていねいでなければならない。たとえば「気分はどうですか？」「ナースステーションまで来てもらえますか？」と言うよりも，「ご気分はいかがですか？」「ナースステーションまでおいでいただけますか？」と言ったほうがていねいである。看護師がどのような言葉遣いをするかによって周囲の評価も異なる。社会人の常識として，場面と相手に応じた適切な尊敬語，丁寧語，謙譲語を使えることが必要である。

▶ **表現で変わる事実のとらえ方**　患者を勇気づけるには，意識的に上昇表現を用いるとよい。たとえば，糖尿病の患者が薬物療法と食事療法で血糖値が正常値に近づいている場合に，「値が改善されてよかったですね，あともう少しですよ」というのが上昇表現で，「値はまだ高いですね。もっとコントロールが必要です」というのは下降表現である。患者は，どちらの表現に勇気づけられるであろうか。

## 3 ユーモアと笑顔

　人間は生後6か月を過ぎると，母親を中心とした周囲の人とのコミュニケーションの手段として笑うようになるとされている。狼に育てられた子どもが，最後までできなかったことの一つが「笑うこと」だったといわれるように，笑いは他者との関係において学習されていくものである[20]。すなわち，笑い（ユーモア，humor）や笑顔は人が生きていくうえで欠かせないコミュニケーションの道具であるといえよう。

▶ **人を明るく前向きにするユーモア**　ドイツでは，「ユーモアとは《にもかかわらず》笑うことである」とされている[21]。これは，自分は忙しいあるいは苦しくつらい状況である，それにもかかわらず，相手を思い微笑みかける優しい心づかいを意味する。笑顔やユーモアは，人の気持ちを明るく前向きにしてくれる。時に，優しい笑顔や気の利いたユーモア

は多くの言葉よりも効果的である。

　最近では笑いやユーモアと健康との関係が注目されており，痛みの緩和などの効果に関するエビデンスを明らかにするための研究も進んでいる。健康への効用の一つとして笑いにはリラックス作用があるとされているが，ストレスの多い医療の現場においてはコミュニケーションを円滑にするうえでも活用したい。

▶ 笑顔は良い人間関係の基盤　ムーディー（Moody, R. A.）は，「ユーモアには，元気を回復させ，生きようとする意志が湧いてくるようにさせる働きがある」と述べている[22]。医療の現場は忙しいから笑っていられないと思うかもしれないが，忙しい状況のなかでもユーモアを忘れずにいることで笑顔が生まれ，意識して笑顔をつくることで元気が生まれてくることもある。ここに1つのエピソードがある。ある患者が入院したとき，病室の扉に「この部屋へお入りになる方は，笑顔でお入りくださいませ」と貼り紙をしたところ，とても忙しそうにしていた看護師たちが笑顔であいさつをして入ってくるようになった。それがやがては，病棟全体に広がり，笑顔の院内感染を起こした。病棟の忙しさは変わらないのに笑顔が増えるだけで患者－看護師関係，そしてスタッフ間の人間関係が良くなったというものである[23]。

　自分のからだで一番気になるのが顔である，にもかかわらず自分で直接見ることができない，したがって，忙しいと笑顔が消えてしまいがちになるがそのことには気づきにくい。故に，意図的に相手の笑顔を引き出せるようなかかわりが求められる。看護師の笑顔や心温まるユーモアによって患者や家族，医療スタッフが癒された，元気をもらったというエピソードには枚挙にいとまがない。笑う能力はだれもがもっているし，ユーモアは，すぐにでも使える経済的で効果的な技術である。

## 4　避けたい非効果的コミュニケーション

　看護における非効果的コミュニケーションには，先に述べた専門用語を用いるほかに，非難する，命令する，意味のない沈黙をつくる，話を強要する，誤った元気づけをする，突然話題を変えるなどがある。

▶ 患者を非難しないこと　そのなかでも最も気をつけたいことは，患者を非難しないことである。看護師は自分の価値観や認識を基準にして，安易に善悪を判断することは避けなければならない。「あなたの考えや行動は間違っている」と言われたら，患者はすべてを否定されたと思い，心を閉ざしてしまうかもしれない。看護師は，自分が他者に対してこれはしてほしい，これはしてほしくないと思うのと同じくらいに，他者に対しても配慮する必要がある。

▶ 根拠のない慰めをしない　患者を励ますときにも慎重でなければならない。本当の元気づけとは，事実に基づくものである。「心配しないで，良くなるから」といった根拠のない慰めは無用である。こうした元気づけは，患者からの信頼を失うことにもつながる。

看護の共通基本技術
第2編
ヘルスアセスメント
2 コミュニケーションの技術
教育指導技術
感染予防の技術
安全管理の技術
安楽確保の技術

## 7. 外国人患者とのコミュニケーション

近年，外国人居住者をはじめ，観光，ビジネス目的で日本を訪れる外国人の数は急増しており，患者として医療機関にかかる機会も増えている。コミュニケーションにおいて言葉の概念を正しく伝えるうえでの基本は言語であるが，患者に日本語が話せる者は少ない。したがって，医療者側がいかにして外国人患者とコミュニケーションを図っていくかが課題となっている。看護師は，看護実践力は十分あるにもかかわらず，患者との間に共通言語をもたないという理由だけで，自ら「ことばの壁」をつくってしまい，本来の看護ができていない現状がある。しかし，優れた看護師は，看護実践に必要なのは言語だけではないことに気づく。非言語的メッセージをうまく活用することで患者のとの距離を縮める努力をする。看護師が患者に近づく努力をすることで，患者も看護師を受け入れ，自分のことを理解してもらおうとする変化がみられるようになり，徐々に信頼関係が構築されていく。

これからの看護師には，英語，中国語，韓国語などの語学力が求められるが，それ以上に大切なことは，目の前にいる外国人患者を，ケアを必要としている存在として深く認識することである。

## 8. チーム医療におけるコミュニケーション

▶ 専門性と価値観の尊重　医療は専門職がチームで行うものであり，看護師は看護を提供することによってその役割を遂行している。患者を中心とした医療を実現するためには，チーム間のコミュニケーションが重要となる。職種が違えば，解決すべき問題に対するとらえ方も異なるということは十分考えられることである。それは，医師，看護師，薬剤師，理学療法士といった，それぞれの職業がもつ価値観，科学，哲学に対するとらえ方の違いからくることもあり，どれが正しいとか間違っているとかはいえない。

▶ 率直に話し合える関係　相手を理解し協働するためには，チーム間のコミュニケーションを深めることが不可欠となる。患者の健康，患者の幸福といったチームが目指すべき目標を確認し，それぞれが専門職の立場から率直に意見を述べることができる環境をつくる必要がある。コミュニケーションの不足から生まれるのは誤解や偏見であり，そのような状態ではチームが一つになって患者にアプローチすることは難しくなる。その影響を一番に受けるのは，ほかならぬ患者である。

チームにおけるコミュニケーションを深めるためには，次の2つが重要である。

### 1 ｜ アサーション

人間関係をスムーズにすることと相手に対して従順であることとは異なる。アサーション（assertion，自己主張）とは，行動する以前の問題解決と対処行動であるが，相手の権利を侵さずに，自分の権利を肯定的に述べる言語的コミュニケーションの技法である。相手

の立場も大切にしつつ自己主張を効果的に用いることで，対人関係の誤解を防ぎ，そこから生まれる葛藤を解消・緩和することができる。自己主張ができるということは，自身が成熟のレベルにあるということである。

▶ 専門職としての責務　看護師が自立した専門職であるならば，健全な自己主張は必要である。有能で，自信のある看護師は，自己主張的な行動を選択する。自己主張と利己主義は異なる。自己を表現できる人は他者の権利を守り，批判を受け入れることができる。自分の考えや思いを表現できない人が他者の気持ちを引き出したり，傾聴したりすることは難しい。自己主張することは悪いことではなく，むしろ，専門職としての看護師の責務ともいえる。たとえば，会議で発言しなければ，その人が何を思い，何を考えているかを他者に理解してもらうことはできず，主張しなかったということは了解したとみなされても仕方がない。自己主張できる看護師は，自分自身の行動に責任をとり，実行できる妥協点を見いだすことができる。

▶ アサーティブな人になるための訓練　アサーティブな人は責任を伴った主体的な自己主張・自己表現および交渉の方法論を身につけている。しかし，長年の間に身につけた習慣や態度はなかなか変えられない。それを変えていくには訓練が必要である。そのためには次のことを意識するとよい[24]。

①「No」と言うことを恐れない。
②自分の思うこと，考えたことを言う。
③相手の話をよく聴く。
④自分のボディランゲージを観察する。
⑤自信をもち，肯定的イメージをつくる。
⑥相手に拒絶されることを恐れない。

## 2 ┃ エンパワメント

チーム医療においては，自分も相手も大切にできる主体的な人間関係を築くことが必要である。そのためには，自分も相手もエンパワーできるようなコミュニケーションの能力を高めていかなければならない。

エンパワメント（empowerment）とは，力をつけること，主体的に行動できるような能力を身につけ，パワーアップしようとする概念であり，人間が本来もっている潜在能力を信じ，自分と相手がもつ本当の力を引き出すかかわりをすることである。

コミュニケーションは，自分と相手とのやりとりの中で変化していくものである。相手を理解し，受け止めようとする過程には，自分自身のコミュニケーション能力を高めることも必要となってくる。看護師一人ひとりが主体性をもち，相手を知りたい，理解したいと思う気持ちが，コミュニケーションをより良いものに変化させていく。

第
2
編

看護の共通基本技術

ヘルスアセス
メント

2
コミュニケー
ションの技術

教育指導技術

感染予防の技術

安全管理の技術

安楽確保の技術

# VIII 疾患に伴ったコミュニケーション障害がある人への対応

　社会的存在である人間にとって他者とのコミュニケーションは，生活していくうえで必要不可欠な要素である。しかし，様々な原因で他者とコミュニケーションが困難な人がいる。そうした人々に対して看護師はどのようにかかわればよいだろうか。コミュニケーション障害は身体的疾患だけでなく，心理的・精神的苦痛や苦悩といった様々な原因で生じるが，ここでは自らの意思を伝えたいと思っているにもかかわらず疾患によって言語機能が低下している人々に焦点を当てて述べる。

　言葉で自分の考えや意思を他者に伝えることが困難になると，対人関係に支障をきたし，日常生活上の不都合を経験することが考えられる。言語的なコミュニケーションに障害がある人は，失語症や構音障害のように自分の考えや思いを言葉にしたくても声が出ない，あるいは相手が話している言葉の意味を理解できないといった経験をしている。また，認知症の場合はある話題について話をしているのに突然別の話題に飛んでしまうなど，相互に意味を共有することが困難となる。

## 1. 言語的コミュニケーションの機能とは

　言語には，「話す」「聞く」「読む」「書く」という4つの機能があるが，人間が言葉を問題なく用いるためには，次のように身体が円滑に機能する必要がある。まず，自分が伝達したいことについて大脳で思考し言語化する必要がある。次に，大脳で言語化した情報を音声に変えるが，そのためには運動神経を介して声帯・舌・唇などの器官が命じられたように運動できなければならない。さらに，メッセージを共有するためには音声として表現した内容が相手と自分の耳（聴覚）をとおして伝わり，その意味を大脳が理解できることが不可欠となる。したがって，こうした身体機能のどこかに障害が生じると，言語的コミュニケーションは困難となる。

　代表的な言語障害には失語症と構音障害がある。失語症と構音障害は，どちらも「話すことができない」「言葉が出てこない」という症状が現れ，自分の意思が伝わりにくいという点では共通しているが，障害が起こる部位（原因）は異なっている。失語症は，脳の損傷部位によって障害の現れ方は様々であるが，情報をうまく処理できないため言葉のキャッチボールを成立させることが困難な状態となる。一方，構音障害では，障害は脳の中で起こっているわけではなく，話をしようとする際に舌や口唇の運動麻痺があるためにろれつが回らない状態であり，聴くこと，書くこと，読むことには基本的に問題がない。

## 2. 言語的コミュニケーション障害のある人への対応

### 1 言語機能に障害のある人とのコミュニケーション

失語症のように言語機能に障害が生じる原因には，脳梗塞，脳出血，脳腫瘍，事故による頭部外傷などがある。失語は，大脳（ほとんどは左脳）にある言語領域が脳疾患や事故などにより損傷を受け，うまく機能しなくなった結果として起きる症状である。失語症になると，障害のタイプは様々であるが，話す，聞く，読む，書くといった言語機能に問題が生じ，コミュニケーションに困難をきたすようになる。具体的には，物の名前を答えることができない，または覚えることができない，文字による言葉を理解したり表現することができない，書かれたものを声に出して読んだり書き取ることができないなどの症状が現れる。

失語には，運動性と感覚性の2つのタイプがある。

▶ **運動性失語**（ブローカ失語）　運動性の失語は，左脳の比較的前方部分に障害が起きた場合に生じる。この失語では，相手の話を聞いて理解することはできるものの，発話や復唱することができない。患者は，わかっているのに「話せない」あるいは「スラスラ話すことができない」ため，他者とのコミュニケーションができず強いストレスを感じやすい。

▶ **感覚性失語**（ウェルニッケ失語）　感覚性失語は，障害が左脳の比較的後方部分に起きた場合に生じる。症状としては，聞いた内容を理解することが難しく，比較的流暢に話すことはできるが言い間違いが多く，新造語や錯語がみられるため，他者とコミュニケートすることに支障がある。

### 2 言語機能に障害のある人への対応

失語症や構音障害など，自分の意思が伝えられない状態になることで，患者はイライラしたり，混乱したり情けない思いを経験することが少なくない。また，失語症になった患者をもつ家族も混乱することがある。看護師には，言語障害の原因や程度を把握し，残された言語機能を生かすとともに，患者の尊厳を守り，個別性に応じたケアが求められている。

▶ **失語症がある人との基本的なコミュニケーション**

- 落ち着いた雰囲気をつくる。
- アイコンタクトをとる。
- 単語や短文でゆっくりわかりやすい言葉で話しかける。
- 患者にとって話すことが苦痛になることのないように，相手が表現するのを待つ。
- 「はい」「いいえ」などと答えられる方法で質問し，言いたいことを推測する。
- 文字（複雑な漢字よりひらがなのほうが理解されやすい）や絵，ジェスチャーなどを活用する。
- 間違いを責めず，患者の強みを引き出す。

第2編 看護の共通基本技術

ヘルスアセスメント

2 コミュニケーションの技術

教育指導技術

感染予防の技術

安全管理の技術

安楽確保の技術

- 話していた話題を急に変えない。
- 子どものように扱わない。
- 仮名文字を苦手とするため，50音板は使用しない。

失語症の回復には個別性があるが，様々な方法を活用してコミュニケーションが取れるよう肯定的にかかわることが重要となる。

## 3 音声機能に障害のある人への対応

人の話すという動作は，言語中枢から指令が出て，口，舌，咽頭，口蓋など，発声するために必要な構音器官が正常に運動することで可能となる。そのほか，流暢に話せるように調節するための機能が小脳や大脳基底核にある。構音障害は，言葉や意味の理解には問題ないが，口から言葉を発する際，音声を組み立て調節するところに障害がある場合に生じるもので，ろれつが回らない状態となる。構音障害を起こす原因として考えられる代表的な疾患には，進行性球麻痺，筋萎縮性側索硬化症などがある。

▶ 構音障害がある人との基本的なコミュニケーション

- 言語を構成することに問題はないため，文字に書いてもらう。
- 50音板を活用する。
- 音の誤り方が一定しているので注意深く聞いて予測する。

## 4 聴覚機能に障害のある人への対応

聴覚機能障害は，言語機能のなかでも聞くことに関する問題をもつ人であり，耳のいずれかの器官や機能に疾患があることで起こる。障害の種類は伝音性難聴（外耳・中耳の疾患），感音性難聴（内耳・聴神経の疾患），混合性難聴（伝音系・感音系の両疾患）があり，障害の程度は軽度，中等度，高度，重度に分けられる。難聴の程度によって補聴器の種類や有効性は異なる。言語聴覚士は聴覚機能の評価や聴覚トレーニング，補聴器指導，代替コミュニケーション手段の獲得指導，また心理的支援，家族指導などを行っている。

▶ 聴覚機能に障害がある人との基本的なコミュニケーション

- 左右の聴力に差がある場合は，聞こえやすいほうから話しかける。
- 手話，読話，筆談などの代替コミュニケーション獲得に向けて指導する。

しかしながら，手話は技術習得が必要であり，読話は相手の唇を凝視しなければならず，口型を理解できたとしても，同じような口型の言葉や表現も少なくないため，会話の全容を理解するのが困難なことが多い。また，筆談や50音板を用いたコミュニケーションでは時間を要する。活用できる方法を組み合わせながら，患者と共により良い方法を見いだすことが重要である。

## 5 認知症のある人への対応

認知症は，一度獲得した生活に必要な能力（記憶，認知，判断力などの認知機能）が何らか

の原因で低下し，日常生活がうまく行えなくなるような状態である。認知症で必ず現れる症状を中核症状とよび，記憶障害，時間・季節・場所などの感覚がわからなくなる見当識障害，判断力の低下などがあるが，感情はしっかり残っている。認知症の人とかかわるうえで最も重要なことは，相手が混乱しないよう，安心できるコミュニケーションを図り信頼関係を築くことである。そのための効果的な方法の一つとして，ユマニチュードが提案する「見る」「話す」「触れる」「立つ」の4つを柱とする具体的ケアの技法がある（192頁Column参照）。

▶ 認知症がある人との基本的なコミュニケーション

- 患者がとる行動には必ず患者にとっての意味があると考え，できる限り制止しない。
- 感情に働きかけて，安心できる環境を整える。
- 同じ目線でアイコンタクトをとる。
- 近づいて正面から優しく声をかける。
- 患者のこれまでの生き方や価値観を理解し，話に耳を傾ける。
- 手を握る，背中や肩などに触れるなど，患者に関心があることを伝える。
- 看護師のペースではなく患者のペースに合わせる。

以上のように，言語的コミュニケーションに問題がある患者に対するケアで重要なことは，患者の尊厳を尊重すること，相手のことを「わかりたい」と思う気持ちをもってかかわることである。

# IX コミュニケーションの演習課題

これまでコミュニケーションについての知識を学んできたので，次は演習をとおしてさらに理解を深めよう。

## 演習課題 1

**＜目標＞**自分の価値を明確化してみよう。

**＜演習方法＞**下記の4つの内容を自分自身に質問して答えを紙に書き，その後，皆と意見交換をしてみよう。

①人とかかわるうえで大切にしていることを5つあげてみよう。

例：正直であること，迷惑をかけないこと，時間を守ることなど

②自分の生活のなかで大切にしている「物」を5つあげてみよう。

例：家族の写真，いつも身につけている時計など

第2編 看護の共通基本技術

ヘルスアセスメント

2 コミュニケーションの技術

教育指導技術

感染予防の技術

安全管理の技術

安楽確保の技術

③自分が生きていくうえで重要な存在であると思う「人」を5人あげてみよう。

例：父，母，親友のAさんなど

④自分の人生において達成したいと考えている目標を5つあげてみよう。

例：家を建てる，看護師になるなど

## 演習課題2

**＜目標＞**患者との良い人間関係を形成するためのコミュニケーションについて考えてみよう。

**＜演習方法＞**下記の方法でロールプレイングを行い，その後でそれぞれの役割の人に感想を聞いて，皆で意見を交換してみよう。

①患者役の人はベッドに臥床（がしょう）している。看護師役の人はパーソナルスペースの［対人空間］を考慮して，ベッドサイドの椅子（いす）に座る位置や目線の高さを変化させる。

a）ベッドからの距離と角度……看護師役の人がベッドからの距離や角度を変えて椅子に座ってみる。患者にとって最も安心し心地よいと思える看護師の位置を探す。
b）看護師の目線の高さ……ベッドサイドにいる看護師役の人の目の高さの違いによって患者の心理状態がどのように変化するかをみる。

②患者役の人はベッドに臥床している。看護師役の人はベッドサイドの椅子に腰かけ，目線が同じ高さになるようにして，患者役の人に一つのテーマ（例：入院するまでの生活）について質問する。

a）看護師役の人は，患者役の人が話した内容を聞き漏（も）らさないようにメモをとる。
b）看護師役の人はメモを一切とらずに，患者役の人とアイコンタクトをとりながら，話を聴くことに集中する。

③患者役の人は，椅子に座って看護師役の人に足浴をしてもらう。

a）看護師役の人は，笑顔を見せずに淡々と説明しながら足浴する。
b）看護師役の人は，笑顔で説明しつつ患者役の人の反応を確認しながら足浴をする。

## 演習課題3

**＜目標＞**意欲や元気が出る声のかけ方について考えてみよう。

**＜演習方法＞**下記の設定で，上昇表現を活用して声のかけ方を工夫してみよう。相手役の人に元気や意欲が出たか感想を聞き，皆で意見を交換してみよう。

①部活中に足を骨折して入院した友達の見舞いに行った場面。

②一人暮らしをしている友達が財布を落としてしまった場面。

③自分は合格したが，友達が技術の実技試験で制限時間をオーバーしたために，不合格
　になってしまった場面。

## 演習課題4

**<目標>** コミュニケーションを促進する技法を活用してみよう。

**<演習方法>** 表2-2で紹介しているコミュニケーションを促進するための11の技法のな
かから3つを選んで日常生活のなかで活用し，その結果を皆に発表して意見を交換して
みよう。

> 例：あなたは友人のAさんと次の日曜日にデパートへ買い物に行く約束をしていたが，前日になっ
> てAさんは，会話のなかで何気なく今とても忙しいということをアピールしてきた。あなたは
> 明日の買い物に行けないということを暗にほのめかしているのかと思い，「明日は忙しいからデ
> パートには行けないということ？」というように尋ねて，Aさんが伝えようとしていたメッセー
> ジを確認した（表2-2の4.「はっきりさせていく」）。

## 演習課題5

**<目標>** 人間関係を円滑にするアサーション・トレーニング（assertion training）をして
みよう。

**<演習方法1>** 下記の方法でロールプレイングを行い，その後「話し合いの視点」を参
考に皆と意見交換をしてみよう。

①6人で課題のグループワークをしているときに，メンバーの一人であるAさんは，話
　し合いにも参加せず，作業分担を引き受けようとしない。Aさんにあなたの思いを
　伝えてみよう。

②久しぶりに高校時代の友人4人で会って食事をしたが，Bさん一人が自分の仕事の不
　満や会社の愚痴を話し続けている。ほかの2人もあなたも自分の話を聞いてもらいた
　いと思っている。Bさんにあなたの思いを伝えてみよう。

> 「話し合いの視点」
> ①思いを伝えることで自分はどのような気持ちになったか
> ②思いを伝えることで相手はどのような気持ちになったか
> ③思いを伝えるときに相手を尊重する気持ちをもつことができていたか
> ④思いを伝えるときに自分の気持ちを率直に表現できたか

**<演習方法2>** 上記の事例を参考に，日常の自分の自己主張は次のどのタイプかを考え
てみよう。特定の相手や特定の状況でタイプが異なる場合は，その理由も考えてみよう。

> ①相手より自分の気持ちを優先する攻撃的（aggressive）タイプ
> ②相手の気持ちを優先し，自分の気持ちを抑えてしまう消極的（non assertive）タイプ
> ③相手に配慮しつつ自分も大切にして，どちらも不快にならないアサーティブ（assertive）タイプ

看護の共通基本技術　第2編

ヘルスアセスメント

2 コミュニケーションの技術

教育指導技術

感染予防の技術

安全管理の技術

安楽確保の技術

# 演習課題6

最後に，これまでの演習課題では触れられなかった本章のそのほかのポイントを，次に示す演習をとおして学んでほしい。

**＜演習方法1＞**「患者−看護師関係」と「人間対人間の関係」の違いについて話し合ってみよう。

**＜演習方法2＞**「ジョハリの窓」を使って，自分について再確認してみよう。

**＜演習方法3＞**数人で自分が他者から共感してもらえたと思うエピソードを紹介し，そのときの状況や感情について話し合ってみよう。

**＜演習方法4＞**コミュニケーションのキャッチボールを相手が一番キャッチしやすいところに投げるためにはどのような配慮が必要か，実際にメッセージを送った後に話し合ってみよう。

文献

1) 内薗耕二，小坂樹徳監：看護学大辞典，第5版，メヂカルフレンド社，2002.
2) Travelbee, J. 著，長谷川浩，他訳：人間対人間の看護，医学書院，1974.
3) Peplau, H. E. 著，小林冨美栄，他訳：人間関係の看護論，医学書院，1973.
4) Luft, J.：Group Processes；An introduction to group dynamics, Palo Alto, CA, National Press, 1963.
5) 石川文康：カント入門〈ちくま新書〉，筑摩書房，1995.
6) ウィーデンバック，E. 著，外口玉子，他訳：臨床看護の本質；患者援助の技術，改訳第2版，現代社，1984, p.15.
7) ブーバー，M. 著，田口義弘訳：我と汝・対話，みすず書房，1978.
8) Noddings, N.：Caring；A feminine approach to ethics and moral education, Berkeley, CA, University of California Press, 1984.
9) 広井良典：ケア学；越境するケアへ，医学書院，2000, p.21-27.
10) 前掲書3).
11) オーランド，I. J. 著，稲田八重子訳：看護の探求；ダイナミックな人間関係をもとにした方法，メヂカルフレンド社，1964.
12) 前掲書2).
13) King, I. M. 著，杉森みど里訳：キング看護理論，医学書院，1985.
14) 伊藤守：この気もち伝えたい，ディスカヴァー・トゥエンティワン，1992.
15) Benedict, R.：The Chrysanthemum and the Sword；Patterns of Japanese culture, Boston, Houghton Mifflin, 1946. ／ベネディクト，R. 著，長谷川松治訳：菊と刀；日本文化の型，社会思想社，1967.
16) 木村敏：人と人の間；精神病理学的日本論，弘文堂，1972.
17) 土居健郎：「甘え」の構造，第2版，弘文堂，1981.
18) Westin, A. F.：Privacy and Freedom, New York, Alteneum, 1967.
19) ホール，E. T. 著，日高敏隆，佐藤信行訳：かくれた次元，みすず書房，1970.
20) 志水彰，他：人はなぜ笑うのか；笑いの精神生理学，講談社，1994, p.32-37.
21) デーケン，A.：悲嘆のプロセス；残された家族へのケア〈デーケン，A. 他編：死を看取る（叢書・死への準備教育2)〉，メヂカルフレンド社，1986, p.255-274.
22) ムーディー，R. A. 著，林サオダ訳：ユーモアの治癒力とは？，imago，6（3)：153, 1995.
23) 永六輔：伝言〈岩波新書〉，岩波書店，2004.
24) Raudsepp, E.：6 steps to becoming more assertive, Nursing, 21（3)：112, 114, 116, 1991.

参考文献

・イヴ・ジネスト，ロゼット・マレスコッティ著，本田美和子訳：ユマニチュード入門，医学書院，2014.

# 第 **3** 章

# 教育指導技術

**この章では**

- 看護における患者教育・患者指導を説明できる。
- セルフケア教育における看護師の役割を理解し，患者のセルフケア能力の向上を支援する方法を説明できる。
- 教育・指導が行われる主な場所を取り上げ，その場に応じた教育・指導の内容を説明できる。
- 学習のニーズに即した指導内容・指導方法の選び方と具体的な指導の進め方を説明できる。

# I 看護の教育機能

## A 看護における患者教育

　高齢社会におけるライフスタイルの多様化，慢性疾患患者の増加，入院期間の短縮化が進むわが国において，看護における患者教育・指導はますます重要な意味をもつようになってきている。

▶ **教育・指導とは**　そもそも，教育（education）と指導（instruction）にはどのような違いがあるのか。**教育**は，人間のある状態を望ましい方向へと行動変容させるための働きかけであり，その人が本来もっている能力を引き出すという意味がある。一方，**指導**は，ある目的・方向に向かって相手を教え導くことである。看護には，対象者の自立を支援する過程において，必要な知識や技術を教育・指導する役割がある。

▶ **対象者との信頼関係に基づく教育・指導**　指導を必要とする対象者は，問題や不安だけでなく，生きがいや希望，強みをもってそれぞれの人生を生きる「生活者」であり，看護師には，そうした生活者の個別的な学習ニーズに応えることが求められている。したがって，教育・指導は，看護師から対象者に対して一方向で行われるものではなく，相手と対話しつつ信頼関係を深め，互いに目標を共有し，確認しながら進めていくことが重要である。

　本章では，原則として患者やその家族に限らず，自分自身の健康管理のために，広く医療専門職の支援を必要とする人々を総称して対象者とし，必要に応じて患者，クライアントという用語を用いる。

## B セルフケアの概念と教育

▶ **自分自身のために自分が行うケア**　セルフケアとは，自分の健康状態を自分でコントロールできる状態にして，自分のために自分自身で行うケアである。1970年代の後半，わが国に入ってきたセルフケアの概念は，その後関心が高まった。その背景には，生活習慣病や慢性疾患患者の増加，医療技術の高度化，医療費の抑制，自分の健康に対する自己コントロール意識の向上などがある。

▶ **セルフケアとは**　セルフケアの定義には様々あるが，オレム（Orem,D.E.）は，次のように述べている。セルフケアとは，「個人が生命，健康，および安寧（あんねい）を維持するために，自分自身で開始し，遂行する諸活動の実践である」[1]。セルフケアにおいては，日常生活行動を実践する主体者である患者が主役であり，セルフケア不足が生じた場合には，医療専門職から必要なだけの援助を受け，意図的，継続的に自分をケアする。したがって，患者には，セルフケア能力を高めるための医療への積極的な参画が求められ，看護師には，そ

第2編 看護の共通基本技術

ヘルスアセスメント

コミュニケーションの技術

3 教育指導技術

感染予防の技術

安全管理の技術

安楽確保の技術

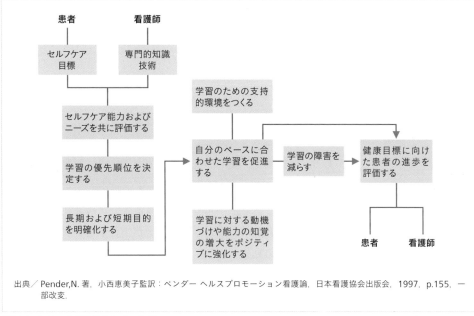

出典／Pender,N. 著，小西恵美子監訳：ペンダー ヘルスプロモーション看護論，日本看護協会出版会，1997，p.155．一部改変．

図3-1 セルフケア教育のプロセス

れを支援する役割がある。

▶ 共同作業としてのセルフケア教育　セルフケアのための教育プロセスにおいては，個人であれ，集団であれ，その反応は複雑かつ多様である。それぞれのライフスタイルや学習スタイルがあり，文化や周囲からの刺激も学習に影響する。ペンダー（Pender,N.）は，クライアント（専門的な援助を必要とする人）と看護師の共同作業としてのセルフケア教育のプロセスを表した。このプロセスにおけるクライアントと看護師の相互作用により，専門家の知識と個人のヘルスケアの知識と目標とが結びつくとしている（図3-1）。

## C 看護における健康教育の重要性

### 1. 国民の健康意識の高まり

　わが国は，健康大国といわれるほどに，健康に対する関心は高く，マスメディア（テレビ，新聞，インターネットなど）でも健康をテーマにしたものが多く，情報が溢れている。それは，良くも悪くも国民の健康ニーズの高さを反映した結果であるといえよう。その一方で，わが国で問題になっているのは，「うつ病」などによる自殺の増加である。

▶ 健康の保持・増進と健康教育　年々増加し続けている医療費を削減する意味からも「治療から予防へ」というスローガンのもとに，健康教育が奨励されている。生活習慣病である高血圧や糖尿病などの疾患については，罹患してから治療するよりも，教育によって保健

行動を促すほうが経済的であろう。また，すでに治療を受けている患者においても，教育を受けた人とそうでない人とでは，前者のほうが回復は早いという報告が多くみられる。

## ▌2. 健康教育と看護の役割

　看護における健康教育の重要性は，ナイチンゲール（Nightingale,F.）の時代から主張されてきたが，近年，その重要性はさらに高くなっている。看護師には，健康を支援する専門職として，健康の様々なレベルにある人々に対して健康教育を行い，その人の自立と成長を支援するという役割がある。看護師は，専門的知識や技術を用いて，対象者が自分の健康行動についてよく理解し，行動できるように働きかける。

▶ 看護師による援助の最も重要な部分　ゴードン（Gordon,S.）は著書『ライフサポート』のなかで，人間の生を支える最も有効な資源は，優秀な看護職者が実践するケアの力であると記している。それは，看護師が自分の知識や時間を患者に注ぎ込むことによって生命を守るために援助し，またより良く生きていくことを支援しているからであるという主張である。ゴードンは自らの医療体験を振り返り「看護師が援助してくれたことの中で最も重要だったのは教育であった……ケアは学習できる技術なんだと気づき始めた」と述べている[2]。

## ▌3. 学習理論

▶ 学習効果としての行動変容　学習とは，経験の結果として行動に永続的な変化が起こることである。したがって，学習の成功を意味するキーワードとなるのは「行動の変容」である。対象者は，学習が成功し，新しい知識や技術を習得することによって，自分の健康状態を管理し，自分の強みを活用することが可能になる。

▶ 場面に応じた学習理論の活用　学習に関する理論は，どれか一つが万能というわけではない。ある人のある場面では効果的であっても，別の人の別の場面には適さないということもある。したがって，その場面に適した理論を活用することが重要である。学習に関する理論は数多くあるが，ここでは，健康教育を実践するうえで活用できると思われる代表的な3つの理論について述べる。

▶ 学習理論の共通点　ここで取り上げる3つの学習理論は，目的とするところは異なるものの，共通点もある。それは，次のような教授－学習についての考え方である。学習は，環境と人との相互作用によって引き起こされる個人内部の変化であり，それによって人は環境をうまく扱えるようになる。健康教育においては，対象者がもつ健康に関する信念，態度，行動がこの変化の的となっている[3]。

### 1 ｜ 行動主義の学習理論

▶ 学習者の観察可能な行動の重視　行動主義の学習理論は，健康教育のなかでは，禁煙の指導，体重の減量，不安の緩和などに積極的に取り入れられてきた。この理論においては，

看護の共通基本技術 第2編

ヘルスアセスメント

コミュニケーションの技術

3 教育指導技術

感染予防の技術

安全管理の技術

安楽確保の技術

観察される行動の変化のみを学習とみなし，行動を説明するうえでは内的プロセスや知識については考えない。

行動主義における学習とは，連想によって関係づけを行うプロセスであり，条件づけの結果として起こる行動の変容である。条件づけとは，ある特定の刺激に対して特定の反応を結びつけることである。その起源はパブロフ（Pavlov,I.）が実験したもので，犬に繰り返し条件刺激（ベルの音）を与え，それに対する条件反応（唾液分泌）で明らかにされた条件反射である。

▶ 学習の原理としての刺激と反応　行動主義における学習の原理は，ある行為「刺激」をした後に肯定的な結果「反応」が起こり，その行為が多くみられるようになることである。この肯定的行動をとることで，ある行動の修正が可能となる。行動修正は期待される行動が起こったときに，それが肯定的に強化されるようなプログラムによって行われる。この強化とは他者から受ける具体的な報酬，承認，賛美などである。子どもの頃のしつけもこれに近い。たとえば，手を洗う習慣がない子どもに，それを身につけさせるには，帰宅したら必ず手を洗うことを促す。子どもが手を洗うと母親が「手がきれいになったわね。洗えて偉いわね」とほめ，それを繰り返すことで，手を洗う習慣が身につくようになる。

行動修正によって起こる行動とは，指導する側の刺激ではなく，学習する側の反応である。いかなる状況においても強化が作用するためには，学習する側が学ぼうとしていることが，特定のニーズを充足するものでなければならないという点に留意する必要がある。

## 2 認知論に基づく学習理論

▶ 学習者の内的な構造と過程の重視　認知論に基づくアプローチでは，学習は，主体的な行為であり，情報の内的な構造と過程を取り扱っている。したがって，行動主義のように観察可能なものばかりではない。この理論における認知的な処理のプロセスというのは，次のとおりである。

①人が環境からの刺激を受け取る。

②データを統合し，問題に気づく。

③問題の概念とその解決策を生み出す。

④言語的・非言語的シンボルを使用する。

ブルーム（Bloom,B. S.）によれば，認知の最も低いレベルは「想起（recall）」であり，そのためには「記憶（memory）」することが前提となる。その上のレベルが「理解（understanding）」であり，「解釈（interpretation）」はさらに高いレベルの認知である。

▶ 認知の発達段階に応じた指導　学習に対する発達心理学者の貢献は，認知の発達段階が年齢と対応していることをよく理解しているところである。このことは，子どもを大人の縮小版としてとらえるのではなく，一人の独立した人格をもった存在として，その年齢に応じて指導することが重要であることを教えてくれる。

## 3 ヒューマニズムの学習理論

▶ **学習者の個性重視**　ヒューマニズム理論の代表は，マズロー（Maslow,A.），ロジャーズ（Rogers,C.）である。この理論において強調されているのは，ヒューマンすなわち「人間であること」であり，一人ひとりの学習に対する個性であり，情緒的反応である。人間は要素に還元することのできない統一体であるととらえている点が特徴的である。人はそれぞれかけがえのない唯一無二の存在である。この理論は学習で「何を学ぶか」ということと同じレベルで「学び方」を重視する。つまり，行動主義のように環境をコントロールするだけでは学習は起こらず，その成功の鍵は学習者自身にあるという考え方である。

▶ **核となる学習者の自律性**　ヒューマニズム理論の核となっているのは，人間個人としての自律，すなわち自己決定能力である。人間は，言語を理解することができ，適切な量と質の情報があれば，自分で自由に選択することができると考えている。選ぶことはすなわち捨てることであり，そうした意思決定に関しては責任を伴う。

▶ **学習者が自由に選択できるための情報提供**　マズローの基本的ニーズの理論は，健康問題の優先順位を決定するときの基本的な基準として用いられることが多い。まず，生理的ニーズが充足され，続いて安全のニーズ，さらに愛と所属のニーズ，自己尊重のニーズとなり，最後に自己実現のニーズが満たされるようになっている。このように，従来は下位のニーズから順に上位のニーズへと進むとされてきたが，最近では価値観の多様化に伴い，必ずしもその順序に沿うことなく，自己実現のニーズを支援するためのケアを積極的に行うこともある。たとえば，終末期にあるがん患者のなかには，生きる時間の長さよりもその質（QOL）を選択し，自己実現に向けて人生の集大成をしたいと考える人も少なくない。重要なのは，患者がそうした選択を自由にできるような情報と技術を提供することである。

▶ **学習者が自己を再編成できるための学習環境の提供**　ロジャーズらはカウンセリングにおける非指示的モデルを提唱している。このモデルでは，人は，自分の問題を自分自身で解決する能力があるとみなしている。したがって，患者は自分が感じている様々な感情を自由に表現できるような雰囲気が醸成されれば，自らカウンセリングのプロセスを展開し，洞察できるとしている。その目的は，患者が個人としての統合や有用性，現実的な自己を再編成できるようにすることにある。そのための学習環境には，開放的であること，温かい雰囲気であること，受容的であること，信頼できることなどが求められる。個別教育の場合は，この理論を活用することで学習効果が期待できる。

## 4 看護に生かす学習理論

　いくつか学習理論をみてきたが，看護実践における指導に生かすうえでの共通点として，次のことがあげられる。

　①学習プロセスの焦点は学習者である。

　②学習プロセスには多くの感覚を必要とする。

看護の共通基本技術

第2編

ヘルスアセスメント

コミュニケーションの技術

3 教育指導技術

感染予防の技術

安全管理の技術

安楽確保の技術

③学習者のレディネス（readiness，準備状態）は重要である。

④学習は実践することで意味をもつ。

⑤学習にはフィードバックが必要である。

▶ 目的に応じた理論の選択　学習者は学習についての個人的な意味をもっている。基本的に行動主義は単純な学習や訓練に適しており，複雑な内容になれば認知論が活用できる。また，高度に複雑な学習環境においては，ヒューマニズムによる自己指示的な方法がよいとされている。

　看護師は教育する対象者や指導内容に応じて適切な理論を選択して活用するとよい。

# Ⅱ 指導技術の基本となるもの

## Ⓐ 対象者の学習ニーズへの対応

▶ 論理や価値観を押しつけないこと　対象者を支援するうえで，看護師が専門家として留意しなければならないことは，看護する側の論理や価値観を押しつけないことである。大切なことは対象者の個別的学習ニーズに適切に応えることである。

## 1. 対象者の理解

　看護師はそれぞれの対象者がもつ健康問題に関する学習ニーズに対して，単純な知識の提供から複合的な生活全体の指導に至るまで，様々な指導を行う。看護師が効果的な指導を行ううえでは，対象者との信頼関係が必要不可欠である。

▶ 自己理解の重要性　指導は，看護師から対象者に向けて行われるが，その主体は，看護師ではなく対象者である。人間の行動の多くは無意識下の心理的な動機づけによる反応とされている。したがって，看護師は，自分の性格や価値観，健康観，幸福観などが，指導する過程で相手に何らかの影響を与えているということを常に認識しておく必要がある。

▶ 禁煙指導の例：予期せぬ怒り　禁煙指導について考えてみよう。対象者に対して喫煙の弊害と禁煙の必要性について説明をしているとき，突然，相手が「私の職場はとてもストレスが強いんです。たばこは吸わないほうがいいということは理屈ではわかっていても，それを我慢して1本も吸わないと，そのほうがもっとストレスになるんです。看護師さんはそんな私の置かれている状況がわかっているのですか」という怒りをぶつけてきた。看護師は，相手の健康のためにと思い，禁煙指導をしているのに，なぜ相手が興奮するのか理解できないと思うこともある。

　このようなときには，看護師は自分自身のなかで起こっている感情を明らかにし，分析することによって相手を理解することが可能になる。この場合，「私は患者さんのことを

思って〈患者のため〉に禁煙指導したのに……患者さんの反応に驚いた……でも，私のなかにある"たばこは健康の敵，禁煙できない人は意志の弱い人"という思いが無意識に出ていたのかもしれない。相手がなぜ，たばこを吸ってしまうのかということ，すなわち〈患者の立場から〉考えられていなかった」という気づきに至るかもしれない。

▶ 対象者との対話の重要性　人はそれぞれの思いで人生を生きており，自分とは別の人格をもっている。人の行動にはその人にとっての意味がある。そのなかで修正すべき行動があれば，まずは，そのことに関連した状況や様々な思いについて，対象者と十分に対話する必要がある。対話をとおして，お互いの言葉の意味づけや価値観を理解することが可能となる。このように，看護師にとっての自己理解は他者を理解するうえでの必要不可欠な条件となる（本編-第2章-Ⅱ「対人関係プロセスとしての看護」参照）。

## 2. 成人の学習の特徴

▶ 指導者と対象者の対等な関係　指導の対象は個人であれ，集団であれ，最終的な行動変容が期待される基本単位は一人ひとりの人間である。看護師に求められる基本的な姿勢は，対象者の権利を守り，倫理的に行動することであり，その関係は対等である。看護師が教育・指導を行うとき，相手は学習者という役割をとるが，それは決して「弱い」あるいは「能力のない」人ではないということを認識しておく必要がある。

▶ 成人を対象にした教育・指導の特徴　学習には，対象者の発達段階による特徴があるが，成人の場合，それぞれ自分に合った学習スタイルをもっている。成人を対象とした教育・指導においては，次のような特徴についての理解が必要である。

① 自らの意思で学び，他者から指示されたり，権威的に振る舞われたりすることを嫌がる。

② 学習内容中心型ではなく，日々の生活や自身の関心に直結した問題中心型の学習を好む。

③ 過去の知識や経験に基づく自身の意見や考えをもっており，新たに学ぶことに対しては，それまでの自分の枠組みを用いて理解しようとする。

▶ 対象者を尊重した教育・指導　看護師は，教育・指導に関する内容や方法を検討するにあたっては，対象者の現実の生活状況や人生計画などを把握したうえで行う必要がある。問題解決にあたっては，対象者を一人の人間として尊重し，自尊心を傷つけてはならない。看護師には，対象者と情報を共有し，相手の強みを引き出し，共に考える姿勢が求められる。

## 3. コンプライアンスからアドヒアランス，コンコーダンスへ

　医療における意思決定は医師を中心とした医療者の役割で，患者はその指示に従えばよいとされていた時代があった。このような時代には，医師や看護師の指示，助言を患者が忠実に守り，治療や服薬，生活行動を継続する概念としてコンプライアンス（compliance）という用語が用いられてきた。

看護の共通基本技術 第2編

ヘルスアセスメント

コミュニケーションの技術

3 教育指導技術

感染予防の技術

安全管理の技術

安楽確保の技術

しかし，最近はコンプライアンスに代わり，アドヒアランス（adherence）やコンコーダンス（concordance）という用語のほうが多く用いられている。こうした用語の変化の背景には，セルフケアが重要となる慢性疾患患者の増加や，医療に対する患者の意識が「与えられる医療」から「参加する医療」へと変化したことが影響している。

コンプライアンスという用語は社会的には法令遵守という意味があり，決められたことを守ることが期待されている。医療においては，たとえば医師が処方した薬を患者が確実に服薬できているか否かということでコンプライアンスが評価される。ここでは，医師や看護師などの医療者の指示に従うと良い患者として評価される。しかし，こうした受動的で従順な患者であることを求める考え方は，家長主義（paternalism）に基づくものとして患者中心の医療にはそぐわないものになった。

その結果，コンプライアンスの代わりに使用されることが多くなったのが，アドヒアランスという概念である。アドヒアランスは，服薬や生活行動の改善などについて，患者と医療者が話し合い，患者が治療方針に合意したうえで，自らの意思で指示に従うことを意味している。

また，最近ではコンコーダンスという概念も普及してきている。コンコーダンスは，医療について知識をもった患者が医療者のパートナーとしてコミュニケーションを図り，共同作業として疾病管理を行うプロセスを意味する。コンコーダンスは，1996年イギリスの保健省と薬学会とでつくられた Medicines Partnership Group により導入された概念である。コンコーダンスは，患者が自身の生活習慣をもとに改善を行うため，一方的な指導よりも疾病への理解，認識は深まるとされ効果があるとされている。

## Ｂ 健康教育の方向性

## 1. 共同作業としての健康教育

▶ 対象者の立場に立った指導　従来の健康教育には，対象者のために専門家が主体となって上から下に向かって教えるといった傾向がみられた。しかし，こうしたやり方では対象者のニーズを十分に理解することはできず，健康問題に取り組む主体性や自主性を引き出すことも難しい。学ぶ主体は対象者でなければならない。だれが何のために学ぶのかといった対象者の立場に立った指導でなければ学習の成果は期待できず，指導する側の自己満足に終わってしまう。

▶ 同じ目標に向かって進む共同作業　本来，教育とは相手の成長を支援するものであって，コントロールしたり，指示したり，評価したりするものではない。指導者と対象者が共に同じ目標に向かって進む共同作業なのである。したがって「○○について教えてあげる」といった立場ではなく，対象者自身が学習ニーズを充足することができるように環境を整え支援するのが看護師の役割である。

## 2. 対象者中心

▶ **自発性を促す傾聴**　指導にあたっては，対象者の生活と心情を理解し，相手が問題を解決できるように共に考え，支援すること（対象者中心［patient/person centered］）が重要である。そのためには，相手の言葉に耳を傾けることができなければならない。看護師が対象者の話を聞き出すよりも，まずは，対象者が話したいことに焦点を合わせて，語ってもらうことが大切である。なぜなら，対象者が話したいことがその人にとって最も気がかりなことであり，解決したい問題と関連していることが多いからである。対象者は話を聴いてもらうことによって，自分の考えを整理することができ，問題解決の対処能力が高まることもある。ある患者は，自分が独り言のように発した「一人だと続かない…」といった何気ない言葉を看護師が拾い，指導のなかに反映させてくれたことに深く感謝していた。

▶ **自発性を促す承認**　対象者は，自分の言葉や思いを尊重してもらえていると感じることで，自信をもつことができたり元気が出てきたりする。こうした対象者の自発性を促すかかわりをとおして信頼関係が形成され，学習成果に良い影響を及ぼすことになるであろう。

## 3. 看護における指導のプロセス

　指導のプロセスにおける看護師と対象者の関係は，対人関係に基づくコミュニケーションのプロセスであると同時に，問題解決のプロセスでもある。看護師は専門的知識と技術を活用することで，対象者を支援する。

### 1　動機づけ

　学習への動機づけは指導の成功を左右するものである。対象者が感じている不便さの程度，病気である自分への拒否感，不安，羞恥心，世間体，社会的支援の程度など，多くの要因が影響し，学習への動機となる。人は様々な問題を解決するための目標を自分の価値観に基づいて設定する傾向があるため，看護師は対象者が何に対して最も価値を置いているかを知る必要がある。

### 2　指導プロセス

　指導するプロセスでは，対象者がより自立し，その人らしく生きていくために必要な知識とは何か，どのような技術を習得すればよいのかを明確にする。

　たとえば，右片麻痺を残したまま退院する対象者が高齢者である場合と小児である場合を考えたら，日常生活行動のなかで予測される困難は大きく異なる。対象者に応じて実現可能な解決策を話し合いのもとに提案する必要がある。また，場合によっては，退院後も継続して電話や家庭訪問などによる指導を継続する必要もあるだろう（表3-1）。

　指導プロセスは次のとおりである。

▶ **アセスメント**　アセスメントは指導するプロセスのなかで最も重要となる要素である。

看護の共通基本技術 第2編

ヘルスアセスメント

コミュニケーションの技術

3 教育指導技術

感染予防の技術

安全管理の技術

安楽確保の技術

表3-1 人間の機能面からみた健康教育が必要な例

| 健康パターン | 健康教育の例 |
|---|---|
| 健康知覚ー健康管理 | ・定期的な健康診断<br>・予防接種<br>・乳房の自己検診　など |
| 栄養ー代謝 | ・バランスのとれた食事の摂り方<br>・食事療法の意味<br>・在宅における経口以外からの栄養の摂り方　など |
| 排泄 | ・規則的な排便の重要性<br>・人工肛門の管理・ケア　など |
| 活動ー運動 | ・健康的な運動<br>・効果的な呼吸のしかた，痰の出し方<br>・車椅子，歩行器などの器具の使い方　など |
| 睡眠ー休息 | ・適切な休息の取り方<br>・睡眠を促進する方法　など |
| 認知ー知覚 | ・痛みの管理<br>・補聴器や眼鏡などの補助具の活用　など |
| 自己知覚ー自己概念 | ・適切なボディイメージ<br>・自尊感情を高める方法　など |
| 役割ー関係 | ・親役割に関する知識<br>・適切な役割移行　など |
| セクシュアリティー生殖 | ・避妊のしかた<br>・正しい性についての知識　など |
| コーピングーストレス耐性 | ・ストレスについての知識<br>・リラクセーションの方法<br>・気分転換の方法　など |
| 価値ー信念 | ・自分らしさの尊重<br>・患者の権利　など |

対象者がもっている知識，技術，強みなどについてアセスメントし，学習ニーズを予測する。

▶ 看護上の問題の特定（診断）　観察，測定，コミュニケーションの技術を用いて収集した対象者の健康情報のなかで，どのような要因（知識・技術・意志などの不足）によって，学習ニーズ（問題）が生じているのかを特定する。

▶ 計画　看護師は，対象者と共に学習ニーズの優先度を決定し，目標を設定して，指導内容と方法を立案する。この際，適切な学習理論を選択し活用する。計画立案においては，内容を具体的に提示する。たとえば，「しっかり睡眠をとってください」とするよりも「8時間は睡眠をとってください」と指導する。知識を提供する場合には，無駄なく簡潔に要点のみを強調することが大切であり，「単純から複雑へ」といった指導の順序性も十分に考慮する。また，技術を指導する場合は，からだの五感を活用し，反復効果を考慮して計画する。

▶ 実施　指導計画を実践に移す段階である。実践のプロセスはダイナミックなものである。実施の段階においても，常にその方法は最善かといった視点からアセスメント，計画，評価を繰り返す。看護師は，実施中における対象者の言語・非言語を含めた反応を注意深く観察し，必要があれば問い返して（フィードバック）してメッセージの意味を確認する。

▶評価　評価は継続して行われるが，目標はどの程度達成されているか，対象者はどこまで学習できているかについて適切な方法で判断する。

▶記録　記録は，対象者の学習のプロセスを明らかにするとともに，看護師がそれをどのように支援したのか，その成果の有無と程度を示すものである。指導した一連のプロセスは，明瞭かつ簡潔に記録する。チームで連携して効果的に指導していくためには，必要な情報を共有できるよう正確に記録されていることが必須である。

# III　指導の対象者と領域

## A　指導の対象者

看護師の教育活動は，あらゆる場面で行われる。その対象者となるのは学習ニーズをもつすべての人であるが，大まかに次のように分類できる。

**❶日常生活は順調であるが，さらにより高い健康を目指している人々**

日々の生活に大きな不安を感じることはないが，将来に向けて，より高い健康を維持するための学習ニーズをもっている。自分の健康とセルフケアに関心をもっている。

**❷現在の健康について何らかの不安をもち，医療サービスを受けようとしている人々**

疲れやすい，眠れない，食欲がない，膝が痛む，といったように，日常生活において，何らかの気がかりなことがあり，健康に不安を抱いている人々である。自分のからだの変化に関心をもち，対処しようとしている。しかし，なかには情報過多のために誤った情報を自分に当てはめて不安を強めている人もいる。

**❸健康問題を抱えて，専門的な知識や技術を必要として医療サービスを受けている人々**

医療の必要性を認識し，医師の診断を受けることにより「患者」となって治療や看護を受けている人々である。

**❹健康問題をもち，医療を受けながらも一時的に免除されていた社会的役割を再獲得しようとしている人々**

治療を継続しながらも何らかの形で元の生活の場へ戻り，社会的役割（母親，学生，会社員など）を再獲得することを目指している人々である。このなかには，安らかな死を自宅で迎えることが自分にとっての健康であると思う人も含まれるであろう。

## B　指導の場

看護における指導の場は，看護職者が活動しているすべての場である。人々が指導を望んで保健・医療機関を訪れる場合もあれば，看護師が家庭を訪問する場合もあるし，保健

医療職者が指導の場を設定することもある。

最近では，在宅で療養する対象者や家族の学習ニーズが多様化してきているが，今後も様々な場で看護に支援を求める声は大きくなるであろう。

## 1. 保健施設

保健所や保健センターなどの保健施設における健康教育活動である。

主な活動内容には，次のようなものがある。

①患者は直接医療施設を受診するが，家族や知人は保健施設に相談に来ることがある。特に，介護の負担が大きい難病患者，認知障害のある高齢者，精神障害者をもつ家族などに対して情報提供をすることが多い。

②日常生活における健康に不安をもつ人が相談に来ることもある。たとえば，健康診断で受けた検査では「異常なし」と言われても不安が残る人，また子どもの行動の一つ一つが不安材料になる若い母親や育児体験のない母親などである。

③医療・福祉サービスに関連する情報提供を希望する場合も多い。施設そのものを決定するのは対象者であるが，そのための情報提供を行う。

④慢性疾患や難病患者らが療養するうえで必要な生活指導や，子どもをもつ母親の育児方法について指導する。

## 2. 医療機関

▶ チームで取り組む健康教育　医療機関において健康教育が推進されるようになってきた背景には，慢性疾患患者が増加してきたことがある。たとえば，糖尿病の患者教育は1960（昭和35）年頃から始められており，指導用のパンフレットも作成されていた。しかし，この頃の指導方法は医師主導によるものが多く，患者を中心としてチームで取り組むようになったのは最近のことである。

医療機関においては，対象となる人の多くが何らかの身体的・心理的苦痛を抱えているため，指導は健康状態を観察し，こまやかな配慮をもって慎重に進められる必要がある。また，医療機関においては，患者やその家族は医師の説明だけでは理解できなかったとして，看護師に説明を補うように求めることも少なくない。看護師は，患者を擁護する立場に立って，医師と情報を共有しつつ，その求めに誠実に応えていくことが大切である。

### 1 病棟

❶効果的指導への準備

入院している患者に対しては，看護師は必要な指導計画を立案し，実践する。指導にあたっては，患者と共に計画し，看護師の一方的な知識の伝達や技術の押しつけにならないように注意する。

▶ 学習レディネス（readiness，準備状態）の確認　患者が健康についての知識や技術を学

習するためには，それを受け入れる準備が整っていなければならない。入院している患者が指導を受け入れる準備状態には，次のような段階がある[4]。

## （1）impact（衝撃を受ける）

▶ 学習する準備がまったくできていない時期　衝撃は自分の生命の危機を感じて強い不安をもっている時期に起こる。この時期は，今，目の前にあることしか考えられないため，何かを学習するという余裕はまったくない。看護師は患者の気持ちに寄り添い，安全と安心を提供することを優先させる。

## （2）regression（退行する）

▶ 現実認識ができない時期　退行反応は，ある程度安定した時期に起こるもので，自分の身の上に起こっている現実を受け入れられず，それから逃避しようとするものである。怒りや不満を周囲に向けて爆発させることもあるが，こうした反応は患者が自分を受け入れていくために必要なプロセスである。この時期も患者はあるがままの自分と向き合う準備がまだできていないため，教育をするにはあまり適しているとはいえない。看護師は，患者を孤独にさせないようにかかわりつつ，徐々に現実を受け入れられるようなアプローチをしていくことが大切である。

## （3）acknowledgement（知識をもつ）

▶ 将来展望を開く必要がある時期　患者の自尊感情が低下し絶望した時期には，看護師の適切なかかわりによって将来への見通しをもってもらうことが重要である。この時期には患者とよく話し合い，なぜ今のような状況になったのか，体験していることに意味づけができるように支援する。患者がこの時期に適切な知識を得ることは，将来への展望を開くことに役立つ。

## （4）reconstruction（再起する）

▶ 学習の準備ができた時期　患者がかなり前向きに生きようとする姿勢をもち，これからの生活についても具体的に考えられるようになる時期である。この時期には学習する準備ができているので，指導も効果的である。

## ❷ 入院中の指導

入院中の患者指導は，退院後の生活につながるものであり，入院時点からその準備を始める必要がある。

▶ 感染予防の例：知識がないと必要性がわからない　感染予防に関する指導について考えてみよう。感染予防はだれにとっても必要であるが，特に白血病や化学療法（抗がん剤）の副作用から，白血球が減少して易感染状態にある患者に対する指導は重要である。患者に期待する具体的な行動としては，手洗い，マスクの着用，含嗽，歯磨き，皮膚の清潔，感染症に罹っている人との接触を避けることなどがある。

「感染予防に注意してください」と言われるだけでは，患者は何を，どの程度，どのように注意すればよいかわからない。実際，「面倒だからいいよ」と言う患者も少なくない。しかし，それはほとんどの場合，患者が感染とは何か，自分のからだが感染しやすい状態

第 2 編

看護の共通基本技術

ヘルスアセスメント

コミュニケーションの技術

3

教育指導技術

感染予防の技術

安全管理の技術

安楽確保の技術

になっているとはどういうことなのか，どこからどのように感染するのか，感染したらどうなるのかということを正しく理解できていないところに原因がある。

そこで，指導の内容を明らかにし，方法を工夫する必要がある。患者に感染予防の必要性を理解してもらうためには，患者の学習レディネスと理解度を判断し，それに応じた方法を工夫する。そのためには，パンフレットやビデオなど患者に応じた効果的な教材を選択することも大切である。

▶ 指導方法の工夫　患者の個別性に応じた方法を工夫する。相手が理解できる言葉で，ゆっくり，はっきりと話す。パンフレットを作成して指導する場合，たとえば，患者の職業（Tシャツを作っている会社）を考えて，パンフレットの形をT字にする，子どもには絵本風に作る，などの工夫をすると効果がある。

次に，行為のレベルでは，手洗いなどふだんから行っていることであっても，感染予防の立場からは効果的な方法で正確に実施する必要がある。そのため，看護師がまず洗い方を示し，次に患者に洗ってもらい，うまくできるようになったら承認を与えるという段階を踏む。

### ❸病棟における退院指導

指導技術を最も活用する機会としては，患者への退院指導がある。在院日数の短縮化が進んでいる現在，退院指導は退院の予定が立ってからでは遅い。入院した時点から，退院後の療養生活を視野に入れた退院指導を計画し，情報収集を開始する。

▶ 退院後の生活についての情報収集　まず，退院後，在宅で患者が生活するうえで予測される問題を想定し，患者やその家族から具体的な情報を収集する。たとえば，半身麻痺のある患者であれば，退院後は転倒などの事故が予想されるため，安全な環境を準備する必要がある。そのため，家の中のトイレ，浴室，食堂，寝室といった，最小限，移動が必要な場所の段差や手すりの有無，手助けしてくれる介護者の有無などについて情報を収集する。そのうえで，活用できる福祉サービス等の社会資源を紹介したり，在宅での動きをイメージしたうえでリハビリテーションの計画を立てる。そのほかにも，患者や家族に退院後の不安や心配事がないか情報収集し，それらを解決していくための方法を共に考える。このほか，在宅において継続して行われる医療処置，たとえば在宅経管栄養法，在宅中心静脈栄養法，在宅酸素療法（home oxygen therapy：HOT）などがある場合は，その自己管理を中心とした生活のしかたのコツについて指導する必要がある。

▶ 効果的な指導の内容と方法の選択　指導内容や方法をまとめたパンフレットなどを作成すると，患者や家族が繰り返し確認できるので効果的である。パンフレットは，患者や家族など，それを活用する読み手の立場に立って作成することが基本であるが，指導内容は患者が実践可能な具体的方法でなければならない。また，視力障害がある患者には，障害の程度に応じて字を大きくしたり，録音したりするなどの工夫が必要である。

退院指導の内容や方法は，患者がもつ問題により異なるが，共通していることがある。それは，一人の生活者として，その人が自分の病の経験をどのように意味づけ，在宅でど

のような生活を送りたいと考えているかを理解して，それが実現できるように支援することである。

## 2 ｜ 外来

▶ 患者教育における外来の役割　在院日数の短縮化や在宅ケアの推進にみられるように，医療を取り巻く状況は，病院・施設から地域・在宅へとシフトしてきている。その結果，なかには患者が病棟で十分な指導を受ける時間を確保できないままに退院してしまうことも起こっている。こうした状況のなかで，重要な役割を果たす部署として期待されているのが外来である。

▶ 外来看護師の重要性　外来という場は，医療機関の顔として，また，在宅とのパイプ役として，そのニーズは複雑，多岐にわたっている。医師が診察する前後に看護師がかかわり，患者やその家族の思いをていねいに聴き，それに対応した適切な指導をすることによって，その不安や心配，悲嘆はかなり軽減されるであろう。患者やその家族は，その時その場の自分の思いを理解してくれる人がいることで，自分は一人ではないと感じることができる。また，心理的に安定することで，本来もっている問題に対する対処能力を引き出せるようになる。

▶ 外来における継続した教育支援　慢性疾患をもつ患者は，継続して外来を受診することに

## 基礎看護学実習で実施した退院指導の例

看護学生のAさんは，基礎看護学実習で脳梗塞後の後遺症で左片麻痺（へんまひ）のあるBさん（50歳代，女性）を受け持った。リハビリテーション目的で入院していたBさんは，訓練により，入院時と比較すると歩行時のふらつきが少なくなり，指先を使う巧緻（こうち）な作業も少しずつスムーズにできるようになっていた。Aさんは，病室とリハビリテーション室を移動する時間を利用して，退院後の生活について心配なことがないか，Bさんに話を聞いたところ，次のことがわかった。

#### ● Bさんが退院後の生活で心配していること
①家族は，自分がソファに横になっていたり，テレビを観たりしていると「リハビリしなきゃダメでしょ」といって，サボっているかのようにいう。励ましてくれているのはわかるが，私にはくつろぐ場所も気分転換をする時間も与えられていないのかと思って悲しくなることがある。
②病院では専門の理学療法士（PT）や作業療法士（OT）が指導してくれるし，やるべきプログラムもしっかりしているが，退院すると自分の意志力にすべてがかかってくるため，継続できるかどうか心配だ。
③からだを安定させるために，もっと体幹を鍛えたいがどうしたらよいかわからない。
Aさんは，収集した情報をもとに，退院後のBさんに「リハビリテーションを継続してもらうために何か役に立てることはないか」と考え，看護師，PT，OT，教員の指

第
2
編

看護の共通基本技術

ヘルスアセス
メント

コミュニケー
ションの技術

3

教育指導技術

感染予防の技術

安全管理の技術

安楽確保の技術

なる。そうした患者にとっては，慢性疾患とともに生きるうえで日常生活の過ごし方が切実な問題となる。そのため，できるだけ日々の生活を安楽に快適に過ごせるようにするための知識や技術について，学習する必要が出てくる。患者の一人ひとりは，慢性疾患をもつ人間一般ではなく，個人としての具体的な知識や技術の習得を望んでいる。

外来では，診療科別あるいは専門外来の部門ごとに，患者のニーズに応じて教育を担当することも効果的である。将来は，患者が自由に学習し，それを支援する「患者教育支援センター」のようなものも必要になってくるであろう。

## ▌ 3. 在宅

看護職者が，学習ニーズをもっている人の家庭を訪問して指導を行う，在宅における指導には，予防的な働きかけをする場合と，健康問題をもち在宅でケアを受けている患者と家族に働きかける場合とがある。

▶ 予防的な働きかけ　看護職者がどの家庭を訪問の対象とするかが一つの鍵となる。健康上の問題を抱えていても，医療を受ける必要性を認めていない人や，何らかの事情で受診できない人，健康に関心を示さない人がいる家庭を訪問する場合には，特に効果的である。しかし，このような場合には，対象者の学習ニーズがあまり高くないこともあり，訪問そのものを拒否されることもある。

導と協力を得て，次のような退院指導を実施した。使用した教材は，必要な内容を書いた資料を入れたクリアブックである。

● 教材作成で留意したこと

①表紙は「Bさんとご家族の皆様へ」とし，Bさんだけでなく家族もリハビリ継続のためのブックを手にとって目標を共有できるようにするとともに，Bさんの気持ち（休憩や気分転換の必要性など）を理解してもらえるように家族へのメッセージを書いた。

②Bさんに，「なりたい自分」をイメージしてもらい，それを目標として記入できるページを作り，常に意識して取り組んでもらえるようにした。また，達成した目標は更新できるようにした。

③退院前に体幹を鍛える方法についてPTから指導を受け，家でも継続できるよう，具体的な方法を簡潔な文章に変更した。

④Bさんは，おしゃれな人だったので，指導内容を書いた用紙の縁取りを華やかにした。

⑤日々の目標達成度を記入するため，花模様にデザインしたカレンダーを1年分準備した。また，Bさんのやる気が低下したときの励みになるように，カレンダーの下に季節ごとの花の写真と気持ちが明るくなって元気がでるような花言葉を添えた。

退院指導を受けたBさんは，「自分の気持ちに寄り添ってくれたAさんの思いがひしひしと伝わり，退院後も頑張れると思う」と語った。

▶ 在宅療養者とその家族への指導　疾患をもつ人が療養している家庭を訪問する場合は，患者に対する指導だけでなく，家族がどのようにケアを分担しているのか，それをどのようにとらえているかについて把握しておく必要がある。必要があればケア分担のバランスを変更したり，効果的なケア技術を指導する。できるだけ，家族の強みを引き出し，一人ひとりの思いをよく聴くとともに，家族を一つの単位として問題解決のための働きかけをすることが大切である。

## 4. 福祉施設

　福祉施設における指導では，介護施設で生活している人や高齢者福祉センターを利用する人に対して行う。福祉施設の利用者はこれからますます拡大していくであろう。こうした場で活躍する看護師の数が増加していくことも予想される。

## 5. 企業・学校

　企業や学校においても，看護師や保健師が健康教育を行っている。

▶ 職場における健康教育　職場における健康教育は，1972（昭和47）年に労働安全衛生法が成立するまでは，積極的に行われていなかった。健康教育の目的は，労働者が健康的な職業生活を送り，企業の活力を保ち，生産性の向上を図ることである。したがって，企業に勤務する産業看護師の役割は，働く人々が快適な職業生活を送ることができるように支援することである。

　産業看護師のもとには，労働者が健康上の不安について相談に来ることが多い。このなかには，すでに健康問題があって医師による診断・治療を受けてフォローアップされている人や，自覚症状があるために相談に来る人たちが含まれる。

　また，企業には現代の労働環境を反映した健康問題があり，ストレスの多い職場における健康教育は極めて重要である。機械に囲まれた環境，複雑な人間関係，単調あるいは複雑過ぎる労働に起因する問題などでストレスを感じて，職場不適応を起こす人も少なくない。どのような場でも同様であるが，指導にあたっては対象者のプライバシーには十分に配慮し，信頼を得ることが大切である。

▶ 学校における健康教育　学校における健康教育では，児童・生徒のより良い健康と成長を支援することが目的となる。学校における教育では，ほかの領域の対象者とは異なる特徴がある。それは，生徒が現に直面している健康問題に取り組むとともに，将来，成人になったときの対処能力を身につけることを目標とした健康学習が中心となる点である。

　健康問題としては，それぞれの発達段階に応じたものもあるが，一般には，からだがだるい，頭痛や腹痛といった症状を訴えてくることが多い。最近では心身症や神経症も増加している。その背景には，友人関係，勉強，家庭生活に関連した心配，悩み，不安といった問題がある。健康相談に訪れる児童・生徒の多くは，問題を解決してほしいというよりも，話をしっかりと聴いてくれることを求めている。相手の目線に合わせて相手の話を傾

第2編 看護の共通基本技術
ヘルスアセスメント
コミュニケーションの技術
3 教育指導技術
感染予防の技術
安全管理の技術
安楽確保の技術

聴し，受け入れることが重要である。

# Ⅳ 指導の進め方

## A 指導内容と指導方法の決定

　適切な指導をするためには，対象者がもつ学習のニーズに合った指導の内容と方法を決定する必要がある。指導にあたっては自律，善行，無危害，正義，誠実，忠誠といった倫理原則を守る。

## 1. 指導内容

　指導の内容は，対象者の学習ニーズとレディネスによって異なるが，主に次のようなものがある。

### 1 知識の提供

　より健康になるために日々留意すべきこと，食事，薬物，活用できる社会資源など，対象者が知りたい情報を適切な方法で提供する。知識の提供は，単純なものから複雑なものへと進めていくとよい。知識の提供の際に多くみられる失敗例は，一度に多くのことを指導することである。

### 2 技術の指導

　技術の指導には，麻痺があるときの衣類交換，入浴できないときの清拭，インスリンの自己注射，ストーマケアなど生活していくうえで習得すべき多くの技術がある。

▶ 技術の指導で踏むべき4段階　看護師は，対象者が技術を習得できるように，①原理を教える，②看護師が実演してみせる，③対象者が練習し質問に答える，④対象者が後でわからなくなったときの対処法が述べられる，という段階を踏むとよい。また，対象者に学習した技術をその場で実演してもらうことも技術習得の確認をするうえでは有効である。

　多くの人は，新しい技術の習得には臆病になりがちなため，心配はだれもがもっているものであると伝えること，励ますこと，できたことはほめることを意識的に行うとよい。

### 3 励ましと支持

　対象者が自ら問題を解決していけるような元気，勇気，やる気を引き出すように，意識的に励ましたり支持したりすることが大切である。指導していくプロセスで対象者との間で価値観や感情が対立したとしても，相手を非難したり脅かすような態度をとったりする

のではなく，アサーティブ（assertive）すなわち，適切に自分の意見を主張するようにかかわる。対象者との関係で最も大事な信頼を失ってしまうことのないように，相手の立場に立ったかかわりをすることが重要である。

## ▌ 2. 指導方法

▶ **対象者に適した方法の選択**　指導方法は，指導内容はもちろんであるが，対象者の発達段階，学習能力，価値観，過去の体験などを考慮して決定する必要がある。

　指導は，看護師が対象者に働きかけて強引に行うものではない。指導を通じて感化することはできても，操作することはできないのである。対象者の学習と変化は，自発的な行為によってのみ起こることを忘れてはならない。

▶ **学習者が好む指導スタイル**　コルブ（Kolb, D. A.）は人々がどのような学習を好むかということについて，個人的な学習のスタイルを次の4つのタイプで示した[5]。

　①実地の学習を好み，教わることよりも実際に手を出して学習する。

　②具体的な場面を数回にわたって様々な角度から見ることを好む。

　③実地にやることを好み，知識を論理的に与えられることを好む。

　④一つ一つの段取りを踏んだ実演を見ることが好きで，多様な理念を全体に1つにまとめあげることができる。

　対象者の好みの学習タイプを知っておくことは，効果的な指導方法を検討するうえで役に立つであろう。

## 1 ｜ 面接

　面接（interview）による指導は，医療機関，在宅，学校，企業など様々な場における指導において用いられている。面接では，対象者から信頼されるよう，良き理解者として接する。面接は，対象者のニーズに合致している場合には効果的であるが，時間を要するという点では効率的とはいえない。

▶ **面接で配慮を要する点**　面接を行う際は，次のような点に配慮を要する。

　①対象者の学習レディネスを判断する。

　②面接の目的を対象者と確認し共有する。

　③面接の場所は，静かで相手に威圧感を与えない空間を選ぶ。

　④座る位置は相手の真正面ではなく斜めがよい。

　⑤対象者の反応をよく観察しながら進める。

　⑥治療的コミュニケーションの技法を活用する。

▶ **面接の場所**　面接は，行う場所が指導効果に影響することもある。たとえば，病院と自宅では，患者や家族にとっては，自宅のほうがなじんでいるためリラックスできる。病院の外来，病室，ナースステーションなどでは，プライバシーに留意するとともに，患者にとっては医療者のテリトリー（territory）として認識されており緊張しやすいので，リラッ

看護の共通基本技術 第2編

ヘルスアセスメント

コミュニケーションの技術

3 教育指導技術

感染予防の技術

安全管理の技術

安楽確保の技術

クスできる雰囲気をつくることも大切である。

## 2 | 講義

　指導方法のなかでは最も古典的なものである。これは，集団を対象とする場合に用いられることが多く，指導する側にとっては大勢の人が同時に参加でき，費用効率も良い。しかし，対象者にとっては，知識の学習には適しているものの，基本的には受け身であり，主体性をもって取り組むことは難しい。

▶ 一方通行にならない工夫と努力　講義では，指導者の一方通行にならない工夫と努力が必要である。たとえば，集団をいくつかの小グループに分けて話し合いをしてもらったり，質問を受け，全体にフィードバックするといった対話を取り入れるやり方がある。グループ内の話し合いや発表，仲間の質問などによって刺激されたり励まされたりするという効果があり，対象者の参加意識も高められる。

▶ 視聴覚教材の活用　プリント，コンピュータ，プレゼンテーションソフト（Microsoft® PowerPoint® など），映画，ビデオ，ポスターなどの視聴覚教材を効果的に活用して，講義が単調にならないように工夫する。ただし，乱用してしまうと，情報が流れていくだけになり逆効果になることもある。

▶ 講義法で注意すべき点　講義法を用いる場合には，次のような点に注意を要する。

①対象となっている集団の特徴や学習レディネスを把握する。
②講義開始時に，指導の目的を明確にし，対象者と共有する。
③説明を助ける教材を準備し，中心となるテーマに関しては繰り返し説明する。
④メリハリのある内容になるように心がける。
⑤対象者の反応を観察する。
⑥視聴覚媒体を活用する。
⑦わかりやすく論理的に進める。

## 3 | 実習

　実習は，段階を追って技能を習得することを必要としている場合に適している方法である。対象者は，個人でも集団でもよい。実習による指導の例としては，体位変換，食事の作り方，インスリンの自己注射のしかたなどがある。この方法には，対象者が技術を観察し，練習し，そして，その場で指導者からの評価をフィードバックしてもらえるという利点がある。また，参加者どうしの交流や指導者とのコミュニケーションも促進されやすい。

▶ 実習で配慮すべき点　実習を行うにあたっては，次のような配慮が必要である。

①対象者の学習能力を見極める。
②技術を教えるタイミングを見極める。
③対象者の反応を観察する。
④テンポ良く進める。

⑤対象者一人ひとりに合った指導方法を考える。

⑥技術の習得レベルを評価する。

⑦うまくできたらほめる。

⑧上昇的表現を活用する。

## 4 | 電話

電話は，緊急事態における応急処置の指導を受けたり，日頃から健康について気にかけていることを専門家に相談する場合などに用いられる。今日では携帯電話の普及で気軽に電話ができるようになり，活用する人も増加している。また，電話による方法は，医療者のほうから対象者に対して，ほかの指導方法の学習効果を確認するために用いることもある。電話による指導は，看護師が対象者の反応を観察できない分，聴覚だけが頼りとなるので，相手の声の大きさや調子に注意する必要がある。

## 5 | マスコミュニケーション

健康教育にはマスコミュニケーションによる方法もある。この方法は対象者の理解度を測ることができないという欠点があるが，啓蒙教育という面では効果的である。たとえば，保健師が町の広報や有線放送を利用して情報を提供するなどである。また，病院では外来ロビー教育として健康に関連したポスターを掲示したり，DVD を流したりするところも多い。このように，不特定多数の人を対象とした啓蒙教育によって人々の健康への関心が高まることが期待される。しかし，メッセージの内容が十分に吟味されていないと，逆に一般の人々の不安を招く危険性もあるので注意が必要である。

# ▌ 3. 指導教材の活用

教材（媒体）は，指導内容を効果的に伝える道具として用いることができる。教材には，次のようなものがある。

## 1 | 視聴覚教材

教材には，ビデオテープ，DVD，CD，スライド，書画カメラ，実物投影機などがある。ビデオテープ，DVD などは，動きを見せたり感情に訴えたりしたいときには効果的である。最近では，市販のものだけでなく自作の動画も容易に制作できるようになり，対象者の学習成果の発表などにも活用されるなど，その用途はさらに広がっている。

▶ スライド　スライドは，多くの図表や写真を提示するのに適している。スライドの利点は，安価で，内容の組み立ても変更が自由にできることである。反面，使用するには部屋を暗くする必要があり，メモをとりたい人にとっては不便である。最近では，コンピュータのプレゼンテーションソフト（Microsoft® PowerPoint® など）で作成したスライドを，直接プロジェクターで映写できるようになり，アニメーションや動画機能も付加され便利に

なっている。

▶ **書画カメラ**　紙に文字やイラストなどを書いた原稿をビデオカメラで撮影して映写する。原稿は，手書きでもコピーでも可能であるし，映写しながら書き込むこともできるというメリットがある。スライドほど部屋を暗くする必要もない。グループ学習や討議の結果を発表する際には，短時間にその場で書き込めるため便利である。デメリットとしては，広い部屋での使用では文字が見えにくく，静止画のため単調になりがちという点がある。

▶ **ビデオ，実物投影機など**　実際にその場で実物を見せたり実演しているところを映したりするときには，ビデオカメラやスクリーン，実物投影機付きプロジェクターを活用するとよい。集団にからだの動かし方や手元の操作活動を指導するうえでは効果的である。

## 2 ｜ コンピュータ

　新しい指導方法としてコンピュータの活用がある（コンピュータ支援教育，computer assisted instruction：CAI）。コンピュータは，若い世代を中心に，生活の道具の一つとして普及した。最近では，コンピュータを指導方法に生かすためのソフトが次々に開発されている。

▶ **CAIのメリット**　CAIは認知領域の学習に優れており，指導者と対象者の両方に様々なメリットがある。対象者のメリットとしては，自分のペースで学習できる，いつでも復習できる，プライバシーが確保される，などがある。また，指導者にとっては指導内容が一貫している，時間の余裕ができる，対象者の進行の程度を確認できる，などのメリットがある。

▶ **CAIのデメリット**　最大のデメリットは教材が高額であることである。なお，これを使用するにあたっては，ソフトは信頼できるか，指導内容として適切であるかどうかを，事前に判断する必要がある。

　今後，このCAIは普及していくものと思われるが，対象者のなかにはコンピュータが苦手な人もいるであろうし，何よりもこれは教材であって，指導者の代役が務まるわけではないことを認識しておく必要がある。

## 3 ｜ シミュレーションモデル・標本・実物

　視聴覚教材は，人間の視覚と聴覚に働きかけるものであるが，立体的な理解をしたり，臨場感の体験を要する内容には，標本やシミュレーションモデルなどが適している。心臓の解剖・機能を理解するための心臓モデルや，乳房自己診断についての説明に適した乳房モデル，心音・呼吸音聴取モデル，妊婦体験用モデルなど，様々なものがある。実際に触れたり，体験してみることで学習効果が高まる。

## 4 ｜ 印刷物

　印刷物には，小冊子（booklets），パンフレット（pamphlets），リーフレット（leaflets），

ちらし・ビラ（bills）などがある。基本的に小冊子は製本されたもので，パンフレットはステープラー（ホチキス）などで綴じてあるものをいうが，区別せずに用いられることも多い。高血圧教室など各種教室のテキストや副読本として用いられている。リーフレットは，1枚の紙に印刷されたもので，それが2つ折や3つ折になっているものである。ちらし・ビラは，同じように1枚の紙に印刷されているが，折りたたまずにそのまま使用するものである。

▶ **印刷物を作成する際の留意点**　印刷物を作成する際には，読みやすいこと（専門用語や略語は避ける），興味をひくこと，簡潔であること，見栄えが良いこと，適時性のあるものであることなどの条件を満たすことが大切である。

その他の教材として，黒板，模造紙，パネル，ポスターなどがある。

## Ⓑ 指導におけるアプローチの方法

## ▌ 1. 個人へのアプローチ

個別指導は，次のような場合に用いられる。

①個別性の高い指導内容である場合

②個人的なプライバシーの問題がかかわる場合

③専門的な技術を直接的に指導する必要がある場合

個人を対象とする場合は，対象者と共に学習ニーズを確認し，指導内容を決定し，それに最も適した指導方法を選択することが重要である。

▶ **個別指導のポイント**　基本的な個別指導のポイントとしては次のようなことがあげられる。

❶**物理的環境を整える**：静かで，リラックスできる場所を準備する。

❷**伝えたい内容が相手に理解できるように取り組む**：対象者の学習レディネスや，好みの学習スタイルを十分に考慮した指導内容・方法を決定し共有する。方法は，対象者の反応を観察しながら，説明から実演に切り替えたり，またはその逆を考えるなど，柔軟に対応する。

❸**相手が理解可能な言葉を用いる**：専門用語や略語を使わない。また，一般用語でも対象者の発達段階や生活体験によっては理解が困難なこともあるので反応を確認する。

❹**感受性を高める表情，声，態度を観察する**：対象者に関心をもっていることを態度で示す。対象者が，看護師が自分に関心をもってくれていると感じるとき，学習は効果的なものとなる。また，対象者が怒りや不安，悲しみ，罪悪感などをもっている場合には学習効果は期待できないため，相手の非言語的メッセージを観察する。

❺**伝えたい内容が正確に伝わるように相手を支援する**：対象者が自分の考えや思いを自由に表現できるような雰囲気づくりをする。対象者が質問したり意見を言ったりしても否

第2編 看護の共通基本技術

ヘルスアセスメント

コミュニケーションの技術

3 教育指導技術

感染予防の技術

安全管理の技術

安楽確保の技術

定されることなく，受け入れられていると思えることが大切である。対象者の素直な考えや気持ちを引き出せるように，微笑み，あいづち，反復，感情の反映，要約などの治療的コミュニケーションの技術を活用する。

## 2. 集団へのアプローチ

健康教育における最小の社会集団は家族である。このほかには，同じような悩みや健康問題をもつ人を集めて同時に働きかける場合や，地域，職場，学校などの生活集団を対象とする場合がある。

▶ グループダイナミクスの活用　集団に対する指導では，グループダイナミクス（group dynamics）を活用することで効果を高めることが期待できる。集団とは，特定の共通する目標に向かって相互作用している複数の人々の社会的結合である。メンバーが集団に所属することによって，心理的に安定し，集団の目標に近づけば近づくほど，より主体的に集団に参画しようとする。それにより集団の士気が高まる。

## 3. 指導の対象者となる集団

### 1 家族

家族は，人間が生活するうえで，基本となる単位の社会集団である。患者と家族の関係性は，彼らの健康に大きな影響を与える。

▶ 健康からみた家族の機能　WHO は健康という観点から，家族の機能について次の6つを示している[6]。

**❶経済的支援機能**：生計を営む人が，家族の健康を維持する費用を提供する。

**❷精神的支援機能**：精神的安定をもたらし，人格形成の場とする。

**❸生活の再生産的支援機能**：衣・食・住の生活をとおして，家族員の成長・発達を促し，疲労回復，健康の維持に努力する。

**❹教育的・文化的機能**：健康に関する知識を共有し，適切な行動がとれるようにする。

**❺生殖機能**：子どもを産み，養育する。

**❻健康養護機能**：家族員のだれかが病気をした場合には，ほかのメンバーが看護することで生活上の不便を補う。

▶ 変化する家族の機能　家族の機能のなかで，健康養護機能は，慢性疾患や難病，子どもを抱えた家族について考える際に直接的に関係する。最近では，核家族の増加や個人志向により，家族の絆が弱まり，単なる同居集団であると考える人さえいる。家庭内の役割分担も従来のように父親は生計，母親は家事の担い手といった固定化したものではない。

▶ 家族の指導におけるキーパーソンの存在　家族に対する指導では，その家族員についての基本的な情報を収集する必要がある。特に，家族のなかで健康管理をしているキーパーソンを知ることにより，だれを中心として，どのような方法で指導を行うと効果的であるか

という見通しをもつことができる。つまり，その家族のなかで，主として家族の健康を管理し，意思決定に力をもつ人に働きかけることで，効果的に行動変容を促すことができる。

## 2 | 同じような健康問題をもった集団

同じような疾患や症状をもつ人々の集団である。妊婦教室や高血圧教室といったものから，健康づくり教室のようなものまである。また，難病や慢性疾患をもつ患者やその家族らが，自主的に患者会や家族の会を作っている。

同じような健康問題をもっている集団のなかでは，互いの体験談を聴いたり励まし合うことによってエンパワーされ，孤独感が和らげられたり病気に対して前に向かうエネルギーになったりする。看護師はこうした集団に対する情報や技術の提供をとおして，参加者がより積極的に健康問題に取り組めるように支援する。

## 3 | 地域住民を対象とした集団

健康に関連した生活習慣や生活態度を変容させることを目指す，予防的な健康教育活動に適している集団である。この集団への活動は，これまで主として保健師が中心となって行ってきた。医療は治療から予防へと明らかにシフトしており，住民の一人ひとりの意識が重要となる。

地域住民を対象とした健康教育が成果をあげるためには，その地域のもつ文化や特性を理解して学習ニーズを把握する必要がある。

# ■ 4. 集団指導の重要性と看護の役割

▶ 集団指導のメリット　集団に対するアプローチにはいくつかのメリットがある。その第一は，個別指導と比較すると，多くの人に対して安い費用で指導できるという点である。次に，メンバーは，ほかの人の知識と人生の経験を利用する機会が得られる。さらに，集団討議をとおして仲間からの刺激や肯定的な強化を受けたり，メンバー間の相互作用により連帯感をもつこともできる。

今後は，医療費削減対策や施設から地域への医療サービスのシフトといった変化に伴い，集団を対象とした指導に対するニーズが高まるであろう。看護師にはグループリーダーとして，参加者の学習ニーズが充足され，目標が達成できるようにグループのプロセスを発展させ，支援する役割が期待されている。

▶ 会場の大きさや参加人数の影響　集団指導においては，会場の大きさや参加人数によって指導方法も変化する。会場が狭く，参加者が多ければ講義形式となりやすいが，その場合は，参加者と看護師との力関係が固定されやすく，緊張関係を生じやすい。人数に対して会場が広いときには，いくつかの小グループに分けて指導することでの効果が期待できる。

▶ 集団指導でのポイント　集団指導でのポイントをまとめると次のようになる。

❶参加動機を高める：参加者のニーズを十分把握したうえで，対象者が主体的に学べる

看護の共通基本技術 第2編

ヘルスアセスメント

コミュニケーションの技術

3 教育指導技術

感染予防の技術

安全管理の技術

安楽確保の技術

環境を整えるように努力する。グループ指導をする場合は，グループの作り方，リーダーの決め方にも配慮が必要である。集団指導の目標が参加者一人ひとりの参加動機を刺激し，グループ内での関係が円滑にいくことで，指導効果は高められる。

❷自己決定を尊重する：指導する側が指導内容や方法を押しつけるのではなく，参加者が選択できるように提案し，その決定を尊重することを伝える。

❸主体的参加を促す：集団による指導の場合，知識の一方的伝達にならないように，お互いの体験を語る時間を設けて参加意識を高めるなど，参加者が自分自身に引き寄せて考えられるように工夫をする。

❹話しやすい雰囲気をつくる：集団で行う場合は，自己紹介（自己開示の内容は本人に任せる），他己紹介をするなどして話しやすい雰囲気をつくり，参加者が互いに知り合う機会として活用してもらう。場合によっては，同意を得て参加者リストを作ったりすることもあるが，プライバシーには十分配慮するとともにデータは適切に管理する。

## C 指導のプロセスに影響を及ぼす要因

## 1. 発達段階

対象者のレディネスには，動機づけと学習経験がある。各発達段階における特徴は，指導計画を立案するうえで必要な認知能力，運動技能を予測するのに役立つ。看護師は最も良い学習ができるように，対象者の発達段階を考慮して個別化した指導計画をつくることが重要である。ここでは，小児期，成人期，老年期の3つに大きく分けて述べる。

### 1 小児期

▶ 3歳まで　3歳までの子どもでは，本人自身というより，その親が指導の対象者となることが多い。生活習慣の基礎はこの時期に築かれるので，手洗いや歯磨きなどの行動は親も交えて早期に指導することが望ましい。

▶ 4〜6歳　4〜6歳くらいになると，子ども自身の生活経験が広がって新しい技能を学習できるようになってくる。この時期の最も身近な指導者は両親である。就学前の子どもは集中力がないので，指導は10分以内のほうが効果的である。模型などの教材を使うと興味を示す。この時期は自己中心的に物事が動いているので，指導の方法もできるだけ子どもの独自の経験に関連づけるとよい。

▶ 学童期　学童期に入ると，学習への関心度が高くなり効果も上がる。子どもと共に学習計画を立てるとよい。成功経験も非常に意味のあることなので，学習効果を上げるためにはほめることが大事である。小児期にある対象者への指導では，子どもから信頼されることが最も重要なことである。

学童期から青年期くらいでは，学校の授業も50分くらいまでは慣れているので，その

時間内で指導の時間を計画するとよい。この時期は親から独立しようとする時期でもあり，指導時には親は同席させず後で話したほうが効果的である。

## 2 | 成人期

成人期は自分の健康問題に対して非常に敏感になっており，自尊心を高め，支えてくれる活動によって動機づけられている。したがって，自己概念が脅かされると学習は成功しない。成人は率直な指導方法によく反応し，知識はすぐに応用されやすい。対象者が自分は大切にされていると感じ，自己価値が高められるような学習環境を整えることが必要である。

また，この年代はいろいろな経験も積んでいるので，新しい知識と古い知識とを融合する時間があれば，指導目標に到達しやすくなる。指導は理論的根拠をもって説明し，技術に関しては自分で練習する時間を与える。評価は，支持的な雰囲気のなかで行い，進歩状況を強調するようにする。

## 3 | 老年期

老年期は，その時期を対象者がどのようにとらえているかによって指導の方法が大きく異なってくるが，視力・聴力低下，認知反応など，加齢に伴う生理的変化のために，様々な配慮が求められる。指導にあたっては，機能低下しているそれぞれの部分を補う工夫が必要である。照明や音量の調整，話すスピードや回数などに気をつける。

この段階にある対象者に対しては，新しい知識が QOL（Quality of Life, 生活の質）を高めることになるということを，いかに理解してもらえるかが指導効果に大きく影響する。

## 2. 自己効力の知覚

バンデューラ（Bandura,A.）は社会的学習理論の一環として，自己効力（self-efficacy）という概念を提唱した。自己効力感とは，目的達成のために一連の行動を計画し，実際にその行動を起こすことができると自信をもつことである。つまり，人間はある期待する結果を導くための行動に対して，うまくできる自信があればその行動をとるというものである。

たとえば，自分にとって大事な人を家に招待して料理を振る舞おうという計画を立てた場合，自分は料理が得意であるという自信があれば，うまく接待できるであろうという判断を下し，料理を楽しむことができる。このように自己効力感のある人は，料理が不得手で接待に失敗するのではないかと心配している人よりも，ずっとうまく料理ができるであろう。

## 3. 対象者の健康状態・健康観

対象者の不安，痛み，感覚障害，疲労などの健康状態や健康観，これまでの学習経験な

看護の共通基本技術

第2編

ヘルスアセスメント

コミュニケーションの技術

3 教育指導技術

感染予防の技術

安全管理の技術

安楽確保の技術

どは指導のプロセスに影響を及ぼす要因となる。

　健康状態が良くないと，指導－学習の関係は成立しないかもしれないし，成立したとしても多大な時間とエネルギーを費やすことになるであろう。

　また，対象者の学習に対する態度には，それまでの学習経験，健康観，文化などが影響を及ぼしている。たとえば，過去に「看護師は冷たい」と思うような体験をしていたら，学習に対しても消極的になったり拒否したりするということも起こってくる。このように，過去の経験が肯定的なものであるか否定的なものであるかによって，学習への取り組みは大きく異なってくるであろう。

## D 指導の評価

　指導は，その適切さと学習効果について評価する必要がある。病院では，しばしば退院前に駆け足で行った指導に対して，その後の継続指導がないままになっていることがある。しかし，これでは指導が対象者にとって有益であったかどうかがわからない。外来や地域で働く看護職者と連携をとって，継続的に形成的評価を行っていく必要がある。

　教育の評価は，系統的，現実的，かつ継続的に実施するとき，効果的なものとなる。教育の評価は看護過程の評価と同じで，指導者と対象者の相互作用から成り立っており，先行する各段階の質に大きく左右される。

　評価の方法には次のようなものがある。

### 1 ペーパーテスト

　客観的に知識を確認することはできるが，これは時間がかかり，相手を萎縮させやすいというデメリットがある。これは次のような場合に用いることができる。

　①対象者が文字を読み書きすることに問題がない場合

　②明確な教育目標を，看護師と対象者が共有している場合

　③実際的な知識を，幅広く評価する必要がある場合

　④テスト問題が熟慮されており，適切な場合

### 2 アンケート

　長期にわたる追跡が必要な人に向いているが，その質問項目はよく吟味される必要がある。

### 3 口述テスト

　ペーパーテストと比較すると威圧感もなく簡便である。形式ばらない質問のしかたを工夫することが大切である。質問の答えは，その場でフィードバックされるので有益であるが，対象者がテストという言葉に過剰に反応し，緊張したり不安をもったりすると，正し

い評価が難しくなることもある。

## 4 ｜ 対象者による実演

　技術の評価をするのに適している。対象者がどれくらい自分でできるかが評価の目安となる。実演をとおして看護師は対象者がよくできたところをほめ，不十分な部分を指導する。

**文献**

1) Orem, D. E. 著，小野寺杜紀訳：オレム看護論；看護実践における基本概念，第4版，医学書院，2005，p.42.
2) Gordon, S. 著，勝原裕美子，他訳：ライフサポート；最前線に立つ3人のナース，日本看護協会出版会，1998，p.xix 〜 xx (19-20).
3) Whitman, N. I.，他著，安酸史子監訳：ナースのための患者教育と健康教育，医学書院，1996.
4) McHatton, M.：A theory for timely teaching, American Journal of Nursing, 85（7）：797-800，1985.
5) Kolb, D. A.：Experiential Learning；Experience as the source of learning and development, Englewood Cliffs, NJ, Prentice-Hall, 1984.
6) 田中恒男，坂本弘編：家族保健；21世紀の健康に向けて，第一出版，1984.

第 **4** 章

# 感染予防の技術

## この章では

- 感染と感染予防策の概要を理解し，感染成立の要件，スタンダードプリコーション，感染経路別予防策を説明できる。
- 感染予防における看護師の責務と役割を説明できる。
- 感染源への対策として，医療器材の洗浄・滅菌・消毒の方法および適用対象と留意点をまとめられる。
- 感染経路への対策として，手洗いの方法，個人防護用具の使用法，滅菌物の取り扱いの方法を留意点に注意して演習などで行える。
- 隔離と感染源の拡散防止の方法を説明できる。
- 看護師自身の針刺し・切創事故の防止と対応を説明できる。
- 患者・地域住民・看護師自身の感染防御機能の増強の意義を説明できる。

▶ 感染症の脅威　古来から天然痘，結核，ペスト，梅毒，コレラなど様々な感染症は人類に大きな脅威をもたらしてきた。その感染症の蔓延は，単に医療分野の出来事ではなく，時に何千万人の死者を出し，経済を衰退させて社会や文明に大きな影響を与えてきた。20世紀に入っても，スペイン風邪といわれるインフルエンザの大流行により全世界で4000万人以上が亡くなり，後天性免疫不全症候群（AIDS），エボラ出血熱などの新しい感染症（新興感染症）の出現に，人々の生活は脅かされることになった。これらの感染症の撲滅のために，先人たちは様々な研究に力を注ぎ，病原体を発見し，ヒトの免疫機構を明らかにしてワクチンや治療薬の開発を進めることで多くは感染拡大の防止手段が見いだせ，天然痘においては撲滅に至っている。

　しかしながら近年でも新たな感染症はいくつも出現し，2002年に重症急性呼吸器症候群（SARS），2012年に中東呼吸器症候群（MERS）が世界各地に拡大した。そして2019年12月に中華人民共和国湖北省武漢市で発見された新型コロナウイルス（SARS-CoV-2）感染症（COVID-19）は瞬く間に世界に拡大し，2021年夏に感染者は2億人を超え，全世界がCOVID-19と闘っている現状がある。また，一時減少した結核やマラリアなどが再び増加傾向を見せるなど，感染症は今なお新たな形で私たちに脅威を与えている。

▶ 感染予防に対する看護師の役割　医療施設は，感染症患者の治療が行われるため，一般社会よりはるかに感染源に接する機会が多い場所である。その一方で，免疫機能の低下した患者，免疫機能が未発達な新生児や低出生体重児，手術や外傷，熱傷により病原体に対するバリア機能の脆弱化した患者など，感染を受けやすい状況にある人々が集中している場所でもある。そのなかにあって，治療を受ける人々が2次感染を起こすことなく健康回復を図ることができるようにするため，看護師自身が感染予防技術を確実に身につける必要がある。

　さらに看護師は医療施設内だけでなく，在宅療養中の患者にも感染予防の指導を行うとともに，市中感染症といわれるインフルエンザ，結核，疥癬，食中毒などの予防，小児期に罹患しやすい感染症の予防接種などにも専門職として関心を払い，地域社会全体の感染対策を視野に入れて活動する必要がある。

　以上を踏まえ，本章では感染予防策の基本と看護師に必要な感染予防技術を学習する。

# I　感染と感染予防策の基礎知識

## 1. 感染の基礎知識

### 1　感染成立のしくみ

　感染予防について学習するうえで理解しておくとよい用語を表4-1にまとめる。表にも

表4-1　感染予防に関する用語①　（表4-13参照）

| 感染 | 微生物が生物の体内に侵入して増殖し，寄生状態が成立すること |
|---|---|
| 感染症 | 感染が起こると，宿主はそれぞれの病原体に対して特有の反応を示すが，反応が病的な程度に達して臨床症状が現れた状態 |
| 感染源 | 病原体あるいは病原体によって汚染されたものすべてを指す |
| 汚染 | 広くは有害物が食物，衣服，水，環境などに混入することを指すが，医療のなかで使用される意味は，病原微生物が物の表面に付着していること，または内在していること |
| 滅菌 | 病原性および非病原性の区別なく，全微生物を完全に死滅させること |
| 消毒 | 感染力をもつ微生物を主に死滅させること，または除去すること。消毒の方法によって完全に微生物を死滅させる場合もあるが，滅菌と違い無菌状態にならない場合もある |
| 清潔 | 医療のなかで使用される意味は，ヒトの皮膚，粘膜を含むすべての物体の表面に，病原体が付着していない状態 |
| 医療関連感染（院内感染） | 病院・施設内で（または在宅医療現場で）患者，勤務者などに何らかの機序により一定の感染が起こった場合をいう |
| 無菌操作 | 滅菌した物品を無菌的に取り扱う技術。滅菌操作ともいう。滅菌物の種類，包装法によってもその手技は異なるが，素手ではなく滅菌した鑷子や鉗子，滅菌手袋を使用して取り扱い，物品を無菌状態に保つ |

あるとおり，微生物がほかの生物の体内に侵入して増殖し，寄生状態が成り立つことを感染（infection）という。微生物が寄生する相手の生物を宿主（host）という。感染によって疾病を引き起こす微生物を病原体という。

▶ 感染成立の6つの要件　病原体がヒトに感染を起こすためには，次の6つの要件の連鎖が存在しなければならない。これらがつながったときに初めて感染が成立する（図4-1）。

❶病原体の存在：すでに述べたように感染によって疾病を引き起こす微生物などをいう。細菌，ウイルス，リケッチア*，真菌，寄生虫，プリオン*など様々なものがある。

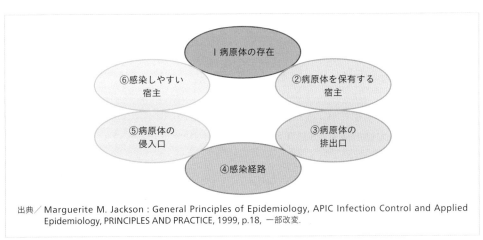

出典／Marguerite M. Jackson : General Principles of Epidemiology, APIC Infection Control and Applied Epidemiology, PRINCIPLES AND PRACTICE, 1999, p.18, 一部改変.

図4-1　感染成立の要件とその連鎖

＊ **リケッチア**：赤血球よりやや小さく，非動性の球体または桿体繊維状などの形状をもつ。ダニ，シラミなどの節足動物を媒介してヒトに感染する。
＊ **プリオン**：DNA，RNAなどの核酸をもたず生物とはいえないが，脳内に入ると増殖し，クロイツフェルト‐ヤコブ病，ウシ海綿状脳症などの原因となるたんぱく質。

❷**病原体を保有する宿主**：すでに病原体が侵入し寄生状態が成立した宿主である。ヒトばかりでなくあらゆる種類の動植物がなる可能性がある。つまり，身近なペットや昆虫，植物なども宿主として視野に入れる必要がある。

❸**病原体の排出口**：ヒトでは血液および皮膚・粘膜，呼吸器，消化器，泌尿器，性器からの体液，排泄物，咳・呼気である。

❹**感染経路**：主な感染経路に接触感染（直接接触と間接接触），飛沫感染，空気感染がある。ほかに環境由来の感染（汚染された食物，水，薬剤など），動物・昆虫などによる媒介感染などもある。

❺**病原体の侵入口**：病原体の排出口は侵入口にもなる。皮膚，粘膜は損傷や乾燥があると侵入しやすくなる。治療処置のために体内に留置された針やチューブ類などの挿入部と医療器材は，それ自体が侵入路になる。これら人体に挿入された医療器材の数が増すほど感染しやすい状態になると考えられる。

❻**感染しやすい宿主**：感染は宿主の防御能力と病原体との間のバランスによって成立する。ヒトの防御機能には，物理的防御（皮膚，粘膜など），化学的防御（胃酸，ムラミダーゼ*など），生物学的防御（マクロファージ*，Ｔリンパ球による細胞性免疫など）があるが，これらの機能が低下したとき，宿主は感染しやすい宿主（易感染宿主，compromised host）になる。

新生児は防御機能が未発達であり，高齢者はそれが低下した状態にある。自己免疫疾患や糖尿病などの免疫機能が低下する疾患に罹患した患者，栄養不足やストレスを抱える患者，治療により免疫抑制剤や抗がん薬を使用している患者，ステロイド療法や手術を受けた患者などは，免疫機能を侵され感染しやすい状態にある。また，広範囲の熱傷や切創を負った患者，侵襲的処置を受けた患者などは，皮膚のバリア機能の低下により，病原体が容易に体内に侵入できる状態にある。

さらに感染成立には，病原体の種類や量，病原体に曝露された時間が関係し，特に病原体自体の毒力，組織侵襲能力が影響する。

## 2 | 主な伝播経路と病原体

病原体が伝播する経路には，大きく分けて接触感染，飛沫感染，空気感染の３つがある。その伝播経路や主な病原体を**表4-2**に示す。

# 2. 感染予防策の基礎知識

## 1 | 感染予防策の基本的な考え方

▶ **感染源への対策と感染経路への対策**　感染は前記6つの要件の連鎖によって成立するが，感染を予防するにはその連鎖を断つことが重要になる。「①病原体の存在」「②病原体を保

---

\* **ムラミダーゼ**：唾液や涙などの分泌液中に含まれる細菌細胞壁を溶解する酵素。
\* **マクロファージ**：血液やリンパ液，そのほかの組織のなかに存在する食細胞で，生体内に侵入した異物を消化処理する。

第
2
編

看護の共通基本技術

ヘルスアセスメント

コミュニケーションの技術

教育指導技術

4
感染予防の技術

安全管理の技術

安楽確保の技術

表4-2 感染症の伝播経路と病原体

| 経路 | 接触感染 | 飛沫感染 | 空気感染 |
|---|---|---|---|
| 感染の媒体 | ● 病原体に接触すること<br>①直接接触感染：病原体が感染者から直接ヒトに伝播した場合<br>②間接接触感染：病原体がヒトや物を介してヒトへ伝播した場合 | ● 感染者の気道から出た病原体を運ぶ呼吸器由来の飛沫（感染者の咳，くしゃみ，会話，あるいは吸引・気管挿管の際，呼吸理学療法，心肺蘇生法により誘発される咳により発生） | ● 時間と距離をおいても感染力を維持することのできる病原体を含んだ気道を通過できる大きさの浮遊飛沫核あるいは微粒子 |
| 伝播の方法 | ● 病原体との接触により感染症を伝播する<br>①直接接触感染：病原体のある血液・体液が皮膚の損傷部分や粘膜に接触して体内に直接侵入する。疥癬病変への接触や帯状疱疹への接触など<br>②間接接触感染：病原体に汚染された医療従事者の手指・衣服，汚染された医療用具や看護ケア用具，小児用玩具などがほかの患者へ病原体を伝播させる | ● 飛沫経路によって，短い距離にいる感受性のあるヒトの顔の粘膜表面に付着して感染症を伝播させる<br>● 伝播リスク距離は約1m以内とされる | ● 空気経路によって，感染者と対面接触がない感受性のあるヒトも微生物を吸い込むことにより伝播する |
| 主な病原体 | MRSA（メチシリン耐性黄色ブドウ球菌），VRE（バンコマイシン耐性腸球菌），クロストリジウム・ディフィシル，緑膿菌，真菌，病原性大腸菌O157，RSウイルス，ノロウイルス，ロタウイルス，赤痢菌，シラミ，疥癬虫 | 百日咳菌，インフルエンザウイルス，アデノウイルス，ライノウイルス，肺炎マイコプラズマ，SARSコロナウイルス，A群溶血性レンサ球菌，髄膜炎菌，ムンプスウイルス，風疹ウイルスなど | ヒト型結核菌，麻疹ウイルス，水痘・帯状疱疹ウイルスなど |

有する宿主」に着目すれば**感染源**への対策となり，「③病原体の排出口」「④感染経路」「⑤病原体の侵入口」に着目すれば**感染経路**への対策となる。

　従来，わが国の感染対策は感染症ごとの対応を主とし，病原体をいかに排除するかという感染源対策を中心にしたものであった。ところが，AIDSの流行と医療従事者への感染が1970年代から問題化していたアメリカで，新しい感染予防策が生まれてきた。これは感染経路を断つことに主眼を置く対策である。

▶ **CDCの勧告**　その考え方を普及させる第一歩になったのは，1985年にCDC（Centers for Disease Control and Prevention，アメリカ疾病予防管理センター）が発表したユニバーサルプリコーション（universal precaution，普遍的予防策）である。これは，すべての患者の体液・排泄物は感染の危険性があるものとして取り扱うというもので，医療従事者はこれにより感染予防策をとるべきであるとした。

　CDCはその後これを発展させ，1996年にはすべての患者に実施すべきスタンダードプリコーション（standard precaution，標準予防策）と，感染経路に応じて実施すべき感染経路別予防策を発表した。スタンダードプリコーションとは，「対象の**血液，体液，分泌物**（汗は除く），**嘔吐物，便，尿，粘膜や傷のある皮膚は感染の可能性を含んでいる**として対応する」ことを基本とした感染予防策である。

▶ **わが国の感染予防策**　わが国においても近年，感染予防の課題*がますます多岐にわたるようになってきたことを背景に，感染源への対策のみならず，感染経路への対策に重きを

置くようになっている。すなわち，エビデンスに基づく感染管理を行うとともに，院内感染対策としてスタンダードプリコーションと感染経路別予防策を基本とした対策を行うようになっている。

## 2 スタンダードプリコーションと感染経路別予防策

前記のとおり，スタンダードプリコーションは，感染が判明してから対応するのではなく，患者のからだにはどのような微生物が存在しているのか不明であり，またその濃度も不明であることから，すべての患者に対して標準的な対策を講じるものである。これにより，感染源となり得る血液や体液などへの接触を防ぎ，感染症の潜伏期にある人や感染していても発症していない人（保菌者）からの感染を防ぐことができる。

CDC はスタンダードプリコーションの内容として，表 4-3 ①のような各項目にわたる指針を示している[1]。併せて感染経路別予防策として，接触予防策，飛沫予防策，空気予防策の適用と内容，および防護環境が必要な患者への対策を示している（表 4-3 ②）。

## 3 医療機関の組織的感染防止への取り組み

▶ 感染防止委員会　医療機関にとって院内感染の防止は重要な課題である。この課題に施設全体で取り組むため，感染対策に関する最も大きな審議・決定権をもつ感染防止委員会を設置していることが多い。この委員会は診療部長や看護部長，検査部長，薬剤部長，事務部長など管理部門の職員で構成される。多くの医療機関では，その下で実務的な活動を行う組織として，感染制御チーム（infection control team：ICT）がつくられ活動している。

▶ ICT の活動　ICT は医師，看護師，薬剤師，検査技師，栄養士，事務部門職員などで構成されている。このチームは，感染管理者（infection control officer：ICO）や感染管理看護師*（infection control nurse：ICN）を中心に，チームで院内を巡回して院内感染の発生状況を調査監視，院内感染防止策に関する相談・協議，院内感染防止策の具体的な計画立案・実施・評価，職員への教育活動，感染防止委員会への結果報告と提言などを行っている。また，地域医療機関との連携も行う。

感染防止委員会は，ICT の報告や提言を受け，組織全体としての問題点の検討や改善策などを審議し，感染防止策を策定する。

▶ 感染症発生時の対応　医療機関で入院加療中の患者が感染症を発症した場合，またはその疑いがある患者が発生した場合，一般的な対処は次のとおりである。

①発生状況を把握する（患者氏名，年齢，性別，症状，治療・処置内容，患者配置）。

---

\* **わが国の多岐にわたる感染予防の課題の例**：①抗菌薬に耐性をもつあるいは抗菌薬に対して低感受性の病原微生物の出現，②高齢者や易感染患者に起こる日和見感染の問題，③針刺し事故などの医療従事者への感染予防の問題，など。

\* **感染管理看護師**：この役割には日本看護協会が認定した認定看護師（感染管理）があてられることが多い。

第2編 看護の共通基本技術

ヘルスアセスメント

コミュニケーションの技術

教育指導技術

4 感染予防の技術

安全管理の技術

安楽確保の技術

表4-3① CDCガイドライン：スタンダードプリコーション（標準予防策）の概要

| 標準予防策 | | |
|---|---|---|
| 手指衛生 | | • 環境表面に不用意に手を触れない<br>• **目に見えて手が汚れているとき**：流水と抗菌石けんで洗う<br>• **目に見える汚れがないとき**：擦式アルコール消毒薬で手指を消毒する<br>……①患者と接触する前，②血液，体液または排泄物，粘膜，傷のある皮膚，創傷ドレッシング材に触れた後，③傷のない皮膚に触れた後，④患者ケア時に汚れた部位から清潔な部位に手を移動させるとき，⑤医療器具などに触れた後，⑥手袋をはずしたとき<br>• **芽胞と接触したとき**：流水と抗菌石けん<br>• 付け爪はしない |
| 個人防護用具 | 原則 | • 血液や体液との接触の可能性がある場合に装着する<br>• はずすときには，衣服と皮膚の汚染を防止する<br>• 病室から出る前に個人防護用具を脱ぎ，破棄する |
| | 手袋 | • 状況に適した手袋を選択する<br>• はずす際は手指の汚染を防ぐ方法で行う<br>• 2人以上のケアに同じ手袋を装着してはならない<br>• 汚れた部位から清潔な部位に手を移動させるときには手袋を取り替える |
| | ガウン | • 皮膚の保護と衣服の汚染を防ぐために，業務に合ったガウンを装着する<br>• 分泌物，排泄物が物理的に封じ込められていない場合は装着する<br>• 同じ患者のケアでも再利用しない<br>• 高リスク患者の病室に入室する際に標準的にガウンを装着する必要はない |
| | 口・鼻・眼 | • 口，鼻，眼の粘膜を保護するために防護具を装着する<br>• 必要に応じて，マスク，ゴーグル，フェイスシールドを選択して用いる |
| 呼吸器衛生・咳エチケット | | • ウイルス性の気道感染症の発生時期には感染源制御対策について患者，面会者，医療従事者に教育する<br>• 医療施設の効果的な場所に呼吸器衛生・咳エチケットについての周知をする<br>……咳・くしゃみ時に口と鼻を覆うこと，分泌物はティッシュで破棄すること，手指衛生を実施する，サージカルマスクを着用する，待合室では患者から約1m離れる |
| 患者の収容 | | • 病原体の感染経路，感染した患者の伝播の危険因子，他の患者への危険因子，個室利用が可能か，同じ感染症患者の相部屋の可能性を検討する |
| 機器，器具・機材 | | • 汚染の可能性のある機器，器具・機材を物理的に封じ込め，運び，取り扱うための方針と手順の確立 |
| 環境整備 | | • 標準的な環境表面の清掃方針と手順の確立<br>• 患者周辺の高度接触表面を頻繁にクリーニングし，消毒する<br>• 汚染する可能性が高い病原体に対して殺菌活性がある消毒剤を製造元の指示により使用する<br>• 小児を対象とする施設は定期的にクリーニングし，玩具の消毒を行う |
| リネン | | • 空気，環境表面，人の汚染を避けるため，使用済みの布は振り動かさないように取り扱う |
| 安全な注射処置 | | • 注射器具は無菌操作で取り扱う<br>• 注射針や輸液セットの安全使用の方法を遵守する |
| 腰椎穿刺処置 | | • 脊柱管や硬膜外スペースにカテーテルを留置する際，または注射する際はサージカルマスクを着用する |

出典／満田年宏訳：隔離予防策のためのCDCガイドライン；医療環境における感染性病原体の伝播予防 2007，ヴァンメディカル，2007，をもとに作成．

②報告する（主治医→ICT→感染防止委員会→施設長）。

③病原体と感染源を確認する（確定診断のための検査依頼と結果報告）。

④感染拡大防止のための対策をとる（ICTや感染防止委員会など，院内の職員・機関が連携して実施する）。

• 初期対応：感染源と考えられるものがあれば，それに対する感染経路別対策を行う。

• ほかの患者や職員の症状，感染症罹患状況に応じて，抗体検査結果や予防接種状況を調査する。

**表4-3②　CDCガイドライン：感染経路別予防策の概要**

| 接触予防策 | |
|---|---|
| 適用 | ・接触性感染のリスクが高い感染症が判明している患者または疑われる患者に適用する |
| 患者の収容 | ・可能な場合は個室収容……伝播を助長する病状にある患者を優先し個室収容<br>・個室不足の場合は同じ病原体や保菌患者を同室者として集団隔離<br>・感染者でない患者と同室の場合は約1m以上互いに物理的に離し，カーテンを引いておく<br>・外来では速やかに診察室や仕切られた区域に収容 |
| 個人防護用具 | ・手袋：入室時に着用<br>・ガウン：直接接触が予測されるときは入室時に着用し退室前に脱ぐ。手指衛生実施 |
| 患者の搬送 | ・患者の搬送や移動時には，患者の感染部位，保菌部位を確実に封じ込め覆う |
| 機器，器具・機材 | ・ノンクリティカルの使い捨て医療用具を使用<br>・複数患者に使用する場合は消毒する |
| 環境対策 | ・ベッド柵，オーバーベッドテーブル，移動式便器，浴室，洗面台などの高頻度接触面のクリーニングと消毒を頻繁に行う（1日1回以上） |

| 飛沫予防策 | |
|---|---|
| 適用 | ・咳嗽，くしゃみ，会話している患者から発生する呼吸器飛沫によって伝播する病原体の感染が判明している患者または疑われる患者に適用する |
| 患者の収容 | ・可能な場合は個室収容……咳嗽と喀痰の多い患者を優先的に個室収容<br>・個室不足の場合は同じ病原体や保菌患者を同室者として集団隔離<br>・感染者でない患者と同室の場合は約1m以上互いに物理的に離し，カーテンを引いておく<br>・外来では速やかに検査室や小部屋に収容し，呼吸器衛生・咳エチケットを実施する |
| 個人防護用具 | ・サージカルマスク：入室時に着用 |
| 患者の搬送 | ・患者の搬送や移動時にはサージカルマスクを装着してもらい呼吸器衛生・咳エチケットを守るよう指導<br>・飛沫感染予防下では患者の搬送者はサージカルマスクは不要である |

| 空気予防策 | |
|---|---|
| 適用 | ・空気経路によってヒト‐ヒト間伝播するヒト型結核菌，麻疹，水痘，汎発性帯状疱疹などの感染が判明している患者または疑われる患者に適用する |
| 患者の収容 | ・空気感染隔離室に収容する（周辺区域より陰圧）……6～12回/1時間の空気交換の実施，屋外に直接排気する，または病室内に戻る前にHEPAフィルター濾過<br>・空気感染隔離室のドアは，出入りのないときは閉める |
| 外来環境 | ・できるだけ早く空気感染隔離室に収容する<br>・サージカルマスクを隔離まで着用させる |
| 職員の制限 | ・感受性のある医療従事者には，麻疹，水痘，汎発性帯状疱疹と判明している患者の病室への入室を制限する |
| 個人防護用具 | ・感染性の結核，天然痘がある場合には，N95マスクの着用<br>・麻疹，水痘，帯状疱疹に免疫があると推定される医療従事者の個人防護用具の使用に関する勧告はなされていない |
| 患者の搬送 | ・患者の病室外への搬送および移動を医学的に必要な目的以外制限する<br>・患者にサージカルマスクを装着することと呼吸器衛生／咳エチケットを守ることを指導<br>・水痘や天然痘，結核の皮膚病変は罹患部分を覆う<br>・患者がサージカルマスク着用し，感染性皮膚病変が覆われていれば，搬送者のマスクは不要である |

| 防護環境 | |
|---|---|
| 適用 | ・同種造血幹細胞移植の患者を対象に，空気中の真菌芽胞の数を最小限にして感染症のリスクを減少させる目的 |
| 環境の制御 | ・直径0.3μm以上の粒子の99.97%を除去することが可能なHEPAフィルターにより濾過された空気の流入<br>・気流が部屋の片側から入りベッドを超えて反対側の排気装置に方向づけられている<br>・廊下に比べて部屋は陽圧になっている。空気圧の監視／毎日<br>・外部の空気の流入を防ぐ密閉された部屋の構造となっている，廊下との空気バランスを保持するために前室が設けてある<br>・12回以上/1時間の換気<br>・廊下や病室にカーペットを使用しない<br>・ドライフラワー，生花，鉢植えの植物の禁止<br>・患者が医学的目的のために室外にいる時間は最小限にとどめる<br>・防護環境では標準予防策と感染経路別予防策を適用する |

資料／満田年宏訳：隔離予防策のためのCDCガイドライン：医療環境における感染性病原体の伝播予防2007，ヴァンメディカル，2007，をもとに作成．

第
2
編

看護の共通基本技術

ヘルスアセスメント

コミュニケーションの技術

教育指導技術

4

感染予防の技術

安全管理の技術

安楽確保の技術

- 患者に使用した医療・看護用具の消毒などの処置を行う。
- 潜伏期間があるものなどは，それまでの患者の行動から，どこまでの感染拡大防止策が必要かを検討する。また，医療体制に問題がなかったか見直しをする。

⑤特定された感染症に応じた治療を行う（併せて患者・家族にその説明を行う）。

⑥感染防止委員会は患者発生部署の担当者を交えて協議し，対応策を決定し，発生部署および ICT へ指示する。

※感染症法，食品衛生法上，届け出の必要な感染症が診断された場合（疑いの場合も）は，管轄の保健所に届け出る。

※集団発生の場合は，発生部署だけでなく関連部門すべてへの感染防止対策の指示を行い，連携を図る。

## 4 | 感染症の予防及び感染症の患者に対する医療に関する法律（平成10年法律第114号）

わが国の感染症の状況に対応するため，伝染病予防法（1897［明治30］年制定に替えて感染症の予防及び感染症の患者に対する医療に関する法律［感染症法］）が，1999（平成11）年より施行されている。

感染症の予防および感染症の患者に対する医療に関し，必要な措置を定め，感染症予防やまん延防止の諸対策とられる。世界的な感染症の流行などにより，適宜改正されて対策の充実を図っている。

# Ⅱ 感染予防における看護師の責務と役割

看護師は常に感染の危険にさらされており，そのなかで患者や家族の安全を守るとともに，自分自身およびほかの医療従事者の感染をも予防しなければならない。そのため，下記のような点に留意する。

## 1 | 自らが感染源にならない

医療関連の感染を予防するため，医療従事者として，常に個人衛生を整えるよう努める。

▶ **感染症に罹患しないように努める** ワクチンによって発症予防できる，または症状を軽減できる疾患（麻疹，水痘，風疹，流行性耳下腺炎，B型肝炎，インフルエンザ，新型コロナウイルス感染症など）に対しては予防接種を受けておくことが勧奨されている[2]。感染症に罹患した場合は，速やかに治療を開始し勤務施設に報告する。

▶ **手洗い・うがいを習慣づける** 手洗い・うがいを励行する。また，手指はよく手入れをして傷や手荒れを起こさない。咽頭や手指の傷は感染病原体の侵入路となりやすい。手指の傷や手荒れがある場合，手袋を装着して処置を行う。

▶ **医療従事者としての身だしなみを整え清潔にする** 具体的に，清潔を心がける部分を図4-2

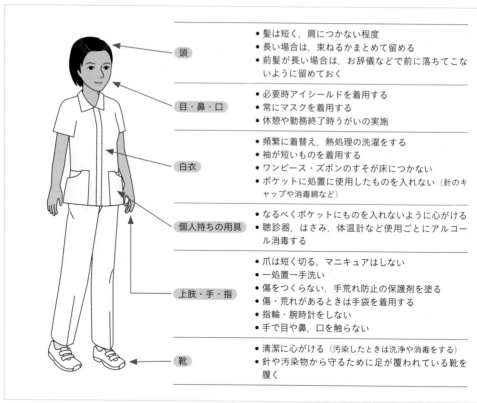

図4-2 感染予防のための身だしなみ

に示す。

## 2 | スタンダードプリコーションと感染経路別予防策を実施する

　スタンダードプリコーションと感染経路別予防策の知識・技術を身につけ，実施する。
具体的方法は後述するが，原則は下記のとおりである。

　①**一処置一手洗い**の実施により病原微生物の拡散を避ける。

　②**防護用具**の適切な着用により病原微生物への曝露を避ける。

　③治療・処置に使用する滅菌物の適切な保管と確実な**無菌操作**を実施する。

　④処置やケアに使用した器具や用具の**消毒・滅菌**，取り扱いを適切に行う。

　⑤**隔離法**の正しい実施により感染源拡散予防と易感染性患者の保護を図る。

　⑥**感染性廃棄物**の処理を確実に行い，環境汚染防止，事故防止を図る。

　⑦**療養環境の清潔保持**を図る。

## 3 | 患者の感染を予防し，またはその徴候を早期に発見し対処する

　①患者に感染しやすい状況が発生していないかを検討する。易感染状態となりやすい疾
　　患に罹患した場合，侵襲性の高い治療や免疫機能の低下を招きやすい治療を受けた場

第2編 看護の共通基本技術

ヘルスアセスメント

コミュニケーションの技術

教育指導技術

4 感染予防の技術

安全管理の技術

安楽確保の技術

合などはこれにあたる。検査データから免疫力や栄養状態の低下，疾患の重症化などを観察し，感染防止用隔離や創部の保護など必要な対応を行う。

②感染徴候を早期に発見する。徴候がみられたら医師に報告し，必要な対応を行うほか，感染源や感染経路を明らかにし，再発を防止する。

③感染拡大の防止のために，病原体に応じた感染経路別予防策を講じる。

## 4 患者や家族に対し感染予防に必要な知識・技術の指導を行う

患者が感染している場合，易感染状態にある場合，その状態に合わせた日常生活や面会方法などを指導する。特に在宅で医療を受けている場合は，医療用具の消毒法や医療用廃棄物の処理方法などの指導も必要になる。疥癬など，療養環境の清潔保持が重要な感染症の場合には，介護方法とともに療養環境の消毒の意義と方法などの指導が必要となる。

## 5 感染にかかわる患者の精神的苦痛への支援を行う

易感染状態となったときの患者の不安や，隔離による孤独，ストレス，あるいは感染源となったときの患者の精神的苦痛などを癒し支える援助を行う。この場合，人権を尊重した配慮が必要である。

## 6 感染予防のための組織的取り組みに参加する

施設内で働く医療従事者は，組織の一員として検診や予防接種，感染予防教育に参加し，共通認識をもって感染予防に積極的に取り組む。

## 7 感染予防のための看護補助者の指導を行う

看護補助者やボランティアの人々とも感染予防についての知識を共有できるよう指導を行う。

# III 感染源への対策

感染源とは病原体あるいは病原体に汚染されたものすべてを指す。病原体を保有する宿主（ヒトやあらゆる種類の動植物），病原体に汚染された医療器材や医療従事者の手指，衣服などはすべて感染源となる。

感染源をなくすことは，重要な感染予防策である。患者の血液，体液に触れる医療器材のなかには，1回使用して廃棄するようにつくられたディスポーザブル製品が多い。繰り返し使用するものについては，使用後，感染源となる病原体を除去，殺滅，不活化する必要がある。

ここでは感染源対策として，医療器材やヒトの手指，創傷などに存在する可能性のある

病原体を除去ないし殺滅または不活化する方法を学ぶ。看護師がその方法を正しく理解し実践することにより，感染源の拡散を防止することが重要である。その方法には**洗浄，滅菌，消毒**がある（表4-4）。

なお医療器材については，適切な滅菌や消毒などの対策を行うため，使用目的や使用部位の感染の危険度により3種類に分類する方法がとられている。これはスポルディング（Spaulding, E. H.）の機器分類とよばれるもので，概要は表4-5のとおりである。

## Ⓐ 医療器材の洗浄

医療器材の滅菌や消毒を行う際は，前処理として器材の洗浄が行われる。

▶ **洗浄の必要性**　洗浄によって器材に付着した汚染物質を取り去っておかなければ，消毒薬の作用や熱によりたんぱく質が凝固して器材に固着し，滅菌や消毒の作用が病原微生物に及ばない危険性がある。さらに，滅菌においては事前の病原微生物が少ないほど無菌性保証水準（後出）が高くなるため，十分な洗浄が必要となる。

▶ **洗浄の方法と留意点**　洗浄効果は，洗浄剤の種類，洗浄時間，洗浄時の温度に密接に関係している[3]。主な洗浄の方法と留意点を表4-6に示す。

表4-4　主な洗浄・滅菌法・消毒法の種類　（＊は医療機関で用いられるもの）

| | 物理的方法 | 化学的方法 |
|---|---|---|
| **洗浄** | ● 熱水*，超音波洗浄*，ジェット水流* | ● 洗浄剤* |
| **滅菌法** | ● 熱：湿熱（高圧蒸気）*<br>● 乾熱（高熱空気，火炎，焼却）<br>● 放射線（γ線，電子線）<br>● 過酸化水素低温プラズマ*<br>● 精密濾過* | ● ガス：エチレンオキサイド* |
| **消毒法** | ● 紫外線*，煮沸法，間欠法，熱水 | ● 消毒薬* |

表4-5　医療機器のリスク分類からみた滅菌・消毒・洗浄・清掃の対処法

| スポルディングの機器分類 | 用途 | 対処法 | 例 |
|---|---|---|---|
| **クリティカル**<br>（高リスク） | 無菌の組織や血管に侵入するもの | 洗浄後，滅菌処理 | 手術用器材<br>針，カテーテル類 |
| **セミクリティカル**<br>（中間リスク） | 粘膜または健康でない皮膚に接触するもの | 洗浄後，滅菌もしくは**高レベル消毒** | 人工呼吸器回路<br>麻酔関連器材・内視鏡 |
| | | 一部器材は**中レベル消毒** | 咽頭鏡ブレード，バイトブロック，ネブライザー，哺乳びんなど |
| **ノンクリティカル**<br>（低リスク） | 健康な皮膚とは接触するが，粘膜とは接触しないもの | 加熱洗浄処理<br>**低レベル消毒**，または清拭 | モニター類，血圧計，聴診器，便尿器，ガーグルベースン，吸引びん，頻繁に手が触れる環境表面（ドアノブ，ベッドサイドテーブル，ベッド柵，手すりなど），リネン |

看護の共通基本技術

第2編

ヘルスアセスメント

コミュニケーションの技術

教育指導技術

4

感染予防の技術

安全管理の技術

安楽確保の技術

表4-6 主な洗浄の方法と留意点

| 洗浄方法 | | 留意点 |
|---|---|---|
| 物理的方法 | 機械洗浄(超音波洗浄, ジェット水流) | ● 洗浄時は, 感染曝露の危険が高いため, 防護用具(防水ガウン, 未滅菌手袋, ゴーグル, フェイスシールド, マスク)を着用する。必要時足カバーも着用する |
| | 用手洗浄 | ● 用手洗浄は実施者により洗浄効果が異なるので, 複雑な機器類や血液汚染が多い器材などは機械洗浄が望ましい |
| | | ● 洗浄専用の流し台や容器を確保し, 清潔なものと区別する |
| 化学的方法 | 浸漬洗浄(酵素系洗浄剤やアルカリ性・中性洗浄剤) | ● 用手洗浄はオーバーフローさせたため水の中でブラッシングし, 周囲に汚染物質を飛散させないように落とす。その後流水で十分すすぎ, 加熱洗浄処理または消毒, 滅菌を行う |
| | | ● 浸漬洗浄は, 洗浄剤を加温(40〜50℃)すると酵素の働きが高まり, 洗浄効果が増す |

## B 医療器材の滅菌

　滅菌とは表4-1 に示したとおり, 病原性および非病原性の区別なく全微生物を完全に死滅させることをいう。しかしながら, 滅菌後にすべての微生物が死滅し存在していないことを証明することは困難である。そのために, 有効な滅菌であることを保証するための無菌性保証水準(sterility assurance level)が国際的に決められている。無菌性保証水準とは, 滅菌後の物品に微生物が存在する確率のことであり, 現在 $10^{-6}$(100万分の1)が採択されている。この水準に達することのできる滅菌法は, 高圧蒸気滅菌, 乾熱滅菌, 放射線滅菌, 酸化エチレンガス滅菌, 過酸化水素低温プラズマ滅菌, 低温蒸気ホルムアルデヒド滅菌などである[4]。

　主な滅菌法を以下に述べ, それぞれの対象や留意点は表4-7 に示す。

## 1. 滅菌法

### 1 高圧蒸気滅菌法

　高圧蒸気滅菌法はオートクレーブ(高圧蒸気滅菌器)を使用して, 加圧下飽和蒸気に一定の時間曝露し, 微生物のたんぱく質の水素結合を破壊, 変性させることにより滅菌する。滅菌効果は, 滅菌温度, 圧力, 作用時間により異なる。設定された温度, 時間, 包装法などを遵守すれば, 確実で危険性も少ない滅菌法であるため, 多くの病院で用いられており, 小型のものは診療所などでも使用されている。

### 2 酸化エチレンガス滅菌法

　酸化エチレン($C_2H_4O$)は沸点が 10.7℃のため, 常温では無色の気体で可燃性である。この酸化エチレンガス(エチレンオキサイドガス, ethylene oxide gas:EOG)を用いた滅菌法である。通常は爆発の危険性を避けるために, 酸化エチレンに二酸化炭素や窒素などの不活性ガスを一定の割合添加して不燃性にして, ボンベに充填して使用する。浸透力にすぐ

表4-7 各滅菌法の対象物および留意点

| | 対象物 | 留意点 |
|---|---|---|
| 高圧蒸気滅菌法（オートクレーブ） | 高温・高圧水蒸気に耐え得るもの（金属製品／ガラス製品／ゴム製品／紙製品／天然繊維製の物品など） | • 滅菌条件……一般的な条件に飽和水蒸気温度134℃・3分間〜3分30秒間が推奨されている[5]。ほかに121.8℃・15分, 126.1℃・10分。<br>• 滅菌時間は, 物品の性質, 包装法, 物品の配置のしかたにも影響されるため, 常に各医療施設での検討が必要<br>• 個々の物品の全体に蒸気が均一に接触するように物品の包装, 配置に気をつける<br>• 滅菌後の無菌性を保持できる包装をする<br>• オートクレーブ機器作動中は, 絶対に扉を開けない。高温の圧力蒸気が噴出し, 事故につながる<br>• 滅菌終了直後の物品の取り出しは, 熱傷の危険性がある |
| 酸化エチレンガス（EOG）滅菌法 | 熱や水分に影響を受けやすい医療器具, 材料（ゴム製品／プラスチック製品／カテーテル類／内視鏡, 麻酔関連器材, カメラ, 腹腔鏡下手術器材類など） | • 滅菌条件[6]……滅菌温度37〜63℃, 湿度25〜80%RH, EO濃度450〜1200mg/L, 滅菌時間1〜6時間, エアレーション50〜60℃で8〜12時間で機械的エアレーション処理<br>• 毒性, 可燃性, 爆発性があるので, ガスの取り扱い, 貯蔵には十分注意を払う必要がある<br>• EOGやその副生成物の残留を避けるためのエアレーション工程を確認する |
| 過酸化水素低温プラズマ滅菌法 | 金属・非金属製品, 耐熱性がなく高い湿度を嫌う医療器具の滅菌に適している | • 滅菌条件[7]……温度約45℃, 湿度約10%, 圧力, 時間, 高周波出力が機種により設定される<br>• 植物繊維（セルロース）などからできている製品（紙, 綿, リネン類, ガーゼなど）や液体製品は, 過酸化水素を吸着しやすく, 過酸化水素の拡散が妨げられるために適さない<br>• 高真空に耐えられないものは適さない<br>• 包装は, 紙, 綿, リネン類は適さず, ポリエチレンまたはポリプロピレン製品が用いられる |
| 放射線滅菌法 | ディスポーザブル医療用具・材料（注射器／注射針／カテーテル類／輸液セット／滅菌手袋など） | • 医療機関で滅菌されることはなく, 使い捨ての医療用具の製造過程での滅菌に用いられ, 滅菌されたものが医療機関に納入されている<br>• 比較的使用期限が長く設定されている |

れ, 40℃で微生物を死滅させるので, 熱や水分に影響を受けやすい医療器具の滅菌に使用される。しかし, 人体に対しても毒性が強く, 皮膚粘膜への刺激, 溶血性, 発がん性も指摘されているため, 滅菌後はエアレーション（空気洗浄）を行い, 残留ガスの低減が確認されなければ使用できない。したがって, EOGは医療器具からの微生物の死滅という側面からは有用性は高いが, 人体への毒性を考えると, ほかの滅菌方法では滅菌できない器具に限定して使用する必要がある。

## 3 過酸化水素低温プラズマ滅菌法

過酸化水素による殺菌効果と, 過酸化水素に電磁波を加えてプラズマ*状態にする際に出る紫外線やフリーラジカル*（$H_2O_2$）などの作用により微生物が死滅する。滅菌後の残

---

* **プラズマ**：気体, 液体, 固体と区別される4番目の物質の状態であり, オーロラや太陽のフレアーもこれにあたる。
* **フリーラジカル**：普通の分子では, その最も外側を回る電子は2個が対になって回ることで安定を保っているが, フリーラジカルとは, 対になっていない電子をもつ原子や分子のことで不安定な物質である。

看護の共通基本技術

第2編

ヘルスアセスメント

コミュニケーションの技術

教育指導技術

4 感染予防の技術

安全管理の技術

安楽確保の技術

留物は水と酸素であり，残留毒素のないことが特徴である。

## 4 | 放射線滅菌法

コバルト 60 やセシウム 137 などの放射性同位元素から出る γ 線と電子線を用いる方法がある。医療機関の施設内で行われることは少ない。ディスポーザブル医療器材（注射器，注射針，カテーテル類，輸液セット，滅菌手袋など）の滅菌に，製造過程で広く使用されている。

## 5 | 濾過法

濾過装置の細孔や隙間を通すことによって微生物を除去する。滅菌用のフィルターには，孔径 0.22 μm 以下のフィルターが用いられるが 0.45 μm 以下も使用される。液体にはメンブレンフィルター*やセルロース，高分子膜が用いられる。熱処理や化学薬剤などで滅菌できない血清，液状医薬品，注射用水などの滅菌に使用される。

## ■ 2. 滅菌処理の確認

各種の方法で滅菌されたものは，滅菌処理が十分になされているかどうかを確認する必要がある。本来なら滅菌物すべてに無菌試験を実施すべきであるが，現実には不可能であるため，間接的に無菌状態を測定する方法が実施されている。それには以下に述べるように物理的方法，化学的方法，生物学的方法がある。

医療機関では，殺菌効果を直接的に判断できる生物学的方法に，物理的方法や化学的方法を常に組み合わせて用いている。

## 1 | 物理的方法

それぞれの滅菌装置の計器類により滅菌工程の完全性を確認する。高圧蒸気滅菌法なら，温度，湿度，圧力，作用時間を，酸化エチレンガス滅菌法なら，ガス濃度，温度，湿度，作用時間などを確認する。

## 2 | 化学的方法

化学的インジケーター*は滅菌に必要な条件が満たされたかどうかを 1 つ以上把握して，滅菌工程の欠陥を検出するものである。紙に塗布した化学薬品やガラス管に密封された物質が滅菌に必要な条件への曝露に対応して，変色，変質，変性することを応用している。

被滅菌物を包装するクラフト紙やプラスチックバッグ，包装を留めるテープなどにインジケーターを塗布してあるもの，治療・処置機器のセットの中にカード式のインジケーター

---

＊ **メンブレンフィルター**：加熱滅菌できないものから細菌を取り除くために濾過装置に使用される半透明の膜である。濾過膜の穴の大きさは一定で，1 μm，0.8 μm，0.45 μm，0.22 μm，0.02 μm のものがあるが一般には 0.22 μm，0.45 μm の濾過膜を使用する。
＊ **インジケーター**：滅菌法で用いるインジケーターは，特定の滅菌処理法で有効に滅菌し終えたかどうかを確認する指標となるものである。

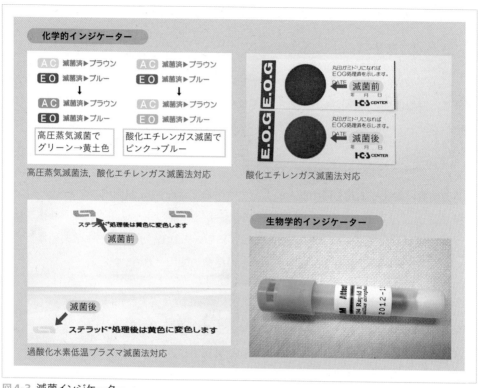

図4-3 滅菌インジケーター

を入れて使用するものなどがあり，個々の物品が滅菌工程を経たことの確認ができる。図4-3に色の変化により滅菌工程を経たことがわかるインジケーターの例を示す。

### 3 | 生物学的方法

各滅菌法に最も抵抗性が強い芽胞を濾紙に塗布あるいはカプセルに入れて滅菌後培養して，芽胞がすべて死滅したか否かを確認するもので，滅菌工程の殺菌効果を直接的に検証できるインジケーターである（図4-3）。滅菌工程の設定や管理に用いる。

## ▌ 3. 滅菌物の使用期限

滅菌物が滅菌工程を経て滅菌処理されたことの確認は，上述の確認用インジケーターでできるが，使用時には必ずしも滅菌直後と同じ無菌性が維持されているとは限らない。そこで，医療施設で行う滅菌では，使用する際に人体に害を与えない状態を保つことができると考えられる使用期限（有効期限）を明らかにしている。この使用期限は，従来は滅菌処理以降，包装材料の種類に基づいて時間の経過とともに効果が減少していくとの認識に立って設定されてきたが，近年は時間の経過ではなく，保管状態によって無菌性が失われるものと考えられている（包装が破損した，ぬれた，開封した，落下した，被滅菌物が劣化した，など）。そのため各医療機関では，保管状態に注意するとともに，保管状態を考慮した滅菌物の使

第
2
編

看護の共通基本技術

ヘルスアセス
メント

コミュニケー
ションの技術

教育指導技術

4
感染予防の技術

安全管理の技術

安楽確保の技術

用期限を取り決めている。

## C 消毒法

消毒とは表4-1に示したとおり，主として感染力をもつ微生物を死滅させることまたは除去することである。滅菌と違い無菌状態にならない場合もある。

薬剤による消毒法は医療器材のみでなく，皮膚，粘膜，創傷などの人体，さらに生活環境（床，ドアノブ，テーブル，便座など）にも適用することができる。

### 1. 煮沸消毒

水中に消毒する器具を完全に沈めて，通常15分以上煮沸して微生物を死滅させる方法である。栄養型の微生物*は5分以内の煮沸で死滅するが，破傷風菌，ガス壊疽菌，枯草菌などの芽胞を完全に死滅させるには長時間煮沸する必要がある。

▶ 適用対象 対象となる機器は，煮沸に耐える金属製品，ガラス製品，ゴム製品などであるが，煮沸による消毒効果の限界や十分な乾燥を得ることが難しいことから，医療用具についてはほかの消毒法を用いる場合が多い。

▶ 留意点 消毒前に器具をよく洗浄し，たんぱく質や油を除去しておく。煮沸による破損を防止するため，ガラス製品は水から入れて徐々に熱し，金属，ゴム製品は沸騰後に入れる。

### 2. 熱水消毒

煮沸消毒は熱水のみの消毒法であり，家庭でも災害時でも簡便に使用できる方法であるが，医療現場では，洗浄と熱水による消毒を同時に行う洗浄機が導入されている（表4-8）。残留毒素がないことや浸透力があり消毒効果が上がりやすいため，消毒法の第一選択とされている。

表4-8 熱水を用いた消毒方法

| 器機の種類 | 消毒条件 | 用途 |
|---|---|---|
| フラッシャーディスインフェクター* | 温度90℃／1分間 | 便器，尿器，吸引びんなど |
| ウォッシャーディスインフェクター* | 温度93℃／10分間 | 鋼製器具，蛇管など |
| 熱水洗濯機 | 温度80℃／10分間 | 衣類，リネンなど |
| 食器洗浄機 | 温度80℃／10秒～2分間 | 食器 |

出典／辻明良，村井貞子編：院内感染対策へのサポート，南山堂，2003，p.60.

* **栄養型の微生物**：細菌の繁殖に必要な有機栄養物を合成できないために，その有機栄養物を外部からとる細菌で，大部分の細菌がこれに含まれる。
* **フラッシャーディスインフェクター**：ベッドパンウォッシャーともいわれ，病棟の汚物処理場所に設置してある（ベッドパン＝差し込み便器・尿器）。
* **ウォッシャーディスインフェクター**：汚染された器具のジェット水流洗浄，熱水消毒，すすぎ，乾燥などの一連の処置を連続して行う機械であり，近年は超音波洗浄を併用した一体型などがある。

▶ 留意点　ジェット水流による洗浄が行われるため，小さな部品や軽いもの，もろいものは損傷の可能性がある。洗浄物を入れすぎると洗浄効果が低下する。深さのある容器は洗浄中・後に水がたまらないような工夫が必要である。

# 3. 薬剤による消毒

病原微生物に消毒薬を作用させ，微生物の細胞壁や細胞内たんぱく質，細胞の代謝系酵素の構成を変質させて殺菌する方法である。1種類の薬物ですべての微生物に効果を示すものはなく，微生物の特徴や消毒する対象（身体部位や器具の材質など）を考慮しながら消毒薬を選択する。消毒薬は高レベル消毒薬，中レベル消毒薬，低レベル消毒薬に分類される（スポルディングの分類）。

▶ 消毒薬選択時に考慮すべき点　実際の消毒薬の選択時に考慮すべき点を以下に示す。

- 幅広い微生物に対して効力を発揮する。
- 毒性がなく人体に刺激が少ない。
- 消毒時間が短く効果が早く現れ，消毒する機器を変質させない。
- 原液でも希釈液でも化学的に安定している。
- 容易に希釈液が作製できる。

▶ 消毒薬使用の際の一般的留意点　消毒薬は化学反応を利用しているので，添付文書をよく確認して**使用濃度，作用時間，作用温度**を守ることが重要である。

❶**使用濃度**：消毒薬は決められた適正濃度で使用する。低濃度では消毒効果が得られず，また高濃度での使用は身体に影響を及ぼし，器具の素材の劣化の要因になりやすい。

❷**作用時間**：消毒薬と微生物との接触時間を適正にすることは，消毒効果を得るための重要な条件である。

❸**作用温度**：一般には20℃以上で使用する。温度が高くなれば殺菌力は強くなる。

消毒中の薬液の中にさらに消毒薬や器具の追加をすることは，薬液濃度や作用時間が変わるため行わない。消毒対象物の構造が複雑でたんぱく質が残留しているなど，予備洗浄が十分行き届かなかった場合，消毒効果は十分に得られない。

また，消毒薬には身体に毒性（化学熱傷，皮膚・粘膜刺激，呼吸器障害など）のあるもの，金属の腐食，素材の劣化などを起こすものがあり，各薬剤の使用上の留意事項を遵守する。

## 1 ｜ 薬剤による消毒法の種類とそれぞれの留意点

薬剤による消毒は，人体（皮膚，粘膜，創傷など）から医療器具や看護用具，さらに生活環境，療養環境までを対象に行うことができる。薬剤による消毒法の種類とそれぞれの留意点を表4-9①，②に示す。また，主な消毒薬の殺菌可能な微生物と使用対象について表4-10に示す。使用に際しては濃度，使用時の留意点を，それぞれの添付文書で確認して使用する。

看護の共通基本技術 第2編

ヘルスアセスメント

コミュニケーションの技術

教育指導技術

4 感染予防の技術

安全管理の技術

安楽確保の技術

表4-9① 薬剤による消毒法①：人体への使用

| 対象 | 方法 | 留意点 |
|---|---|---|
| 皮膚等 | • 70％アルコールを浸した綿球や脱脂綿を用いて皮膚表面を消毒する方法 | • アルコールで消毒した場合は，アルコールが揮発することで消毒効果が発揮される |
| 粘膜，創傷等 | • 滅菌された綿球やガーゼを用いて細胞毒性の低い薬液で消毒する方法 | • 消毒薬は細胞毒性があり，創傷の治癒を遅らせるため，感染または高濃度微生物汚染があるなど，やむを得ない場合に使用される<br>• 粘膜や創傷に使用する消毒薬は，無菌性を維持するために必要濃度に希釈された製品か，希釈された後に高圧滅菌されたものを用いることが望ましい |

表4-9② 薬剤による消毒法②：人体以外への使用

| 対象 | 方法 | 留意点 |
|---|---|---|
| 浸漬法<br>……容器に消毒薬を入れて器具や看護用具を完全に浸して薬液と接触させる方法 | **セミクリティカル**<br>【高レベル消毒】<br>（人工呼吸器回路／麻酔関連器材／内視鏡など）<br><br>【中レベル消毒】<br>（咽頭鏡／バイトブロック／ネブライザー／薬杯／経管栄養イリゲータ／哺乳びんなど）<br><br>**ノンクリティカル**<br>【低レベル消毒】<br>（便尿器／吸引びん／ガーグルベースンなど） | • 防護用具を使用して実施する<br>• 血液，排泄物など有機物が付着していると消毒効果が低下するため，消毒前に洗浄しておく<br>【消毒薬の希釈時の留意点】<br>• 汚染された器具・看護用具に使用する消毒薬の希釈は，精製水でなくてもよい<br>• 消毒薬の希釈は必要時行い，大量に作製し保存しない。消毒薬が汚染され，消毒効果が減弱する<br>【浸漬法の実施時の留意点】<br>• 浸漬法による薬液消毒では，物品の隅々まで薬液に接する必要があるため，内腔のあるものやチューブ類は，空気が中に残らないように薬液に漬け，浸漬時間を守る<br><br>物品を完全に浸す／蓋を使用する／中蓋<br><br>• 物品が浮く場合は中蓋で押さえ，物品を完全に浸す<br>• 浸漬液は，揮発や汚染を防止するために常に蓋を用いて使用する。特に高レベルの薬液は人体毒性が高いため注意する<br>• 消毒後は，すすぎを十分に行う。薬液の残存による炎症反応を起こすことがある<br>• 消毒後は専用容器で乾燥保管を行う |
| 清拭法<br>……病室の用具などの表面を，消毒薬を浸したペーパーや布，モップ等で拭き，薬液と接触させる方法 | 環境面や医療用具で浸漬法が難しいもの<br>（テーブル／ベッド柵／ドアノブ／床／便座／聴診器／血圧計／体温計／測定カフ／松葉づえなど） | • 防護用具を使用して実施する<br>• 汚染された対象物の性質を考慮して消毒薬を選択するが，脱色作用や金属腐食性が問題になるときはアルコールで代用する<br>• 消毒薬との接触時間を維持するために2度拭きが望ましく，清拭15秒後に再度清拭する[8]<br>• 床面は奥側から出入り口方向に拭き，一方向に拭き取る[9] |
| 散布法<br>……スプレー式用具に消毒薬を入れて噴霧し，薬液と接触させる方法 | マンシェットなど表面が平らでないもの，清拭法で消毒できない器具 | • 消毒薬を吸入する危険があるために，ゴーグル，マスクは必ず着用する<br>• 広範囲の環境（病室全体など）への散布はしない |
| 灌流法<br>……内腔のある器具に薬液を注ぎ，薬液と接触させる方法 | 細い内腔がある用具<br>（チューブ／カテーテル／内視鏡など） | • 内腔に空気が残らないように薬液を注ぐ<br>• 消毒後の十分な乾燥が細菌の繁殖を防ぐ |

表4-10 主な消毒薬の殺菌効力と使用対象

| 区分 | 消毒薬【主な製品,濃度】 | 一般細菌 | MRSA | 緑膿菌 | 結核菌 | 真菌 | 芽胞 | HBV・HCV | 手指・皮膚 | 粘膜 | 医療器具 | 室内・物品 | 排泄物 | 禁忌・使用上の注意 |
|---|---|---|---|---|---|---|---|---|---|---|---|---|---|---|
| 高レベル | **グルタラール**<br>ステリハイド®<br>（2w/v%，20w/v%）<br>サイデックスプラス®<br>28（3.5%）<br>グルドハイドL液®<br>（2%，20%） | ○ | ○ | ○ | ○ | ○ | ○ | ○ | | | 0.5〜2.0 | 0.5〜2.0 | | 禁忌：人体<br>●防護用具使用，液の付着，吸入，曝露に注意<br>●蓋付き浸漬容器を用いる。清拭法，噴霧法で用いない<br>●浸漬時間：体液が付着した器具1時間以上，予洗いした内視鏡3%液に15分以上 |
| | **フタラール**<br>ディスオーパ®<br>（0.55%） | ○ | ○ | ○ | ○ | ○ | ○ | ○ | | | 0.55 | | | 禁忌：人体<br>●防護用具使用，液の付着，吸入，曝露に注意<br>●蓋付き浸漬容器を用いる。清拭法，噴霧法で用いない<br>●浸漬時間：通常5分以上，すすぎ1分間浸漬2回 |
| | **過酢酸**<br>アセサイド（6%） | ○ | ○ | ○ | ○ | ○ | ○ | ○ | | | 0.3 | | | 禁忌：人体<br>●防護用具使用，液の付着，吸入，曝露に注意<br>●蓋付き浸漬容器を用いる。清拭法，噴霧法で用いない<br>●浸漬時間：通常5分以上，10分間を超える浸漬は行なわない。すすぎは浸漬後流水すすぎ15秒以上（滅菌水） |
| 中レベル | **次亜塩素酸ナトリウム**<br>テキサント（6%）<br>ミルトン（1%）<br>ピューラックス®（6%）<br>次亜塩（6%） | ○ | ○ | ○ | △ | ○ | △ | ○ | 0.01〜0.05 | | 0.02〜0.05 | 0.02〜0.05 | 0.1〜1 | 禁忌：粘膜，創傷・炎症部位に長時間・広範囲に使用しない<br>●有機物の付着により消毒効果の減弱<br>●HBV 0.1〜0.5%，血液汚染1%<br>●酸性製剤との混合で塩素ガス発生。併用不可 |
| | **アルコール**<br>消毒用エタノール<br>（76.9〜81.4%）<br>イソプロパノール<br>（50%，70%） | ○ | ○ | ○ | ○ | ○ | × | △ | 原液 | | 50〜70 | 原液 | | 禁忌：粘膜や損傷皮膚<br>●殺菌効果は高いが蒸発により殺菌力の持続性はない |
| | **クロルヘキシジングルコン酸塩含有アルコール**<br>ヒビスコール液A<br>（0.2%） | ○ | ○ | ○ | ○ | ○ | × | △ | 原液 | | | | | 禁忌：クロルヘキシジン過敏症，粘膜，損傷皮膚 |
| | **ベンザルコニウム含有アルコール**<br>ウエルパス®（0.2%）<br>オスバンラビング®<br>（0.2%） | ○ | ○ | ○ | ○ | ○ | × | △ | 原液 | | | | | 禁忌：損傷皮膚・粘膜<br>●ラビング法による手洗い：1回3mL |
| | **ポビドンヨード**<br>イソジン®（10%原液），イソジンゲル®<br>ポビヨドン®（10%原液）<br><br>イソジンスクラブ®<br>（7.5%） | ○ | ○ | ○ | ○ | ○ | × | △ | | 10%液<br><br>原液 | 10%液ゲル | | | 禁忌：ヨード過敏症，甲状腺機能異常，重症熱傷患者<br>●低出生体重児・新生児への使用を避ける<br>●腹腔・胸腔へ使用しない<br>●スクラブによる手洗い：30秒以上 |

表4-10（つづき）

| 区分 | 消毒薬【主な製品, 濃度】 | 微生物の殺菌効力 | | | | | | | 使用対象物（可能なものに濃度%記載） | | | | | 禁忌・使用上の注意 |
|---|---|---|---|---|---|---|---|---|---|---|---|---|---|---|
| | | 一般細菌 | MRSA | 緑膿菌 | 結核菌 | 真菌 | 芽胞 | HBV・HCV | 手指・皮膚 | 粘膜 | 医療器具 | 室内・物品 | 排泄物 | |
| 低レベル | クロルヘキシジン　ヒビテン®（5%）　ヒビテングルコネート®（20%）　マスキン®（0.02〜20%）　　ヒビスクラブ®（4%）　マスキンスクラブ®（4%） | ○ | ● | ● | × | ○（糸状菌×） | × | × | 0.1〜0.5　　　　　原液 | | 0.1〜0.5 | 0.05 | | 禁忌：クロルヘキシジン過敏症, 脳, 脊髄, 耳, 腟・膀胱・口腔粘膜　●外陰・外性器の皮膚には, 無色のクロルヘキシジンを使用する　●使用濃度に注意する　●スクラブによる手洗い：1回（2.5mL-1分）　●術前・術後2回（5mL-1分・5mL-2分） |
| | 塩化ベンザルコニウム　塩化ベンザルコニウム®（10%, 50%）　オスバン®（0.025〜10%）　逆性石ケン®（0.01〜50%） | ○ | ● | ● | × | ○（糸状菌×） | × | × | 0.05〜0.1 | 0.02〜0.05 | 0.1 | 0.05〜0.2 | | 注意：粘膜・創傷・炎症部位に長期間・広範囲に使用しない　●使用濃度に注意。0.1%液で眼に, 1%液で粘膜に, 5%液では皮膚に毒性がある　●粘膜への使用後の精製水による洗浄 |
| | 塩化ベンゼトニウム　ハイアミン®（10%）　ベゼトン（0.02〜0.2%） | ○ | ● | ● | × | ○（糸状菌×） | × | × | 0.05〜0.1 | 0.025 | 0.1 | 0.05〜0.2 | | 注意：粘膜・創傷・炎症部位に長期間・広範囲に使用しない　●使用濃度に注意。0.1%液で眼に, 1%液で粘膜に, 5%液では皮膚に毒性がある |
| | アルキルジアミノエチルグリシン塩酸塩　ハイジール®（0.05〜10%）　サテニジン®（0.05〜0.5%） | ○ | ● | ● | ○ | ○（糸状菌×） | × | × | 0.05〜0.2 | 創傷0.01〜0.05 | 0.05〜0.2 | 0.05〜0.2 | | ●使用濃度に注意　●結核では医療用具0.2〜0.5%で10〜15分浸漬 |

○有効, ●一部に抵抗を示す菌株ありの報告, △十分な効果が得られない場合がある, ×ほとんど無効である

出典／高久史麿, 他監：治療薬マニュアル2021, 医学書院, 2021, p.2441-2451, および 大久保憲, 他編：消毒と滅菌のガイドライン2020年版, 改訂第4版, へるす出版, 2020, をもとに作成.

## 2　消毒薬の希釈法

　器材の浸漬消毒などに用いる消毒薬は, 希釈して用いることを前提として製造され販売されていることが多い。そのため, 消毒対象物に合わせて使用濃度を調整する必要がある。適切な濃度の消毒薬を作製するには次の希釈法を用いて, まず必要原液量を求め, 精製水で希釈する方法が用いられる（器材によっては精製水でなくてもよい場合もある）。

❶必要な原液量を求める：たとえば5%グルコン酸クロルヘキシジンの原液を, 0.1%に希釈して1000mL作製したいとする。この場合, 原液の濃度\*が5%, 希釈濃度（使用す

---

\* **消毒薬の濃度**：消毒薬の濃度は主として容積に対する有効成分の重量（w/v%）で表示される（たとえば5%グルコン酸クロルヘキシジン100mL中には, 5gのグルコン酸クロルヘキシジンが存在する）。しかし, 特殊例として, アルコール濃度は容積に対する容積（v/v%）で表示される（酒の濃度を表すときに用いられるいわゆる容量パーセントがこれにあたる）。また, 次亜塩素酸ナトリウムなどはppm（parts per million）で表示される。1ppmは全体量の100万分の1であり, 1%の1万分の1である。

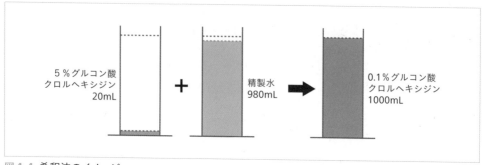

図4-4 希釈法のイメージ

る消毒薬の濃度）が 0.1％であり，作製量が 1000mL である。これらから，次の式により必要な原液量を求める。

$$必要な原液量（x） = \frac{希釈濃度}{原液濃度} \times 作製量 \qquad x = \frac{0.1（\%）}{5（\%）} \times 1000（mL）$$

上記から，x = 20（mL）となる。

❷**必要な精製水量を求める**：次に，作製量から原液量を引いて希釈に必要な精製水量を求める。

1000（mL）－ 20（mL）= 980（mL）

すなわち，5％グルコン酸クロルヘキシジンの原液 20mL をフラスコなどの計量容器に入れ，これに精製水を足しながら 1000mL にする（最終的に精製水は 980mL 加えたことになる）これで 0.1％の希釈液 1000mL の作製が完了する（図 4-4）。

# 4. 紫外線殺菌

太陽光は，波長の長さにより赤外線，可視光線，紫外線に分類され，紫外線の中でも波長の長いものから UV-A（315-400nm），UV-B（280-315nm），UV-C（100-280nm）に分けられる。紫外線による殺菌効果は DNA 損傷反応によるもので，DNA が特に波長 260nm付近の UV-C 紫外線を効率よく吸収し DNA に化学変化を起こすことでその複製機能が失われることによる[10]。自然光の UV-C 紫外線は，オゾン層で吸収されるため，地上には届かず，医療機関で使用されている UV-C 紫外線は人工的に殺菌灯として作り出されている。

従来から医療機関で清潔区域と汚染区域内の入室に使用する感染防護用具の殺菌消毒に用いられていたが，近年スタンダードプリコーションが標準となり感染防護用具が使い捨てに変更されたことや，殺菌効果の不確実さなどから紫外線殺菌灯の使用は減少していた。しかしながら，現在新型コロナウイルス感染症の拡大からウイルスの不活化関する研究も進み，病室などの殺菌消毒として導入が検討されてきている。

第2編 看護の共通基本技術

ヘルスアセスメント

コミュニケーションの技術

教育指導技術

4 感染予防の技術

安全管理の技術

安楽確保の技術

▶ 紫外線殺菌灯の欠点と使用上の注意点

- 紫外線は距離の二乗に反比例して照度が低下する。そのため，光源からの距離が遠いと殺菌効果に必要な線量を照射するために必要な時間が増すため，殺菌対象物との距離を考慮する。
- UV-C紫外線は，透過性が低いため物品の表面に付着している病原体の殺菌が対象となる。重なっているものや陰になっているものへは照射できない。
- 人体への影響として皮膚・角膜などの眼に強い炎症を起こすため，人がいるところでは使用しない。
- 紫外線が照射されたものは劣化するため，殺菌対象物を厳選する。

# IV 感染経路への対策

▶ 感染経路への対策とは　感染経路への対策とは，「すでに感染した宿主」の病原体排出口から，接触・飛沫・空気などの経路を通じて，「まだ感染していない宿主」の病原体侵入口へと病原体がたどり着くことを阻止することである。すでに述べたように，今日広く行われるようになったスタンダードプリコーションと感染経路別予防策は，処置対象者のだれもが「すでに感染した宿主」であるとして，感染経路を断つことを目指すものである。

　感染を予防するためには，感染源への対策とともに，感染経路への対策が重要である。個々の方法は以下に述べるが，これにより看護行為を通じての感染や医療機関内での感染のまん延を防止する。

## Ａ 手洗い

　院内感染は医療従事者の手指を介する接触感染によって発生することが多い。適切な手洗いは感染経路の遮断の基本である。手洗いの種類と方法，および手洗い方法の選択のしかたを以下に述べる。

## 1. 衛生面からみた手洗いの種類

　手洗いは衛生面からみて，日常的手洗い，衛生的手洗い，手術時手洗いの3つに分類される。衛生的手洗いにはスクラブ法とラビング法があり，医療処置前後や手指が明らかに汚染された場合は両者を併用する。状況に応じた手洗い方法の選択は「3. 手洗い方法の選択」で述べる。

### 1 日常的手洗い

非抗菌性の石けんと流水による洗浄を指す。石けんと流水で，皮膚表面に付着した汚れや有機物，皮膚通過菌を洗い流す日常的な手洗いの方法である。拭き取りにはペーパータオルを用いる。布製タオルは細菌が繁殖し，院内感染の原因となるので使用しない。

### 2 衛生的手洗い

❶**医療処置前後や手指が明らかに汚染された場合**：抗菌薬入り石けんと流水による洗浄消毒を行う。抗菌薬入り石けん（グルコン酸クロルヘキシジン，ポビドンヨードなどを配合した石けん）を用い，後述する**スクラブ法**により 30 秒間手洗いした後，流水で十分洗い流し，ペーパータオルでよく水分を拭き取る。その後，速乾性擦式アルコール消毒薬を用いたラビング法による手洗いを併せて行う。

❷**明らかに目で見える汚れがない場合**：速乾性擦式アルコール消毒薬の塗布による皮膚消毒を行う。後述する**ラビング法**により速乾性擦式アルコール消毒薬を手指によく擦り込み消毒を行い除菌する。アルコールによる速効的な殺菌力と配合されている薬物（グルコン酸クロルヘキシジンや第四級アンモニウム塩など）による持続的な殺菌作用が得られ，加えて皮膚保護薬の配合による手荒れ防止作用もある。携帯でき，汚染の可能性があるときすぐに使用できるという利点がある。一方，有機物の付着など明らかな汚染があるときには，洗浄作用がないので効果は減弱するという欠点もある。

### 3 手術時手洗い

手術や血管造影などの観血的検査のときに，皮膚表面に付着している皮膚通過菌を極力除去し，皮膚深部に常時生息している皮膚常在菌も減少させることを目的に行う手洗法である。

従来，手術前の手洗いは消毒薬とブラシを用いた厳重な手洗いであったが，手荒れの皮膚に細菌の付着などの問題が生じ，現在では指先のみブラッシングする 3 分間法やブラシを使用しないもみ洗い法が考察されている。このような短時間の手洗い法後に速乾性擦式アルコール消毒薬の併用が行われる。

手術中に手袋に穴が開いて術野が汚染される危険性を極力避けるために，厳重な手洗いが必要になる。

## ▌2. 衛生的手洗いの実施方法

### 1 スクラブ法

❶**スクラブ法とは**

洗浄剤と消毒薬を配合した抗菌薬入り石けんを用いて，流水下でよく泡立てて 30 秒間

第2編 看護の共通基本技術

ヘルスアセスメント

コミュニケーションの技術

教育指導技術

4 感染予防の技術

安全管理の技術

安楽確保の技術

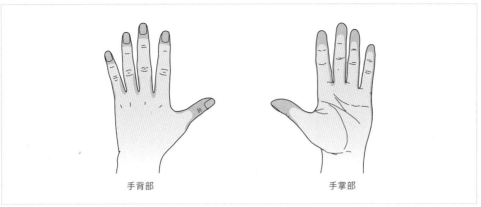

手背部　　　　　　　　　　　　手掌部

図4-5　手洗い後も細菌数の多い部位

こすり，流水で十分洗い流し，ペーパータオルで拭き取る方法。

❷留意点

- 水道栓は感染源となりやすいので，手指で触れずに開閉できる足ふみ式や自動水栓が望ましい。手で蛇口を操作する方式の水道の場合は，手を拭き終えたペーパータオルで覆って蛇口を閉める[11]。
- 手洗いを行っても残る細菌数の多い部位は図4-5の部分である。

❸手順

スクラブ法の一般的な方法を以下に示す。

〈使用物品〉
抗菌薬入り石けん，自動水栓の手洗い場，ペーパータオル，廃棄物容器

VIDEO

| | 手順 | 技術のポイント（根拠・留意点） |
|---|---|---|
| 1 | **予備的すすぎ**<br>❶手全体をぬらす**1**。<br>❷目に見える明らかな汚れは抗菌薬入り石けんを使用する前に洗い流す。 | ❶手全体を湿らせることにより，抗菌薬入り石けんの泡立てを良くする。<br>❷たんぱく質や有機物などの汚れがあると消毒薬の殺菌効果が減弱するため，流水で事前に洗い流すことが必要である。 |
| 2 | **スクラブ法の実施**<br>❶抗菌薬入り石けんを3〜5mL手指に取り，両手のひらをよくこする**2**。<br>❷手のひらで片方の手の甲をこする（左右ともに）**3**。<br><br>❸手の甲の側の指の各関節を，もう一方の手のひらにこすりつけて，しわを伸ばして洗う**4**。 | ❶石けん液のノズルは，汚染されにくい手指の甲や手首に近い部分で押す。<br>❷指先，爪の部分，指の間，母指丘，手首など手洗い後も細菌数の多い部位（図4-5）を意識して手を洗う。<br>❸甲の側の関節部分はしわになっているので，よく伸ばして洗う。 |

| 手順 | | 技術のポイント（根拠・留意点） |
|---|---|---|
| **2** | ❹手のひらどうしを合わせ，指を交差してこする**5**。 | |
| | ❺指を手のひらに立てるようにして指先と爪を洗う（左右ともに）**6**。 | ❺指先は左右に少し倒しながら，爪の周囲がこすれるように洗う。 |
| | ❻母指をもう片方の手で包みこする（左右ともに）**7**。 | ❻❼母指周囲や手首は全周囲洗う。 |
| | ❼手首をていねいにこする（左右ともに）**8**。 | ❶〜❼洗い残しがないように，順番を決めて洗うとよい。 |
| | ❽流水ですすぐ**9**。 | ❽すすぎ残しがないように注意する。 |
| **3** | **手洗いの終了**<br>❶ペーパータオルで水分をしっかり拭き取る**10**。 | ❶ペーパータオルは2〜3枚使用し，十分に拭き取る。<br>●ペーパータオルで皮膚をこすりすぎると肌荒れの原因となる。 |

**手順1**

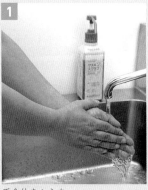

手全体をぬらす。

**手順2**

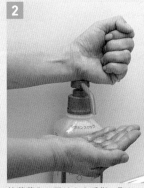

抗菌薬入り石けんを手指に取り，両手のひらをよくこする。

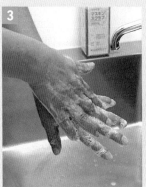

手のひらで手の甲をこする。

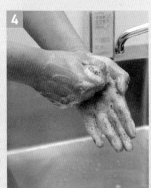

甲の側の指の各関節部分を洗う。

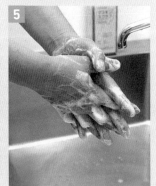

指を交差してこする。

第2編　看護の共通基本技術

ヘルスアセスメント

コミュニケーションの技術

教育指導技術

4　感染予防の技術

安全管理の技術

安楽確保の技術

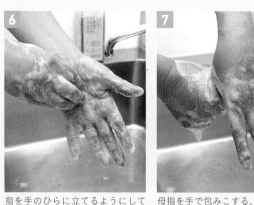

指を手のひらに立てるようにして指先と爪を洗う。

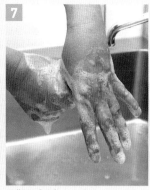

母指を手で包みこする。

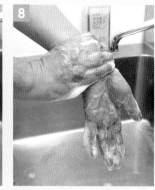

手首をこする。

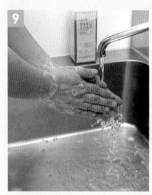

流水ですすぐ。

**手順3**

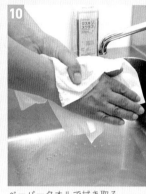

ペーパータオルで拭き取る。

### 技術のエビデンス

**スクラブ法の実施**（▶手順2）関連事項

● **細菌の残りやすい部位**

指先や爪，指の間などは，意識して洗わなければ細菌が残りやすい部位である[12]。

**手洗いの終了**（▶手順3）関連事項

● **拭き取りの重要性**

ぬれたままの手指は細菌数の増加の危険が指摘されているので，しっかり拭き取る必要がある[13]。

---

**Column　洗い残しの確認法**

　手洗い手技は，確実なものを身につける必要があることから，最近では蛍光塗料を付けた手指をスクラブ法で洗い，蛍光塗料の残った部分を確認して個人の手技の上達に生かしている。右はその例であり，指先，皮膚のしわのある部分，母指の付け根，手首の洗い残しが見られる。

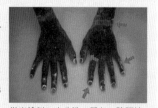

蛍光塗料による洗い残しの確認法。白い部分が洗い残し

### ❶ ラビング法とは

　速乾性擦式アルコール消毒薬を約 3mL 手指に取り，手指に均一に乾燥するまで擦り込み消毒する方法である。速乾性擦式アルコール消毒薬は，各病室の入り口や処置台など随所に配置するとともに，看護師一人ひとりが個人用に携帯し，必要時にすぐ消毒ができるようにしておく必要がある。

### ❷ 留意点

- 目に見える汚れが付着している場合は，アルコールが不活化されて消毒効果が上がらないため，事前に流水でその汚れを取り除いておく必要がある。

- アルコールはたんぱく質変性作用によって速効的に微生物を死滅させるが，持続力はない。そのため，速乾性擦式アルコール消毒薬はほかの薬液と併用することにより殺菌効果が持続するようになっている。このような殺菌効果を行き渡らせるために，手指にまんべんなく擦り込み乾燥させる。

### ❸ 手順

　ラビング法の一般的な方法を以下に示す。

VIDEO

〈使用物品〉
速乾性擦式アルコール消毒薬

| 手順 | 技術のポイント（根拠・留意点） |
|---|---|
| **1 ラビング法の実施**<br>❶ 速乾性擦式アルコール消毒薬のノズルを押し切り，消毒液 3mL を手に取る **1**。<br>❷ 最も汚染されやすい指先や爪の間を手のひらにたまった液体に浸す。もう一方の手に薬液を移し替えて，反対の指先にも行き渡らせる **2**。<br>❸ 手のひらに薬液を擦り込む **3**。<br>❹ 手の甲に薬液を擦り込む。手の甲の側の指の各関節のしわにも擦り込む **4**。<br>❺ 指間に薬液を擦り込む **5**。<br>❻ 母指に薬液を擦り込む **6**。<br>❼ 手首周囲全体に薬液を擦り込む **7**。 | ❶ ノズルを押し切ると消毒液が 3mL 出るようにセットされている。<br>❷ 爪の間や指先は，擦り込みでは十分に薬液が届かないので，最初に薬液に浸すようにするとよい。<br>❸〜❼ 手指全体に薬液がまんべんなく行き渡るように，薬液が乾かないうちに手首まで擦り込む必要がある。<br><br>- 細菌が残りやすい部分に留意する。<br>- アルコールが完全に乾くまで擦り込む。 |

看護の共通基本技術 第2編

ヘルスアセスメント

コミュニケーションの技術

教育指導技術

4 感染予防の技術

安全管理の技術

安楽確保の技術

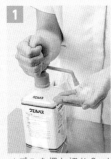

ノズルを押し切り 3 mL を手に取る。

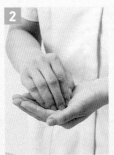

指先と爪を消毒薬に浸す。

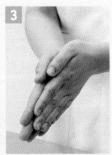

手のひらに擦り込む。

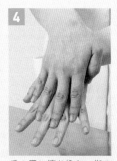

手の甲に擦り込む。指の関節のしわにも擦り込む。

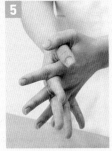

指間に擦り込む。

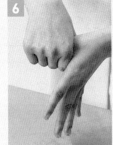

母指に擦り込む。

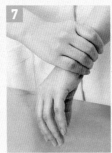

手首周囲全体に擦り込む。

**技術のエビデンス**

ラビング法の実施（▶手順1）関連事項

● 薬液量による効果の違い

薬液量の比較では，手指の除菌率は，速乾性擦式アルコール消毒薬 3mL では 98%，1 mL では 50% 程度であるとも報告されているため，ノズルを最後まで押し切り，必要量を出す[14]。

## 3. 手洗い方法の選択

手洗いの目的は，手指を介した接触感染を予防することである。

目に見える汚れがあるときには，まず流水と抗菌薬入り石けんによるスクラブ法を選択する。たんぱく質や有機物が付着した手指にアルコールを擦り込んでも，アルコールが不活化して効果は減弱するためである。

速乾性擦式アルコール消毒薬によるラビング法は，清潔な環境が要求される場面や明らかな汚れがない場合には容易に殺菌効果を発揮できる方法である。

手洗い方法の選択のしかたを表 4-11 にまとめる。

表4-11 手指衛生の必要場面と手洗い方法の選択

| 手洗い方法 | 手指衛生の必要場面 |
|---|---|
| 日常的手洗い | 看護師の日常的行動に即した行為場面（仕事開始，終了時，食事，排泄，休憩後など） |
| 衛生的手洗い<br>①a：抗菌薬入り石けんと流水によるスクラブ法 | 患者の日常生活援助の実施前後：食事介助，清潔ケア，排泄介助，環境整備など |
| | アルコールに抵抗性を示す芽胞形成菌（しばしば院内感染の原因となるクロストリジウム・ディフィシルや，バシラス属に属する菌）やノロウイルスの接触が考えられるとき |
| 衛生的手洗い<br>①b：スクラブ法の後にラビング法の併用が望ましいもの | 血液や体液，排泄物の付着など，明らかに手が汚れたとき |
| | 医療処置前後：薬物療法の準備・実施・介助，処置の実施・介助，検査の実施・介助など，処置時に清潔な操作が必要な場面と，処置後に手の汚染が起こりやすい場面があるとき |
| 衛生的手洗い<br>②：速乾性擦式アルコール消毒薬によるラビング法 | 清潔な操作が要求される直前に改めて手指の消毒の必要があるとき：滅菌手袋の装着，注射や点滴の実施などの侵襲的処置，尿道カテーテル挿入時など |
| | 明らかに目に見える汚染はないが，血液，体液，排泄物，粘膜，創部などへの接触が考えられるとき |
| | 同一患者の汚れた部位から清潔な部位に手を移動させるとき |
| | 手袋をはずしたとき |
| | 患者の健常皮膚や周辺医療機器を触ったとき |

## Ⓑ 個人防護用具（personal protective equipment；PPE）の使用法

## 1 防護用具とは

防護用具には，手袋，マスク，ゴーグル（またはフェイスシールド），ガウン（またはエプロン），キャップなどがある。それぞれの使用目的と特徴，使用時の留意点を表4-12に示す。

表4-12 防護用具の使用目的と特徴および使用時の留意点

| 使用目的 | 特徴 | 使用時の留意点 |
|---|---|---|
| **手袋** | | |
| **未滅菌手袋**<br>• 血液，体液，排泄物を取り扱うケアや汚染されたリネン，器具，廃液などを処理するときに使用し，着用者が病原微生物にさらされることを防ぐ | • 材質：ラテックス，ニトリル，プラスチック製などがある<br>• 特徴：手袋の厚さにより操作の行いやすさや破損のしにくさなど様々な種類がある | • 指先に余りがなく手にフィットするものを着用する<br>• 小さな穴（ピンホール）など破損がないか確認する<br>• 1つの手袋を複数の患者に使用しない。また，同一患者でも汚れた部位から清潔な部位に手を移動させるときは手袋を換える<br>• 汚染された手袋で周囲の物品に触れない<br>• 手袋を脱ぐときは，手を汚さないように汚染された部分を内側に包み込むように脱ぐ<br>• 手袋を脱いだ後は手洗いを行う |
| **滅菌手袋**<br>• 侵襲的処置を行うときや創傷部など感染の侵入路となる部分の処置を行うときなど無菌操作が必要なときに使用し，患者への病原微生物の侵入を防ぐ | • 材質や特徴は同上<br>• 一包みに双方入り，γ線や酸化エチレンガスで滅菌されている | • 手袋のサイズ，ピンホールを確認する<br>• 無菌的に装着する<br>• 周辺物品に触れるなど汚染された場合は，新しいものと交換する |

第
2
編

看護の共通基本技術

ヘルスアセス
メント

コミュニケー
ションの技術

教育指導技術

4

感染予防の技術

安全管理の技術

安楽確保の技術

表4-12（つづき）

| 使用目的 | 特徴 | 使用時の留意点 |
|---|---|---|
| **マスク** | | |
| **サージカルマスク**<br>①飛沫感染性疾患患者のケア時や呼吸器の分泌物，血液，体液，排泄物を取り扱うときに装着し，着用者が病原微生物にさらされることを防ぐ<br>②侵襲的処置や免疫力の低下した患者のケア時に装着し，患者が着用者の口腔や鼻腔に存在する病原微生物にさらされることを防ぐ<br>③咳が出る人は装着して，周囲に病原微生物を拡散させることを防ぐ | • 米国食品衛生局によるサージカルマスクの基準：BFE95％以上<br>[BFE（細菌濾過効率）：マスクによって細菌を含む粒子（平均粒子径 4.0〜5.0 μm）が除去された割合] | • 鼻の部分にノーズワイヤーが入っているものは，折り曲げて鼻にフィットさせる<br>• マスクは，プリーツを伸ばし顔面の形状に合わせながら，鼻と口をすべて覆い隠す<br>• 着用したマスクは，両面が汚染されている |
| **微粒子マスク（N95マスク）**<br>• 空気感染を引き起こす疾患（結核，麻疹，水痘など）に罹患した患者に接する医療従事者が呼吸器防護として着用する | • 空気感染予防対策用マスク。N95規格は，米国労働安全衛生研究所（National Institute of Occupational Safety and Health；NIOSH）が定めた基準で 0.1〜0.3 μm の微粒子を 95％以上除去できる性能を有しているものをいう | • 機密性が重要であるので，マスクの形状やサイズを確認して装着する<br>• わずかな隙間でもあれば微粒子の捕集効率を下げて効果が発揮できないので，毎回着用時には空気の漏れを確認する[15]。商品タイプによってチェック方法を確認して行う<br>• 機密性が高いために長時間の着用は息苦しさを感じることもある |
| **ゴーグル，フェイスシールド** | | |
| ①ゴーグルは体液のしぶきや病原微生物の飛沫から目を保護するために用いる<br>②顔面の粘膜を保護するためには，プラスチック製のフェイスシールドを着用する | • ゴーグルタイプ，シールド交換ができるタイプ，マスク付きシールドなど様々なタイプがある | • 処置内容により適切なものを選ぶ |
| **ガウン，エプロン** | | |
| ①医療従事者やその衣類が病原微生物に汚染されることを防ぐ<br>②手術や侵襲的処置時に滅菌ガウンを医療従事者が着用して処置することにより，手術野や処置部位の清潔を保持する一端を担う | • ガウンには布，不織布，ビニールなどの材質の違うもの，防水効果のあるもの，ディスポーザブルのもの，滅菌されたもの，未滅菌のものなどがある | • 使用目的によって使い分ける。厳重な無菌操作が必要な場合（手術，心臓カテーテル検査，気管切開などの侵襲的処置）は，滅菌され，防水性があり，からだを覆う機能の高い袖付きのものが使用される<br>• 器具の洗浄や排膿，排液がある患者や排泄ケアなど衣服が汚染しそうな場合は，未滅菌のディスポーザブルビニールエプロンを着用する<br>• ガウン・エプロンともに，脱ぐときは，汚染されている外側が内側にくるようにたたみ廃棄する<br>• 脱いだ後は手洗いをする |
| **キャップ** | | |
| ①医療従事者の頭部が体液のしぶきや病原微生物に汚染されることを防ぐ<br>②清潔保持が必要な手術室や侵襲的処置に従事するときに医療従事者からの落下細菌を予防する | • 布，不織布など材質の違うものやディスポーザブルのものがある | • 使用目的によって使い分ける<br>• 頭髪をキャップの中にすべて入れる |

▶ 装着時　防護用具は，病原微生物の種類や感染経路，使用場面を考慮して，適切な用具を選択して装着することが重要である。

▶ 脱衣時　防護用具を脱ぐときには，病原微生物の拡散の予防を念頭に置いて行う。すなわち，病原微生物の飛散やほかの物との接触を避ける。

▶ 防護用具の中の汚染区域と清潔区域　また，防護用具の汚染されている区域，清潔な区域を理解して行動することが感染源の拡散を避けることになる。

## 2 ｜ 防護用具の装着の方法

防護用具の一般的な装着の方法を以下に示す。

**VIDEO**

〈使用物品〉
速乾性擦式アルコール消毒薬，サージカルマスク，ゴーグルまたはフェイスシールド，キャップ，アイソレーションガウン，未滅菌手袋*

| | 手順 | 技術のポイント（根拠・留意点） |
|---|---|---|
| 1 | **衛生的手洗い**<br>❶速乾性擦式アルコール消毒薬を 3mL 取り，ラビング法で手指消毒する。 | ❶防護用具を装着する前に，手指を清潔にする。必要時，スクラブ法を用い流水で手洗いを行う。 |
| 2 | **サージカルマスクの着用**<br>❶清潔な手でマスクを箱から取り出す。<br>❷ノーズワイヤーを山型に軽く折り曲げる。<br>❸耳ゴムを耳にかけ，装着する。<br>❹ノーズワイヤーが鼻の部分にフィットするように調節する <br>❺鼻・口を覆い，顔面の形状に沿って密着させる。<br>❻N95 マスクの装着時は，マスクと顔の隙間から空気のもれがないか確認する。 | ❶マスクは箱などの容器に何十枚も重ねて入っているため，使用しないマスクの不用意な汚染を避ける。<br>❷装着前にノーズワイヤーを軽く曲げておくと装着時に鼻にフィットさせやすい。<br>❸顔面の形状に沿うようにマスクのプリーツを伸ばすと広い範囲を覆うことができ，かつフィットさせやすい。 |
| 3 | **ガウンの着用**<br>❶ガウンを広げ袖に手を通し着用する **2**。<br><br>❷首ひもを結ぶ。<br><br><br>❸背部の衣服を覆い隠すようにガウンを重ね合わせて腰ひもを結ぶ **3**。 | ❶処置の内容など状況に合わせたガウンを選択する。<br>❷不用意なガウンの汚染を避けるために，ガウンを広げるときや装着するときに，ひもやすそが床につかないように注意する。<br>❸ガウンは，からだと衣服を汚染から守るために着用するのであるから，からだや衣服の露出がなるべく少なくなるように着用する。<br>●背部のガウンは，後ろ身ごろの両端を重ね，左右どちらかに折るようにたたんで，ひもを結ぶと開きにくい。 |

* **未滅菌手袋**：本章では滅菌されているかどうかを明確にするため，この呼び方を用いるが，他の章では単にディスポーザブル手袋といえば未滅菌のディスポーザブル手袋を指すこととする。

第2編 看護の共通基本技術

ヘルスアセスメント

コミュニケーションの技術

教育指導技術

4 感染予防の技術

安全管理の技術

安楽確保の技術

| | 手順 | 技術のポイント（根拠・留意点） |
|---|---|---|
| 4 | **ゴーグルまたはフェイスシールドの装着**（必要時）<br>❶フレームを把持して前面のシールド面に触れないように装着する 4 。<br>**キャップの装着**（必要時）<br>❷頭髪のすべてをキャップ内に入れるように装着する 5 。 | ❶眼鏡を装着している場合も，眼鏡の上から装着できるものを選ぶ。<br>●洗浄処置などしぶきが飛散する可能性の高い場合は，水中メガネタイプやシールド面が広いフェイスシールドを選択する。 |
| 5 | **未滅菌手袋の装着**<br>❶清潔な手で手袋を箱から取り出す。<br>❷左右があるものは確認して，手首付近を持って手袋をはめる。<br>❸小さな穴など破損がないか確認する。<br>❹袖付きガウンを着ている場合は，袖の端を手袋で覆いかぶせるように装着する 6 。 | ❶使用しないほかの手袋に触れないように，1枚ずつつまみ出す。<br>❹最終的にガウンを脱ぐ場合に袖口を素手で触れることになるので，袖口はできる限り清潔に保つ必要がある。袖口が手袋の上にあると袖口が汚染されるため，袖口を手袋の下にして汚染のリスクを下げる。 |

**手順 2**

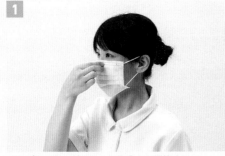

1

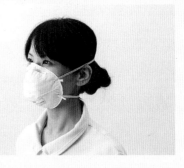

ノーズワイヤーがフィットするよう調節する。　N95 マスク

**手順 3**

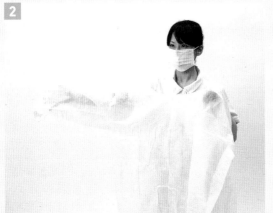

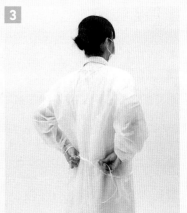

ガウンを広げ袖に手を通す。　　　　　　　　背部の衣服を覆い隠すように重ねる。

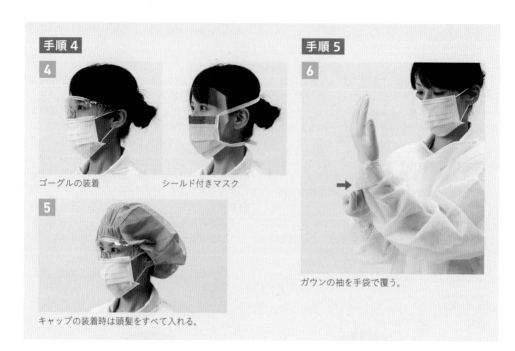

手順4
ゴーグルの装着　　シールド付きマスク
キャップの装着時は頭髪をすべて入れる。

手順5
ガウンの袖を手袋で覆う。

## 3 防護用具の脱ぎ方

防護用具の脱ぎ方の一般的な方法を以下に示す。

〈使用物品〉
速乾性擦式アルコール消毒薬，廃棄物容器

| | 手順 | 技術のポイント（根拠・留意点） |
|---|---|---|
| 1 | **手袋を脱ぐ**<br>❶一方の手袋の外側をもう片方の手でつまむ **1**。<br>❷装着している手に手袋の外側が触れないように引き，手袋の内側が外面にくるように脱ぐ **2**。<br>❸脱いだ手袋は，手袋を装着している手に包み込むようにして持つ **3**。<br>❹脱いだ手で，装着している手袋の内側をつまみ手袋の外側が中に入るように脱ぐ **4**。<br>❺そのまま廃棄物容器に入れる **5**。 | ❶手袋を脱ぐときには，滅菌手袋も未滅菌手袋も同じ方法をとる。<br>❷使用済みの手袋は汚染されており，外側が着用者や周囲の環境にとって不潔である。<br>❸汚染された手袋を周囲に接触させないように，最初にはずす。<br>❹汚染された外側が内側になるように脱ぐことにより，汚染を拡大させないようにする。<br>❺不潔なものは，速やかに所定の廃棄物容器に入れる。<br>❻容器が一杯になっていた場合に上から押さえない。押さえることにより微生物などが舞い上がり，拡散する。 |
| 2 | **衛生的手洗い**<br>❶速乾性擦式アルコール消毒薬を 3mL 取り，ラビング法で手指消毒する **6**。 | ❶手袋をはずした手も汚染されている可能性があるため，ここで一度衛生的手洗いを行い，手指を清潔にして次の行為に移る。 |

| 手順 | 技術のポイント（根拠・留意点） |
|---|---|
| **3 ガウンを脱ぐ**<br>❶ 衛生的手洗いをした後，頸部，腰部のひもをはずす **7**。<br>❷ 右手を左手の袖口から入れ，袖の内側から袖をやや引いて左手を袖の中に抜く **8**。<br>❸ 左手を用い，左手の袖の内側から右手の袖の外側を把持して右手の袖を抜く **9**。<br>❹ 両方の腕を袖から抜きながら，ガウンの汚染された外側が中に包み込まれるようにして両腕を抜く **10**。<br>❺ ガウンの汚染された外側を内側に順次包み込み，小さくまとめる **11**。<br>❻ 廃棄物容器に廃棄する。 | ❶ ガウンやエプロンは外側（表側）が汚染されている範囲，着用者のからだが接触する内側（裏側）やひもで結ぶ部分を清潔と考えて行動する。<br>❷ 汚染されたガウンの外側に接触しないように，また，汚染物が拡散しないように取り扱う。<br>❺ 汚染部分を中に閉じ込めるように小さくまとめて廃棄する。<br>※ビニールエプロンの場合は頸部のひもをひきちぎり，胸当ての部分を下に垂らして，エプロンのすその部分と重ねる。<br>● その後重なったエプロンのすその部分から腰のところまで内側に順次折り込み，最後に腰ひもをひきちぎり，小さくまとめて廃棄する。 |
| **4 キャップ・ゴーグル・マスクをはずす**<br>❶ キャップの頭頂部分を持ち脱ぐ。<br>❷ ゴーグルやフェイスシールドは前面に触れないようにフレームを持ってはずす。<br>❸ マスクは，耳にかけるゴムの部分を持ってはずす **12**。<br>❹ ディスポーザブルのものは廃棄物容器に，再利用するものは指示された容器に入れる。 | ❷ ゴーグルやマスクは耳にかける部分を清潔として扱う。<br>❹ 水中メガネタイプやシールド交換タイプは滅菌または消毒後再利用される場合がある。 |
| **5 衛生的手洗い**<br>❶ 流水と抗菌薬入り石けんによるスクラブ法で手洗いを行う。 | ❶ 防護用具を脱ぐ過程で，手指が不潔になったと感じたら，そのつど速乾性擦式アルコール消毒薬で消毒する。 |

**手順 1**

**1**

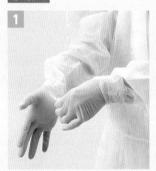
一方の手袋の外側をつまむ。

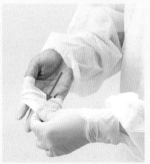
手袋の内側が外面にくるように引く。素手で手袋の外側に触れないようにする。

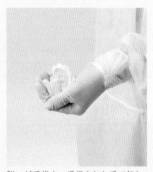
脱いだ手袋を，手袋をした手で包む。

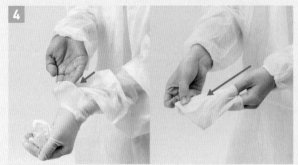

脱いだ手をもう片方の手袋の内側に差し入れ，脱がせる。

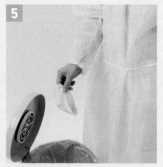

廃棄物容器に入れる。

## 手順 2

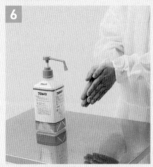

ラビング法で手洗いを行う。

## 手順 3

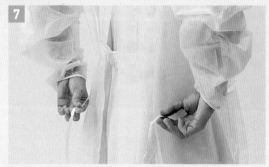

頸部，腰部のひもをはずす。

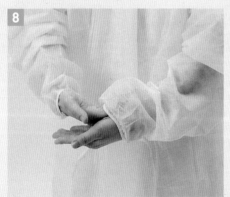

右手を左手の袖の内側に入れて引く。

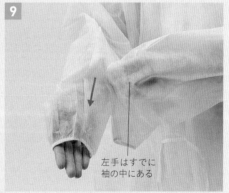

左手はすでに
袖の中にある

左手で右側の袖を外側から持って引く。

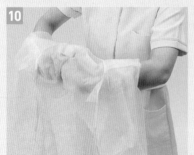

ガウンの外側が内側にくるように袖を抜く。

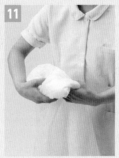

ガウンの外側が内側になる
ようにまとめる。

## 手順 4

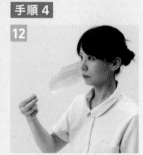

マスクはゴムの部分を持って
はずす。

看護の共通基本技術 第2編

ヘルスアセスメント

コミュニケーションの技術

教育指導技術

4 感染予防の技術

安全管理の技術

安楽確保の技術

## C 滅菌物の取り扱い

医療処置などに際しての感染を予防するには医療器具を無菌状態に保つこと，患者の創傷などはできる限り清潔な状態を保持することが要求される。そのためには滅菌された医療器具を適切に管理・使用する必要がある。

## 1. 共通する留意点

滅菌物を取り扱ううえでの一般的な留意事項を以下に示す。

❶**保管場所**：戸の閉まる戸棚，水ぬれや落下の危険性のない場所に保管する。

❷**使用前に必要な確認**：滅菌済みであることの確認（インジケーターの確認），無菌性を保持していることの確認（有効期限内か，包装の破損や水ぬれはないか）。

❸**滅菌された物の取り扱い**：落下させない，ぶつけない，水ぬれを防ぐ，未滅菌物との混同を避ける，などの注意が必要である。

❹**無菌操作の場所**：水ぬれの危険や未滅菌物と接触しない空間を確保する。

❺**無菌操作時の注意**：

- 滅菌物の取り扱い前には衛生的手洗いをする。
- 滅菌物は基本的に素手で触らない。注射器や鑷子（せっし）など素手で把持（はじ）してよい範囲があるものはその範囲を確認し，清潔区域の境界線を侵さない。
- 滅菌物は外界との接触時間を短くする。
- 滅菌物を包装から取り出したら，元には戻さない。
- 滅菌物の上での会話や作業をしない。
- 無菌操作時は常に滅菌物を意識に置いて作業する。
- 滅菌物を何による汚染から最も守らなければならないかを常に考えて行動する。

❻**滅菌物が汚染されたとき**：汚染された器具は，だれが見ても汚染されたとわかるようにする。

## 2. 包装された滅菌物の取り扱い

### 1 滅菌物の包装例

単品あるいは1回使用分を包装して滅菌されているものや消毒用綿棒，処置のセットなど医療処置が簡単に実施できるように工夫された滅菌物がある（図4-6）。

### 2 包装された滅菌物の取り出し方①：物品に清潔区域と不潔区域がある場合

一つの用具に清潔に保持する区域と素手で触れる不潔区域が存在する物品の例として，鑷子や注射針，注射器がある。その取り出し方を以下に示す。

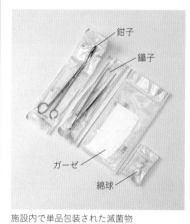

鉗子
鑷子
ガーゼ
綿球

施設内で単品包装された滅菌物

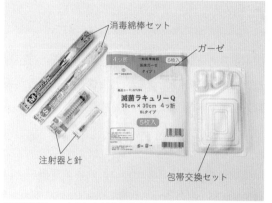

消毒綿棒セット
ガーゼ
注射器と針
包帯交換セット

医療処置用に工夫された滅菌包装商品

**図4-6 滅菌物の包装例**

---

VIDEO

〈使用物品〉
滅菌済み鑷子，ディスポーザブル注射針，ディスポーザブル注射器

| 手順 | 技術のポイント（根拠・留意点） |
|---|---|
| **1 鑷子の取り出し**<br>❶鑷子の把持可能部分の側の外装を左右に開く。<br>❷把持部分をしっかり持ち，鑷子の先端を閉じて，周囲に触れないように取り出す 。 | ❶鑷子の先端側 1/3 は清潔を保持する範囲である。<br>❷先端を閉じることにより，周囲の不潔な部分に接触する機会をより少なくする。 |
| **2 注射針の取り出しと注射器の接続**<br>❶滅菌された注射器を，針との接続部分を清潔に保持しながら，外装から取り出しておく。<br>❷針の包装は，針基側を左右に折り曲げるように開く **2**。<br>❸注射器の接続部分と針基を周囲に触れないように接続する **3**。 | ❶注射器は，外筒の部分は素手で把持してもよいが，針との接続部分，内筒は清潔を保持する。<br>❷注射針は，キャップは素手で触れてもよいが，針基の接続部分は，注射器に接続するまで触れない。 |

**手順1：鑷子**

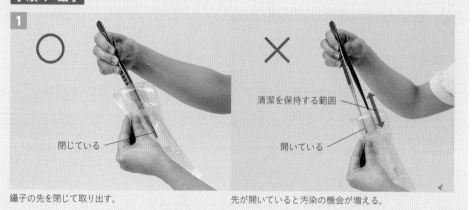

○ 閉じている
鑷子の先を閉じて取り出す。

× 清潔を保持する範囲／開いている
先が開いていると汚染の機会が増える。

第2編 看護の共通基本技術

ヘルスアセスメント

コミュニケーションの技術

教育指導技術

4 感染予防の技術

安全管理の技術

安楽確保の技術

**手順2：注射針**

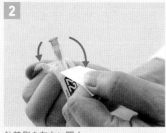

針基側を左右に開く。

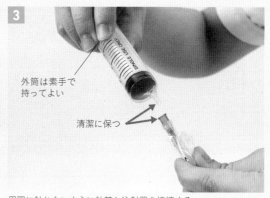

外筒は素手で持ってよい

清潔に保つ

周囲に触れないように針基と注射器を接続する。

## 3 包装された滅菌物の取り出し方②：物品全体の清潔を保持する場合

　使用するまで物品全体の無菌状態を保持しなければならないものの例として，侵襲的処置や生体内に留置しておく医療用具がある。これらの物品は，滅菌手袋か鑷子などを使用して，不潔な部分に接触させないように取り出す必要がある。

　このための手順の一例を以下に示す。

〈使用物品〉
導尿用カテーテル，鑷子，鉗子，滅菌シーツ，滅菌包み

VIDEO

| | 手順 | 技術のポイント（根拠・留意点） |
|---|---|---|
| 1 | **導尿用カテーテルの取り出し**<br>❶カテーテルの外装を左右に開く。<br>❷カテーテルの先端から3cm程度のところを鑷子で把持して，周囲に触れないように真上に向けて取り出す **1**。 | ❶導尿用カテーテルは患者に使用する前まで，清潔な状態を保持する必要がある。<br>❷長さがあるために，カテーテルの先端が不潔になりやすいので注意する。 |
| 2 | **滅菌包みを開く**（清潔区域に無菌的に開く方法）<br>❶滅菌包みを広げてもほかの物と接触しないように滅菌包みの大きさに合った処置台を選択する。<br>❷滅菌シーツを清潔に処置台に広げる。<br>❸包装を上下に開いて滅菌包みを水平に保ちながら鉗子で引き出す **2**。<br>❹最も外側の布の端を鉗子でつまみ上げながら，ゆっくり開く **3**。<br>❺順次布の外側をつまみ，開いていく **4**。 | ❶清潔区域に設置した処置台や滅菌包みの端にからだが触れないように気を配る。<br>❷滅菌シーツを敷くことで，処置台に清潔区域をつくることになる。裏側は，処置台と接触するので不潔になる。滅菌包みから出した器具類は，不潔な部分に接触しないために清潔が保持される。<br>•滅菌包みを清潔区域に開かないときには，滅菌包みの外側が不潔，内側が清潔な範囲として判断して，包みの内側に触れないように素手で開いていく場合もある。 |

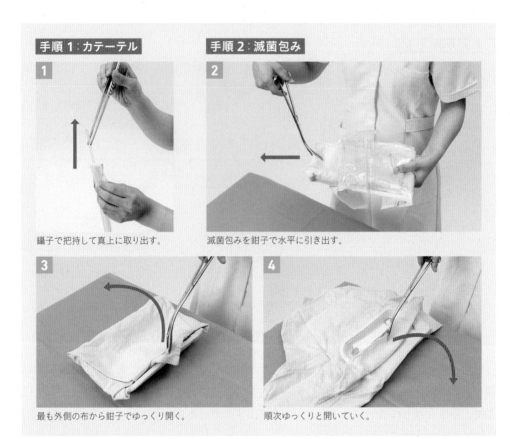

**手順1：カテーテル**

**1** 鑷子で把持して真上に取り出す。

**手順2：滅菌包み**

**2** 滅菌包みを鉗子で水平に引き出す。

**3** 最も外側の布から鉗子でゆっくり開く。

**4** 順次ゆっくりと開いていく。

## 3. 滅菌物品の渡し方

　治療・処置の介助を行うときは，滅菌された器具や包帯材料を医療従事者どうしで無菌的に受け渡す必要がある。このとき一定のルールを守った渡し方を行い，清潔保持を図る必要がある。

▶留意点　留意点は次のとおりである。

　①渡す側，受け取る側とも鉗子や鑷子の場合，相手の鉗子や鑷子の先端に触れないように渡す。患者に使用されている器具は，感染源に接触しているので，不潔となった器具からの汚染物の落下を防ぐために，渡す側の器具は常に受け取る側の器具よりも高い位置にあるようにする。また，渡す側は渡す物の先端を把持する（図4-7）。相手が滅菌手袋を着用している場合も同様で，手袋に接触しないように，綿球やガーゼの場合は2～3cm上から手掌にゆっくりと落下させるか，滅菌包装を開けて滅菌物を持ちやすい位置まで開き，直接取り出してもらう。

　②物品の清潔を保持し，行為を行いやすくするためには，相手が持ちやすいように方向を考慮して渡す。

第2編 看護の共通基本技術

ヘルスアセスメント

コミュニケーションの技術

教育指導技術

4 感染予防の技術

安全管理の技術

安楽確保の技術

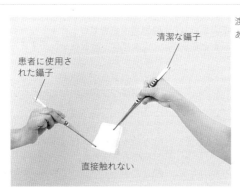

清潔な鑷子

渡す側のほうが高い位置にあるようにする

患者に使用された鑷子

直接触れない

図4-7 滅菌物の受け渡し方法

# 4. 滅菌手袋の着脱

滅菌手袋は次のような目的のため着用する。①皮膚常在細菌や病原微生物から病原体の侵入路となる手術野や創部，カテーテル類の挿入部位，粘膜を保護する。②着用者の感染を予防する。

手術，侵襲（しんしゅう）的処置，尿道カテーテル挿入，気管吸引などの際に使用する。

滅菌手袋の着脱の方法を以下に述べる。

〈使用物品〉
滅菌手袋，廃棄物容器

| 手順 | 技術のポイント（根拠・留意点） |
|---|---|
| **1 準備**<br>❶ 衛生的手洗いを行う。<br>❷ 手洗いの水分をよく拭き取っておく。<br>❸ 自分の手の大きさに合ったサイズの手袋を用意する。 | ❶ 感染予防のために衛生的手洗いを行う。<br>❷ 水分が残っていると手袋がスムーズに装着できない。<br>❸ 大きすぎると細かい操作がしにくく，先端が不潔になる危険性が高い。小さい場合は装着がしにくく破損の原因になりやすい。 |
| **2 手袋の装着の用意**<br>❶ 外装を左右に開き，中から内装を取り出す■。<br>❷ 左右の手袋の向きを確認■して，内装の内側に触れないように包みを開く■。 | ❶ 手袋には内装に手袋の方向が示されているので，手前に手首部分がくるように置く。<br>❷ 内装の内側の無菌性を確保して，滅菌手袋が不潔にならないように触れる部分を最小にする。包みの外側をつまむようにして開くとよい。 |
| **3 無菌的装着**<br>❶ 利き手（ここでは右手とする）用の折返し部分を非利き手（ここでは左手とする）で空間に持ち上げて，右手を手首まで挿入する■。 | ❶ 手袋の無菌性を保持する部分を確認しておく。<br>• 手袋を装着するときには，周囲に不用意に触れないために空間に持ち上げる。<br>• 折返し部分は，そのままの状態で保つ。 |

| | 手順 | 技術のポイント（根拠・留意点） |
|---|---|---|
| 3 | ❷左手用の折返し部分の内側に滅菌手袋を装着した右手を入れ，手袋を支えながら左手を手袋内側に挿入する 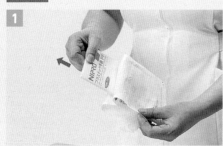❺。<br>❸左右の折返し部分を順次伸ばす ❻。<br>❹周囲の物に触れないようにする ❼。 | ❷滅菌手袋を装着した手で反対の手袋を装着するためには，無菌性を保持する部分どうしが接触するようにして，不用意な汚染を避ける。<br>❸折返し部分を伸ばすときには，手袋の外側表面が皮膚や手袋の内側に触れないようにして汚染を防ぐ。 |
| 4 | **手袋を脱ぐ**<br>❶一方の手袋の外側をもう片方の手でつまむ。<br>❷装着している手に手袋の外側が触れないように引き，手袋の内側が外面にくるように脱ぐ。<br>❸脱いだ手袋は，手袋を装着している手に包み込むようにして持つ。<br>❹脱いだ手で，装着している手袋の内側をつまみ手袋の外側が中に入るように脱ぐ。<br>❺そのまま廃棄物容器に入れる。 | ❶手袋を脱ぐときには，滅菌手袋も未滅菌手袋も同じ方法をとる。<br>❷使用済みの手袋は，外側が着用者や周囲の環境にとって不潔である。<br>❸不潔な部分を周囲に接触させないように，注意して内側に包み込むようにしていく。<br><br>❺不潔なものは，速やかに所定の廃棄物容器に入れる。 |
| 5 | **衛生的手洗い**<br>❶衛生的手洗いを行う。 | ❶処置内容に即して手洗い方法を選択する。 |

**手順 2**

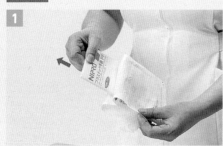

外装を左右に開き，内装を取り出す。

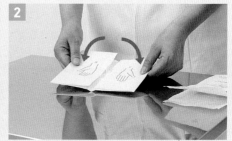

左右の手袋の向きを確認する。

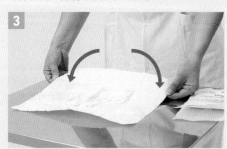

内側に触れないように内装を開く。

看護の共通基本技術

第2編

ヘルスアセスメント

コミュニケーションの技術

教育指導技術

4 感染予防の技術

安全管理の技術

安楽確保の技術

**手順3**

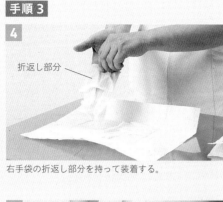

折返し部分

右手袋の折返し部分を持って装着する。

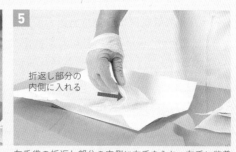

折返し部分の内側に入れる

左手袋の折返し部分の内側に右手を入れ，左手に装着する。

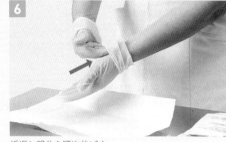

折返し部分を順次伸ばす。

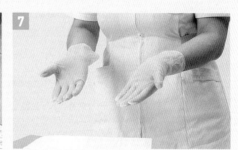

周囲の物に触れないようにする。

## **D** 隔離法および感染源の拡散防止

感染経路の遮断方法に隔離(かくり)がある。ここではその留意事項を述べるとともに，感染源の拡散防止のための「感染性廃棄物の取り扱い」「療養環境の清潔保持」「遺体からの感染防止」を取り扱う。

## 1. 隔離法

### 1 2種類の隔離室

隔離に関連する用語を表4-13に示した。表にもあるとおり，感染予防のための隔離室には，次の2つの目的がある。

①感染性の疾患を抱えた患者を感染の可能性がある期間中，ほかの人から引き離しておく感染源隔離室。ここでは看護者が感染しないようにしなければならない。

②白血病や臓器移植などにより感染を受けやすい状態にある患者のための感染防止用隔離室。ここでは看護師が感染源とならないようにしなければならない。

▶ 医療施設の室内環境の清浄度区分　隔離室の設置もその一環であるが，感染経路遮断のた

めには，医療施設内における清潔区域と汚染区域の区分が重要である。参考に日本医療福祉設備協会が定めた室内環境の清浄度区分を表4-14に示す。表にあるとおり，感染症用隔離病室は汚染管理区域，易感染患者用病室は高度清潔区域にあたる。

▶ **構造，空調設備** 表4-14にもあるとおり，隔離室はその目的，清浄度に合わせて構造や

表4-13 感染予防に関する用語② （表4-1参照）

| | |
|---|---|
| **隔離** | 隔離室には次のようなものがあり，それぞれの目的によって隔離室の位置，構造，規模は異なる<br>● 感染性の疾患に罹患した患者を感染の可能性がある期間中，ほかの人から引き離しておく感染源隔離室<br>● 白血病や臓器移植などにより易感染状態にある患者の感染防止用隔離室<br>● 自傷・他傷行為のある人などを保護する事故防止用隔離室<br>感染源そのものからの隔離は，防護用具の使用や感染源を密封し病原微生物を一定箇所に限局することも含まれる |
| **清潔区域** | 次の2つの使い方がある<br>● 消毒または滅菌されている一定の限定された場所（たとえば滅菌シーツを敷いた処置台の滅菌シーツの範囲内）<br>● 空気中の塵埃，微生物の量が制限された場所（空気の清浄化がなされた特定の室内） |
| **汚染区域** | 有害物質を扱った場所，感染性物質が発生する場所など |
| **無菌室**<br>（バイオクリーン病室） | 無菌状態を必要とする各種の臓器移植手術を受けた患者や易感染患者を隔離するための部屋。HEPA（high-efficiency particulate air）フィルター*を用いて空気の清浄度を保っている |

表4-14 室内環境の清浄度区分

| 清浄度クラス | 名称 | 該当する部屋の主な例 | 摘要 |
|---|---|---|---|
| I | 高度清潔区域 | バイオクリーン手術室*，易感染患者用病室 | HEPAフィルターを使用した垂直層流方式または水平層流方式を適用する。周辺諸室に対して陽圧を維持 |
| II | 清潔区域 | 一般手術室 | 高性能以上のフィルターを使用して空気浄化を行う。周辺諸室に対して陽圧で，適切な気流の方向の維持 |
| III | 準清潔区域 | 未熟児室，分娩室，NICU，ICU，CCU，膀胱鏡・血管造影室 | 中性能以上のフィルターを使用して空気浄化を行う。清浄度IV以下の区域に対して陽圧を保持し，適切な気流の方向の維持 |
| IV | 一般清潔区域 | 一般病室，新生児室，人工透析室，診察室，救急外来，待合室，X線撮影室，理学療法室，一般検査室，調剤室，製材室など | 中性能以上のフィルターを使用して空気浄化を行うことが望ましい。感染防止対策上適切な気流を保てるよう吹き出し口と吸入口の位置関係を検討する。新生児室は陽圧，その他は等圧<br>調剤室の輸液・注射薬製造においてはクリーンベンチを用いる |
| V | 汚染管理区域 | 感染症用隔離病室，細菌検査室，病理検査室，解剖室，RI管理区域，隔離診察室，内視鏡室（気管支）など | 室内圧を周辺区域より陰圧に維持し，室内の有害な汚染空気が室外に漏出することを防止<br>空気感染する感染症患者の隔離など清浄度の高い陰圧室の維持には，前室を設け，前室の空気清浄度を高め，病室の扉と前室の扉が同時に開かないようにする |
| V | 拡散防止区域 | 患者用便所，汚物処理室，霊安室，使用済みリネン室など | 強制排気設備を設けて，室内の不快な空気が外部に漏出しないようにする。室内は陰圧 |

出典／日本医療福祉設備協会編：病院設備設計ガイドライン（空調設備編），日本医療福祉設備協会，2013，p.19-24.

* **HEPAフィルター**：空気を通して0.3μmの粒子を99.97％除去する能力をもつ超高性能フィルター。
* **バイオクリーン手術室**：高度清潔区域であるバイオクリーン手術室の清浄度は，最終フィルター効率が99.97％要求され，平常作業時の微生物数平均が10CFU/m³（CFU；colony forming unit），濾過された空気の吹き出しは層流方式による。一方，一般手術室の清浄度は，最終フィルター効率が90％以上，平常作業時の微生物数平均は200CFU/m³以下で，必ずしも層流方式でなくてよい。

看護の共通基本技術 第2編

ヘルスアセスメント

コミュニケーションの技術

教育指導技術

4 感染予防の技術

安全管理の技術

安楽確保の技術

空調設備が整えられている。一例をあげれば以下のとおりである。

①汚染管理区域の一つである空気感染隔離室では陰圧が保持され，吸引された空気はフィルターで浄化されて院外に排出される。入退室以外はドアを閉めておく。

②高度清潔区域では室内の気圧は陽圧を保ち，HEPA フィルターが使用される。

## 2 | 入退室の方法および留意点

汚染区域および清潔区域に該当する病室では，それぞれの目的に応じて使用器具・リネン類の個別化と消毒の方法，廃棄物処理の方法，医療従事者や面会者の入退室の方法などが定められている。

▶ 汚染区域　汚染区域に該当する病室の入退室の方法および留意点は以下のとおりである。

### ❶入室時

- 個人防護用具を装着して入室する。

### ❷退室時

- 個人防護用具を室内で廃棄して退室する。廃棄物容器が室内にない場合には，感染源があることをわかるように専用のビニール袋に入れて密封し，室外に持ち出して廃棄する。
- 衛生的手洗いを実施して退出する。
- 空気感染予防策を行う場合には，患者の病室で微粒子マスクをはずさず，前室に出た後にはずす。

▶ 清潔区域　清潔区域に該当する病室の入退室の方法および留意点は以下のとおりである。

### ❶入室時

- 手指衛生に努め，スタンダードプリコーションに準拠して行動する。
- 医療従事者の衣類は常に清潔に保つ。
- 感染源となる医療従事者は入室しない。
- 医療・看護用具は病室専用のものを用い，室外から持ち込まない。

### ❷処置時

- 病室内は HEPA フィルターなどを使用した空気の除菌がなされているため，患者の風下から処置を行う。

## 2. 感染性廃棄物の取り扱い

## 1 | 廃棄物処理法による廃棄物の分類

▶ 廃棄物とは　医療関係機関などでは，様々な廃棄物が排出されるが，廃棄物の処理については，「廃棄物の処理及び清掃に関する法律（廃棄物処理法）」に基づいて実施される。こ

の法律は，廃棄物排出の抑制や廃棄物の適正な分別，保管，収集，運搬，再生，処分等の処理，生活環境を清潔にすることにより，生活環境の保全および公衆衛生の向上を図ることを目的に定められている[16]。

　この法律によると，**廃棄物**とは，ごみ，粗大ごみ，燃え殻，汚泥，ふん尿，廃油，廃酸，廃アルカリ，動物の死体そのほかの汚物または不要物であって，固形状または液状のもの（放射性物質およびこれによって汚染されたものを除く）とされている。

▶ 廃棄物の分類　廃棄物は，産業廃棄物とそれ以外の一般廃棄物に区分されている。

　**産業廃棄物**とは，事業活動に伴って生じる廃棄物のうち，燃え殻，汚泥，廃油，廃酸，廃アルカリ，廃プラスチック類そのほか政令で定める廃棄物である。産業廃棄物のうち，爆発性，毒性，感染性そのほかの人の健康または生活環境にかかわる被害を生じるおそれがある性状を有するものを**特別管理産業廃棄物**と定めている。また「廃棄物の処理及び清掃に関する法律施行令（廃棄物処理法施行令）」では，この特別管理産業廃棄物のうち感染性廃棄物を，**感染性産業廃棄物**と定めている。

　**一般廃棄物**は，産業廃棄物以外の廃棄物とされている。一般廃棄物のうち，爆発性，毒性，感染性そのほかの人の健康または生活環境にかかわる被害を生じるおそれがある性状を有するものを**特別管理一般廃棄物**としている。また特別管理一般廃棄物のうち，感染性廃棄物を「廃棄物処理法施行令」では，**感染性一般廃棄物**と定めている。

　したがって，「感染性産業廃棄物」であれ「感染性一般廃棄物」であれ，医療関係機関などから排出された，人が感染し，もしくは感染するおそれのある病原体が含まれ，もしくは付着している廃棄物またはこれらのおそれがある廃棄物を**感染性廃棄物**として取り扱う。

## 2 ｜ 医療関係機関などにおける廃棄物

▶ 医療関係機関などから発生する産業廃棄物と一般廃棄物の内容　医療関係機関から排出される廃棄物は，表4-15のとおり産業廃棄物と一般廃棄物に分類される[17]。

▶ 感染性廃棄物の判断基準　医療機関から排出される廃棄物のなかでは感染性廃棄物の分別を適正に行うために，廃棄物の形状，排出場所，感染症の種類から客観的に判断する指標として，「感染性廃棄物の判断基準」[18]が示されている（図4-8）。

▶ 感染性廃棄物の処理がもたらす問題　感染性廃棄物の処理は，方法を誤れば病原微生物の拡散や医療従事者および処理担当者の感染事故や環境汚染の問題に発展する危険がある。それは安全管理および倫理面からも医療従事者のあり方を問われる問題である。事故防止のためには，感染性廃棄物の発生した時点における適切な第一処理が大切であり，看護師による確実な処理が求められる。

▶ 感染性廃棄物の取り扱い　各医療機関は，廃棄物処理法および各自治体の定めに則り，処理・管理方法を定めているので，その取り決めによる廃棄物の分別・廃棄処理方法を遵守する。また，新型コロナウイルス感染症の廃棄物については，2020年9月の「廃棄物に関する新型コロナウイルス感染症対策ガイドライン」に基づいて対処法が示されている。

看護の共通基本技術 第2編

ヘルスアセスメント

コミュニケーションの技術

教育指導技術

4 感染予防の技術

安全管理の技術

安楽確保の技術

表4-15 医療関係機関等から発生する主な廃棄物

| 種類 | | 例 |
|---|---|---|
| 産業廃棄物 | 燃え殻 | 焼却灰 |
| | 汚泥 | 血液（凝固したものに限る），検査室・実験室等の排水処理施設から発生する汚泥，その他の汚泥 |
| | 廃油 | アルコール，キシロール，クロロホルム等の有機溶剤，灯油，ガソリン等の燃料油，入院患者の給食に使った食用油，冷凍機やポンプ等の潤滑油，その他の油 |
| | 廃酸 | レントゲン定着液，ホルマリン，クロム硫酸，その他の酸性の廃液 |
| | 廃アルカリ | レントゲン現像廃液，血液検査廃液，廃血液（凝固していない状態のもの），その他のアルカリ性の液 |
| | 廃プラスチック類 | 合成樹脂製の器具，レントゲンフィルム，ビニルチューブ，その他の合成樹脂製のもの |
| | ゴムくず | 天然ゴムの器具類，ディスポーザブルの手袋等 |
| | 金属くず | 金属製機械器具，注射針，金属製ベッド，その他の金属製のもの |
| | ガラスくず，コンクリートくず及び陶磁器くず | アンプル，ガラス製の器具，びん，その他のガラス製のもの，ギブス用石膏，陶磁器の器具，その他の陶磁器製のもの |
| | ばいじん | 大気汚染防止法第2条第2項のばい煙発生施設及び汚泥，廃油等の産業廃棄物の焼却施設の集じん施設で回収したもの |
| 一般廃棄物 | | 紙くず類，厨芥，繊維くず（包帯，ガーゼ，脱脂綿，リネン類），木くず，皮革類，実験動物の死体，これらの一般廃棄物を焼却した「燃え殻」等 |

資料／環境省環境再生・資源循環局：廃棄物処理法に基づく感染性廃棄物処理マニュアル，2018，p.8．http://www.env.go.jp/misc/kansen-manual.pdf（最終アクセス日：2022/10/15）

■廃棄物処理法および各自治体の定めに則った処理・管理方法の一例
①廃棄物の分別を守る。医療行為等に伴って生じる感染性廃棄物・非感染性廃棄物，その他の廃棄物
②病原微生物拡散防止のため，廃棄物の発生時に分別する。
③容器は廃棄物の性状に応じた特性をもつ材質を選択し，飛散や漏れがないように梱包を行う。
- 鋭利なもの：金属製，プラスチック製などで耐貫通性のある堅牢な容器（例：図4-9）
- 固形状のもの：丈夫なプラスチック袋を二重にして使用あるいは堅牢な容器（段ボール容器）
- 液状または泥状のもの：廃液などが漏洩しない密閉容器

梱包は，上記の3区分が原則であるが，同一処理施設で処理する場合は，必要に応じ廃棄物の性状に応じた材質の特性等を併せ持つ容器で一括梱包ができる。
④感染性廃棄物は，内容物を詰めすぎない。
⑤感染性廃棄物は識別できるように，全国共通のバイオハザードマークを付けることが推奨されている（表4-16）。
⑥外見上，感染性廃棄物と区別がつきにくい非感染性廃棄物の廃棄では，施設によって感染性廃棄物と同等の処理を行う場合と，非感染性廃棄物を示すラベルを貼って区別する場合がある。
⑦リネン類はビニール袋などで密閉して取り扱う。
- 施設内で洗濯する場合は，洗濯機に入れるまで防護用具を着用し実施する。
- 施設外に出す場合には，熱水消毒など無害化処理，あるいは水溶性ランドリー袋に入れて持ち出す。
- 水溶性ランドリー袋は袋が溶けるため開けずにそのまま洗濯できる。
⑧廃棄物を取り扱うときは，専用の手袋やビニールエプロン，ゴーグル，マスクなどの防護用具を装着して行う。
⑨感染性廃棄物の保管は，極力短期間とし，関係者以外が立ち入れないようにして，他の廃棄物と区別して保管する。

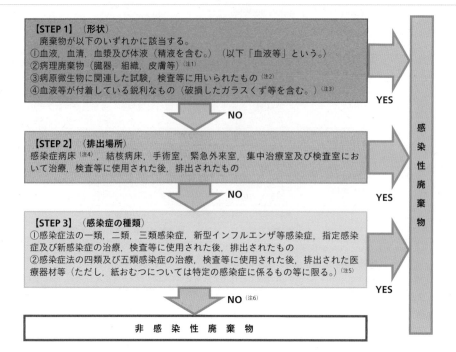

【STEP 1】（形状）
廃棄物が以下のいずれかに該当する。
①血液，血清，血漿及び体液（精液を含む。）（以下「血液等」という。）
②病理廃棄物（臓器，組織，皮膚等）(注1)
③病原微生物に関連した試験，検査等に用いられたもの(注2)
④血液等が付着している鋭利なもの（破損したガラスくず等を含む。）(注3)

**YES**

**NO**

【STEP 2】（排出場所）
感染症病床(注4)，結核病床，手術室，緊急外来室，集中治療室及び検査室において治療，検査等に使用された後，排出されたもの

**YES**

**NO**

【STEP 3】（感染症の種類）
①感染症法の一類，二類，三類感染症，新型インフルエンザ等感染症，指定感染症及び新感染症の治療，検査等に使用された後，排出されたもの
②感染症法の四類及び五類感染症の治療，検査等に使用された後，排出された医療器材等（ただし，紙おむつについては特定の感染症に係るもの等に限る。）(注5)

**YES**

**NO** (注6)

非　感　染　性　廃　棄　物

感染性廃棄物

(注)　次の廃棄物も感染性廃棄物と同等の取扱いとする。
・外見上血液と見分けがつかない輸血用血液製剤等
・血液等が付着していない鋭利なもの（破損したガラスくず等を含む。）
(注1)　ホルマリン漬臓器等を含む。
(注2)　病原微生物に関連した試験，検査等に使用した培地，実験動物の死体，試験管，シャーレ等
(注3)　医療器材としての注射針，メス，破損したアンプル・バイアル等
(注4)　感染症法により入院措置が講ぜられる一類，二類感染症，新型インフルエンザ等感染症，指定感染症及び新感染症の病床
(注5)　医療器材（注射針，メス，ガラスくず等）ディスポーザブルの医療器材（ピンセット，注射器，カテーテル類，透析等回路，輸液点滴セット，手袋，血液バッグ，リネン類等），衛生材料（ガーゼ，脱脂綿等），紙おむつ，標本（検体標本）等
　　　なお，インフルエンザ（鳥インフルエンザ及び新型インフルエンザ等感染症を除く。），伝染性紅斑，レジオネラ症等の患者の紙おむつは，血液等が付着していなければ感染性廃棄物ではない。
(注6)　感染性・非感染性のいずれかであるかは，通常はこのフローで判断が可能であるが，このフローで判断できないものについては，医師等（医師，歯科医師及び獣医師）により，感染のおそれがあると判断される場合は感染性廃棄物とする。
資料／環境省環境再生・資源循環局：廃棄物処理法に基づく感染性廃棄物処理マニュアル，2018，p.5，http://www.env.go.jp/misc/kansen-manual.pdf（最終アクセス日：2021/8/20）

図4-8　感染性廃棄物の判断フロー

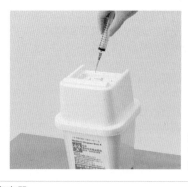

注射針は使用後，キャップをせず，すぐに注筒ごと容器内に入れて廃棄する。

図4-9　注射針廃棄容器

第2編 看護の共通基本技術

ヘルスアセスメント

コミュニケーションの技術

教育指導技術

4 感染予防の技術

安全管理の技術

安楽確保の技術

表4-16 感染性廃棄物の識別（バイオハザードマークによる識別）

| 液状または泥状のもの（血液等） | 赤色 | |
|---|---|---|
| 固形状のもの（血液等が付着したガーゼ等） | 橙色 | |
| 鋭利なもの（注射針等） | 黄色 | |
| 分別排出が困難なもの | | |

# 3. 療養環境の清潔保持

　療養環境やそこにある各種物品などの日常的な清掃は，交差感染を予防するためにも重要である。交差感染とは，感染者から患者や看護師の手指または物品などを介して，新たな宿主に病原体が侵入し，感染が成立することである。

## 1 療養環境の清潔保持

①ベッド上やテーブルなどはゴミがないようきれいにかたづける。床面に物品を置かない。腐敗の原因となる食品や花びんの水，ゴミを管理する。リネン交換を施設の基準に基づいて行う。リネン類は感染症・非感染症を問わず熱水消毒が行われる。枕，布団も汚染や退院時には交換し，熱水消毒や次亜塩素酸ナトリウム液で消毒する。

②ベッドサイドの排液・排泄物は感染源になりやすいため，定期的に清掃・消毒や交換する。

③患者や医療従事者が接触する頻度が高い部分，すなわちドアノブ，電灯のスイッチ，ベッドサイドテーブル，ベッド柵，廊下の手すり，処置用ベッドなどは，定期的にアルコール清拭を行う。

④患者使用の設備は，施設の基準に基づき，ハウスキーパーを指導し，床や洗面台，浴室，シャワー室，トイレ，カーテンなどの清掃を行う。清掃は，拭き取りを基本とし，病原微生物を舞い上げないようにする。

⑤施設設備に血液や体液が付着した場合，防護用具を装着し，廃棄可能なもので汚れを拭き取った後，一般的には次亜塩素酸ナトリウム液で消毒する。

## 2 医療・看護用具の清潔保持

①医療・看護用具は使用後にアルコール消毒し，乾燥した状態に保つことを原則とする。

②診察・処置用具は使用後にアルコール清拭を定期的に行うことを原則とする。血圧計，体温計，聴診器，瞳孔計，ストップウォッチ，包帯交換車や看護師用ワゴンなどが該当する。また，心電図モニターや人工呼吸器など常時患者に装着されている機器類は，体液の飛び散りなどで汚染されている可能性があるので注意する。

③血液や体液，排泄物が付着し，病棟や外来で清潔保持の必要があるものは，次亜塩素酸ナトリウム液による消毒やフラッシャーディスインフェクター（ベッドパンウォッシャー）による消毒と乾燥を行う。たとえばトレイ，超音波ネブライザーの蛇管や薬液カップ，尿便器，吸引用排液びんなどが該当する。

④患者が共用する看護用具は，使用後に洗浄し十分乾燥させる。必要時アルコール清拭や次亜塩素酸ナトリウム液による消毒を行う。たとえば清拭車，洗髪車，手浴・足浴用洗面器，浴用ストレッチャー用マットなどが該当する。

⑤結露ができるものは，カビ発生に留意し十分乾燥させる。たとえば氷枕，氷囊などが該当する。

⑥患者の入院期間中，毎日頻繁に体液が付着するものは，個人使用にするのが望ましい。たとえば喀痰や吐物が付着するガーグルベースン，吸い呑み，吸入用のマウスピース，尿便器などが該当する。

## ■ 4. 遺体からの感染防止

　感染症患者の遺体や病理解剖された遺体からの医療従事者への感染の危険性が指摘されており[19]，遺体の衛生保全を徹底する必要性がある。これは公衆衛生上の問題としては，遺族や遺体と接触する葬儀関係者の健康管理の面でも重要である。看護師は死後の処置時にスタンダードプリコーションと感染経路別予防策を実施する。感染症の種類によっては，全体を覆う非透過性納体袋に遺体を収納し密封する。遺族には，患者の身につけていた衣類の消毒方法や廃棄方法を指導する。

## Ⓔ 針刺し・切創・血液曝露事故防止

　医療従事者の職務感染対策は，これまで述べてきたように，スタンダードプリコーションが基本となり，また感染経路別予防策として，接触予防策，飛沫予防策，空気予防策が重要である。そのなかの血液媒介病原体対策の重要項目に，針刺し・切創・血液曝露事故防止がある。

　針刺し事故は，①リキャップ時，②使用後廃棄容器収容まで，③使用中，④採血後の血液を検査項目ごとに真空採血管へ分配時，のいずれかで起きることが多い。個人が感染防止の具体策をとるとともに，事故が起こりにくい器材の導入やシステムの構築に組織として取り組むことが必要である。

看護の共通基本技術

第2編

ヘルスアセス
メント

コミュニケー
ションの技術

教育指導技術

4

感染予防の技術

安全管理の技術

安楽確保の技術

# 1. 針刺し・切創・血液曝露事故防止の具体策

## 1 | 手袋の着用

　採血時や輸液針の刺入時・抜針時には，針刺しを起こしたり，抜針時の血液の漏れによる曝露があるため手袋を着用する。針刺し事故に際して，手袋の着用がどの程度病原体の侵入を防ぐことができるかは明らかではないが，血液との接触や刺入量を減らすことができる[20]といわれている。

## 2 | リキャップの禁止

　注射針使用時に一度はずしたキャップを，再度針に装着する行為をリキャップという。リキャップを行いやすい例として，「採血や輸液針の挿入時，一度目で挿入できなかった場合にリキャップする」「採血後，真空採血管に血液を分けるまでにリキャップする」などがある。このときにキャップを持った指を針で刺してしまう事故が多い[21]ことから，リキャップ禁止を習慣化する。また，行動としてはリキャップしなくてすむように，使用後の針を廃棄できる注射針廃棄容器を常に携帯する，採血した血液を検査項目ごとに分けやすいように試験管立てに立てた真空採血管をそばに用意しておくなど，リキャップしない環境をつくる。やむを得ずリキャップが必要な場合は，対処法として，キャップをトレイの外枠に設置して動かないようにし，片手でキャップをすくう方法をとる（図4-10）。

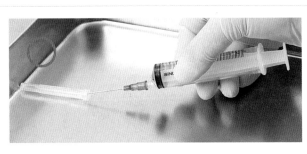

リキャップはやむを
得ない場合に限る

片手でキャップを
すくう方法をとる

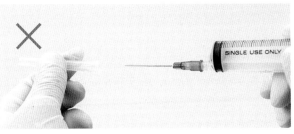

絶対に行わない

針刺し事故の多い
リキャップ方法

図4-10　やむを得ずリキャップする場合

### 3 ｜ 針や鋭利なものの使い方

　事故防止のため，針類やメス，処置用剪刀，かみそりなど鋭利なものは，安易に持ち歩かない，先端や切れる刃面を相手に向けない，決められた場所以外には置かないなどの注意が必要である。

　手術室では鋭利器材の受け渡しは，2人以上が同時に触れないようにトレイなどを用いたニュートラルゾーン*で行う。

### 4 ｜ 専用廃棄容器の設置・携帯

▶ **廃棄容器の条件**　針や鋭利なものを入れる容器は，耐貫通性容器であり焼却できる材質のもの，投入口を手で開けることなく自然投入できるもの，中身が安易に出ない容器であることが望ましい。使用に際してはバイオハザードマークをつける必要がある。最終封をしたら再開封不能な構造の容器でなければならない。

▶ **設置場所**　鋭利なものを使用する場所と包帯交換車や看護師用ワゴンなどに設置し，処置時にいったん膿盆などに置かず，すぐ専用廃棄容器に捨てることができるようにする。

▶ **廃棄容器への投入量**　投入量は，注射器のはみ出しを防ぐために容器の8割までとする。

## ▌2. 組織的取り組み

### 1 ｜ 安全装置付き器材の導入

　医療従事者への指導教育および個人の手技だけに安全性がゆだねられているのでは，予防が十分とはいえない。針刺しや切創を起こしにくい構造をもった器材の開発が進んでおり，その積極的な導入も事故防止のために有意義である。たとえば，安全装置付きの翼状針，留置針，採血針，血液分注器具，輸液接続システムなどである。

### 2 ｜ 針刺し・切創・血液曝露事故予防教育

　医療従事者のうち，新入職員には初期研修で，一般職員には定期的に，血液媒介病原体予防の重要性と針刺し・切創・血液曝露事故予防のための手技確認の研修会などを組織的に開催する。また，新しく導入された器材の取り扱いや手技の変更など，より安全な方法の導入と教育を組織的に行う。

### 3 ｜ ワクチン接種の奨励

　血液媒介病原体には，B型肝炎ウイルス（HBV），C型肝炎ウイルス（HCV），ヒト免疫

---

＊ **ニュートラルゾーン**：手術での鋭利器材の受け渡しによる医療従事者の受傷を防ぐため，器材に同時に2人以上が触れないこと（ハンズフリーテクニック）を目的に設けられる中間ゾーン（トレイなど）のこと。トレイ上で器材をやりとりすることで直接の交差を避け，受傷機会を減らすことで事故を防止する。

看護の共通基本技術 第2編

ヘルスアセスメント

コミュニケーションの技術

教育指導技術

4 感染予防の技術

安全管理の技術

安楽確保の技術

不全ウイルス（HIV）がある。現在，HBV はワクチンがあり，医療従事者は一般より血液媒介病原体に感染する危険性が高いため，ワクチンの接種が勧められている。また，新型コロナウイルス感染症（COVID-19）では，医療従事者へのワクチン接種が勧められた。

## 3. 針刺し・切創・血液曝露事故直後の対応

万が一針刺し・切創・血液曝露事故が起こった場合，直ちに次の対応をとる。

①血液・体液が接した刺入部，切創部位を流水と液体石けんで洗浄する。

②血液・体液の曝露が粘膜の場合は大量の水で洗浄する。

③上司および感染対策チーム（ICT）に報告し，事故報告書を提出し，事後処理を行う。報告事項は次のとおりである。

- 事故発生場所，受傷部位，原因器材，事故発生状況
- 汚染血液患者の血液検査（HBs 抗原，HBs 抗体，HCV 抗体，HIV 抗体，肝機能）の結果
- 受傷者の血液検査（HBs 抗原，HBs 抗体，HCV 抗体，HIV 抗体，肝機能）の結果

# V 人体の防御機能の増強に向けて

感染成立の6つの要件の最後は「感染しやすい宿主」の存在である。患者，看護師自身，そして地域に住むすべての人が，感染しやすい状態に陥らないようにすることは感染成立を阻止するうえで重要である。

▶ 地域住民に対して　人体は感染に対して防御機能をもっているが，それには個人差があるだけでなく，健康障害がない人でも，栄養バランスの偏りやストレス，疲労などによって減退する。そのため地域住民に対して，手洗いや身体の清潔保持，適度な活動と疲労回復のための十分な休息・睡眠，バランスのとれた食事摂取など，日頃から健康教育や学校教育をとおして，病原体に対する抵抗力を落とさない日常の生活習慣の指導が必要である。また，乳幼児期からの予防接種や，インフルエンザなど流行が考えられるものに対しての予防接種を随時勧めていくことが大切である。

▶ 健康障害をもつ人々に対して　健康障害をもつ人々に対しては，感染症に罹患することが，本来の入院目的である原疾患の回復に悪影響を及ぼすことも踏まえて指導することが重要である。つまり，感染が起こった場合，病状経過や治療内容がどのように変わるか，適切な栄養摂取や睡眠・休息により抵抗力を高めることを含め，感染をどのように予防するかを指導し，自己管理できるように促すことが大切である。

▶ 感染の危険性が高い患者に対して　臓器移植を受ける患者や急性白血病患者，免疫不全患者，広範囲の熱傷患者，悪性腫瘍のために強力な抗がん薬治療を受けた患者など，感染の危険性が高い患者に対しては，厳重な感染予防策を実施するとともに，感染徴候の早期発見に努める。加えて，極度の不安，緊張，睡眠不足，イライラ感など精神的なストレスが

より免疫力を低下させることを認識して，傾聴や肯定的かかわり，家族との密な連絡調整などを心がける。さらに，食事への配慮やリラックスできる環境，眠りやすい環境など，患者の生活空間の快適さなどもケアとして提供されることが望ましい。

▶ **看護師自身の防御機能増強のために**　看護師自身が防御機能を増強するために心がけるべきことは，職業柄，日常生活が不規則になりやすいことを自覚したうえで，健康を損ねないように自己管理することである。栄養バランスのとれた食事摂取，十分な睡眠の確保，気分転換活動，手指に傷をつくらない，インフルエンザなどの流行時に人混みに出かけない，うがい・手洗いの励行，頻繁な看護衣の交換など，職業人としての自覚ある行動をする。また，定期健康診断を必ず受けて健康管理するとともに，予防接種も必要に応じて受けることが望ましい。

**文献**

1) 満田年宏訳：隔離予防策のための CDC ガイドライン；医療環境における感染性病原体の伝播予防 2007，ヴァンメディカル，2007．／ CDC Guideline for Isolation Precautions：Preventing transmission of infectious agents in healthcare settings，2007.
2) 寺田喜平：院内感染べからず集，中外医学社，2006，p.70-77.
3) 伏見了：効果的な洗浄を行うためのポイント，INFECTION CONTROL，2004 増刊：12-17，2004.
4) 大久保憲，他編：消毒と滅菌のガイドライン 2020 年版，改訂第 4 版，へるす出版，2020，p.148.
5) 前掲書 4)，p.150-160.
6) 前掲書 4)，p.160-162.
7) 新太喜治，他：滅菌・消毒ハンドブック；国際基準に基づいて，メディカ出版，2000，p.21-30.
8) 尾家重恵，他：生体部位／創部の消毒，INFECTION CONTROL，2009 年秋季増刊：144-170，2009.
9) 前掲書 4)，p.13.
10) 竹下秀，秋吉優史編著：紫外線殺菌；ご利用上の注意，日本照明工業会・照明学会，2021，p.3-5.
11) 前掲書 4)，p.23-26.
12) Taylor, L. J. : An evaluation of hand washing technique-1, Nursing Times, 74（2）：54-55, 1978.
13) Marples, R. R. et al. : A laboratory model for the investigation of contact transfer of microorganisms, J. Hyg., 82：237-248, 1979.
14) Larson, E. et al. : Quantity of soap as a variable in handwashing, Infect Control, 8：371-375, 1987.
15) 渋谷智恵，瀬毛朋子：微粒子マスク，INFECTION CONTROL，2010 年秋季増刊：32-39，2010.
16) 廃棄物の処理及び清掃に関する法律．https://elaws.e-gov.go.jp/document?lawid=345AC0000000137（最終アクセス日：2022/10/15）
17) 環境省環境再生・資源循環局：廃棄物処理法に基づく感染性廃棄物処理マニュアル，2018，p.8. http://www.env.go.jp/misc/kansen-manual.pdf（最終アクセス日：2022/10/15）
18) 前掲書 17)，p.5.（最終アクセス日：2022/10/15）
19) 森吉臣：エンバーミングと病理解剖，病理と臨床，16：108-111，1998.
20) 前掲書 1)，p.58.
21) 木村哲：医療従事者における針刺し・切創の実態とその対策に関する調査，厚生労働省科学研究費補助金厚生労働科学特別研究事業平成 14 年度研究報告，2003，p.3-7.

**参考文献**

・倉辻忠俊，他編：院内感染防止手順；すぐ実践できる，第 2 版，メヂカルフレンド社，2006.
・満田年宏監訳：医療現場における手指衛生のための CDC ガイドライン，国際医学出版会，2003．／ CDC Guideline for hand hygiene in health-care settings 2002.
・国公立大学附属病院感染対策協議会編：病院感染対策ガイドライン 2018 版，じほう，2018.
・金光敬二，他：ピットフォールをなくす！器材処理・廃棄 DO NOT& エビデンス 35，INFECTION CONTROL，23（7）：19-67，2014.
・日本医療機器学会監：医療現場の滅菌，改訂第 4 版，へるす出版，2013.
・坂本史衣：基礎から学ぶ医療関連感染対策；標準予防策からサーベイランスまで，改訂第 3 版，南江堂，2019.

第 **5** 章

# 安全管理の技術

**この章では**

- ● ヒューマンエラーによる事故の発生要因を理解し，事故防止策の基本を説明できる。
- ● 看護師が当事者となる看護事故にはどのようなものが多いか，看護業務の特性から列記できる。
- ● 患者の誤認，誤薬，ライン・チューブトラブル，転倒・転落，療養環境の危険，放射線被曝・薬物被曝の要因と対策を説明できる。
- ● 事故防止のために組織として講じるべき対策を説明できる。

# I ヒューマンエラーの特性と防止

## 1. ヒューマンエラーとは

　ヒューマンエラーとは「人間の過ち」を意味し，われわれのとった行動や行為によって起こる"過ち"のすべてを指す[1]。ヒューマンエラーは，一個人の小さな不注意から起こるにもかかわらず，結果として，しばしば想定外の大事故が引き起こされており，近年注目が集まっている。その代表例として，1999（平成11）年に起こった手術患者取り違え事故（295頁 Column 参照）や，株数と株価を入れ替えて（1株・61万円を61万株・1円）売り注文を出し，大きな損失を出した証券会社の事故がある。

▶ **特性**　このような事故の原因となるヒューマンエラーの特性として，①いつでもどこでもだれにでも起こり得ること，②単純な間違いも大きな事故につながり，被害の予測がしにくいこと，③要因が複雑に絡み合っており，責任の所在が明確になりにくいこと，④防止対策が難しいこと，があげられる[2]。

▶ **要因**　では，ヒューマンエラーはなぜ起こるのだろうか。その要因は，①個人の特性，②教育・訓練・表示の問題，③職場の性格上の問題，④作業の特性や環境条件，⑤人間—機械系の人間工学的設計上の問題，の5つに分類される。

▶ **根本要因**　ヒューマンエラーの根本的要因とされるのは，「個人の特性」である。個人の特性の背景には，図5-1 に示すような様々な弱点があることが指摘されている。体力，正確さ，速さ，記憶力，情報伝達容量に限界があること，また感情に左右されやすく，居眠り，不注意などの心理・生理学的弱点をもち合わせていることなどである[3]。特に，錯誤や錯視（誤解や錯覚など）はヒューマンエラーにつながる。したがって，教育や訓練あるいは設備・管理を強化し，弱点が出てこないような体制が必要になる。

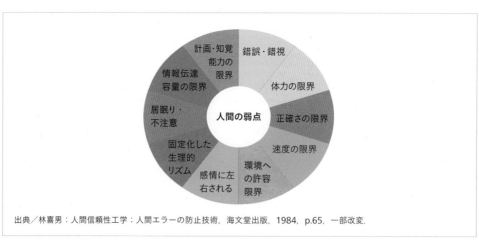

出典／林喜男：人間信頼性工学；人間エラーの防止技術．海文堂出版，1984，p.65，一部改変．

図5-1　人間の弱点

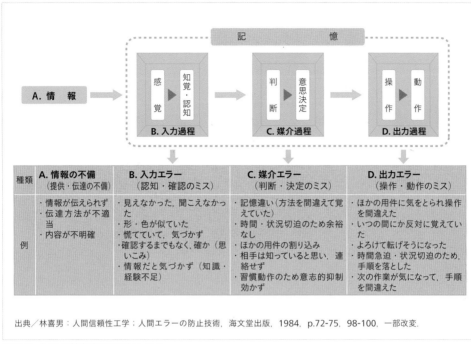

| 種類 | A. 情報の不備<br>（提供・伝達の不備） | B. 入力エラー<br>（認知・確認のミス） | C. 媒介エラー<br>（判断・決定のミス） | D. 出力エラー<br>（操作・動作のミス） |
|---|---|---|---|---|
| 例 | ・情報が伝えられず<br>・伝達方法が不適当<br>・内容が不明確 | ・見えなかった，聞こえなかった<br>・形・色が似ていた<br>・慌てていて，気づかず<br>・確認するまでもなく，確か（思いこみ）<br>・情報だと気づかず（知識・経験不足） | ・記憶違い（方法を間違えて覚えていた）<br>・時間・状況切迫のため余裕なし<br>・ほかの用件の割り込み<br>・相手は知っていると思い，連絡せず<br>・習慣動作のため意志的抑制効かず | ・ほかの用件に気をとられ操作を間違えた<br>・いつの間にか反対に覚えていた<br>・よろけて転げそうになった<br>・時間急迫・状況切迫のため，手順を落とした<br>・次の作業が気になって，手順を間違えた |

出典／林喜男：人間信頼性工学；人間エラーの防止技術，海文堂出版，1984，p.72-75，98-100，一部改変．

図5-2　人間の情報処理過程とエラー

▶ 発生過程　次に，ヒューマンエラーがどのようにして発生するのかをみていこう。人間の情報処理過程には，目で見，耳で聞くことによって情報を認知する「入力過程」，次に入力過程で認知した情報から状況判断し，意思決定を行う「媒介過程」，さらに意思決定された内容を行動に移し，連続的に遂行する「出力過程」がある（図5-2）。これらの過程のどこでエラーが起きたかで，入力エラー，媒介エラー，出力エラーに分類される。医療の現場では，情報が正しく伝達されないといった情報伝達エラーも多い。

## 2. ヒューマンエラーを防ぐためには

　人間の特性や情報処理過程を踏まえたうえで，ヒューマンエラーをいかに防ぐか，さらに，医療における安全対策の基本について考えてみよう。

　ヒューマンエラー対策には，エラーの発生防止と拡大防止の2段階がある[4]。さらにエラー低減への戦略として，次の4つのステップが提唱されている（図5-3）。

▶ 第1ステップ（機会最少）　危険を伴う作業数を減らす。→【例】薬の処方の転記ミスを防ぐために，転記しなくてもよいオーダリングシステム*の導入を図る。

---

＊ **オーダリングシステム**：医療現場の一部業務を電子化し，病院業務の省力化とサービス提供のスピードアップ・質向上を目指す。処方箋，採取指示票などの記入作業や，伝票の搬送・転記などを必要としないシステムである。オーダリングシステムの導入によって，指示内容が各部門にコンピューターを介して瞬時に伝達され，各端末から患者情報を確認・報告することが可能となった。また，処方箋や伝票の記入・転記などが不要になるため，転記ミス防止に効果を発揮する。

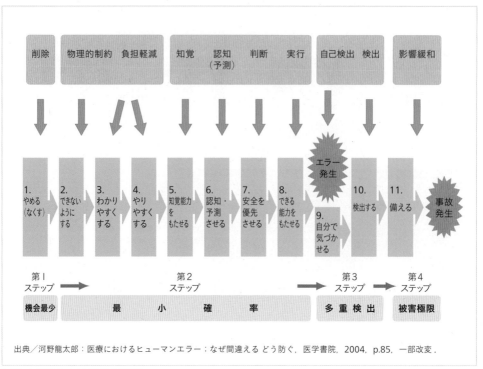

出典／河野龍太郎：医療におけるヒューマンエラー：なぜ間違える どう防ぐ，医学書院，2004，p.85，一部改変．

**図 5-3** 医療における安全対策

## 指差し呼称

Column

　指差し呼称（指差し確認）とは，危険を伴う作業の要所要所で指差しを行い，その名称と状態を声に出して確認すること。集中力を高め，「うっかり，ぼんやり」などのヒューマンエラーの発生防止に役立つ。実験では，エラーが 1/6 に減少したことが報告されている。鉄道の発着の際の安全確認をはじめ，様々な場面で安全確認のために実施されている。

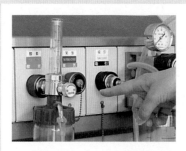

&lt;指差し呼称例&gt;
「酸素接続よし！」
「加湿器の蒸留水，水量よし！」
「酸素流量よし！」

出典／芳賀繁：ミスをしない人間はいない，飛鳥新社，2001，p.194-195．

看護の共通基本技術

第2編

ヘルスアセスメント

コミュニケーションの技術

教育指導技術

感染予防の技術

5

安全管理の技術

安楽確保の技術

▶ **第2ステップ**（最小確率）　人間の弱点を考慮し，作業におけるエラー確率を減らす工夫を行う。→【例】KYT（316頁Column「KYT」参照）によってエラー誘発可能性を予測する能力をあらかじめ高めておく。

▶ **第3ステップ**（多重検出）　行った作業に対するエラー検出策を多重にしておく。→【例】作業終了後の指差し呼称（前頁Column「指差し呼称」参照），2名のスタッフによるダブルチェックを行う。

▶ **第4ステップ**（被害極限）　たとえ被害が起こっても，それを最小とするために備える。→【例】転落に備えた低いベッドを使用する。

# Ⅱ　看護事故の構造と防止の視点

## 1. 看護事故の頻度と分類

　看護事故とは，看護師が当事者あるいは強い関係者となる事故のことを指す。

▶ **看護事故の頻度**　「医療事故情報収集等事業年報\*」（2020年）によれば，1年間に看護師が当事者となった事故は2713件であった（図5-4）[5]。この件数を職種別にみると，医師と並んで突出しており，看護師という職業がいかに医療事故と密接した関係にあるかがわかる。「最後に引き金を引く人」という言葉に代表されるように，常に患者に近いところにあり，看護師によるエラーが直接患者の生命につながってしまう危険性をはらんでいる。

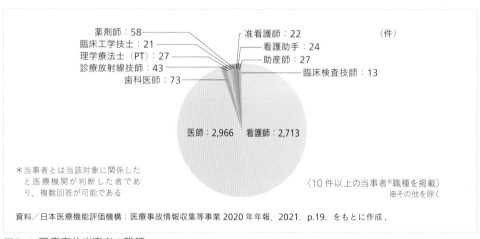

図5-4　医療事故当事者の職種

---

\* **医療事故情報収集等事業年報**：医療法施行規則に基づき，公益財団法人日本医療機能評価機構の医療事故防止事業部が行う医療事故情報収集等事業の年次報告書。

表5-1 看護職の関与が考えられる医療事故の分類

| 日常生活の援助 | 食事と栄養，清潔，移送・移動・体位変換，転倒・転落，環境調整　など |
|---|---|
| 医学的処置・管理 | 検査・採血，与薬（注射・点滴），輸血，処置，機器一般，人工呼吸器，酸素吸入，チューブ・カテーテル類　など |
| 情報・組織 | 記録　など |

▶ **看護事故の分類**　看護師の業務は「保健師助産師看護師法」第5条において「療養上の世話又は診療の補助を行うこと」と規定されている。この業務内容に沿って，看護師が関与する医療事故を分類することができる（表5-1）。

## ■ 2. 事故の要因となる看護業務の特性

　看護師が遭遇している事故やヒヤリ・ハット*には，看護業務の特性が大きく関与している。代表的な特性として以下のようなものがあげられよう。

❶情報が正確に伝達されない，または情報伝達の方法が不適切であることが多い。
❷患者の心身に関する知識や技術はもちろんのこと，機器の取り扱いや対処法など，幅広い知識や経験を要求される。
❸時間切迫のなかでの業務が多く，時間に追われる。
❹用件の割り込みが多く，同時に多くの業務に対応することを求められる。
❺患者の病状は刻々と変化し，それに合わせた対応を求められる。
❻看護師そして患者自身も人間としての弱点をもち合わせており，そのために予測過剰や情報の取り違えが発生しやすい。
❼チームでの連携が求められるなかで，相手への過剰期待による伝達ミスや引き継ぎエラーが生じやすい。

▶ **多重の防止策が重要**　これらをみるだけでも，看護業務がいかに高ストレス・高リスクの業務であるかが推察される。個々の看護師が，正確で誤りのない質の高い看護を提供できるように，研鑽を積む必要があることは当然である。しかし一方では，「人間は過ちを犯す動物であり，ヒューマンエラーは避けられない」という前提に立って，医療事故の要因を探っていくこと，そして，チームとしてソフト・ハード両面から，多重の防止策を施していくことが重要となる。

* **ヒヤリ・ハット**：医療現場で経験した「ヒヤリ」「ハット」した事例のことで，日本医療機能評価機構医療事故防止事業部では，下記を報告の対象としている。①医療に誤りがあったが，患者に実施される前に発見された事例，②誤った医療が実施されたが，患者への影響が認められなかった事例または軽微な処置・治療を要した事例。ただし，軽微な処置・治療とは，消毒，湿布，鎮痛剤投与等とする，③誤った医療が実施されたが，患者への影響が不明な事例[6]。

看護の共通基本技術

第2編

ヘルスアセスメント

コミュニケーションの技術

教育指導技術

感染予防の技術

5 安全管理の技術

安楽確保の技術

<sup>Column</sup> 取り違え事故はなぜ起きたのか? ―その原因と対策―

　1999（平成11）年，横浜市立大学附属病院で起きた「手術患者取り違え事故」は，当時の報道でも大きく取り上げられた重大な事故であった。「横浜市立大学医学部附属病院の医療事故に関する事故調査委員会報告書」（1999）には，取り違えの事故原因の分析および再発防止に向けての対策も提案され，今もインターネット上で全容が公開[7]されている。報告書を参考に，初期（手術室入室まで）要因を抽出すると，以下の5点が主要因と考えられている。

1. 病棟看護師が，1人で2人の患者を移送してきたこと
2. 患者識別の手段を，主に呼びかけに頼っていたこと
3. カルテの受け渡しが患者受け渡しとは異なる場所で行われたこと
4. 呼びかけに対して患者が誤った反応をしたこと
5. 手術室の看護師が，病棟看護師の声かけを聞いて，A氏をB氏と思い込んでしまったこと

　その後，初期エラーは何度か未然に発見される機会に遭遇した。しかし，確証バイアス（最初に抱いた先入観や信念を裏づけるデータを重用して，これに反するデータを軽んじようとする傾向）が働き，途中で「おかしい」という気づきはあったものの，最後まで患者の取り違えを回避することができなかった。要因は相乗的に影響し，エラーはスイスチーズモデルの例え（図）のように，すべての関門を通過してしまったのである。

　これらの要因に対して，その後，横浜市立大学附属病院からは，以下の改善策が提案されている。

①勤務体制の見直し（移送の問題を含む）
②患者自身に名乗ってもらうこと
③ネームバンドをつけたうえでのカルテとの照合，足裏に書いた患者の氏名をカルテと照合
④術前訪問医師による患者確認
⑤チーム医療の確立など

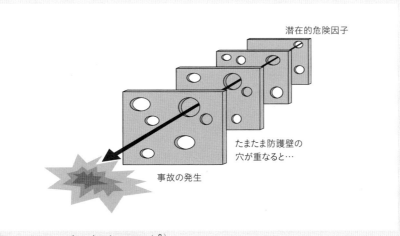

潜在的危険因子

たまたま防護壁の
穴が重なると…

事故の発生

図 スイスチーズモデル（Reason）[8]

# Ⅲ 看護事故防止のための対策

　この項では，前述のとおり「ヒューマンエラーは起こり得る」という考えを基盤にしながら，看護事故防止のために，日常の看護業務においてどのような点に気をつけていくべきかを考えていきたい。

▶ 医療事故報告の内訳　日本医療機能評価機構によれば，全国273の報告義務対象医療機関と834の参加登録申請医療機関から，2020年1〜12月の1年間に合わせて4802件の医療事故報告があった[9]。事故の内訳では「療養上の世話」が32.9%と最も多く，次いで「治療・処置」31.5%，「ドレーン・チューブ」8.2%，「薬剤」8.1%，「検査」5.4%，「医療機器等」2.6%，「輸血」0.1%であった[10]。

　これらの発生要因，とりわけ当事者の行動にかかわる要因では「確認を怠った」が13.2%で最も多く，次いで「判断を誤った」10.5%，「観察を怠った」9.9%，「連携ができていなかった」6.1%，「患者への説明が不十分であった（怠った）」5.1%，「報告が遅れた（怠った）」1.2%，「記録などに不備があった」1.2%であった[11]。

　こうした事故が起こっていることを念頭に，看護事故防止のための具体策を以下に示す。

## Ⓐ 患者の誤認防止

　患者の誤認は初歩的な間違いであるが，過去の事例にもあるように重大な事故につながりかねない。

### ▍1. 患者誤認事故の発生状況

　患者誤認の事故は1999（平成11）年の「手術患者取り違え事故」後も，残念ながら後を絶たない。これらは，医療現場の問題の多さや事故に関連する要素の複雑さを物語るものともいえる。この事故に関する要因も含め，日常的に発生しやすい患者誤認の主な要因と対策について図5-5に示した。2006（平成18）年1月1日〜9月30日の間に日本医療機能評価機構に報告された「患者取り違え」に関する医療事故（アクシデント）は14件あった[12]。その発生要因の大半が「確認を怠った」（36件中の17件で約47%）ことによるものであったことから，確認作業を強化することが，最も重要であるといえる。2016（平成28）年には与薬時の患者取り違え（2件），誤った患者への輸血（2件）が報告されている[13]。以下に患者誤認の防止に向けた対策をまとめる。

### ▍2. 患者誤認事故の防止対策

▶ その患者がだれであるかの確認手段の工夫　まず「患者自身にフルネームで名乗ってもらうこと」，さらに「医療従事者がフルネームで復唱すること」，加えて「目的を説明し，患

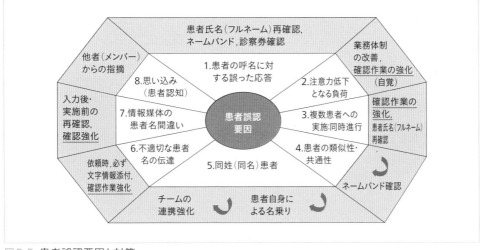

図5-5 患者誤認要因と対策

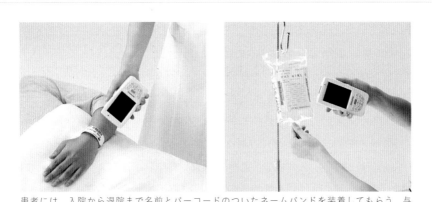

患者には，入院から退院まで名前とバーコードのついたネームバンドを装着してもらう。与薬，検査，処置などの際に，バーコードリーダーを用いることで，バーコードを介して，オーダーされた内容と本人が一致しているかどうかを照会することができる。

（写真提供：オリンパス株式会社）

図5-6 ネームバンドとバーコードリーダー

者にネームバンドを装着（図5-6）してもらうこと」が，対策としてあげられる。

　呼名による患者確認を避け，患者自身に名乗ってもらうことは，多重のエラー検出策として最低限実施する必要がある。特に，手術・検査・処置時には，患者自身による氏名の名乗りとネームバンドによる確認の併用を行う。また，ネームバンドの使用は，対策の基本として認知的負担を軽減する手段になる。

▶記録・伝達に際して取り違えが起こらないための工夫　「患者とカルテは必ず一緒に移動すること」は必要な対策である。患者に関する情報伝達時には文字情報を必ず添付することが事故予防につながる。また，本人確認を行うためのチェック項目（順番）の一覧表をカルテに添付しておくことも事故防止に役立つ。

　ふだんからチームの連携は重要であり，「複数人による多重チェックを行うこと」は，思い込みや記憶違いといったエラーを防ぐことに役立つ。

## Ⓑ 誤薬防止

患者に薬剤などを投与する業務には，注射，輸血，内服与薬，経管栄養の4つがある。なかでも最も危険度が高いため，ヒヤリ・ハット報告が多く，かつ報告者のほとんどが看護師であるのは，注射に関する業務である。

## 1. 薬剤関連事故の発生状況

看護師が担う注射業務のプロセスは，①指示受け→②準備→③実施→④実施後の観察・管理である。日本医療機能評価機構から2020(令和2)年の1年間に報告されたヒヤリ・ハット事例に関する概要×影響度分析対象の1万4076件のうち，薬剤に関する項目は5104件[14]であった。なかでも与薬が最も多く（2627件），次いで処方（928件），与薬準備（836件），調剤（605件），製剤管理（108件）の順であった[15]。

最も事例数が多かった与薬では，無投薬が26.7%（702件）を占めていたことが明らかになった。それ以外では，多いほうから過剰投与（389件），過少投与（290件），投与時間・日付間違い（240件），投与速度速すぎ（208件），患者間違い（66件），薬剤間違い（65件），投与方法間違い（59件），重複投与（57件）の順であった（図5-7）。

投薬については，投薬しなかったり重複したりと投与をめぐる問題，投与量に関する間違いや時間・速度・方法などの間違い，が発生していることがわかる。また，特に，薬剤の名称が類似していることによる「薬剤の取り違え」については，2007（平成19）年3月に医療安全情報 No.4 として取り上げられた。それ以降も，再発・類似事例が多発していたことから，2012（平成24）年7月に「薬剤の取り違え」を医療安全情報 No.68（第2報）として取り上げ，医療事故防止対策の強化・徹底について注意喚起を行っている[16]。

## 2. 指示受け・申し送り段階での対策

▶ **情報伝達（特に転記ミス）の誤りを防ぐための対策**　まず「明確に把握しないまま，思い込みによる指示受けをしないこと」である。疑問に思ったことは類推せずに，必ず確認する。

そして，「指示記載・変更中止についての運用可能でより確実なルールを検討し，決まったルールは必ず遵守すること」である。原則が遵守できていないことに起因する事故が後を絶たない。特に「口頭指示」の際，薬剤の単位や量，希釈の条件を明確に伝えなかったため，薬剤量を間違えた事例が多く報告されている[17]。

さらに，「転記をしないですむシステムを導入すること」である。人の手を介在させることは，その分だけエラーを生じる危険性が高まる。防止策の一つとして，オーダリング

看護の共通基本技術

第
2
編

ヘルスアセスメント

コミュニケーションの技術

教育指導技術

感染予防の技術

5

安全管理の技術

安楽確保の技術

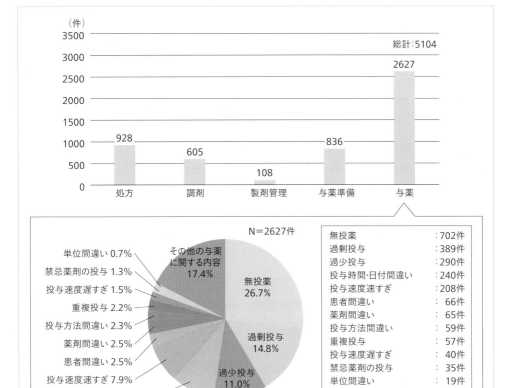

資料／日本医療機能評価機構：ヒヤリ・ハット事例収集・分析・提供事業（2020年年報分），YH-65：事例の内容×影響度をもとに作成．

**図5-7 薬剤に関連したヒヤリ・ハット事例の発生状況**

---

> **Column** **口頭指示について**
>
> 　臨床では，緊急・夜間や手術・処置中など，現場に医師がいない場合に，<u>やむを得ず</u>電話で口頭指示が行われることがある。その場合，医師は "口頭指示は認められない" という原則を踏まえたうえで，口頭指示内容（薬剤の場合：患者名，投与薬剤名，投与指示量［mg］，投与薬液量［mL］，投与方法，投与時間）を伝える必要がある。看護師は書き取った指示内容を読み上げ，再確認してもらう。医師はその後できるだけ速やかに，書き取られた内容を自らの目で見て再確認し署名を行う。
>
> 　口頭指示による誤りの例を下に示す。
>
> | 医師の口頭指示 | 医師が意図したもの | 実際に投与したもの |
> |---|---|---|
> | 「ラシックス1ミリ」 | ラシックス1mg | ラシックス1mL（10mg） |
> | 「エフェドリン2ミリ」 | 生理食塩水9mLで10倍に希釈したエフェドリン2mL（エフェドリンとして8mg） | 希釈していないエフェドリン2mL（80mg） |
>
> 資料／日本医療機能評価機構：医療事故情報収集等事業 平成26年年報，p.462.

システムの導入があげられる。

## 3. 準備段階での対策

▶ 間違えやすい薬剤についての対策　準備段階でのヒヤリ・ハット発生の原因として，薬品名が似ている，剤形が似ている，包装が似ている，薬効が似ていることがあげられている（表5-2，図5-8）。対策として次の3点を心がける必要がある。

まず，「名称の類似した薬剤に関する院内教育（情報提供）をすること」である。看護師は，情報提供された薬剤についてはよく注意して扱わなければならない。たとえば，「与薬容器・トレーは1患者ずつ準備」「与薬容器にはあらかじめフルネームで患者名を明記」「与薬直前に **6R**（患者名，薬剤名，投与目的，投与量，投与方法，投与時間）を確認する」などの原則は，間違えやすい薬剤でなくても遵守するべきことだが，注意すべき薬剤については特に徹底しなければならない。

次に「名称の類似した薬剤の表示・保管の方法を工夫すること」である。たとえば，薬剤準備場所を整理整頓し，間違えやすい薬剤については，①あらかじめ"間違えやすい薬剤である"ことを強調した表示をしておく，②あらかじめ別の離れた場所に保管しておく，といった工夫を行う。

さらに組織として，薬剤を採用する際に，そもそも「エラー誘発性に関して検討し，間違えやすい組み合わせが生じる場合は採用しない」ことであり，「採用せざるを得ない場合は，その対策をあらかじめ講じておく」ことである。

▶ 誤った準備作業をしてしまうことを防ぐための対策　まず「基本原則どおりに，なおかつ取り決めた作業手順どおり省略せずに，忠実に行うこと」である。たとえば，**指差し呼称しながら準備前・中・後3回確認を実施**，正しい6Rに関し間違いがないかのダブルチェック，注射実施者本人が必ず確認することなどである。

表5-2　類似名称による取り違えが報告されている主な医薬品の組み合わせ

| アマリール | アルマール |
|---|---|
| （糖尿病＝血糖降下薬） | （高血圧症，狭心症＝降圧薬） |
| タキソール | タキソテール |
| （卵巣がん，肺がん＝抗がん薬） | （乳がん，肺がん＝抗がん薬） |
| ノルバスク | ノルバデックス |
| （高血圧症，狭心症＝血管拡張薬） | （乳がん＝ホルモン療法薬） |
| アロテック | アレロック |
| （気管支ぜんそく＝気管支拡張薬） | （アレルギー性鼻炎＝アレルギー治療薬） |
| ウテメリン | メテナリン |
| （切迫早産，切迫流産＝子宮収縮防止薬） | （人工妊娠中絶など＝子宮収縮促進薬） |
| テオドール | テグレトール |
| （気管支ぜんそく＝気管支拡張薬） | （てんかん＝抗痙攣薬） |
| プレドニン | プルゼニド |
| （副腎皮質機能不全＝ホルモン薬） | （便秘症＝下剤） |

※（　）は主な対象疾患と薬効。

看護の共通基本技術

第2編

ヘルスアセスメント

コミュニケーションの技術

教育指導技術

感染予防の技術

5

安全管理の技術

安楽確保の技術

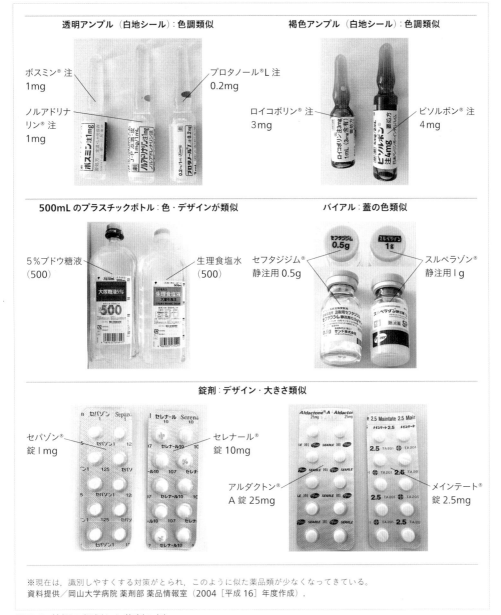

透明アンプル（白地シール）：色調類似

ボスミン®注
1mg

ノルアドリナ
リン®注
1mg

プロタノール®L注
0.2mg

褐色アンプル（白地シール）：色調類似

ロイコボリン®注
3mg

ビソルボン®注
4mg

500mLのプラスチックボトル：色・デザインが類似

5％ブドウ糖液
（500）

生理食塩水
（500）

バイアル：蓋の色類似

セフタジジム®
静注用0.5g

スルペラゾン®
静注用Ig

錠剤：デザイン・大きさ類似

セパゾン®
錠Img

セレナール®
錠10mg

アルダクトン®
A錠25mg

メインテート®
錠2.5mg

※現在は，識別しやすくする対策がとられ，このように似た薬品類が少なくなってきている。
資料提供／岡山大学病院 薬剤部 薬品情報室（2004［平成16］年度作成）.

図5-8 外観の類似した薬剤の例

　そして，記憶間違いや思い込みによる誤りを防ぐために，「準備作業を正しく行うためのガイドとなるものを，利用しやすい形で用意しておくこと」である。たとえば，順番の表示，色分け・フローチャートなどでわかりやすく表示することである。

## 4. 準備段階と実施段階の両方での対策

▶ 中断によってミスが誘発されることへの対策　まず「作業を中断しなくてすむ環境をつくること」である。たとえば，注意をそらす物事から隔絶された場所で注射・点滴の準備を

行うことである。

　また，作業を中断せざるを得ない場合は，「作業を中断する際に，どこまで作業を終えて，次に何から作業を始めるかをチェックしたりメモしておくこと」である。

▶ 時間がないという心理的負担（タイムプレッシャー）対策　根本的には「管理者が，個人の処理能力と業務量とが見合ったものとなっているように常に調整すること」である。たとえば，支援体制やチーム間での連携や時間帯に合わせた臨機応変な体制づくりを行うことである。

▶ 似た氏名や複数患者のケアの同時進行に伴う患者誤認対策　患者の誤認防止には，本人であることの確認作業を徹底する（図 5-5 参照）。また，1 患者 1 トレーによる準備はもちろんのこと，可能な限り，受持ち看護師が準備から実施段階まで，一貫して行うようにする。

## 5. 実施後の対策

▶ 副作用の観察　注射の実施後，有害事象となる副作用が出現する場合がある。患者の全身状態の注意深い観察を怠らないようにし，症状の早期発見に努める。

## 6. 全段階に共通する対策

▶ 患者の病態と投与される薬剤の不適切性に気づけないことへの対策　看護師としては「病態と使用される薬剤との関連性について，理解をもつよう学習に努めること」が不可欠である。

　また病院としては，院内教育など学習の機会を看護師に与えること，そして，電子カルテや看護記録類の工夫によって，病態と薬剤の関連性を表示させ，ミスに気づく手がかりを増やすことである。

▶ 新卒者の知識・技術不足による誤薬の防止対策　新卒者のミスの原因の一つは，適切な判断をするための知識が不足していることである。新卒者としては，わからないことにぶつかったときに，「わからない」と言う勇気をもち，それを必ず確認するようにすることが大切である。周囲の者は新卒者が気軽に質問できるような関係づくりをしていくことが求められる。

　また，新卒者でも適切な判断ができるように，明確な判断基準がもてるような教育を具体的に行うことである。さらに，新卒者がエラーに関する具体的知識・技術を獲得して，誤薬を防ぐ力を高めるための教育を併せて行っていくことが重要である。これらの目的を達成する方法として危険予知トレーニング（KYT）におけるチームメンバーとの話し合いが有効である。

第2編 看護の共通基本技術

ヘルスアセスメント

コミュニケーションの技術

教育指導技術

感染予防の技術

5 安全管理の技術

安楽確保の技術

# C ライン・チューブトラブル防止

## 1. ライン・チューブトラブルとは

臨床では，ラインやチューブおよびドレーンが下記のように目的に合わせて使用されている。患者の治療や生命維持のためには，不可欠な医療器具である。

①検査や治療のため体内部位へのルートの確保（中心静脈カテーテルなど）

②気道の確保・呼吸補助（気管カニューレ，気管内挿管チューブなど）

③滲出液や老廃物などの排出（胸腹腔ドレーン，膀胱留置カテーテルなど）

④栄養および水分などの注入（経管栄養カテーテルなど）

医療場面では使用頻度も高く，使用をめぐるトラブルも少なくない。日本医療機能評価機構の2020年年報・参加登録医療機関からの事故報告4802件をもとに算出すると，ドレーン・チューブトラブルは，療養上の世話（32.9％），治療・処置（31.5％）に次いで第3位（8.2％）となっている[18]。

トラブル発生状況については自己抜去（59件）が最も多く，次いで切断・破損（45件），自然抜去（37件），閉塞（25件），点滴漏れ（20件），使用中の点検・管理ミス（13件），ドレーン・チューブ類の不適切使用（12件），接続はずれ（10件）などの順にトラブルが発生していた（図5-9）。特に移動時のドレーン・チューブの偶発的な抜去は2010（平成22）～2013（平成25）年に11件の報告があり，「共有すべき医療事故情報」として注意喚起されている[19]。

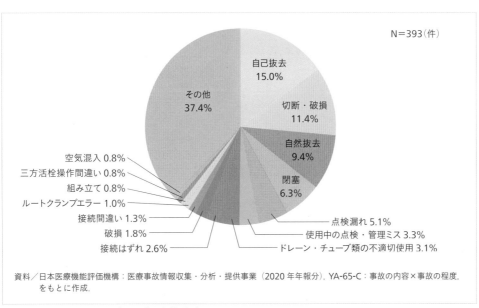

N＝393（件）

自己抜去 15.0%
切断・破損 11.4%
自然抜去 9.4%
閉塞 6.3%
点検漏れ 5.1%
使用中の点検・管理ミス 3.3%
ドレーン・チューブ類の不適切使用 3.1%
接続はずれ 2.6%
破損 1.8%
接続間違い 1.3%
ルートクランプエラー 1.0%
組み立て 0.8%
三方活栓操作間違い 0.8%
空気混入 0.8%
その他 37.4%

資料／日本医療機能評価機構：医療事故情報収集・分析・提供事業（2020年年報分），YA-65-C：事故の内容×事故の程度，をもとに作成.

図5-9 ドレーン・チューブトラブル事故内容

## 2. 自己抜去の要因と対策

▶ 発生要因　自己抜去は，その名のとおり患者が自分でラインやチューブを抜いてしまうことであり，ライン・チューブトラブルのなかで最も高い割合を占めている。ほかの事故内容と大きく異なるのは，要因が患者側にある点である。特に認知症やせん妄などの場合は，説明しても理解されていないことが多く，危険な自己抜去につながっている例も少なくない。

▶ 対策　倫理面の問題や患者へのリスクもあるため，慎重な適用が求められるが，最終手段として身体拘束（抑制帯や衣服の工夫など）がある。患者の負担の少ない用具開発が望まれる。止むを得ず抑制を行った場合には，適切な管理基準（患者・家族の承諾をとるなど）を実行する。また，そもそも痛みや違和感を与えるカテーテル類の装着がいつまで必要なのか，早い時期から検討を行うことが重要である。

## 3. 自然抜去の要因と対策

▶ 発生要因　中心静脈栄養ラインやドレーンは，挿入部を糸で縫合あるいは粘着性の強い固定テープを用いて，身体に固定することが多い。しかし，患者の日常生活における動作などによって縫合部がはずれ，自然抜去することも少なくない。また，車椅子やストレッチャーへの移動時に，ラインやドレーンおよびカテーテル等の固定が不十分なために抜去したり，周囲の器具に引っかかって抜去したりする例もある。

▶ 対策　「ふだんから刺入部の観察を行うことで，異常の早期発見に努めること」が基本的に必要である。また，「移動時には，事前にラインやドレーンおよびカテーテル等の固定が十分かどうかを確認すること」および「移動や日常生活動作に必要とされる長さが保たれているかどうか確認すること」が重要である。

## 4. 点滴漏れの要因と対策

▶ 発生要因　点滴は，薬液を持続的に投与することで，薬理作用をもつ血中濃度を維持できるため，臨床では頻繁に用いられる。刺入部位は，多少の動きがあっても簡単に薬液が漏れないよう固定されているが，病衣の交換や体動時の衝撃によって注射針の角度や深さが影響を受け，薬液が漏れることがある。これは，血管への穿刺が不確実な場合や，血管が脆弱な場合にも発生する。特に，組織障害性の化学療法薬や造影剤が漏出した場合は，壊死を起こすこともあるので，要注意である。

▶ 対策　「どのような動作や体動後に漏れやすくなるのかを，患者に事前によく説明し理解を求めること」である。たとえば，ルートの扱いについて，過度に動かす，引っ張る，からだの下に敷く，などを避けることを説明する。

開始後は「こまめに細かく観察を続けること」である。最初は問題なく滴下していても，腕の向きや体動によって点滴漏れを起こす場合がある。刺入後も，早い段階で（点滴開始

から5～15分）再びベッドサイドに行き，有害事象となる副作用など現れていないか，薬剤が確実に送液されているかを確認する。

さらに，万一刺入部からの薬液漏れが起こったとしても，「早期に，すなわち"発赤，疼痛，紅斑"の段階で発見し，すぐに投与を中断して治療を行うこと」が重要である。組織障害性の薬液による障害は「発赤・疼痛・紅斑→腫脹・発熱→痂皮・硬結・水疱→潰瘍・壊死」の段階をたどるとされており，その最初期で食い止める必要がある。

## 5. 閉塞の要因と対策

▶ 発生要因　滴下不良に気づかず閉塞させてしまった例や，三方活栓や輸液ポンプを一時閉じた後，再開や開放を忘れて閉塞した事例が多くみられる。また，ほかにも輸液ポンプを使用しており「三方活栓を開いた」と思い込んでいたが，実際には開放されておらず閉塞させてしまった例がある。

混合させることにより反応を起こす薬剤による閉塞もあった。さらに，体位変換による輸液ラインへの圧迫や，睡眠中の患者自身による無意識の巻き込みなどによる閉塞事例もみられた。

気管チューブでは，肺炎患者における多量の気道分泌物によって閉塞が報告されている。呼吸困難や窒息に至ることが少なくない。

▶ 対策　「三方活栓を注意深く使用すること（図5-10）」「混合することでライン凝固の原因となる薬剤の組み合わせについて知識をもつこと」「その組み合わせについての情報収

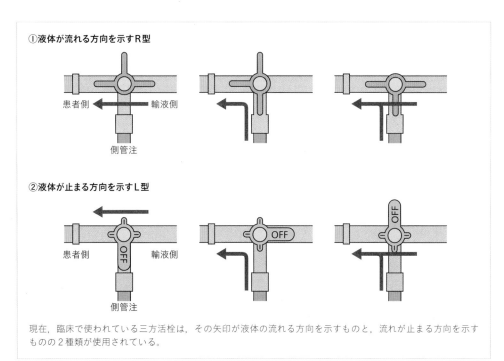

①液体が流れる方向を示すR型

患者側　輸液側

側管注

②液体が止まる方向を示すL型

患者側　輸液側　OFF

側管注

現在，臨床で使われている三方活栓は，その矢印が液体の流れる方向を示すものと，流れが止まる方向を示すものの2種類が使用されている。

図5-10　三方活栓

集や注意喚起のしくみをつくること」「体位変換後や臥床（がしょう）および睡眠中の患者に関しても，ラインの圧迫や敷き込みの有無がないか，注意深く確認を行うこと（患者にも説明し協力を得ること）」である。

気管チューブを使用している患者には，「常に細かい注意と観察を行うこと」が必要である。

## ▌6. 接続間違いの要因と対策

▶ 発生要因　接続間違いが起こった場合，その影響は深刻である。接続間違いの発生は後を絶たず，特に多いのが複数のカテーテルやドレーンが挿入されている患者への誤接続例である。本来，胃チューブから入れるべき薬剤を，誤って輸液ラインから誤注入した事例もあった。再発・類似事例分析 2013 年第 36 回報告書において「間違ったカテーテル・ドレーンへの接続」に関する事例が医療安全情報 No.14 として取り上げられている。同報告書には 10 件の事例が報告されており，うち 7 件が誤ったカテーテル・ドレーンに接続した間違い，3 件は正しいカテーテル・ドレーンであったが，異なる注入口や排水口に接続した間違いであった[20]。

▶ 対策　「カテーテル・ドレーンをほかのカテーテル・ドレーンに接続できる状況にある場合は，刺入部と接続部をたどって確認すること」「胃管へ液体状の栄養物や薬剤および空気等を注入する際は，静脈内空気注入防止策として経静脈ルートのチューブとは口径の違う注射器を使用すること」があげられる。

器具の改善としては，物理的に接続不可能とする**フールプルーフ**（下記 Column 参照）の取り組みが期待される。

## D 転倒・転落防止

転倒・転落は，注射に次いで多い事故である。転倒・転落は，看護師介入の有無によって大きく 2 つに分類される。ここでは看護師介入下での転倒・転落の事故防止に焦点を当

---

Column　**フールプルーフ**

フールプルーフ（fool proof）とは，"ものを熟知していない状態（fool）でも扱える，極めて簡単な設計"，すなわち安全性が確保できる対策を講じておくことである。

輸液ラインと経腸栄養ラインが挿入されている患者において，輸液ライン側の三方活栓にシリンジを接続し，薬剤を投与すべきところを，誤って経腸栄養ライン側の三方活栓に接続した事例が多く報告されている。

これらの誤接続への防止策としては，まず「三方活栓の接続口径が合致したシリンジによる投与しかできない」という物理的な制限を施すことが基本となる。

看護の共通基本技術

第2編

ヘルスアセスメント

コミュニケーションの技術

教育指導技術

感染予防の技術

5

安全管理の技術

安楽確保の技術

てて，主な発生状況とその対策を整理する。

## 1. ベッドからの転落の防止

看護師や保護者のベッド柵の上げ忘れや，乳幼児の柵のよじ登りによる転落がある。

▶ ベッド柵を上げる（原状復帰）　乳幼児は目を離した一瞬に，転落してしまう危険性が高い。「ベッド柵を上げることを決して忘れないこと」「保護者には完全に柵を上げるよう具体的な指導（カチッと音がするまで，など）を行うこと」が対策としてあげられる。

また，乳幼児だけでなく，成人においてもケア後，柵を上げ忘れたことによる事故が多い。ベッドのギャッチアップ中は，「バランスを崩して転落する危険が生じていないか観察すること」が重要である。

▶ 身長・活動に合わせた柵の設置　柵から転落することのないよう，乳幼児では「身長，活動に合わせた柵の高さを確保すること」である（図5-11）。

## 2. 車椅子とベッド・トイレ間の移乗介助中の転倒・転落の防止

車椅子からベッド，車椅子からトイレへの移乗に伴う転倒・転落がある。一瞬のうちにバランスを崩して転落することがある。

▶ 患者の障害や身体機能を把握して行う　実際に介助してみると，思ったよりも重かったり，機能的に多くの力による介助が必要だったりする場合がある。そのため，「看護師間の情報交換を綿密に行うこと」「決して一人で無理をせず，場合によっては助けを求めること」が必要である。

▶ ストッパーの確認など　車椅子のストッパーの甘さやかけ忘れによって，転倒する事例がある。これを防ぐため，「確実にストッパーがかかっているかどうかの事前チェックを徹底すること（指差し呼称など）」が重要である。

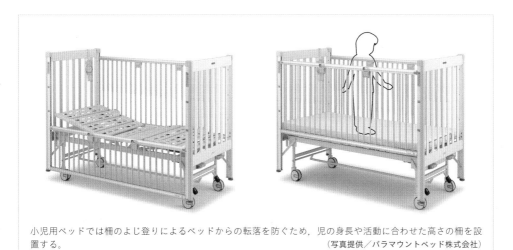

小児用ベッドでは柵のよじ登りによるベッドからの転落を防ぐため，児の身長や活動に合わせた高さの柵を設置する。
（写真提供／パラマウントベッド株式会社）

図5-11　ベッド柵による小児の転落の防止

## 3. 車椅子乗車中および待機時の転倒・転落の防止

▶ 車椅子乗車中の観察　車椅子乗車中の急な立ち上がりによるバランスを崩しての転倒や，靴ひもを直そうとして前屈しようとした際に，高齢者が車椅子ごと転倒した事例もある。「患者が車椅子に乗車している間は，目を離さないこと」が重要である。

## 4. 検査・処置時の台への昇降の際の転倒・転落の防止

検査・処置台へ上がるときと台から降りるときの転倒・転落がある。完全に台が降下する前の昇降，あるいは狭い台上での寝返りによる転倒・転落など，予期せぬ状況下での発生が多い。「患者が台に上がる際，また降りる際は，観察と注意を怠らないこと」「昇降台のストッパーや固定の確認をすること」が大切である。また，ルールづくりの点では，安全ベルトの使用を義務づけることである。

## E 療養環境における危険防止

環境整備はほとんどの看護学生が臨床実習において経験する項目であることから，看護学生のヒヤリ・ハット報告も多い。その内容と対策を整理してみる（図5-12）。

## 1. ベッド柵・ナースコールなどの戻し忘れ

環境整備のために，ベッド柵やナースコールなどの物品を移動させる機会は多い。しかしその後，元に戻すことを忘れてしまうと，ベッド上からの転落や，ナースコールを押せない事態が起こり得る。「必ず振り返り，原状復帰を徹底すること」が大切である。

## 2. 床頭台やオーバーベッドテーブルに置かれた物品の破損・紛失

▶ 床頭台やテーブル上にある物品の取り扱い　床頭台やオーバーベッドテーブルの上には，患者の生活用品がところ狭しと置かれていることが多い。テーブルを拭こうとして，置かれているコップやひげ剃り器などを誤って落としてしまう場合がある。「床頭台やオーバーベッドテーブルに置かれた物品は慎重に取り扱うこと」「テーブル上の物品は，患者の了解を得て慎重に移動させること」である。

▶ ゴミや物品の処分　ティッシュに包まれた義歯などは，ゴミと見間違えやすい。義歯は高価であるうえに，代替の義歯が作製されるまでの不自由さも含め，患者に多くの負担を与えることになる。たとえ患者からの依頼であったとしても，「ゴミの処分に際しては，念入りに患者に確認をしたうえで，慎重に行うこと」である。

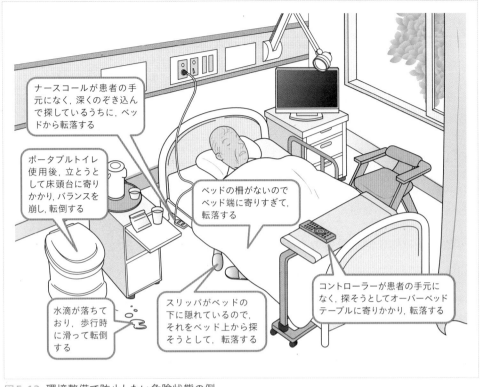

ナースコールが患者の手元になく、深くのぞき込んで探しているうちに、ベッドから転落する

ポータブルトイレ使用後、立とうとして床頭台に寄りかかり、バランスを崩し、転倒する

ベッドの柵がないのでベッド端に寄りすぎて、転落する

水滴が落ちており、歩行時に滑って転倒する

スリッパがベッドの下に隠れているので、それをベッド上から探そうとして、転落する

コントローラーが患者の手元になく、探そうとしてオーバーベッドテーブルに寄りかかり、転落する

図5-12 環境整備で防止したい危険状態の例

## 3. オーバーベッドテーブル・床頭台で体勢を支えることの危険性

　トイレに行こうとして、あるいはポータブルトイレの使用後に、オーバーベッドテーブルや床頭台につかまろうとして、バランスを崩し転倒してしまう事例が多い。筋力が落ちている場合、手近な物につかまって立とうとすることがある。しかしそれらにストッパー装置は付帯しておらず、容易に動いてしまうこと、そのため支えにはならず危険であることを、よく説明しておく必要がある。

## 4. 床上の水滴の危険性

　清拭や足浴用に湯を準備する際、ワゴン上のバケツの水をこぼすことがある。これら床上の水や水滴は、筋力やバランス感覚が低下した患者にとっては、転倒の原因となりやすい。また、転倒は打撲や骨折につながることも少なくないため、「ワゴンに水を載せて移動した後は、床上に水滴などが落ちていないかどうか必ず確認すること」「病室においても床がぬれていないかどうか、常に点検しておくこと」「ぬれた箇所を発見した場合は、素早く拭き取り、転倒防止に努めること」が重要である。

放射線被曝<sub>ひばく</sub>・薬物曝露は，医療従事者自身の問題である。特に看護師は，患者のそばにいて診療・検査などの介助や準備を行う機会が多いことから，放射線や薬物による被曝や曝露の機会も多くなる。

## 1. 放射線被曝の防止

核医学検査のために放射性医薬品（RI）を投与された患者の看護に関して，介助や蓄尿・検尿業務を行う際の被曝に不安を抱く看護師が少なくない。その対策を以下にあげる。

### 1 放射線被曝防護3原則の遵守

生殖可能年齢にある看護師は多く，なかには妊婦もいる。被曝量にかかわらず放射線被曝防護の3原則（下記の①〜③）[21]を遵守する必要がある。被曝線量を決められた許容量以下に抑えるため，放射線作業従事者はフィルムバッジ（作業中に被曝する放射線量を連続モニターし記録できる測定器）などの個人モニターを装着する。

**①距離：放射線源からの距離をできるだけ大きくとる。**

放射線の影響は，距離の2乗に反比例する。たとえば，放射線の源から10m離れると，放射線の影響は源から1mの場所に比べ，100分の1になる。

**②時間：効率的に作業して被曝時間を短くする。**

作業などのために放射線を受ける場合，作業時間をできる限り短くして，放射線を受け

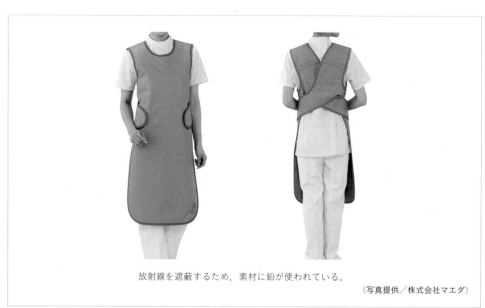

放射線を遮蔽するため，素材に鉛が使われている。

（写真提供／株式会社マエダ）

図5-13 放射線防護衣（プロテクター）

看護の共通基本技術 第2編

ヘルスアセスメント

コミュニケーションの技術

教育指導技術

感染予防の技術

5 安全管理の技術

安楽確保の技術

る時間を短縮すると，それだけ被曝する量が少なくなる。

そのためには，事前に放射性物質を入れない状態でまったく同じ作業を行い，計画した作業の不備な点，放射線防護上の問題点などを検討すること，加えて手技に習熟して作業時間を短縮させるコールドラン（cold run）が有効である。

③遮蔽：遮蔽する（X線に対してはプロテクターの着用）。

放射線には物質を通り抜ける性質があるが，放射線の種類に合わせて鉛，コンクリート，水などを使って放射線を遮ることができる。

プロテクター（放射線照射から人を防護する前かけ）（図5-13）を付け，X線管や患者に対して向かい合う位置に立つ。

また，放射性医薬品（RI）投与後の患者の輸送や尿の取り扱いに注意する。

## 2 | 医療の高度化に伴う防護の必要性の高まり

一般的に放射性医薬品（RI）薬剤は投与量も少なく，被曝量は少ないとされてきた。しかし，PET検査*のような高エネルギー核種を要する検査の導入や核医学検査の増加により，被曝の危険性の増大が懸念される[22]。特に，IVR*従事の看護師については，ケアや容態観察のために立つ位置によっても被曝量が異なる[23]ことから，状況に合わせた防護手段や管理が必要である。

---

### Column 看護師の被曝量は多い?

放射線による診療に従事する女性の被曝量が注目されているが，看護師の1年間の実績線量は，医師，診療放射線技師よりも低い。その値は，妊娠可能な女性の医療従事者の線量限度を大きく下回っており，決して被曝量は多くないことが報告されている。

しかし，看護師の放射線被曝に関する知識や防護行動に関する調査では，放射線に関する知識の欠如により，業務に対する苦手意識があること，患者の不安に対応した説明ができないことが報告されている。そのため，放射線に関する正しい知識をもつための教育の必要性が提唱されている。

出典／長瀬ランダウア（株）：NLだより，346，2006.
小西恵美子：看護師に対する放射線安全教育，FB News，314：1-5，2003.

---

* **PET検査**：positron emission tomography.「ポジトロン断層撮影法」のこと。X線やCTのような装置で，心臓や脳などの働きを断層画像（輪切りの断層と縦切りの断層）としてとらえる検査。がん細胞が正常細胞に比べて3～8倍のブドウ糖を取り込むという性質を利用し，あらかじめ検査薬（ブドウ糖に微量の放射性物質を結びつけた薬剤）を注射し，その検査薬がどのように分布するかをPETカメラで撮影し，がん病巣の検索などを行う検査である。
* **IVR**：interventional radiology.X線や各種の造影検査，CT検査，MRI検査，超音波検査を，病気の治療に応用した手法。画像ガイド下に経皮的手技を行い，腫瘍や血管病変を中心に全身の幅広い疾患に低侵襲性治療を行う。

## 2. 薬物曝露の防止

　抗がん剤の投与件数の増加に伴い，抗がん剤の安全な取り扱いに関心が高まってきている。抗がん剤は，細胞毒性（cytotoxic）作用をもち，細胞のDNAを傷害，あるいは細胞の分裂を阻害することによってがん細胞を殺傷する薬物である。その作用は，がん細胞だけでなく正常細胞にも影響を及ぼすことがある。

　抗がん剤の点滴を混注する際に，手袋，マスクをしておらず薬剤が腕にかかった報告例がある。抗がん剤のなかには，洗浄しても落ちず，人体のたんぱく質と結合して体内に吸収されるものもある。また，種類によっては難治性の潰瘍，結膜潰瘍などの重篤な障害を引き起こすこともある。

　抗がん剤の細胞毒性について正しい知識をもち，原則をよく理解して扱うことが求められる。抗がん剤の安全な取り扱いの原則[24]を整理してみよう。

▶ **曝露と拡散の防止が原則**　細胞障害性のある抗がん剤，すなわちハザード（危害）対策を要する抗がん剤については，曝露を避けることと，まわりの環境に拡散させないことが原則である。

▶ **防護には3つの経路の遮断が必要**　抗がん剤の人体への侵入経路は，皮膚（誤って皮膚に付着する），口腔（抗がん剤に汚染された手指で食物を摂取する），気道（抗がん剤が揮発した空気を吸う）である。そこで，抗がん剤を取り扱う際には，これら3つの経路からの侵入を，手袋，マスク，ガウン，ゴーグル，キャップによって阻止することが必要である。この方法はバリアプロテクションとよばれる（図5-14）。

▶ **安全キャビネットの必要性**　抗がん剤の調剤では，必ず薬剤の揮発やエアゾル*化が起こる。処置室での調剤によって周囲の空気も汚染されてしまうため，揮発またはエアゾル化した抗がん剤を周囲の空気に混入させない安全キャビネットが必要である（図5-14）。

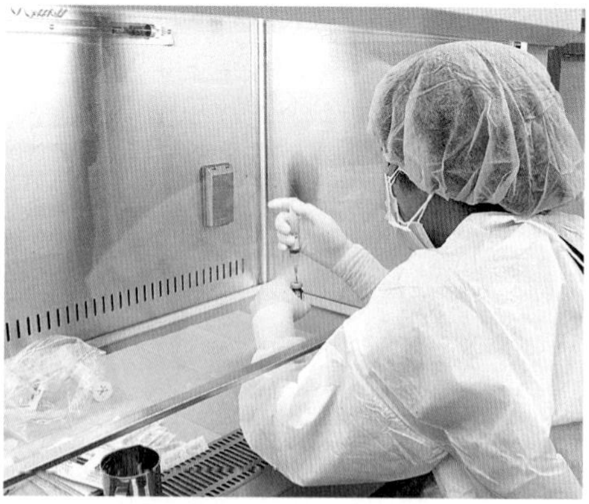

安全キャビネットでは，作業台内を陰圧に保つことによって，作業者側から作業台内への気流を生じさせ，作業者の安全を確保している。有害物質を含む作業台内の空気はHEPAフィルターによる濾過など無毒化のための処理を施したうえで排気されている。
撮影協力／岡山大学病院 薬剤部

**図5-14 バリアプロテクションと安全キャビネットによる曝露への防護**

---

＊ **エアゾル**：煙や霧のように気体のなかに多数の固体や液体の微粒子が浮遊している状態。

第
2
編

看護の共通基本技術

ヘルスアセスメント

コミュニケーションの技術

教育指導技術

感染予防の技術

5

安全管理の技術

安楽確保の技術

# IV 組織としての事故防止対策

## 1. ヒヤリ・ハット事例の収集

　事故の患者への影響レベルによって，アクシデントとインシデントという用語が使われる。アクシデント（事故）とは事故が発生した場合をいい，インシデント（偶発事象）とは事故になりそうになったが，危うく有害な結果が生じるのを免れた思いがけない出来事[25]とされている。インシデントはヒヤリ・ハットともよばれる。発生してしまった重大事故が1件あれば，その背後には，事故に至らなかったがその可能性のあった多くのヒヤリ・ハット事例が発生しているとされる（これをハインリッヒの法則[*26]［図5-15］という）。したがって，このヒヤリ・ハット事例は，将来どのような事故が起こり得るか，これを未然に防止するにはどのような策が有効かを検討する手がかりとなる。

　ヒヤリ・ハット事例を収集・分析したものは，ヒヤリ・ハット報告書またはインシデントレポートとよばれる。その目的は，報告書を作成することで潜在的リスクを抽出して，今後の事故の未然防止や再発防止のために，具体的な方策を立案することにある。さらに，対策がヒヤリ・ハット事例の発生件数に影響を与えたかどうかで，対策の有効性の評価も可能となる。

　報告の書式に統一されたものはないが，含むべき項目の内容としては，①日時，②発生場所，③どのようなインシデントであったのか（種類），④発生状況，⑤患者・家族への対応，⑥発生要因，⑦対策・提案，などがある。

　この報告制度を確立するためには，報告者が記入しやすいように，できるだけ記述する項目数を少なくする工夫が必要である。また，報告は必ずしも当事者が行わなくてもよく，

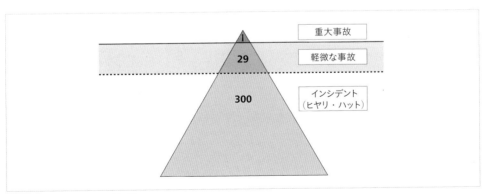

図5-15　ハインリッヒの法則

* **ハインリッヒの法則**：アメリカのハインリッヒ（Heinrich, H. W.）が労働災害事例の統計を分析して導き出した法則で，1：29：300の法則ともよばれる。1つの重大事故の背後には29の中程度の事故があり，その背景には300の微小事故が存在する。

発見者など当事者以外が行ってもよい。また，決してヒヤリ・ハット事例を起こした当事者の責任を問うことが目的ではないことを，周知徹底させることが重要である。

　厚生労働省では 2001（平成 13）年 10 月より，全国の病院からヒヤリ・ハット事例を収集・分析し，その改善方策などの医療安全に資する情報を提供する医療事故情報収集等事業を開始した。その後，事業は公益財団法人日本医療機能評価機構に移管され（2004［平成16］年 4 月），分析結果はホームページ上で公開[27]されている。

## ■ 2. 事故再発防止のための分析方法

　ヒヤリ・ハット事例報告を分析する際の方法には，定量分析（各要素を数値化して集計，分析する）と定性分析（事例の内容から要因を検出・特定する）の 2 種類の方法がある。

　定量分析の代表例では，前述の日本医療機能評価機構のホームページ上に掲載されている「医療事故情報収集等事業年報」がある。

　一方，定性分析の代表例には，SHEL モデルや 4M4E（5M5E）分析法がある。

　前者の SHEL モデルとは，ヒューマンファクター工学の説明モデルで，産業システムの分野で広く利用されてきた方法である。エドワーズ（Edwards, E.）が 1972 年に基本モデルを提唱し，医療分野では患者の要素，管理の要素を加えて分析する手法（P-m SHELL

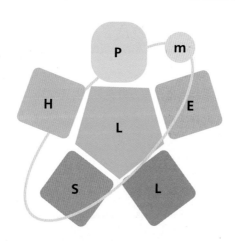

P：Patient（患者：病状・精神状態・価値観等）
m：management（管理：組織・体制・職場の雰囲気等）
S：Software（ソフトウエア：マニュアル・チェックリスト・教育教材）
H：Hardware（ハードウエア：操作スイッチ・計器等）
E：Environment（環境：作業環境：温湿度・照明・騒音　作業特性：緊張作業等）
L：Liveware（中心のL 本人：心身の状態・身体状況，心理的・精神的状態，
　　　　　　　能力（技能・知識））
L：Liveware（右下のL 周りの人：コミュニケーション・リーダーシップ・
　　　　　　　チームワーク等）

出典／河野龍太郎：医療におけるヒューマンエラー：なぜ間違える どう防ぐ，医学書院，2004，p.136.

**図 5-16** P-m SHELL モデル

看護の共通基本技術 第2編

ヘルスアセスメント

コミュニケーションの技術

教育指導技術

感染予防の技術

5
安全管理の技術

安楽確保の技術

モデル）として応用されている（図5-16）。特にインシデントレポートなどから背後要因を推定していく際にも，このモデルの活用によって新たな誘発要因の発見につながる[28]とされている。

日本医療機能評価機構の2015（平成27）年年報・報告義務対象医療機関から報告された事故9672件の発生要因に関し，筆者がP-m SHELLモデルによる分類を試みた（図5-17）。発生要因の大半は本人自身（L）によるものであるが，患者側（P）や教育・訓練（S），連携不足（周りの人：L）およびルールの不備（m）なども多いことがわかる。改めて，多角的視点で医療事故の発生要因をとらえていく必要性に気づかされる。

後者の4M4E（5M5E）分析法は，アメリカのNASA（国立航空宇宙局）において事故分析および事故対策に用いられている手法である。エラーを誘発する要因を4M（5M）（Man：人，Machine：設備・器具，Media：環境，Method：方法・手順，Management：管理）の観点から抽出し，洗い出された誘発要因に関し4E（5E）（Education：教育・訓練［知識，実技，人格，管理など］，Engineering：技術・工学［自動化，表示，警報，品質改善など］，Enforcement：強化・

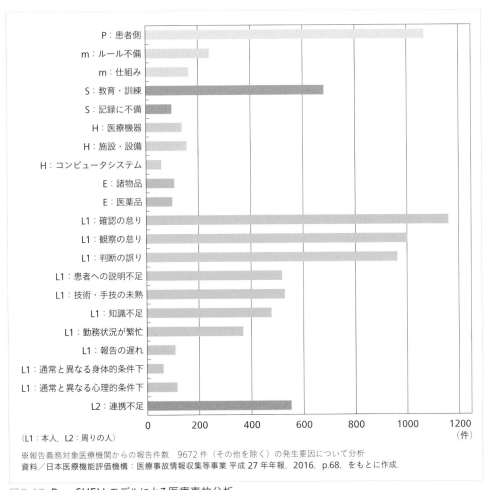

※報告義務対象医療機関からの報告件数　9672件（その他を除く）の発生要因について分析
資料／日本医療機能評価機構：医療事故情報収集等事業 平成27年年報，2016，p.68，をもとに作成.

図5-17　P-m SHELLモデルによる医療事故分析

徹底［規定化，手順設定，注意喚起，キャンペーンなど］，Example：模範・事例［映画，実演，実例紹介］，Environment：作業環境）の観点から，対策を明確に整理するしくみになっている。

**Column**

## KYT（危険予知トレーニング）

　　KYTとは，K＝危険（Kiken），Y＝予知（Yochi），T＝訓練（Training）の頭文字を組み合わせた「危険予知トレーニング」の略。1973（昭和48）年に住友金属工業において始められて以来，鉄鋼業界のみならず医療分野でも広く取り入れられるようになった。

　　危険予知シートに書かれた状況について，小集団のメンバーで危険要因の発見から対策までを話し合うもので，現在はKYT 4ラウンド法（現状の把握，本質の追究，対策の樹立，目標設定の4段階に分けて話し合う方法）が普及している。

**文献**

1) 中田亨：ヒューマンエラーを防ぐ知恵，化学同人，2007，p.19.
2) 前掲書1).
3) 林喜男：人間信頼性工学；人間エラーの防止技術，海文堂出版，1984，p.65.
4) 河野龍太郎：医療におけるヒューマンエラー；なぜ間違える どう防ぐ，医学書院，2004，p.61-87.
5) 日本医療機能評価機構：医療事故情報収集等事業 2020年年報，2021，p.19.
6) 日本医療機能評価機構：医療事故情報収集等事業 平成28年年報，2017，p.56.
7) 横浜市立大学医学部附属病院の医療事故に関する事故調査委員会：横浜市立大学医学部附属病院の医療事故に関する事故調査委員会報告書，https://www.yokohama-cu.ac.jp/kaikaku/bk2/bk21.html（最終アクセス日：2021/11/25）
8) Reason, J, T. Human error：Models and management, Education And Debate, BMJ, 320：769, 2000.
9) 前掲書5)，p.14-15.
10) 前掲書5)，p.20.
11) 日本医療機能評価機構：医療事故情報収集・分析・提供事業（2020年年報分），Y-41-C：発生要因，https://www.med-safe.jp/contents/report/html/nennzi/2020/TTL253_YA-41-C.html（最終アクセス日：2022/9/21）
12) 日本医療機能評価機構：医療事故情報収集等事業 平成18年年報，p.185-188.
13) 日本医療機能評価機構：医療事故情報収集等事業 平成28年年報，2017，p.136.
14) 日本医療機能評価機構：ヒヤリ・ハット事例収集・分析・提供事業（2020年年報分），事例情報の報告，YH-61：事例の概要×影響度，https://www.med-safe.jp/contents/report/html/nennzi/2020/TTL293_YH-61.html（最終アクセス日：2022/9/21）
15) 前掲書14)，YH-65：事例の内容×影響度，https://www.med-safe.jp/contents/report/html/nennzi/2020/TTL297_YH-65.html（最終アクセス日：2022/9/22）
16) 日本医療機能評価機構：医療事故情報収集等事業第47回報告書（2016年7月〜9月），2016，p.164.
17) 日本医療機能評価機構：医療事故情報収集等事業 平成26年年報，2015，p.462.
18) 前掲11)，YA-61-C：事故の概要×事故の程度，https://www.med-safe.jp/contents/report/html/nennzi/2020/TTL256_YA-61-C.html（最終アクセス日：2022/9/22）
19) 日本医療機能評価機構：医療事故情報収集等事業第34回報告書（2013年4月〜6月），2013，p.201-210.
20) 日本医療機能評価機構：医療事故情報収集等事業第36回報告書（2013年10月〜12月），2013，p.175-180.
21) 早川恭史：放射線量の概念と放射線防護，2011年度 放射線業務従事者教育訓練資料，2011，p.21.
22) 林田昭彦，他：核医学検査における従事者被曝の実態，日本放射線技術学会雑誌，63（4）：380-386，2007.
23) 森泰彦，他：IVRに従事する看護師の被曝形態の把握と管理手法の検討，日本放射線技術学会雑誌，63（4）：410，2007.
24) 足利幸乃：抗がん剤を取り扱うにあたって，月刊ナーシング，23（14）：77-81，2003.
25) 山内桂子，山内隆久：医療事故，朝日新聞社，2000，p.30-31.
26) H. W. Heinrich：Industrial accident prevention：a scientific approach, McGraw Hill, 1941.（下記和文で図採用）
　日本臨床医学リスクマネジメント学会監：医療安全管理実務者標準テキスト，へるす出版，2016，p.5.
27) 日本医療機能評価機構：http://jcqhc.or.jp/，医療事故情報収集等事業：http://www.med-safe.jp/，
　薬局ヒヤリ・ハット事例収集・分析事業：http://www.yakkyoku-hiyari.jcqhc.or.jp/（最終アクセス日：2017/9/26）
28) 前掲書4)，p.52-56.

# 第 6 章

# 安楽確保の技術

## この章では

- 看護における安楽の意義を説明できる。
- 基本的な体位の種類を例に，どのようにすれば体位を安楽に保持できるのかを説明できる。
- ボディメカニクスの基本を説明できる。
- 看護の場でボディメカニクスを活用するための原則を行える。
- 呼吸法，マッサージなど患者をリラックスさせるための技術を実践できる。

# I 看護における安楽の意義

## 1. 安楽とは

▶ 安楽は多くの側面をもつ幅広いもの　患者の安楽（comfort）に配慮することが，看護に不可欠な要素であることに異議を唱える人はいない。ナイチンゲール（Nightingale, F.）の『看護覚え書』においても，看護師は安楽な状態を達成しなければならないことが強調されている[1]。患者の健康の維持・回復のためにはその人のもつ自然治癒力を最大限に発揮させることが必要であり，安楽は幅広く多様な概念である。

　看護における安楽は，単に清拭，洗髪，体位などの援助を実施したときに患者が「気持ちがいい」と感じるような身体的な安楽を意味するばかりでなく，全人的な視点を含む。

▶ 日常生活援助と安楽　たとえば，洗髪により頭髪・頭皮を清潔にすることは，からだを清潔に保つだけでなく，爽快感や循環状態の促進による気持ち良さにつながり，精神的にも安楽をもたらす。入浴や足浴は，広範囲の皮膚面に温度刺激を与える作用があるが，皮膚への温度刺激は鎮痛やリラックス効果をもち，患者の不安を軽減させ睡眠を促すことがある。温罨法は痛みの緩和に有効であり，リラクセーションの効果がある。また，物理的環境を整えることによっても，患者に安楽を提供することにつながる。

▶ 心の状態としての安楽　安楽は身体的なことだけでなく，その人の心のありようのなかにもあるといえる。たとえば，安楽の一つの側面には自分の文化的状態と調和がとれているかどうかがあり，今まで生きてきたなかで培われた生活習慣・価値観などの文化的なつながりがその人の安楽に影響する。高齢者や外国人の看護などで特に気をつけなければならない点である。また，安楽につながるものとしては，その人が求めている心の安定のしかた，自分に対する自信，自分には価値があり何らかの役に立っていると思えること，自分に満足していることなどもある。対人関係も安楽を提供するものの一つであり，家族や友人は患者の安楽に大きく関係する。家族には及ばないかもしれないが，看護師の効果的なコミュニケーションも患者の安楽につながる可能性がある。また，タッチングなどの非言語的なコミュニケーションも患者の安楽を促進する要素となり得る。

## 2. 看護師がもつべき安楽への視点

▶ 安楽は主観的で流動的　安楽は人間にとって必要不可欠だが，健康に障害がある人は，安楽が十分満たされない状況にあるか，自分で安楽を保持する行動ができない場合も多い。このような人への治療や看護では，患者の安楽に配慮することが重要である。

　安楽とは，あえて一言で言えば身体的・精神的・社会的に不安や苦痛，不満，不快がなく，ある程度満足した状態であるが，それは幅広く多様であり個人差があり，主観的で流動的，段階的なものでもある。たとえば，単に枕で眠りに就くという行為においても，枕

の大きさ，形，高さにより安楽は異なる。また，そのときは安楽であっても，少し時間がたつと安楽でなくなることもある。安楽は長時間持続するというものではなく，時間の経過に伴い変化したり，そのときの気持ちにも影響されたりする。

▶ 看護行為の基本としての安楽　そのため看護師は，安楽に対して，次のような2つの視点をもっていることが必要である。

> ❶ **すべての看護行為に共通するものである**：安楽はどのような看護行為においても根底にあるべきことであり，すべての看護行為に共通して必要なことである。
> ❷ **安楽は看護行為を評価するうえでの基準となる**：実施した援助が患者の安楽を保つものであり得たか否かを把握することは，看護行為を評価するうえでの最も重要な基準の一つとなる。つまり，援助を実施し，その結果である患者の反応から，実施した援助が患者にとって安楽であったかどうかを評価することは，いかなる援助を行う際にも必要である。

　安楽への配慮は，安全確保や羞恥心への配慮などと同様，すべての看護行為の根底になければならない基本の一つである。したがって，本書の各章のすべての看護技術の記述に，安楽確保の要素は必ず含まれているはずであり，本章のみが安楽確保を扱っているわけではないことをご理解いただきたい。本章を特に設けているのは，安楽確保に関連して整理しておきたいテーマがあるからである。それは，一つは安楽確保の基本として押さえておきたい安楽な体位の保持の方法，もう一つは看護師が効果的にからだを動かすことによって患者の安心・安楽にもつながるという意味で学ぶべきボディメカニクスの基本，そして最後に患者のリラックスした状態を意図的に生み出すいくつかの方法である。

# Ⅱ 安楽な体位の保持

　ヘンダーソン（Henderson, V.）は基本的看護の構成要素を，人間の基本的ニーズに基づいて14項目あげているが，「良い体位を保持する」こともその一つとしている[2]。

　ここでは，人間の基本的な姿勢・体位，および患者が安楽な体位を保持できるようにする援助について取り上げる。ただし，この際，注意しておいてほしいのは，どれだけ枕を使って安楽な体位に整えても，それは時間とともに安楽でなくなるということである。

▶ 定期的に体位を変える必要性　人間はどれくらいの時間同じ姿勢をとり続けることができるであろうか。眠っている間でさえ，数十回の寝返りをして無意識に姿勢を変え，安楽な体位を保っている。もし，自分で寝返りができない，じっと同じ体位をとり続けなければならないとしたら，そのこと自体がたいへん苦痛なこととなる。たとえば，血管造影などの検査で同じ姿勢を保たなければならない際のような一時的な同一体位保持でさえ大きな苦痛を伴う。健康な人は椅子に腰かけているときでさえ，座り直し位置を変えながら自然に安楽な体位をとっている。自分でからだを動かすことができない患者や，安静を強いられている患者はどうであろうか。

第2編　看護の共通基本技術

ヘルスアセスメント

コミュニケーションの技術

教育指導技術

感染予防の技術

安全管理の技術

6 安楽確保の技術

体位における安楽とは，このように定期的に体位を変えていくことも大切な要素なのであり，看護師はこのことも含めて，患者の体位が安楽かどうかを観察，判断し，患者に合わせたより安楽な体位を保持する援助を行う必要がある。

## Ⓐ 基本的な体位

▶ **体位の基本的分類**　体位と関連した用語に姿勢と構えがあるが，これらの概念上の関係について押さえておきたい。姿勢とは包括的用語であり，これは**体位**（position）と**構え**（attitude）という 2 つの要素に分けられる。構えは，身体各部の相対的位置関係を意味し，頭部前屈位，上肢内転位などと表現される。体位はからだが重力方向とどのような関係にあるかを踏まえた姿勢を示すものであり，基本的に立位（standing position），座位（sitting position），臥位（lying position）に分けられる。その応用として，立位から直立，つま先立ち姿勢など，座位は正座，あぐらなど，臥位から仰臥位（supine position），腹臥位（prone position），側臥位（side lying lateral position）などへと細分類されることもある（体位については，その安定性などの観点からもよく理解しなければならないが，それには力学の基礎知識が必要である。これについては本章 - Ⅲ「ボディメカニクスの基本」を参照）。

▶ **体位を支える脊柱と抗重力筋群**　人間の体位の保持には**脊柱**が大きな役割を果たしている。脊柱の椎体間には弾力性のある椎間板があり，また脊柱は下方ほど太くなっている。荷物を持ったり，歩いたりしても腰椎部で負荷が吸収され，身体のバランスを保っている。腰椎に加わる身体の荷重は体位によって異なり，立位のときに腰椎にかかる荷重を 100 とすると，仰臥位では 25 となり，座位で 140 となる[3]。脊柱の運動は**屈曲**（前屈），**伸展**（後屈），**側屈**，**回旋**の 4 種類からなり，これら脊柱の運動に働く筋を固有背筋という。人間は地球上で生活している限り，重力に逆らって体位を保持する必要があるが，このために働く筋肉を**抗重力筋**という。この抗重力筋は多くの筋肉の総称であり，これらは最もよく使われる筋肉でもある。立位の姿勢をとるとき，腹側と背側の筋群が活動する。腹側では，頸部屈筋群，腹筋群，腸腰筋，大腿四頭筋，前脛骨筋，背側では脊柱起立筋群，大殿筋，大腿後側筋（大腿二頭筋，半腱様筋，半膜様筋），下腿三頭筋（腓腹筋，ヒラメ筋）である。

## ▌1. 立位

　立位で安定した姿勢にするには，両方の踵を地面につけて足先を 30 〜 40° 開く。身体の重心の位置は見ることはできないため，立位では頭部，体幹，四肢が一直線になっているかどうかで判定する。立位はほかの姿勢に比べて重心が高く，支持基底面*も狭いため不安定である（**図 6-1**）。

　長時間の立位は，筋肉が絶えず姿勢を保つための調整を行い続けることになり，疲れや

---

＊ **支持基底面**：体重を支えている面積。支持基底面が広いほど，安定は良い。

第2編 看護の共通基本技術

ヘルスアセスメント

コミュニケーションの技術

教育指導技術

感染予防の技術

安全管理の技術

6

安楽確保の技術

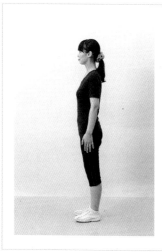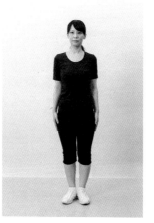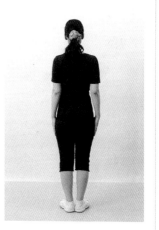

図6-1 立位

すい。筋肉の負担を軽減するためには，左右の足に体重をかわるがわるかけるようにするとよい。

## 2. 座位

### 1 半座位（ファーラー位）

上半身を45°程度起こしてとる体位である（図6-2①）。臥位から座位への回復過程や，手術後などにおいても，ベッド上での食事，洗面，読書などの際にも，半座位をとる。

### 2 長座位

90°上体を起こして，下肢を前方に伸ばした体位である（図6-2②）。

### 3 椅子座位（椅座位）

殿部から大腿部の支持基底面となる部分に圧が均等にかかるようにするのが椅子の正しい座り方である。そのためには，股関節，膝関節が90°の屈曲位をとり，足底全体が床に密着するようにする（図6-2③）。

背もたれのある椅子などでとる座位（図6-2④）と背もたれのない状態でとる座位（図6-2⑤）がある。後者（背もたれのない座位）は，**背面開放端座位**（端座位）ともいわれる。この姿勢は上半身を意識して保つことが必要であり，それが大脳への刺激につながり，有益な効果＊が期待される立位に近い座位として注目されている[4]。脊柱が立位のときの自然なS字カーブに近い。

---

＊ **端座位の効果**：寝たきり状態の高齢者において，ADLの向上，表情の改善，生活行動面の変化がみられたことが報告されている[5]。

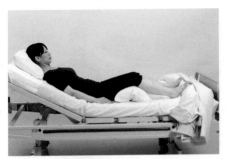
①半座位（ファーラー位）

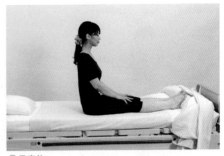
②長座位

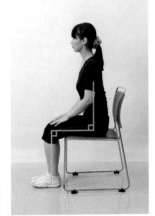
③椅子座位（椅座位）
　　股関節，膝関節が 90°の屈曲位
　　足底全体が床に密着

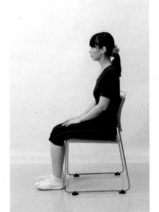
④背もたれを用いた椅子座位

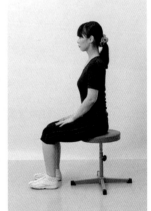
⑤背もたれのない椅子での
　椅子座位
　　背面開放端座位（端座位）

図6-2 座位

### 4 │ 起座位

　そのほか座位の一種に起座位とよばれる体位もある。これは上半身を起こし，オーバーベッドテーブルに枕を置いて寄りかかるなどした体位である。呼吸困難をきたしている患者が呼吸を楽にするためにとる体位で，起座呼吸位ともいわれる。

## 3. 臥位

### 1 │ 仰臥位（背臥位）

　背部を下にして下肢を伸展させた体位である（図6-3①）。支持基底面が広く重心も低いので安定している。休息・就寝時に最も多くとられる体位である。診察，手術，救急処置時にも多くとられる。

看護の共通基本技術

第2編

ヘルスアセスメント

コミュニケーションの技術

教育指導技術

感染予防の技術

安全管理の技術

6

安楽確保の技術

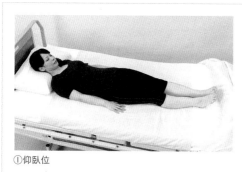
①仰臥位

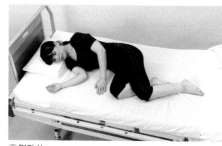
②側臥位

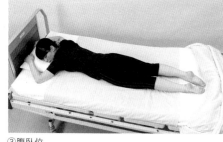
③腹臥位

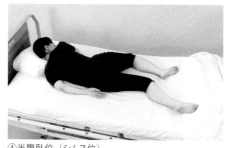
④半腹臥位（シムス位）

図6-3 臥位

## 2 側臥位

　左右どちらかを下にして臥床した体位で、下になった側が右の場合は右側臥位（図6-3②）、左の場合は左側臥位という。側臥位では、下になる上肢はそのまま体側に伸ばすか肩関節で屈曲し、上側になる上肢は肘関節で軽度屈曲し、身体全体のバランスをとる。一般的に側臥位は仰臥位に次いでとられることが多く、休息・睡眠時にも自然にとられる体位である。

## 3 腹臥位

　顔を横に向け、うつ伏せになる体位である（図6-3③）。全身が伸展した体位で、休息時にとることが多いが、四肢のうちいずれかの関節が屈曲していないとリラックスしにくい。背部の診察や手術に際して用いられるほか、急性期における下側肺障害の治療体位としても用いられる。

## 4 半腹臥位（シムス位）

　下半身は片膝屈位をとる腹臥位である。左半腹臥位では、右下肢はすべての関節を屈曲させ、左下肢に比べて上方に置く。左上肢は後ろに伸展させる。左胸部はやや前方に出して安定させる（図6-3④）。通常、休息するのに最も楽な体位であるが、人によって好みがある。陰部や直腸の診察・治療時によくとられる体位である。診察する際に、右手を用い

ることを考慮して左を下にした体位をシムス位*という。通称では，右を下にした体位も
シムス位という場合が多い。

## B 安楽に体位を保持する方法

前述の基本的な体位を，枕などを用いて，より安楽に保持する方法がある。

▶ 半座位　殿部，膝関節，足底部を支持することが基本となる。患者の両上肢および肩関
節の下に枕を入れると，末梢循環を促進させる（図6-4 ①）。膝関節の下に枕を入れて膝関
節を屈曲させると，大腿部，腹部の緊張は緩和する。また，足底を枕で支えることで下肢
を安定させ，尖足*の予防を行う。

▶ 仰臥位　脊柱は自然な彎曲を保つ。肩関節の下に枕を入れる。膝の下に枕を入れて膝関
節を屈曲させると腹部，大腿の緊張を緩和できる（図6-4 ②）。下肢は，外転，外旋を防止
するため大転子から大腿部を小枕などで固定する。足関節の背屈・底屈は0°に保ち，足
底部を枕などで保持する。

▶ 側臥位　側臥位では下になる上肢が身体に圧迫されることが多く，循環障害をきたしや
すい。そこで，胸部から腹部にかけて枕を入れて枕を抱くようにすると，両上肢の肘関節
が屈曲して，圧迫を避けることができ，支持基底面も広くなり安定する。上肢・下肢の屈

---

**Column　特殊体位**

基本体位とは別に，下記のような診察や治療のための特殊体位もあり，知識として
はもっておく必要がある。

・膝胸位：ベッド上で胸部と膝部をベッ
ド面につけ，殿部を挙上した体位で，大
腿はベッド面に対して垂直にする。肛
門の診察や腟，子宮の診察時に用いら
れる。

・截石位*：仰臥位で膝関節を90°程度屈
曲し，股関節を外転・外旋し大腿を挙
上した体位で，泌尿器科の膀胱鏡検査
や婦人科の腟，子宮の診察，肛門，直
腸の診察などに用いられる。

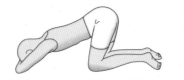 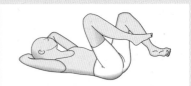

---

\* **シムス位**：シムス（Sims）は，19世紀のイギリスの婦人科医の名である。
\* **尖足**：足関節が底側屈曲位に拘縮した状態をいう。長期の寝たきり状態などによって最も多く見られる足の変形の
　一つである。前脛骨筋や背屈筋の筋力低下などから起こる。
\* **截石位**：「さいせきい」と読まれていることが多く砕石位とも表記されるが，「せっせきい」が正式ともいわれ，切
　石位とも表記される。

第 2 編 看護の共通基本技術

ヘルスアセスメント

コミュニケーションの技術

教育指導技術

感染予防の技術

安全管理の技術

6 安楽確保の技術

曲，脊柱の彎曲が自然になるように安定させる。そのため，背部から殿部にかけて枕で支持し，両下肢の間に小枕を入れて上になる下肢の重みを分散させることでからだが安定する（図6-4③）。

▶ 腹臥位　窒息を予防するため，顔は横に向ける。横から見て脊柱がまっすぐになるように枕を入れる。肘関節を軽く屈曲させて上の方向に挙上させると，僧帽筋や三角筋の緊張が緩和される。下肢は軽く開き，足関節の下に枕を入れて背屈と底屈の角度を0°にする。体型に応じて腹部に小枕などを入れると安定するので，安楽の程度を患者に確認しながら挿入する（図6-4④）。

▶ 半腹臥位（シムス位）　胸部・腹部から下肢全体にわたり，枕を入れることで安定し，脊髄神経の緊張が緩和される（図6-4⑤）。頸部が生理的な位置になるように枕の高さを調節する。

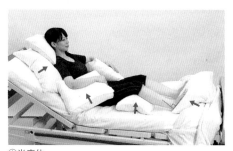
①半座位

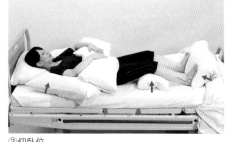
②仰臥位

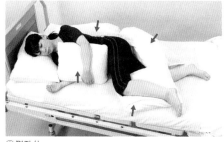
③側臥位

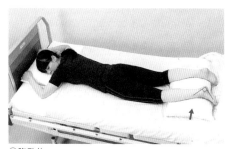
④腹臥位

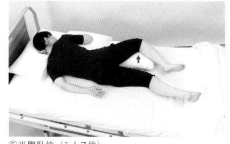
⑤半腹臥位（シムス位）

図6-4　安楽な体位保持

# III　ボディメカニクスの基本

## Ａ　ボディメカニクスからみた姿勢と動作

　看護を行うときの看護師の姿勢や動作が，からだを効果的に使った安定したものでなければ，患者も安心して身を任せる気持ちにはなれない。それどころか患者によけいな苦痛や負担を感じさせることさえある。患者・看護師の双方のからだに負担をかけない効果的な姿勢・動作を行うためには，ボディメカニクス（body mechanics）を習得し，これに基づいた姿勢や動作を行う必要がある。

▶ ボディメカニクスとは　ボディメカニクスとは，人間が姿勢をとり動作を行うときの骨格・筋・内臓など各系統間の力学的相互関係を明らかにする人間工学の分野で，姿勢や動作を合理的なものにするのに役立てることができる。

## 1. 姿勢と動作

### 1　姿勢

　すでに述べたが，姿勢とは包括的用語であり，運動学で姿勢を定義するときには，体位と構えの2つに大別される。体位（position）とは，からだが重力方向とどのような関係にあるかといった力学的関係を示し，立位，座位，仰臥位，腹臥位，側臥位などと表す。

　構え（attitude）とは，頭部，体幹，四肢の身体各部位の相対的位置関係を表し，肢位ともよばれる。頭部後屈位，上肢外転位などと表現したり，基本肢位，良肢位\*（図6-5）などとして表現したりする。立位での基本肢位は，顔を正面に向け，両上肢は体側につけ，下肢は平行，踵をつけて，つま先を軽く開いた直立位をいう。

　良い姿勢かどうかを判断する視点には次のようなものがある。

●良い姿勢とは
- **力学的に安定している**：バランス保持のためには筋の活動などが必要である。
- **生理的に疲労しにくい**：同じ姿勢を長くとり続けていると筋への血液循環量が減り，疲労しやすい。また，緊張しすぎるなどの筋の強い収縮も疲れやすさを生む。循環器，呼吸器などの内臓諸器官に圧迫や負担がかからない姿勢が好ましい。
- **心理的に安定している**：姿勢は骨格や筋の働きのみで決まるわけではない。性格や情緒の影響も受け，そのときの心理状態をも表す。心のもち方は神経系に影響し，姿勢に反映される。喜び，自信などをもつ人は自然に伸展位をとりがちであり，悲しみ，劣等感では屈曲位となりがちである。

---

\*　**良肢位**：機能肢位ともいう。仮に関節が拘縮した場合でも，日常生活を送るうえで最も機能的で不自由の少ない肢位をいう。ただし，関節の拘縮を前提とした看護を行う前に，関節の拘縮を避けることを考えるべきである。

第
2
編

看護の共通基本技術

ヘルスアセス
メント

コミュニケー
ションの技術

教育指導技術

感染予防の
技術

安全管理の技術

6

安楽確保の技術

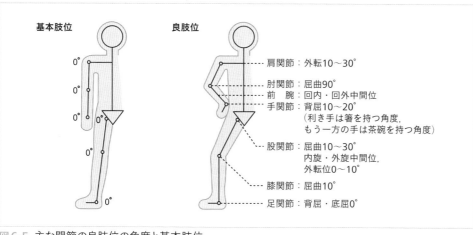

図6-5 主な関節の良肢位の角度と基本肢位

- **作業効率が良い**：姿勢により作業の空間的範囲が決まる。その作業に最も適切な姿勢が必要となる。
- **外観が美しい**：人間の姿勢を美しさで見るとき，均整，プロポーションなどがある。バランスがとれている姿勢は安定している。

## 2 | 動作

人間の行動は，運動学の分野では運動，動作，行為の3つのレベルに区分される。

- **運動（movement）**：運動とは姿勢が時間的に連続して変化したものである。
- **動作（motion）**：動作は物事を行う際の身体の動きのことである。具体的に行われる仕事（work），課題（task）としてまとまった結果をもたらすものを指す。たとえば，排泄という課題を行う一連の運動を排泄動作という。
- **行為（action）**：行為は具体的な意図をもった行動であり，社会的因子や文化的因子の影響を受ける。人間の行動をその持つ意味からとらえるときに使われる。

## ▌2. 重心と安定性

### 1 | 重心

　地球上のすべての物体は，常に地球に引きつけようとする力の作用を地球から受けている。これを重力といい，物体の質量の大きさによって重力の作用の大きさ（物体の重さ）が決まる。その重さの中心を重心という。重心から地球の中心に向かう仮想の直線を重心線という。

▶ 人体の重心　人体の重心は，①身体があらゆる方向に回転する点，②身体各部の重量のバランスがとれている点，③基本矢状・前額・水平面の3つの面が交差する点，という3つの要素を満たしている（図6-6）。立位での重心は骨盤内で仙骨のやや前方にある。重心

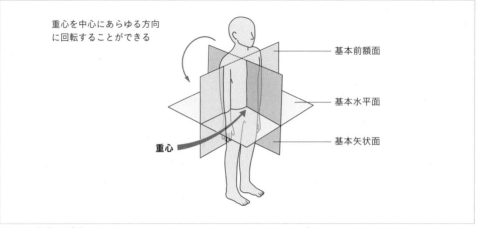

図6-6 人体の重心

の位置は個人差がある。小児では重心が高い位置にあるため，立位（りつい）では不安定になる。

## 2 | 姿勢における安定性

　重力の影響を受ける地球上で，人間が立位でいるときの安定性に影響する要素には，次のものがある。

❶**重心の高さ**：重心の位置は低いほど安定性は良い。立位より仰臥位（ぎょうがい）のほうが重心が低いため，安定性は良い。同じ立位でも上肢を上げると重心が高くなり，安定性はより悪くなる。
❷**支持基底面の広さ**：支持基底面とは，からだを支えるために床と接している部分がつくる面のことであり，立位の場合，両脚の足底部とその間を合計した面積である。支持基底面が広いほど安定性は良い。両脚をつけた立位よりも脚を開いたほうが安定性は増す。
❸**支持基底面と重心線の関係**：支持基底面内を重心線が通るほうが，また重心線の通る位置が支持基底面の中心に近いほど安定性は良い。

　以上3つの要素は安定性に不可欠な要素であり，看護活動を行うにあたっても，①重心を低くすること，②支持基底面を広くとること，③支持基底面内を重心線が通ることを心がけることが大切である*。

## 3. ボディメカニクスからみた作業姿勢

## 1 | 作業姿勢

　作業姿勢とは，動作するときの姿勢であり，安定した作業姿勢は次のような条件を満たしている（図6-7）。

---

＊ **安定性に影響するそのほかの要素には次のものがある**：④質量が大きいこと，⑤床との摩擦（まさつ）抵抗が大きいこと，⑥各分節の重心線が一致していること。

❶支持基底面を広くするために，立位の場合でも，両脚を前後または左右に開いている。

❷重心線が身体の支持基底面内を通っている。

❸重心を低くするために，立位の場合でも，両脚を開き，膝関節を曲げている。

❹自分の重心を，作業対象である物体の重心に近づけている。

❺動きだそうとする方向に足先を向けている。

❻腹筋を引き締めて，左右の殿部に均等に力をかけている。

❼移動するときや強く片側に引っ張るときは，片方の脚からもう片方の脚に体重を移すことで重心を移動させている。

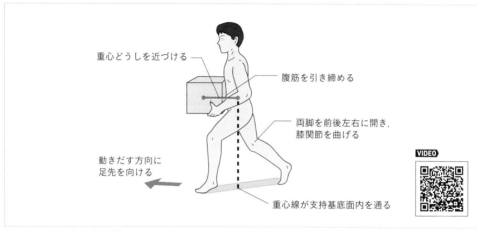

図6-7　安定した作業姿勢

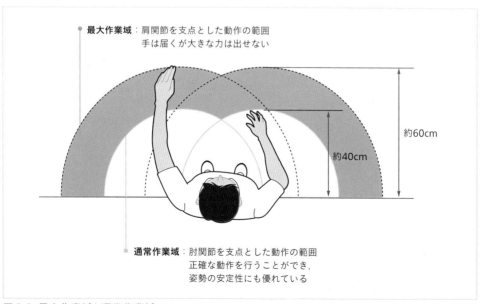

図6-8　最大作業域と通常作業域

## 2 | 作業域

作業域とは「一定の姿勢で作業できる範囲」のことであり，垂直面と水平面の広がりがある。作業域では上肢の動きが中心となり，上肢全体を使う場合と前腕だけを使う場合がある。上肢全体で届く範囲を**最大作業域**，前腕だけで届く範囲を**通常作業域**という（図6-8）。作業面が高すぎたり低すぎたり，また広すぎたりすると作業姿勢が不安定になりやすい。適切な高さの作業面に調節することが大切である。

## B 看護における力学の応用

▶ **力学とは** 力学（mechanics）とは，物体間に働く力と物体の運動との関係を明らかにする物理学の分野である。看護においてボディメカニクスを効果的に使うためには，力学的根拠に基づいた対処ができる知識が必要となる。

# 1. 運動の法則

静止している物体が運動を起こすには，運動を起こす力が働かなければならない。身体の運動に関与する力には重力，摩擦力，身体に加えられる外部抵抗，筋収縮によって得られる張力がある。姿勢・運動は，これらの力の相互の関係に影響を受けている。

運動には次の3つの法則がある。

## 1 | 運動の第1法則（慣性の法則）

物体の運動は外力によって支配されている。静止している物体は力が働かなければいつまでも動かない。いったん外力によって一定方向に運動を始めた物体は，それ以外の外力が加わらない限り，いつまでも同じ方向に一定の速度で運動を続ける（等速直線運動）。これを運動の第1法則（慣性の法則）という。地球上では重力や摩擦力などの外力が必ず存在するため，宇宙空間におけるような等速直線運動にはならないが，慣性の法則は，運動を考えるうえでの最も重要な法則であるといえる。

看護行為においても慣性の法則を利用した動作が効果的である。たとえば，2人以上の人数で行うベッドからストレッチャーへの患者の移動などにおいても，看護師が呼吸を合わせてシーツを引きながら，重心を片方の脚からもう一方の脚へ移動させることでスムーズに行うことができる（『基礎看護技術Ⅱ』第4編-第4章-Ⅳ-B-2参照）。慣性の法則に従って一定の勢いをもって，患者のからだをベッドからストレッチャーに移動させるとき，最も小さな力ですむことになる。

## 2 | 運動の第2法則（加速度の法則）

物体に力が作用したときに起こる速度の変化を加速度というが，これは力の強さに正比

第2編

看護の共通基本技術

ヘルスアセスメント

コミュニケーションの技術

教育指導技術

感染予防の技術

安全管理の技術

6

安楽確保の技術

例し，物体の質量に反比例する（運動方程式\*）。たとえば，ストレッチャーの輸送を行うとき，速度を速めるためには，強く押すことが必要になる（加速度は力の強さに正比例する）。一方，軽い患者の乗ったストレッチャーより重い患者の乗ったストレッチャーのほうが，同じ速度に達するのに，より大きな力を必要とする（加速度は物体の質量に反比例する）。

### 3 | 運動の第3法則（作用・反作用の法則）

物体Aが別の物体Bに作用するとき，同時に物体Bから物体Aにも力が作用している。この2つの力は大きさが等しく，同一線上で向きが反対に作用する。この関係を作用・反作用の法則という。たとえば，ストレッチャーを押して動かすとき，ストレッチャーが腕から受ける力と同じ大きさの力を，腕はストレッチャーから受けている。

## 2. 合力と分力

物理学で量を扱うとき，大きさと方向をもつ量をベクトル量という。速度，加速度，運動量などがこれに含まれる。ベクトル量に対して，方向をもたず，大きさだけで表される量をスカラー量といい，長さ，温度などがこれに相当する。

複数の力を合成した力である合力は，大きさだけでなく方向も考えなければならないため，元の力の足し算では求められない。力の方向を矢印で表し，力の大きさを矢の長さで表すと，合力は平行四辺形の対角線として表される。この合力とつり合う力は合力と同じ大きさで，逆の方向の力ということになる（図6-9）。2つの力がつり合っているとき物体は静止している。

1つの方向に向いた力を別の複数の方向の力に分ける場合，分けられた力を分力という。分力を求める方法は，合力を求めるのと逆の方法を用いればよく，合力を表す平行四辺形の対角線に相当する2辺が分力ということになる。1つの荷物を2人で持つとき，図6-10のように荷物の重さである$F_3$を，$F_1$と$F_2$の2つの分力に分散させていることになる。

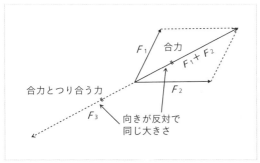

図6-9 合力，合力とつり合う力の求め方

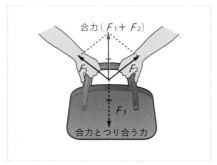

図6-10 力の分散

---

\* **運動方程式**：質量$m$の物体に力$F$が作用したとき，その結果できる加速度$a$と$F$の関係は$F = ma$となる。

## ▌3. 力のモーメント

　ある支点を中心として物体を回転させる力を，力のモーメント（回転能）という。力のモーメントを決定する要素は，力の大きさ，力の向き，支点から力の作用点までの「力の腕」の長さである。力のモーメントは力の腕の長さと力の大きさの積で表される。力の腕が長ければ長いほど，加えた力が大きければ大きいほど回転する力が大きくなる。ドアを例にとると，ドアノブが，ドアが固定されている側から遠いほど，また押す力が大きいほど，ドアは容易に回転する。

## ▌4. てこの原理

　てことは支点で支えられた硬い棒を使って，支点から遠くにかかった小さな力を，支点の近くの大きな力に変換できるようにしたものであり，原理は力のモーメントと同じである。私たちはこの原理を，様々な作業に応用している。また，人体のいくつかの部位ではてこの原理が巧みに利用された構造を見いだすことができる。

　てこを構成する要素は次の3つである。

①支点（または軸）：てこを支え，回転の中心となる点

②力点：てこに力を加える点

③作用点または荷重点：物体に作用する点

　支点，力点，作用点の位置関係によって，てこは3種に分類される。

　このようなてこの原理を活用して看護行為を行うと効果的である場合が多い。

### 1 ｜ 第1種のてこ

　支点が力点と作用点の間にあるてこ。安定性があるのが特徴である。シーソーの構造を思い浮かべるとよくわかる。人体では，頭部の前後屈の運動が第1種のてこに相当する（図6-11 ①）。支点は環椎後頭関節，力点は後頭骨の筋付着部，作用点は頭部の重心から垂直に延長した部分となる。

### 2 ｜ 第2種のてこ

　作用点が支点と力点の間にあるてこ。力の腕のほうが作用点の腕よりも長い。そのため，小さな力で大きな力を得ることができるのが特徴である。栓抜きや棒をてこにして大きな石を動かすことなどに，この原理が応用されている。人体ではつま先立ちで踵を上げたときの足の状態が第2種のてこに相当する（図6-11 ②）。支点は中足指節関節，力点はアキレス腱付着部，作用点は足関節前方のからだの重心線の通過点となる。この場合，状況によって各点の位置関係は変化する。身体活動では，第2種のてこの例は少ない。

看護の共通基本技術

第2編

ヘルスアセスメント

コミュニケーションの技術

教育指導技術

感染予防の技術

安全管理の技術

6

安楽確保の技術

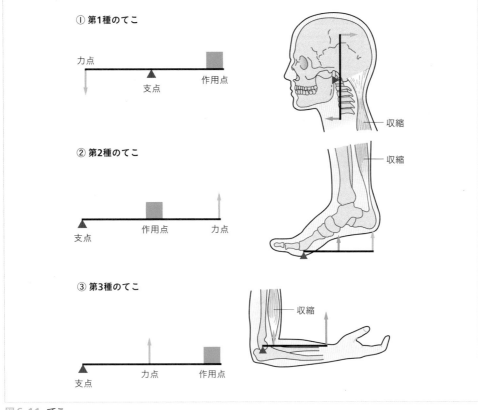

① 第1種のてこ

力点　支点　作用点

収縮

② 第2種のてこ

支点　作用点　力点

収縮

③ 第3種のてこ

支点　力点　作用点

収縮

図6-11　てこ

## 3 | 第3種のてこ

　力点が支点と作用点の間にあるてこ。作用点の腕の長さが力の腕よりも長い。そのため、大きな力が必要となるが、作用点で速さを生み出すのには有利となる。和ばさみなどにこの原理が応用されている。人体のてこの大部分は第3種のてこに相当する。たとえば、肘関節を外力に逆らって屈曲しようとするときがこれにあたり、支点が肘関節、力点が上腕二頭筋付着部、作用点が前腕の重心線となる（図6-11 ③）。

## ┃ 5. 摩擦力

　摩擦力は運動する方向と逆の方向に働く。摩擦力は垂直抗力（N）に、摩擦係数*（μ）をかけたものである（μN）。また、運動摩擦力は静止摩擦力*より小さい。そのため、物体が動きだしてからのほうが楽に感じる。さらにキャスターなどは摩擦力のほうが小さい。

---

＊　**摩擦係数**：接触している物体の種類・床の状態によって決まる。
＊　**静止摩擦力**：静止している物体が動きだすまでに働く力。加えた力が、静止摩擦力を超えたときに物体は動きだす。そうすると摩擦力は運動摩擦力となる。

物体を移動させるときは，摩擦力を小さくするため，次のようなことを考える。

> ▶ 摩擦力を小さくする移動のさせ方
> ● キャスターを利用する。
> ● キャスターを利用する際，押すよりも引くほうが摩擦力が小さくてすむ。荷車には重さがあり，床を垂直下方に押す力が生じる。垂直下方の力を受けた床は逆方向である垂直上方に同じ大きさの力で荷車を押し返す。これは垂直抗力で，摩擦力は垂直抗力に比例する。垂直抗力は荷車を引くときのほうが小さいので，摩擦力も小さくなり，押すよりも引くほうが少ない力ですむ。
> ● 傾斜がある場合は，高い所から低いほうへ移動する。
> ● 移動させる物体は摩擦力を小さくするが，移動を行う看護師のほうは，安定した姿勢で十分な力を物体に与えられるようにするため，ゴムの素材の靴を履き，床との摩擦力を大きくする。

# IV 様々な安楽確保の技術

　近年，看護師が患者の安楽を増進する援助が工夫されている。とりわけ，患者が不安を軽減し，リラックスしたと感じられるように援助すること，患者が穏やかになり気がかりが少なくなるような援助は，患者の身体的苦痛をも軽減することがまれではない。

　ふだんの生活で，私たちがリラックスしている状態とは，どのような状態であろうか。ゆったりしたとき，穏やかに過ごしているとき，ぼんやりしているとき，力が抜けているときなどに人はリラックスしているであろう。それは緊張がない状態といえる。通常，リラックスするための方法はどのようなものであろうか。音楽を聴く，何もせずぼんやりする，友人とおしゃべりする，散歩をする，自然のなかで過ごすなど様々であろう。

　リラックスしているとき，身体的には筋肉などの緊張が緩和しており，精神的にも安定した状態にある。リラクセーションとはこのような状態を意図的に生み出そうとするものであり，臨床心理学のなかの行動療法の一つとして発達してきた。その方法には様々なも

> Column **患者のボディメカニクス**
>
> 　看護を受ける患者側のボディメカニクスも考慮することで，患者にとって，また場合によっては患者・看護師双方にとって，より安楽な看護行為を実施することができる。以下はその例である。
> ・ベッド上などで患者のからだを移動する際は，重さを分散するために頭部，上半身，下半身の3回に分けて行う。
> ・側臥位などをとっている患者の腹筋の緊張を緩和するために，必要に応じて膝関節を屈曲する。
> ・患者の四肢を支える際は，2点の関節を支える。こうして関節を安定した状態に保つことは，患者の安楽につながる。

看護の共通基本技術

第2編

ヘルスアセスメント

コミュニケーションの技術

教育指導技術

感染予防の技術

安全管理の技術

6

安楽確保の技術

表6-1 リラクセーション法の一例

| 漸進的筋弛緩法 | リラクセーション法の一つであり，最初に筋緊張させてから全身の筋肉を弛緩させる方法である。緊張状態を自分で弛緩状態にコントロールしていく方法 |
|---|---|
| 自律訓練法 | からだと心のバランスの崩れた状態を，健康的なバランスのとれた状態にする方法である。心身両面のバランスのとれた状態の維持のために段階的に訓練が行われる |
| アロマセラピー（芳香療法） | 芳香のある天然の精油を用い，感覚をとおして心身に働きかける療法である。精油を体内に吸収させる経路には，経気道的な吸入およびマッサージや部分浴による経皮的吸収などがある |

のがあるが，代表的なものとして呼吸法，漸進的筋弛緩法（ぜんしん），自律訓練法（し かん），アロマテラピー（芳香療法）などがある（表6-1）。

リラクセーションが看護に取り入れられるようになったのは1970年代以降であり，日本でも1980年代に入ってから臨床でも行われるようになっている。リラクセーションのうち，安楽確保の技術として看護でよく用いられるものには呼吸法，マッサージ・指圧，アロマセラピー（表6-1）などがある。ここでは，呼吸法，マッサージ・指圧を取り上げ，その実際について説明する。

 呼吸法

## 1. 呼吸法の意義

極度の緊張や不安は呼吸にも影響する。逆に呼吸を意図的にコントロールすることで気持ちが変化することもある。音楽の発表会や運動競技の前など，緊張の高まるときは，人は無意識のうちに深呼吸をする。大きく息を吸って，自分を落ち着かせられることを知らず知らずのうちに学習してきているからである。

呼吸法は，呼吸のコントロールにより心身を安定させる方法であり，次のような効果により，過呼吸，不安，筋肉の緊張，ストレス[6),7)]などを改善する。

▶ 生理的効果　吸気による刺激は鼻腔内（び くう）の神経を刺激し，神経系を落ち着かせる。また，血液中のアセチルコリンの分泌（ぶんぴつ）を促進し，副交感神経の活動を高める。横隔膜（おうかくまく）や肺の規則的な動きは，脳幹の呼吸中枢を刺激し，その刺激が視床下部（し しょう か ぶ）に伝わりリラックス効果をもたらす。

▶ 精神的効果　呼吸に意識を集中し，ゆったりしたイメージを抱くことで，1つのことにとらわれている状態から視点を変える。呼吸をコントロールすることで症状の改善ができるという感覚を高め，自分の力を信じることができるようになる。

## 2. 種類

呼吸法の種類[8)]には次のようなものがある。

▶ ゆったりした安楽な腹式呼吸　できるだけ横隔膜を用いた，いわゆる腹式呼吸を，呼吸に意識を集中しながら行う。1分間の呼吸数を8回程度にする。

▶ ペーシング呼吸　メトロノームなどのペーシング用具を用いて，吸気と呼気の間隔を前もって決めておく。音と呼吸に意識を集中する。ただし，ペーシングに無理やり合わせる必要はない。

▶ イメージと組み合わせて行う呼吸　何か1つリラックスしやすいことをイメージし，そのイメージと結びつけて呼吸を行う。リラックスしやすいイメージを抱くことで大脳の右半球の働きを活発にすることになり，情緒面の活動を高めることになる。

## ▌3. アセスメントのポイント

- 患者の呼吸状態は呼吸法を実施してもよいか（喘息の悪化，発熱など）
- 患者は呼吸法の実施を受け入れやすい状況か（生活リズムや時間帯，患者の希望など）
- 患者が受け入れやすい環境となっているか（屋内環境，リラックスできる空間の確保）

## ▌4. 方法

### 1 ｜ 実施するうえで踏まえるべき事項

▶ 指導の目標　看護師の指導は，呼吸法を患者が自分の生活リズムのなかに取り入れられるようにするため，患者がその方法を会得し，一人で実施できるようになることを目標とする。

▶ 呼吸法の基本　看護師は，次のように呼吸を行うよう指導する。

- 鼻腔からゆっくり息を吸う。
- 腹式呼吸を行う。難しいときは，意識して腹部を膨らませるようにしてみる。
- 息を吐くときは，吐く息の調節ができるよう口唇をすぼめて「フー」と細く長くゆっくりと吐いていく。
- 患者の呼吸のリズムに合わせて，開始することを告げる。
- 患者の呼吸のリズムより遅く数え始め，少しずつ数える間隔を広げていく（ゆっくりとした深い呼吸とするため）。
- 吸気の後に1秒程度ポーズ（呼吸を止めること）をとり，呼気の後にも吸気以上のポーズをとる（ゆっくりとした深い呼吸とするため）。
- 「あと，3回です」というふうに，終了を予告する言葉をかける。

▶ 呼吸法の進め方　看護師は，呼吸法を行う患者のそばについて，患者の呼吸に合わせて，何回目の呼吸であるかを数え，その回数が患者に聞こえるようにする。その方法は次のとおりである。

### 2 ｜ 一般的手順

ゆったりとした安楽な腹式呼吸の援助の一般的な方法を以下に示す。

看護の共通基本技術 第2編

ヘルスアセスメント

コミュニケーションの技術

教育指導技術

感染予防の技術

安全管理の技術

6 安楽確保の技術

〈使用物品〉
リラックスを提供できる部屋，椅子，既往歴のチェック表

| | 手順 | 技術のポイント（根拠・留意点） |
|---|---|---|
| 1 | **患者への説明と意思確認**<br>❶患者に腹式呼吸の効果と方法を説明する。<br>❷腹式呼吸を実施することを患者に説明し，患者の同意を得る。 | |
| 2 | **患者の観察**<br>❶既往歴を確認する（特に喘息などの呼吸器疾患，アレルギー性鼻炎など耳鼻咽喉科疾患の既往がないかなど）。<br>❷発熱，かぜ症状，活動状況に留意し，必要に応じたバイタルサインの観察を行う。<br>❸睡眠状態，気分，希望する時間帯などを患者に尋ねる。<br>❹今から呼吸法を実施してもよいかを判断する。 | ❶左記の既往がある場合などは実施を慎重に判断する。<br>❷かぜ症状などで鼻腔内の閉塞などがある場合には，無理に鼻腔から吸気しなくてもよいことを伝える。<br>❸患者の精神的状態もよく観察・判断する。 |
| 3 | **環境と患者の準備**<br>❶呼吸に集中できる静かな環境を確保し，気になる臭気を取り除き，リラックスできるよう配慮する。<br>❷患者の服装などを観察する。動きやすく，ゆとりのある服装であるかを確認する。眼鏡などははずすように説明する。<br>❸患者に説明して，下記のような安楽で安定した体位となるようにする。<br>• 椅子に深く腰かけ，椅子の背もたれに背中をつける。足は肩幅くらいに開いて足底を床につける。<br>• 肩と上肢の力を抜いて，手は膝の上に置く。<br>• 目は軽く閉じる。または，開けたままでもよい。<br>❹「新鮮な空気が鼻から入って，全身に広がっていきます」と言うなど，からだの状態に集中するように説明する。周囲の騒音を気にかけないように伝える。 | ❷腹部を締め付けるベルトなどをしていたら，横隔膜の運動を妨げないよう，緩めるよう説明する。<br>❸患者の体位保持の状況などを観察し，転倒に留意する。<br>• 目を閉じると，視覚情報が閉ざされ，呼吸することに集中できる。<br>• 閉眼するかどうかは患者に決定してもらう。<br>❹患者が何も考えないようにすることが大切であるが，あまり強制しないようにし，いろいろな考えが浮かんできても受け流すように言う。 |
| 4 | **呼吸法の実施**<br>❶患者の呼吸のリズムを観察し，呼吸法の開始を予告する。<br>❷ゆっくりと息を吸い込み，全身に行き渡らせるよう説明する ■1 。<br>❸息を吐くときは，口唇をすぼめて「フー」とゆっくりと吐いていくよう説明する ■2 。<br>❹これを1分間に8回程度行い，5分間程度，実施する。<br>❺終了の予告を行う。<br>❻終了後，2〜3秒おいてから，「そのままで静かに呼吸を続けてください」と説明する。<br>❼約1分後に，「ゆっくりと目を開けてください」と告げる。 | ❶ゆったりした話し方を心がける。<br>❷腹式呼吸ができているか，吸気時には口を閉じているかを観察する。<br>❸呼気時，口をすぼめて少しずつ，息を吐いているかを観察する。<br>❹患者の状態に合わせて，2〜3分程度で終了してもよい。<br>❺終了する前に，あと何回行うのかを聞くことにより心の準備ができる。<br>❻深呼吸が終了した後の行動にとまどわないように配慮する。<br>❼患者が閉眼している場合は，開眼してもよいことを知らせる。 |

| 手順 | | 技術のポイント（根拠・留意点） |
|---|---|---|
| 5 | **実施後の観察**<br>❶ 下記の点などを観察し，深呼吸をしていることに集中できていたかを確認する。<br>• 患者の表情，覚醒状態，呼吸状態など。<br>• 患者が深呼吸の間に考えていたことや感想など。<br>❷ 患者に終了したことを告げ，観察事項を記録・報告する。 | ❶ 下記の点に留意する。<br>• 患者の状態の変化に留意する。<br>• 深呼吸の間に考えていたことが，患者の気がかりとなっている可能性もある。<br>❷ 患者の状態の変化，実施中の患者の反応を，次回の方法や実施時間などを決めるための資料とする。 |

手順 4

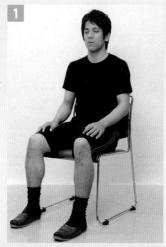

ゆっくりと息を吸い込み，全身に行き渡らせる。

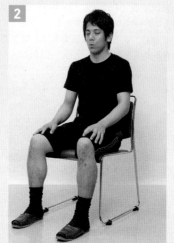

口唇をすぼめてゆっくりと息を吐いていく。

## B マッサージ・指圧

## 1. マッサージ・指圧の意義

　指圧とは，母指や手掌などでツボ（経穴）とよばれる体表面の特定部位に圧刺激を加えることによって治療的効果を図る施術の一つである。また，マッサージとは，同じく手により皮膚表面からもむ・たたくなどの様々な圧刺激を加え，静脈やリンパの循環改善，筋肉の緊張緩和などの治療的効果を図る施術の一つである。わが国で古くからツボをもむ・押す方法で行われてきた按摩なども，今日では広くマッサージとよばれるようになっている。なお，按摩は大正期から看護教育に取り入れられていたことが，当時の教科書[9],[10]から確認できる。マッサージ・指圧は，今日，補完・代替医療*への関心の高まりととも

---

＊ **補完・代替医療**（**complementary and alternative medicine**）：一般に現代西洋医学以外の医学・医療を指す用語であり，漢方，鍼灸，催眠療法，リラクセーション，ヨガ，アニマルセラピー，音楽療法，温泉療法，指圧，マッサージなど，多種多様な治療法が含まれる。

看護の共通基本技術

第2編

ヘルスアセスメント

コミュニケーションの技術

教育指導技術

感染予防の技術

安全管理の技術

6

安楽確保の技術

に再び注目され，安楽確保の看護技術として重要視されるようになっている[11]。

▶ **マッサージ・指圧の効果**　マッサージ・指圧の効果としては，ツボへの刺激による副交感神経の亢進，筋肉・腱などへの機械的刺激による静脈，リンパの循環改善などがある。看護におけるマッサージ・指圧の効果としては，生活リズムの調整，持続する肩こりや痛み，不快症状に対する症状緩和の効果やリラクセーション効果が期待されている。

## 2. アセスメントのポイント

- 患者の全身はマッサージをしてもよい状態か（発熱，皮膚の状態，痛みの有無など）
- 患者はマッサージを受け入れやすい状態か（食事摂取時間や悪心の有無，患者の希望など）
- 患者が受け入れやすい環境となっているか（保温，プライバシーの保持，空間の確保）

## 3. 方法

### 1 実施するうえで踏まえるべき事項

▶ **マッサージの方法**　マッサージで用いる手技には次のような種類がある。

- **軽擦法**：最もよく用いられる方法であり，手を患者の皮膚にぴったりつけて，軽くなでさする，マッサージの基本である。実施の始めと終わりに2〜3回行う。軽く刺激する方法は，神経系を目覚めさせると同時に鎮静効果がある。
- **強擦法**：比較的強く，なでさする方法。筋肉や腱をもみほぐす。強い刺激は興奮作用があり，痛みを抑えるのにも有効である。
- **揉捏法**：皮下の筋肉をゆっくりもみほぐす方法。揺らして，緊張を緩和する。循環を改善させる。
- **叩打法**：軽く手で拳を作り，小指側でたたく方法。
- **圧迫法**：手掌，指を用いて実施部位に少しずつ圧を加えていく方法。

▶ **指圧の方法**　指圧の基本は次のとおりである。

- 効果のあるツボを患者の呼吸に合わせて，呼気時に指で押し，吸気時に指を離す。
- 患者がちょうどいいと感じる，弱い圧を加える。
- 患者の皮膚に対して垂直になるように押す。
- 左右のバランスを取って行う。
- 皮膚炎，化膿症など皮膚の局所的な障害部位は避ける。
- 食事の直後は避ける。
- 禁忌の疾患としては，白血病などの血液疾患，重度の循環不全，重度の感染症など。
- 抗凝固薬を用いた治療などを受けている場合は避ける。

### 2 手のマッサージ・指圧の一般的手順

手のマッサージ・指圧の一般的な手順を次に示す。

〈使用物品〉
バスタオル，綿毛布，アルコール消毒液，ベッド，椅子

| 手順 | 技術のポイント（根拠・留意点） |
|---|---|
| **1** 患者への説明と意思確認 | 呼吸法と同じ。 |
| **2** 患者の観察<br>❶患者のバイタルサインの観察を行い，全身倦怠感の有無，気分などを聴取する。<br>❷睡眠状態，希望する部位などを尋ねる。<br>❸患者に必要なマッサージ・指圧の方法などを判断する。 | ❶総合的に判断して実施方法などを決定する。発熱時や血圧が高い場合には避けるようにする。 |
| **3** 環境と患者の準備<br>❶静かな環境であるかを確認し，カーテンをひく。<br>❷仰臥位になってもらう。<br><br>❸看護師は手洗いあるいはアルコール消毒を行い，手を暖める。 | ❶リラックスできる環境であるよう配慮する。<br>❷安楽な体位とすることが目的であり，希望があれば座位でもよい。<br>❸患者の皮膚を傷つけないため看護師の爪が短いことを確認する。 |
| **4** マッサージ・指圧の実施<br>❶患者の手を観察し，患者の手に痛みや発赤などがないかを確認する。<br>❷患者の手のひらのツボ"労宮"を確認する。<br>❸患者の右手のマッサージを行う。<br><br>❹看護師の手掌を患者の手背につけて，手首から指先に向けて3回軽くなで，さする ■.<br>❺看護師の母指で，患者の手背全体をさする ■.<br>❻再度，看護師の手掌を患者の手背につけて，手首から指先に向けて3回軽くなで，さする。<br>❼手掌も同様に行う。<br>❽患者の手のひらにあるツボを，看護師の母指で，患者の呼吸に合わせて押す ■.<br>❾同様に左手のマッサージ・指圧を行う。 | <br><br>❷労宮は手掌中央の第2，3中手骨間中央にある。<br>❸患者の右側から実施するが，患者の状態に合わせて左から行ってもよい。<br>❹接触面をなめらかにするため，必要に応じてオイルをつけて行う。<br><br><br>❻各部位のマッサージの始めと終わりには軽擦法を行う。<br><br>❽患者が痛みを訴えない程度の力加減で行う。 |
| **5** 実施後の観察<br>❶患者の表情，気分などを観察する。<br>❷患者に終了したことを告げ，実施中の患者の反応，観察事項を記録・報告する。 | ❶患者の状態の変化に注意する。<br>❷実施中の患者の反応を，次回の方法や実施時間などを決めるための資料とする。 |

**手順4**

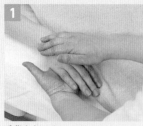
手背をなでる。

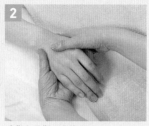
手背を母指でさする。

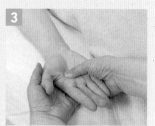
ツボ（労宮）を押す。

## 3 | 足のマッサージ・指圧の一般的手順

足のマッサージ・指圧の一般的な手順を以下に示す。

〈使用物品〉
バスタオル，綿毛布，アルコール消毒液，ベッド，椅子

| | 手順 | 技術のポイント（根拠・留意点） |
|---|---|---|
| 1 | **患者への説明と意思確認** | 呼吸法と同じ。 |
| 2 | **患者の観察**<br>手のマッサージ・指圧と同じ。 | 手のマッサージ・指圧と同じ。 |
| 3 | **環境と患者の準備**<br>❶仰臥位になってもらい，患者の両上肢はからだの横に置く。 | 手のマッサージ・指圧と同じ。 |
| 4 | **マッサージ・指圧の実施**<br>❶患者の足を観察し，足に痛みや発赤などがないかを確認する。<br>❷患者の足底にあるツボ "湧泉<ゆうせん>" を確認する **1**。<br>❸患者の足背にあるツボ "太衝<たいしょう>" を確認する **2**。<br><br>❹患者の右足のマッサージを行う。<br>❺看護師の右手掌を足背に当て，左手で足関節を下から持ちながら，母指でなで，さする **3**。<br>❻患者の足底を母指でなで，さする **4**。<br>❼患者の足底のツボを，看護師の母指で，患者の呼吸に合わせて押す **5**。<br>❽患者の足背のツボを，看護師の母指で，患者の呼吸に合わせて押す **6**。<br>❾同様に左足のマッサージ・指圧を行う。 | ❷足指を曲げると最も窪<くぼ>むところにある。<br>❸第1中足骨と第2中足骨の間で，下から押し上げていくと指の止まるところにある。<br>❹必要に応じて，オイルをつけて行う。<br><br><br>❻患者が痛みを訴えない程度の力加減で行う。 |
| 5 | **実施後の観察**<br>手のマッサージ・指圧と同じ。 | 手のマッサージ・指圧と同じ。 |

**手順 4**

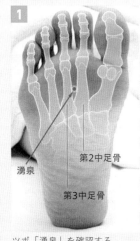

湧泉　第2中足骨　第3中足骨

ツボ「湧泉」を確認する。

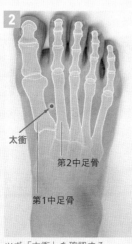

太衝　第2中足骨　第1中足骨

ツボ「太衝」を確認する。

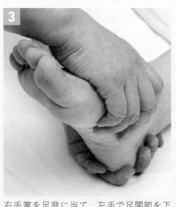

右手掌を足背に当て，左手で足関節を下から持ち母指でさする。

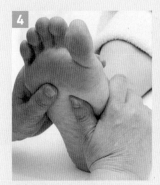
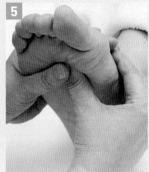
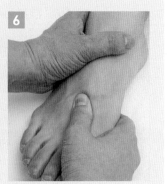

| 4 | 5 | 6 |
|---|---|---|
| 足底を母指でなでる。 | 「湧泉」を押す。 | 「太衝」を押す。 |

### 文献

1) ナイチンゲール，F. 著，湯槇ます，他訳：看護覚え書；看護であること・看護でないこと，改訳第7版，現代社，2011.
2) ヘンダーソン，V. 著，湯槇ます，小玉香津子訳：看護の基本となるもの，日本看護協会出版会，1995，p.11.
3) 深井喜代子：Q & A でよくわかる！看護技術の根拠本，メヂカルフレンド社，2004，p.59.
4) 大久保暢子，他：背面開放端座位ケアの導入により意識レベルが改善した事例；遷延性意識障害患者1事例の入院中から在宅での経過を追って，聖路加看護学会誌，5 (1)：58-63，2001.
5) 広瀬奈美江，他：寝たきり状態にある高齢者の端坐位姿勢による機能訓練の効果，日本看護学会論文集，看護総合，39：215-217，2008.
6) 伊達萬里子，他：呼吸法によるストレス低減の試み；女子大生を対象に，武庫川女子大学紀要，53：25-31，2005.
7) 大平肇子，他：卵胞期におけるリラクセーションを目的とした呼吸法とその生理心理的効果，日本生理人類学会誌，12 (1)：11-17，2007.
8) 五十嵐透子：リラクセーション法の理論と実際；ヘルスケア・ワーカーのための行動療法入門，医歯薬出版，2001，p.25-53.
9) 京都府立医科大学附属産婆看護婦教習所規則，1925（大正14）年.
10) 清水耕一：新撰看護學，南江堂，1925（大正14）年，p.171-176.
11) 原田真里子，他：「リラクセーション」，「指圧」，「マッサージ」に関する看護研究・看護教育の現状および学士課程教育における今後の課題，弘前学院大学看護紀要，2：1-8，2007.

### 参考文献

・岩﨑眞弓，野村志保子：局所温罨法によるリラクゼーション効果の検討；温罨法と足浴が身体に及ぼす影響の比較検討より，日本看護研究学会誌，28 (1)：33-43，2005.
・大沼幸子：癒しの技術に関する研究；リラクセーションに関するナースの関心と実施状況，東邦大学医療短期大学紀要，14：23-31，2000.
・川端一永，他：臨床で使うメディカルアロマセラピー，メディカ出版，2000.
・木村伸子，他：足浴における指圧・マッサージ技法活用マニュアルの検討，埼玉県立大学短期大学部紀要，5：49-54，2003.
・佐居由美：看護実践場面における「安楽」という用語の意味するもの，聖路加看護大学紀要，30，2004.
・佐居由美：和文献にみる「安楽」と英文献にみる「comfort」の比較；Rodgers の概念分析の方法を用いている日米2つの看護文献レビューから，聖路加看護大学紀要，31，2005.
・芹澤勝助：あん摩・マッサージの理論と実技，医歯薬出版，1993，p.4-79.
・縄秀志：看護実践における"comfort"の概念分析，聖路加看護学会誌，10 (1)：11-22，2006.
・深井喜代子監：実践へのフィードバックで活かすケア技術のエビデンス，へるす出版，2006.
・村中陽子，他編著：学ぶ・試す・調べる 看護ケアの根拠と技術，医歯薬出版，2005.
・柳奈津子，他：健康女性に対する呼吸法によるリラックス反応の評価，The KITAKANTO medical journal，53 (1)：29-35，2003.

第 **1** 章

# 心理・社会的課題への援助

## この章では

- 病気や障害により，心理・社会的な課題をもった患者の援助を説明できる。
- 患者の経験する，危機と適応，不安・恐怖，自己概念の混乱，スピリチュアルペインについて，それぞれの要因と患者の反応を理解し，必要な援助を説明できる。
- 病気や障害による社会的役割の変化について理解し，患者が適応していくうえで必要な援助を説明できる。

# I 心理的課題への援助

病気や障害を負うということは，その患者にとってどのような体験であろうか。それはささいな体験である場合もあるが，衝撃のあまり自分自身の存在意義さえも揺らぎ自我への脅威となる体験になる場合もある。そのような避け難い苦悩の体験は，心の成熟への機会になるともいえよう。このような心の危機に際して，人がなお人生を自分の人生として，生き生きと生活ができるように援助することは看護師の役割である。そのためには日常生活の自立への援助とともに，心の安定・自律へ向けた援助が必要である。

心の安定・自律へ向けた援助については，第2編-第2章-Ⅶ-B-6「治療的コミュニケーション」で基本的な事項が述べられている。ここでは病気や障害を負う人がしばしば経験し，かつ援助を必要とするいくつかの代表的な心理的課題，すなわち「喪失を体験したときの危機と適応」「不安・恐怖」「自己概念の混乱」「スピリチュアルペイン」およびそれらに対する援助について検討，整理していく。

## Ⓐ 危機と適応

## 1. 危機とは

危機は，その人がもっている知識や経験などに基づく対処能力では，その状況を乗り越えるのに不十分である出来事を体験するときに起こる感情の混乱である。

危機には，成長発達の課題を乗り越えていくときに起こる「発達的危機」と，病気の発症や事故など予期せぬ出来事に遭遇することで起こる「状況的危機」がある。

## 2. 危機モデル

危機を察知し，その危機を乗り越えて，新しい心理状態でその後の人生に立ち向かっていく過程を模式的に表現したものを危機モデルという。主に人が危機に陥ってたどる心理過程に焦点をあてたものを危機モデルといい，フィンク（Fink, S. L.）は危機介入のプロセス[1]，キューブラー＝ロス（Kübler-Ross, E.）は死の受容のプロセス[2]，デーケン（Deeken, A.）は悲嘆のプロセス[3]などがある。また，危機に至る過程に焦点をあてたものは，危機の問題解決モデルといわれ，アギュララとメズィックの危機解決モデル[4]がある。

## 3. 危機の起こる要因と様相

▶ 患者の経験する喪失　病気や障害を負うことによって，患者は自分のからだの一部分やその機能を喪失する，あるいは死を予感するなどの体験をする。それは患者にとって重大な危機となるが，それに加えて入院や長期の療養により家庭のなかの役割が変わる，仕事

上で評価が下がる，職場を失うなど，数多くの喪失も体験することになる。このような喪失が重なるため患者の危機は深刻かつ複雑となる。

その危機のプロセスは，患者の病気や障害の重症度のほかに，患者自身の危機の認識，家庭内や社会における役割，社会的支援を受けられる程度などによって影響を受ける。

▶ 危機の継続期間と重症度　危機は一般的には4〜6週間続く。適応の段階に到達する場合もあれば，抑うつから抜け出せない場合，一縷の望みを捨てきれず防衛的退行にとどまる場合などもある。したがって，危機に対しては，少しでもそれが軽く順調に経過し，そしてその体験が自己成長につながるようにかかわる必要がある。

## 4. 危機のプロセスと援助

フィンクの危機モデルを参考に，事故により頸椎損傷を負った青年の例で，危機のプロセスと援助について説明する。

### 1 衝撃の段階

事故によって頸椎損傷を負った青年は，再び四肢が動くことは難しいと告げられる。手足が動かない，からだが動かないなどということは思いもよらなかったために，こうした出来事によって自分はどうなってしまうのかと存在を脅かされる。最初に感じる心の衝撃である。強度の不安，無力状態で思考は混乱し，現状の理解や判断ができない状態になる。顔面蒼白，言葉が出ない，息苦しい，など身体症状も現れる。

▶ 援助　この時期は，身体症状が強い場合はその症状の緩和を図る。そして安全を確保し，思いやりをもった態度で接することが必要である。

### 2 防衛的退行の段階

四肢の麻痺という脅威から自らを守るために防衛機制\*を働かせる時期である。自分のからだを見ようとしなかったり，からだの話を避けるなど無関心を装ったり，そんなはずはないと否認，抑圧，現実逃避をしたりする。

▶ 援助　この段階は，強いショックや身体症状は緩和するが，現実に起こっていることを避けようとしたり，わざと無視したりすることを静かに見守り，責めないことが大切である。

### 3 承認の段階

四肢が動かないという現実に直面する時期である。麻痺の状況を詳しく調べ，回復の見込みがないことに気づき，元気であった頃の身体像の喪失を実感する。怒り，苦悶，失意，

---

\* **防衛機制**：フロイト（Freud, S.）により明らかにされた精神分析の中心概念。適応機制ともいう。不安，不快，苦痛，罪悪感，恥などを体験するような情動や欲望を意識から追い払い，無意識化してしまう自我の働き。退行，抑圧，反動形成，隔離，打ち消し，投影，取り入れ，自己愛的内向，転倒，昇華，合理化，逃避などがある。

挫折感，抑うつ，悲嘆，孤独，強度の不安を呈する。苦悩のなかで人生を深く考えたり，心を整理したりして，しだいにどうにもならない現実を認識する。

▶ 援助　この段階は，現実を直視するためにかなりの苦痛を伴うことが予測される。今，置かれている「状況の意味」を共に考える，支持的かかわりが必要である。

## 4 │ 適応の段階

　自分の置かれた四肢麻痺の状況に対応し，新しい心理態勢で再出発する段階である。自分の四肢麻痺の状態を受け入れ，建設的な方法で自分の身体像に価値を発見し，新しい目標や生きがいを見いだしていく。この体験が自我を成長させ，人間性を豊かにする。

▶ 援助　この段階では，「現在の状況でもできること」「自信につながること」を共に考え，その実践を支える。このことが，患者が危機を乗り越え，新しい自己イメージを獲得することに役立つ。

# Ⓑ 不安・恐怖への援助

## 1. 不安・恐怖とは

　不安は，自分にとって予期できない脅威に対して生じる危惧の感情である。

▶ 不安と恐怖の違い　不安が漠然とした対象により自分が脅かされていると感じる心の状況であるのに対して，恐怖ははっきりとした外的な脅威（特定の原因が存在する）に対する危惧の感情である。たとえば，出産を間近に控えた妊婦にとって，分娩時の痛みは恐怖になるが，産後の育児に対して抱くのは不安である。

▶ 不安の対象と恐怖の対象は入れ替わる　不安の対象であるか恐怖の対象であるかは可変的なもので，たとえばがんの発見時に感じるのは「死ぬかもしれない」という漠然とした不安であったとしても，治療をする過程で死が避けられないことを悟ると「死」が恐怖の対象となることもある。

　不安は自分で意識できる場合もあるが，対象が漠然としているために，気づかないうちに気持ちが落ち着かない，眠れないなど身体反応が出ている場合もある。

## 2. 不安や恐怖の要因

▶ 健康に関する要因　病気に関しては人間の安全・安楽という基本的ニーズを脅かすものが数多くある。たとえば，痛みや呼吸困難などの症状，検査や手術などの治療，疾病そのものや予後などは，すべて不安や恐怖の要因になる。

▶ 不安・恐怖を呼び起こす状況　不安・恐怖を呼び起こす状況的な要因としては，入院や退院，転勤や退職などの環境の変化，離婚や家族の死などの家族関係の変化，失業や転職など経済上の変化および自己概念に対する脅威などがあげられる。

▶ 発達に関連した要因　また，不安・恐怖の要因となるものを，発達的な側面からみると，小児では親子の別離や見知らぬ環境での生活，思春期では性的発達や友人関係の変化，成人では家族の形成や社会的役割の変化，老年期では身体機能の低下，配偶者の死などがある。

# 3. 不安や恐怖を感じている人の反応・行動

不安や恐怖を感じたときの反応（身体症状，感情）とそれに続いてみられる行動は，人によって出現の程度が違い，過去の体験や個人の適応状況に影響される。

▶ 直接表現されない不安や恐怖　不安や恐怖の表現には「気になる」「心配」「落ち着かない」「自信がない」「何もできない」「恐ろしい」などがあるが，不安や恐怖を感じたときには否認や抑圧といった防衛機制が働くことにより，不安や恐怖がそのまま言葉や行動として表現されないことが多い。

不安や恐怖を感じている人の反応・行動を以下に示す。

## 1 軽度の不安

精神を興奮させ，注意力や学習能力，問題解決能力が増して積極的行動化が起こる。気になることを調べたり，何度も同じ質問をしたり，看護師の関心を引く行動をとったりする。

▶ 観察される反応・行動　緊張を緩和する行動として貧乏ゆすりをしたり，爪をかんだりする。

## 2 中等度の不安

緊張度が高まり，神経質になってイライラと落ち着きのない行動が多くなる。気になることへの関心が高まり，ほかの事柄への関心が低下する。

▶ 観察される反応・行動　呼吸数や心拍数が増加し，筋の緊張が高まり，手の震えや顔面の緊張がみられる。ほかに発汗，不眠，頻尿，多弁などがみられる。

## 3 強度の不安

細かいことには関心を向けられるが，物事全体に関心がもてなくなり，無力感を抱く。集中力を欠いて目的ある行動がとれなくなり，判断力や学習能力が低下する。

▶ 観察される反応・行動　過呼吸，頻脈，頻尿，悪心，頭痛，めまい，不眠がみられる。

## 4 重度の不安

パニック状態を引き起こし，極度の緊張状態となり，意思の伝達が難しくなる。現実的な状況把握が困難となり，判断力の低下とともに誤認が起こり，行動ができない。

▶ 観察される反応・行動　散瞳，顔面蒼白，嘔吐，不眠，ひどい震え，話せない，動けない状態になる。

対象に対する恐怖と緊張が増大する。警戒心が強まり，驚きや恐怖が極度の場合はパニック状態となる。恐怖が軽度・中等度の場合は，危険回避行動（引きこもり），攻撃行動，危険に立ち向かう姿勢がみられる。

▶ 観察される反応・行動　散瞳，過呼吸，頻脈，発汗，筋緊張の増大，ひどい震え，食欲不振，嘔吐，下痢，顔面蒼白，放心状態が起こる。

## ▌4. 不安や恐怖のアセスメント

▶ 不安・恐怖を察知する手がかり　不安や恐怖を察知するには，患者のいつもとは違うちょっとした行動，たとえばイライラしたり，何度もナースステーションの前を行き来したりといった行動や硬い表情をとらえて，患者の置かれている状況を考察する。そうすると，「"翌日から患者のがん治療が開始される予定"であることが，"患者の行動"と関連しているのではないか？」など，患者の不安を理解する手がかりが見えてくる。

▶ アセスメントの視点　「何か気になることがありますか」などと尋ねて，具体的な不安の内容を聴き，以下の視点でアセスメントを行う。

- **安全・安楽・信念を脅かす危険の有無**：安全や安楽のニーズ，自己概念，個人のもっている理想，信念，価値などが脅かされていないか。特定の危険が迫っていないか。
- **身体症状と感情表出の有無と程度**：不安や恐怖を示す行動や身体症状，感情の表出はないか。あればその程度はどのくらいか。
- **患者の受け止めと対処行動**：不安や恐怖を感じている事柄に対して，患者はどのような適応あるいは不適応行動をとっているか。
- **過去の対処行動**：過去に不安や恐怖を体験したときにどのような対処をしたか。
- **助けとなる人物や手段の有無**：患者の不安や恐怖の緩和への手助けとなる人物や手段（趣味や気分転換活動，リラックス手段）がないか。

## ▌5. 不安や恐怖への援助

### 1　患者が自身の不安に気づくよう働きかける

「何か心配なことがあるのではないですか」などと看護師が温かく信頼できる態度で患者に関心を寄せることが，患者が自己を見つめるきっかけになる。内省思考の弱い人や小児などでは，抑圧の防衛機制が働いてしばしば不安や恐怖を自覚できない場合がある（性的虐待など）。

### 2　不安が軽減できるように傾聴する

看護師は，患者のそばに付き添い，安心できる雰囲気をつくり，患者の言葉と感情に心を傾けて話を聴く。泣いたり怒ったりする感情表出を途中でさえぎらない。患者はしっか

り感情表出することで落ち着きを取り戻し，自己洞察を深めることができる。自分の不安を確信できれば，患者は建設的な方法でその不安に対応できるようになり適応行動に進むことができる。

### 3 不安のきっかけや内容が明らかになればそれに対処する

「手術後の生活に対する不安」や「授乳に対する不安」など知識や体験の不足による不安であれば，十分な説明と模擬体験が役立つ。「人間関係に関する不安」であれば，不安の原因となっている人を遠ざけることも現実的な対応である。

### 4 緊張の緩和を図る援助を行う

緊張を緩和するために役立つ方法としては，深呼吸，散歩，リラックス運動，イメージ療法，音楽を聴く，マッサージ，アロマテラピーなどがあげられる。

### 5 患者の感情を個人的なものとして受け取らない

患者は看護師に対して不安や孤独，無力感などの感情を吐き出すが，それは看護師個人に向けられたものではない。そのため，その感情を個人的に向けられた感情として受け取らないよう心がける。看護師が患者の不安を個人に向けられたものとして受け取ってしまうと，双方が不安となり，患者の状況を冷静に判断できにくくなる。

## C 自己概念の混乱への援助

## 1. 自己概念とは

自己概念（self-concept）とは，自分の身体的特徴，性格的特徴，能力などを自分自身がどのように理解しているかということである。病気や障害のある状態になったとき，あるいは死を予感したときなど，人は自分自身を低く見たり否定的になったりして，自己概念が大きく揺らぐことになる。そのような「患者が自分自身についての感じ方，考え方，見方に否定的な変化をきたしている状態」は自己概念の混乱（disturbed self-concept）と表現され，それは「ボディイメージ」「自尊感情」「自己同一性」の変化を含んでいる[5]とされる。

このような自分に対する否定的感情を患者がもつとき，どのような配慮が必要であるのかを次に考える。

## 2. 自己概念の混乱の要因と反応

### 1 ボディイメージの変化

私たちは自分らしさを，筋肉が鍛えられた足，長く美しい髪など自分の外観や身体機能

で認識してはいないだろうか。ボディイメージ（body image）とは，自分のからだの構造や機能に対して心に描いているイメージをいう。

　こういった自分らしさをつくり上げてきたボディイメージが，今まで描いていたものよりマイナスに認知されたとき，人はその現状に適応できないことによって自己概念の混乱を招く。また，小此木[6]は，病気，手術，事故などによる「身体の部分」の喪失は，「身体」が自己の最も大切な所有物であり，最も深い愛情の対象であり，それなしでは生きられない依存の対象であるために，自己喪失を起こすと指摘している。

▶ 要因　ボディイメージの変化は，身体部分の喪失（乳房切除，精巣・子宮の摘出，四肢の切断など），身体機能の低下・停止（四肢の麻痺や変形，肺機能，心機能，腎機能など），外観の変化（肥満，妊娠，るいそう［やせ］，外傷，熱傷，発疹など），治療による変化（化学療法，手術療法，放射線療法などによる変化）が要因となって起こる。

▶ 反応　ボディイメージの変化による反応は，身体に対する否定的な感情（醜い，自分らしくない，恥ずかしい，自信がないなど），身体の一部分を隠す，見ない，触れない，他人とのかかわりを避ける，身体の変化の話を避ける，自暴自棄な行動をとるなどがある。

## 2 ｜ 自尊感情の変化

　個人が自分に対する価値をどのように認識しているかということも自分らしさを表現する一つの要素である。それは，自尊感情と自分の態度や能力に対する肯定感や否定感をどのように自分のなかに位置づけているかによる。健全な自尊心は，自己尊重感（self-esteem）と自己効力感（self-efficacy）をもつことによって成り立ち，それはより生き生きと自分らしく生活する基盤となる。しかし，病気や障害によって今までの生活様式から変更を余儀なくされたり，役割が果たせなくなったりすることで自尊心は揺らぎ，自尊感情が低下する可能性がある。

▶ 要因　自尊感情の低下の要因としては，ボディイメージの変化や役割喪失，人間関係のこじれ，失業や経済的問題，失敗体験などの敗北感がある。

▶ 反応　自尊感情の低下による心身の反応は，自己否定的な言動（役に立たない，生きていても仕方ない，何もできない，迷惑をかける），他者の反応に過敏になる，うつ状態，自己虐待行為（自殺企図，爪かみなど），問題解決能力の低下，新しいことに尻込みする，失敗を正当化したり他人に転嫁したりする，保証を過剰に求める，などがある。

## 3 ｜ 自己同一性の変化

▶ 青年期のみでなく生涯の課題　自己同一性（アイデンティティ；identity）とは，他者と区別される「自分とは何者か」「本当の自分とは何か」という自分自身についての意識を意味する。エリクソン（Erikson, E. H.）は自我という観点から人間の生涯全体にわたる発達論を展開し，青年期に獲得する心理・社会的課題として自己同一性を位置づけている。しかし，自分とは何か，自分らしい生き方とは何かを問うとき，今日では単に青年期にとどまるこ

となく，その課題は生涯全体の課題として位置づけられている。

▶ **自己同一性が脅かされるとき**　身体的変化が自己意識を強める思春期には，それとともに，自己と他者との関係性に敏感になってほかとは違う自己，真の自分とは何かについて模索し，自己同一性を確立していく。しかし，生活を変更しなければならないような病気や障害の体験によって，今までの自分に対する意識では自分を支えきれなくなって，「これまで本当の自分と思っていたのは，いったい何だったのか」というような自己同一性の混乱を起こすことになる。

## 4 | 役割遂行の変化

　現在まで担ってきた役割を担えなくなると，それまでに役割をとおして築いてきた自分らしさや周囲からの評価などを失ってしまうと感じる。

　さらに，新しく期待される役割への適応も難しい状況になると，自分自身の存在価値を見いだしにくくなり，自己概念の低下につながる。

# 3. 自己概念の混乱のアセスメント

　自己概念の混乱は，「ボディイメージ」「自尊感情」「自己同一性」「役割遂行」の変化によってそれぞれ別々に引き起こされるのではなく，それらが相互に影響し合って否定的に作用することにより起こる。それを知ったうえで，前述した要因と反応を参考に観察し，以下の視点でアセスメントを行い，患者の自己概念の混乱を引き起こしている主要因やサポートできる人は誰なのかを判断する。

- **要因**：身体喪失，生活様式の変更を余儀なくさせるような病気や障害，死を意識する病気，社会的役割の喪失などが患者に起こっていないか。
- **反応**：自己に対する否定的な言動や卑下する言動・反応がないか。
- **手助けとなる人**：患者の自分らしさの再構築への手助けとなる，患者の信頼している人がいないか。

# 4. 自己概念の混乱への援助

## 1 | 患者との信頼関係を築く

　自己概念が混乱している患者は，まさに「自分として生きる」ことに直面しているため，非常に厳しい心理状況に置かれている。そのために，看護師と信頼関係が築かれていない場合には，現実から逃避してしまったり，看護師を攻撃したり，苦悩が深まったりする。

## 2 | 共感的理解をする

　患者が新しい自分らしさやボディイメージを獲得していくためには，患者が自己の状況を正しく認識し，これまでの固定した観念にとらわれずに，現実の自己を見つめる必要が

ある。そのためには，看護師は，患者の考え方や見方を判断することなく，患者の気持ちや欲求，考えなどを患者の立場になったつもりで理解しようとする態度でかかわる。

そして，患者がなぜ自尊感情が低下したり，ボディイメージの変化などを受け入れられないのかを推察し，より深く事実を洞察し，患者が自ら解決の糸口を見つけることを支える。

## 3 | 共に在る

現実のつらさに直面した患者は沈黙する，泣く，うつ状態になるなどの反応を表すが，常に見守られている，見捨てられていない，支えられているという気持ちをもてるようにそばに付き添い，手を握り，背中をなで，苦しい状況を支える。

## 4 | ユーモア感覚をもって接する

ユーモアは，自分自身が置かれている事態を客観化して別の方向から見る自由を確保できる能力で，そこには否定的側面をプラスの方向に変えるきっかけをつくる要素が含まれている。つまり，機知に富んだ品の良い洒落でその場の緊張を解きほぐすきっかけをつくることができる。

## 5 | チームアプローチを行う

ここで扱ったような患者の問題は，短時間で姑息的\*な対応で解決することは困難である。看護師だけでなく，精神科の医師，公認心理師，臨床心理士，ソーシャルワーカーなどを含んだチームで援助方法の検討を重ねながら対応していくことが望ましい。

## D スピリチュアルペインとその援助

## 1. スピリチュアルペインとは

スピリチュアル（spiritual）のもとになった名詞 spirit（心，霊魂，精神）は，「息」を意味するラテン語を語源とし，元来，神の息，生命の根源を意味するものと考えられてきた。日本ではこのスピリチュアルを霊的，宗教的などと訳していたが，適切な訳語が見当たらないとして，今日ではカタカナで「スピリチュアル」と表すことが多い。

▶「スピリチュアル」のとらえ方：WHO の見解　この用語は死に直面する患者のケアに関連してしばしば使われるにもかかわらず，その意味についてのとらえ方は一様ではなく，様々な見解が検討されている。WHO は 1990 年に，パリアティブ・ケア（緩和的医療）を推進する立場から，この用語の表すものと終末期医療におけるその重要性を次のように述べて

---

\* **姑息的**：一時的という意味。姑息的治療という医療用語として用いられることが多い。根治目的ではなく症状や苦痛の緩和を目的に行われる治療のこと。

いる。

「スピリチュアルとは，人間として生きることに関連した経験的な一側面であり，身体感覚的な現象を超越して得た体験を表す言葉である。多くの人々にとって『生きていること』が持つスピリチュアルな側面には宗教的な因子が含まれているが，『スピリチュアル』は『宗教的』と同じ意味ではない。スピリチュアルな因子は身体的，心理的，社会的因子を包含した人間の『生』の全体像を構成する一因子とみることができ，生きている意味や目的についての関心や懸念とかかわってくることが多い。特に人生の終末に近づいている人にとっては，自らを許すこと，他の人々との和解，価値の確認などと関連していることが多い」[7]。

▶ 生きていることの意味を見失うという苦痛　この見解によれば，人間として生きていることの意味や目的を見失うという苦痛がスピリチュアルペインととらえられる。そしてそこには，自己や他者との関係性や価値の問題があることがわかる。

神学者である窪寺は，スピリチュアルペインを「人生を支えてきた生きる意味や目的が，死や病の接近によって脅かされて経験する，全人的な苦痛である。特に死の接近によって『わたし』意識がもっとも意識され，感情的，哲学的，宗教的問題が顕著になる」と定義している[8]。

また村田は，人間を「時間存在，関係存在，自律存在」と３次元でとらえ，終末がん患者の研究から「死の現実の前で自己の存在と意味の消滅から生じる苦痛」とスピリチュア

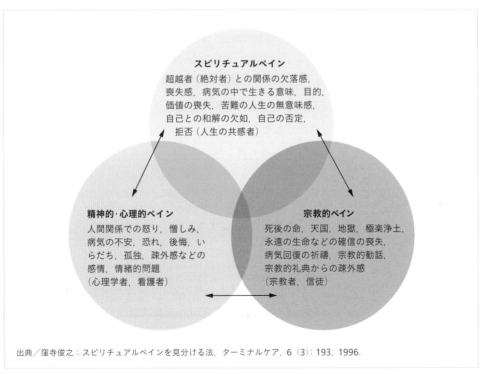

出典／窪寺俊之：スピリチュアルペインを見分ける法，ターミナルケア，6（3）：193，1996.

図1-1　心のペイン

ルペインを定義している[9]。

▶「宗教的」と同じ意味ではない　また，WHO は「スピリチュアル」は「宗教的」と同じ意味ではないと述べているが，窪寺[10]は，図1-1 のように，「スピリチュアルペイン」「宗教的ペイン」「精神的・心理的ペイン」という心の3つの痛みを対比し，それぞれに違いがあり，関係性があり，重なり合う部分をもっていることを説明している。「精神的・心理的ペイン」は人間関係のなかで生じる怒りや不安，後悔，苦痛などを指し，「宗教的ペイン」は既存の宗教との関係性での苦痛としている。そして「スピリチュアルペイン」は，宗教をもつ・もたないにかかわらず，「なぜ私ががんに……」「どうして神は助けてくれないのか」と，自分の苦難や苦痛の意味を，人間を超えた存在に問いかけるところに違いがあると述べている。

▶ 終末期のみの問題ではない　WHO の 1990 年の見解では，終末期のスピリチュアルペインが強調されているが，この見解で「スピリチュアル」が意味しているものから考えると，終末期にかかわらず，障害，難病，身体部分の喪失，老いなど，人生の苦難に遭遇したような際においても同様の苦痛が起こり得ると考えられる。

## 2. スピリチュアルペインの要因と表現

　スピリチュアルペインは，未来に対する希望がない，自分が体験している苦難や苦痛が自分の意志で起こったことではなく，自分の意志ではどのようにも変更できない，というような人生の不条理に苦しめられることから起こると考えられる。

　そのスピリチュアルペインの苦悩をどのように表現するかは人により様々であるが，大きく区分すれば，自分の存在に対する時制（過去，現在，未来）への問い（私は何者であり，どこから来て，どこへ行くのか），他者との関係性，生への無意味観や無価値観などで，次のような言葉で表現されることがある。

- **時間経過のなかでの存在**：「私はなぜ生まれてきたのだろう」「あのとき，こうしたから……」「死んだら魂はどこに行くのだろう……」
- **罪責感**：「罰があたった」「先生の言うことを聞かなかったから」「あのときこうしたから……」
- **死や死後への問い**：「死ぬのが恐い」「神はいるのだろうか」「死んだらどうなるのだろうか」
- **関係性への問い**：「子どもを残して死ねない」「一人で逝くのは寂しい」「息子に一言謝っておきたい」
- **生きる意味への問い**：「生きているのに疲れました」「自分で何もできないのなら生きていても仕方ない」「こんなに苦しいのなら生きていても仕方ない」「生きていてもいいのでしょうか」
- **理不尽感への問い**：「なぜ，自分がこの病気に……」「この苦しみに耐える意味があるのか」

# 3. スピリチュアルペインへの援助

## 1　看護者の資質

　これまでにみたような根源的な問いを発する患者への援助を行うにあたっては，看護師も自己の生き方や死生観を問い，しっかりとした考えをもつことが必要である。

　そのうえで，患者の人生観や死生観，価値観などを柔軟に受け入れられる素質と謙虚さが求められる。さらに，傾聴できる忍耐，最後までかかわる意志，慰め・希望を提供できる能力，患者の苦しみを受け止める包容力が求められる[11]。

　それに加えて，患者のケアの手がかりを求めるとき，看護師自身のスピリチュアルペインを見つめ，それに気づくこと[12]が大切である。

## 2　援助の方法

　スピリチュアルペインに苦しむ人の援助について，確立された方法論はないが，次のようないくつかの点を手がかりとすることはできるだろう。

❶スピリチュアルペインのアセスメント

- 病気・老い・障害・死の受け止め方，人生の目的や重要なこと，どのようなことに価値を置いているか，信条，死生観・宗教観，楽しみや喜び，家族関係などから，生きている意味や目的を見失うような苦痛が起こっていないか検討する。

❷関係を築く

　a：苦悩を話せるような温かい**雰囲気**をつくる。

　b：患者をあるがままに受容し，**共感的態度**で接する。

❸安心できる環境を提供する

- **自然と触れ合える**ような環境づくりをする。……種から芽が出る，葉が風にそよぐ，雲が流れる，陽が昇り沈む，鳥がさえずるなど，自然の営みのなかに自分の存在を置くことによって，自然のもつ生命力に励まされ，支えられるきっかけになる。

❹意味の探求を伴走する

- **生きる意味・存在の意味への探求**を支える。……患者が，自分は生きるに値しない，生きていても仕方ないと沈（ちん）うつな表情で話すことほど切ないものはない。現在ここに存在する患者自身を意味づけ価値づけるために役立つ技法として，以下に述べるようなライフレビューやロゴセラピーがある。

　**ライフレビュー**[13]とは，人生を回顧することをとおして自己への新たな省察を得る方法である。患者の過去の人生のなかで十分に意味と価値を与えてくれそうな出来事に関心を向けることにより，自尊心が刺激され，否定的だった自己価値を再び肯定し，今の自分の存在に意味づけができ，そのままの自分でよいという気持ちを回復するきっかけになるといわれている。看護師は，患者が人生を回顧しやすいような話題や思い出を引き出し，患

者が生きてきた軌跡や思いを，共感的態度で傾聴することが大切である。

　また，ドイツの強制収容所での体験記録のなかでフランクル（Frankl, V. E.）は，生命そのものが意味をもつなら苦悩も意味をもつと言い，どのような困難のなかにあっても，最後まで自由な精神をもって意味の探求をすることは可能である[14]と述べている。フランクルは人間を「意味を探求する存在」と位置づけて，意味を探求することで自分の存在に意味を見いだし，価値の可能性を感じとることを援助する**ロゴセラピー**（logotherapy）を開発している。このロゴセラピーをスピリチュアルケアに取り入れることも有益と考えられる。

**❺現実を受け入れる支援**

- 病状と向き合う時間をもち，心配なこと，気がかりなことを明らかにしていく。

**❻家族や大切な人との関係を保つ**

- 残していく家族への気がかりや伝えたいことが伝えられるよう，面会の機会や関係の修復など支援する。

# Ⅱ 社会的課題への援助

▶ **社会的関係とその遮断**　人間の社会生活は，経済的安定，家族の安定，職業上の安定，保健・医療の保障，教育の保障，宗教や思想活動への参加，娯楽・趣味的活動への参加等々の支えのうえに営まれている。しかし，重い病気や障害によって入院加療，在宅療養，施設入所などが必要になると，様々な社会的関係が遮断される。このような自分らしい生活に不可欠の要素であった社会的関係が維持できなくなったとき，社会的苦痛が生まれる。

　看護師は，患者の社会的課題を把握して，ほかのチームメンバーと協働しながら苦痛の緩和へ向けて援助する。

## A 社会的役割を果たすことへの援助

　社会的役割には，職業上の役割や家族生活上の役割，地域社会で担っている役割などがある。病気や障害のために，それまでの役割を担えなくなった患者に対しては，その苦痛を理解し，社会的役割の変化に適応できるように援助する必要がある。

### 1. 役割の変化とは

　人が生活を送っていくにあたっては，それぞれの発達段階や置かれている立場によって様々な役割を期待され担っている。たとえば，家庭では父親として，会社では部長として，地域のなかでは野球チームの監督としてなどと，人と人との関係のなかに役割が存在し，その役割を果たすことにより生活が充実し，生きがいにつながっている。

しかし，いったん病気に罹患してしまうと，今まで担ってきた役割を果たせなくなるだけでなく，病気を回復させるための役割行動（病者役割）をとることを期待される。患者は必然的に役割を変化させなければならず，どこに生きがいを求めればよいのかわからなくなり，自分の人生に対して失望を感じる場合もある。大きな役割の変化は，患者の自己概念を揺るがすような影響を与える。

## 2. 役割の変化を起こす要因と反応

人がもつ役割に変化を与える要因には，就職により社会人になる，結婚により妻になる，などの発達課題に挑戦することに伴う役割変化がある。これらは一般には前向きな気持ちをもって進んでいけると考えられる役割変化だが，苦しく試練に満ちた方向の役割変化もある。

▶ 要因　後者の役割変化を起こす状況的要因としては，生活形態の変更を余儀なくされる慢性疾患，難病などへの罹患，離婚や死別などの家族関係の変化などがある。

▶ 反応　こうした変化への反応としては，これまで果たしてきた役割を果たすことができない葛藤や新しい役割に対する不適応がある。

## 3. 役割の変化に適応することへの援助，
## 　役割を果たすことへの援助

以上に述べたような問題に対して看護師に何ができるか，何をすべきなのかについて確立された考え方はない。ただ，以下に示すような点は，看護師の行うべき援助として理解しておいてもらいたい点である。

- 患者が**担っている役割**とそれに対する価値づけの情報を得る。……患者が担っている役割の種類や内容を聞き，それぞれに対してどのような意味づけをしているか知る。
- 患者の認識している**役割の変化**や**葛藤**を傾聴する。……役割が果たせていないと思う内容や，なぜ果たしたいと思っているのかについて傾聴する。
- **果たしたい役割**と**果たしたい程度**を共に考える。……患者のもっている希望が現実的であるのか，今後どんな役割を果たすことが可能か，折り合いをつけるとするとどのレベルで納得できるのか，など時間をかけて検討する。これにより役割の変化に徐々に適応していくことができる場合がある。
- 役割を果たすための**環境調整**をする。……面会時間や外出への配慮，病状に影響しない程度の仕事ができる環境の調整，サポート要員やボランティアの紹介などを行い，患者が望む役割が果たせるように支援する。

## Ⓑ 社会との関係を維持することへの援助

▶ 社会関係の希薄化の要因と反応　病気や障害があることにより一時的に社会と隔絶しなけ

ればならないときがある。たとえば，臓器移植を受ける患者は感染防止の必要から，クリーンルームでの生活をある時期強いられる。また，集中治療室のように画一化された部屋の景色のなかで治療を受ける場合もある。小児が入院した場合は，学校という集団生活からの隔絶がある。

このように，それまでの生活から打って変わり，社会との関係が希薄化するとき，患者には社会の動向が意識され，そのなかに身を投じたいができないという焦燥感が生まれている場合が多い。

▶ 家族との面会，媒体の活用　このような状態にある患者に対しては，家族との面会を勧めることや，インターネット，ラジオ，テレビなど社会の動きを知ることのできる媒体の活用を促すことなどを考える。

▶ 患者会への参加　また，患者会に参加すると同じ病気の人と話すことにより，病気に関する知識の交換ができたり，闘病意欲が増したり，支え合ったりできる。病気を背負って自分の殻に閉じこもりがちな場合には，このような社会的交流が必要となる。

▶ 小児患者への対応　小児患者のために院内学級が行われている医療施設もある。近年では，分身ロボットやインターネットを使用して授業に参加することが可能となってきている。このような特別な環境がない場合も，小児患者に対しては小・中学校の教師や養護教諭，病棟の保育士やボランティアなどと連携をとりながら，小児の成長・発達に不可欠な社会生活の維持を図る必要がある。

**文献**

1) Fink,S.L., Crisis and motivation : A theoretical model, Arch Phys Med Rehabil, 48(11):592-597, 1967.
2) キューブラー＝ロス，E. 著，川口正吉訳：死ぬ瞬間，読売新聞社，1975，p.290.
3) デーケン，A. 編：死を看取る〈死への準備教育 第2巻〉，メヂカルフレンド社，1986，p.256-272.
4) ドナ，C. アギュララ著，小松源助，荒川義子訳：危機介入の理論と実際；医療・看護・福祉のために，川島書店，1997，p.19-32.
5) カルペニート＝モイエ，L. J. 著，黒江ゆり子監訳：看護診断ハンドブック，第11版，医学書院，2018，p.498.
6) 小此木啓吾：対象喪失；悲しむということ，中央公論新社，1979，p.32.
7) WHO 編，武田文和訳：がんの痛みからの解放とパリアティブ・ケア；がん患者の生命へのよき支持のために，金原出版，1993，p.48.
8) 窪寺俊之：スピリチュアルケア学序説，三輪書店，2004，p.43.
9) 村田久行：終末期がん患者のスピリチュアルペインとそのケア；現象学的アプローチによる解明，緩和ケア，15(5)：385-390，2005.
10) 窪寺俊之：スピリチュアルペインを見分ける法，ターミナルケア，6（3）：193，1996.
11) 沼野尚美：スピリチュアルケアとは何か；スピリチュアルケアの意義，ターミナルケア，6（3）：199-204，1996.
12) 田村恵子：がん患者へのスピリチュアルケア，エキスパートナース，15（5）：22-26，1999.
13) フリード，A. O. 著，黒川由紀子，他訳：回想法の実際；ライフレビューによる人生の再発見，誠信書房，1998.
14) フランクル，V. E. 著，池田香代子訳：夜と霧 新版，みすず書房，2002，p.112-113.

**参考文献**

・窪寺俊之編著：癒しを求める魂の渇き；スピリチュアリティとは何か，聖学院大学出版会，2011.
・恒藤暁：霊的苦痛の緩和，最新医学，53（12）：121-132，1998.
・野川道子編著：看護実践に活かす中範囲理論，第2版，メヂカルフレンド社，2016.
・平川毅彦，他：グローバリゼーションと医療・福祉，文化書房博文社，2002.
・村田久行：スピリチュアルペインの構造とケアの指針，ターミナルケア，12（6）：521-525，2002.

# 第2章

# 終末期における援助

## この章では

- 終末期における看護の意義と役割を述べられる。
- 終末期患者と家族の気持ちに寄り添った看護とは何かを説明できる。
- 臨終前後の患者の状態と援助のポイントを説明できる。
- 遺体のケアと遺族のケアを説明できる。

# I 終末期におけるニーズと援助

## Ⓐ 終末期における看護の意義と役割

▶ **死の衝撃**　人はいつの日か必ず死を迎える存在である。しかし，その自明の事実をふだんの生活では意識していない。がんが見つかったとき，激しい痛みや息苦しさを体験したときなどに，死に対する不安がふっと浮かび上がってくる。そして，症状が改善しない，治癒の見込みが少ないと感じとったとき，死は鮮明に意識される。日常のなかで死を意識していないが故に，死を意識したときの衝撃は大きく，自分の存在そのものがなくなってしまうという危機に人は打ちのめされそうになる。

▶ **死を免れない患者への看護**　看護師は，人の誕生から死に至るまでのすべてのライフステージ（life stage）にある人に対し，より高いレベルの健康（または穏やかで納得のゆく死）を目指しての働きかけを行う。健康なときには病気の予防について指導し，疾患の急性期には生命危機から守り，病状の回復を助け，回復後は再発を防止して健康な生活を維持できるように援助している。

そして，死を免れないときには，限りある時間のなかで生命の質（quality of life）を高められるように，その人らしい生をまっとうできるように援助するのである。それには，残された時間が少ない患者の苦悩を察知し，思いやり，共感し，寄り添うことが重要である。それとともに，現状を冷静に判断し，疾患や治療に伴う不快な症状を緩和する的確な援助能力も要求される。

▶ **新たな価値への目覚めと成長**　死に直面する患者と家族は，様々な苦痛・苦悩を体験しながら衝撃に立ち向かい，自己と人生の新たな価値を見いだして人間的成熟を遂げていくことも多い。看護師はその援助の過程で，自分も「死ぬ存在」として死について学び，成長する機会を与えられる。看護師がこの機会を真摯に受け止めながら人間的成熟を図るならば，それは看取りの姿勢に反映されると考えられる。

▶ **死にゆく人の背景の多様さ**　看護師は，その人に残された限りある時間を，その人の希望を尊重し希望に沿って援助していくが，死にゆく人の背景は様々である。幼児の死，若者の死，父親の死，身寄りのない高齢者の死，それぞれの死が穏やかで納得のいく人生であったと思えるような援助を行っていきたいものである。今日，医療の高度化や人々の価値観の多様化，「格差社会」「無縁社会」などといわれる社会の様変わりのもとで，死は複雑な様相を呈してきている。人の尊厳を見失うことなく謙虚にかかわりたい。

## B 終末期とは

▶ **様々な死の迎え方**　死に直面する患者特有の看護問題（課題）とその援助について，考え方と方法を示すことが本節の目的であるが，人が死を迎える状況には様々なものがある。たとえば，加齢による緩やかな機能低下の末に迎える死，感染症や循環器疾患，脳血管疾患などの急性発症による死，がんの末期のように余命が何か月と予測されたなかで迎える死など，死の迎え方や死に直面する期間は様々である。これらはすべて広い意味で終末期（terminal stage）といえる。

## 1. 終末期のとらえ方

厚生労働省が 2007（平成 19）年に公表した「終末期医療の決定プロセスに関するガイドライン」（現：人生の最終段階における医療・ケアの決定プロセスに関するガイドライン）では，人生の最終段階は，がん末期のように，予後が数日から長くとも 2, 3 か月と予測ができる場合，慢性疾患の急性増悪を繰り返し予後不良に陥る場合，脳血管疾患の後遺症や老衰など数か月から数年にかけて死を迎える場合があるとされる。どのような状態が人生の最終段階かは，本人の状態を踏まえて，医療・ケアチームが適切かつ妥当な判断によるべきとし[1]，医療・ケアチームの判断にゆだねている。

また，日本学術会議臨床医学委員会終末期医療分科会は 2008（平成 20）年公表の「終末期医療のあり方について」[2]で，終末期を，疾病や患者の状態によって，「救急医療等における急性型」「がん等の亜急性型」「高齢者等の慢性型」と 3 つのタイプに大別して定義している。以下に 3 タイプの概要を示す。

- **救急医療等における急性型終末期**：日本救急医学会は終末期を「妥当な医療の継続にもかかわらず死が間近に迫っている状況」と定義し，次の①脳死と判断された場合，②生命維持が人工的な装置に依存し，必須臓器の機能不全が不可逆的な場合，③他の治療法がなく，数時間ないし数日以内に死亡することが予測される場合，④積極的な治療の開始後に回復不能な病気の末期であることが判明した場合のいずれかを示すとしている。
- **がん等の亜急性型終末期**：がん等の亜急性期終末期は「がんを治すことを放棄した時点から，死亡するまでの期間」や「病状が進行して，生命予後が半年あるいは半年以内と考えられる時期」など，各種の定義がされているが，半年あるいは半年以内の生命予後が判断できる状況をこの型に入れている。
- **高齢者等の慢性型終末期**：日本老年医学会の「立場表明 2012」で，「病状が不可逆的かつ進行性で，その時代に可能な最善の治療により病状の好転や進行の阻止が期待できなくなり，近い将来の死が不可避となった状態」と定義している。

## 2. 終末期医療の在り方（人生の最終段階の医療・ケアの在り方）

　終末期における医療には，治療の開始や不開始，治療の中止などの人の死を左右する重要な課題がある。それらの課題を従来から医療現場のみならず，広く国民に意識調査などを行い，検討されてきた。その過程で厚生労働省は，2007（平成19）年「終末期医療決定プロセスに関するガイドライン」を策定し，終末期医療の意思決定支援や方針決定の流れが示された。その後，高齢多死社会の進行に伴い，地域包括ケアシステムのなかでの療養や看取りに対応する必要性や欧米諸国を中心とした「ACP（Advance Care Planning）：人生の最終段階における医療・ケアのあり方等を本人・家族・医療者等が事前に繰り返し話し合うプロセス」の概念を織り込んだガイドラインの見直しが行われた。2018（平成30）年には，「人生の最終段階における医療・ケアの決定プロセスに関するガイドライン」に名称変更と共に改訂された。

## 3. 人生の最終段階における医療・ケアの方針

　人生の最終段階における医療・ケアについては，ガイドラインに基づき，医師等の医療従事者から本人・家族等への適切な情報の提供と説明がなされたうえで，介護従事者を含む多専門職種からなる医療・ケアチームとの十分な話し合いを行い，本人の意志決定を基本として方針を決定していくこと。

【本人の意志が確認できる】
　本人と医療・ケアチームとの合意形成に向けて十分な話し合いを踏まえた本人の意志決定が基本
【本人の意志決定が確認できない】
　a 家族等が本人の意志を推定できる：本人の推定意志を尊重し本人にとって最善の方針をとる
　b 家族等が本人の意志を推定できない・家族がいない：本人にとって最善の方針を医療・ケアチームで
　　慎重に判断
【医療やケア内容の決定が困難・家族等の意見がまとまらない等】
　複数の専門家で構成する話し合いの場を設定し，方針の検討や助言を行う。この医療・ケアの方針を決定していくにあたっては，本人の人生観や価値観等をできる限り把握し，十分な話し合いを行うとともに状況に応じて何度も繰り返し意思確認を行い，その都度文書にまとめて本人，家族等，医療・ケアチームで共有をする必要をこのガイドラインでは重要視している。

　このような終末期医療における本人の意志に沿った医療・ケアが行われるためには，医療・ケアを提供する側だけの理解だけではなく，国民一人ひとりの生活が本人の意志を尊重した医療・ケアの提供を受けるという意識の普及が必要となってくる。そのため，人生の最終段階における医療・ケアについて前もって考え，家族などや医療・ケアチームと繰り返し話し合いを行い，意識を共有する取り組みを「アドバンス・ケア・プランニング（ACP）」とよび「人生会議」という愛称を用いて普及活動を進めている。

## 4. 死の迎え方のタイプに即した看護

　終末期における看護は，その人らしい生をまっとうした末の穏やかな納得のゆく死に向

けて援助する点では共通しているものの，患者がどのタイプの終末期にあるのか，またどのような病状なのかにより，ケアの重点は異なる。

加齢による緩やかな機能低下による終末期の場合（日本学術会議の分類でいう「慢性型」），感染症や褥瘡など2次的な障害を予防しつつ，日常生活を整えていくケアが重要である。

急性発症した患者の場合（同「急性型」），積極的治療が進められるその過程のなかで死を迎えることとなり，身体的苦痛の緩和に重点が置かれるとともに，早急な家族ケアが要求される。

がんの末期のように余命が何か月と予測されたなかで一定期間，意識して死に立ち向かわなければならない場合（同「亜急性型」），がん疼痛の緩和などとともに，残された時間のなかで，自分の生きてきたことの価値を肯定できるような人間関係上の問題解決や心の問題解決などを支援するケアが重要となる。

したがって，終末期をどのような状況で迎えたのか，いま患者はどのような状態にあるのかを考慮し，その患者の状態に沿った細やかな配慮をもって援助する必要がある。

▶ **本節での終末期のとらえ方**　ここでは終末期とは，治療による回復が見込めない状態となり，一般的には生命予後が6か月以内と予測される状態（日本学術会議の分類でいう「亜急性型」）ととらえ，その援助法を考える。

表2-1にこの意味での終末期(狭義の終末期)にある患者・家族へのケアの視点を経過に沿って示した。

表2-1　終末期における患者・家族のケアの概要

| 患者の状態 | | 患者のケア | 家族のケア |
|---|---|---|---|
| 生 | 治療効果が見込めない予後不良・回復不能の診断 | 病気や治療，予後に対するインフォームドコンセント<br>患者の自己決定を支援するケア<br>家族を含めたチームアプローチ<br>積極的治療から緩和治療へ（放射線，輸液・輸血）<br>療養場所の検討<br>痛みやその他の症状緩和<br>心理的葛藤への援助，生きがいへの支持<br>社会的な苦痛の緩和 | 患者支援に対する意思統一<br><br>家族の精神的苦痛への配慮 |
| | 身体症状が強く日常生活動作が低下（数週間） | 疼痛，全身倦怠感，呼吸・循環機能の低下，嘔吐などの全身症状緩和<br>輸液量の調整<br>基本的な日常生活援助（食事，排泄，清潔，活動，移動など），心理的苦痛，スピリチュアルペインへのケア | 不安への援助<br>終末の迎え方の検討（在宅での看取りも含む）<br>延命か緩和医療かの葛藤への配慮<br>日常生活援助への家族参加を支持 |
| | 取りきれない苦痛バイタルサインの変化（数日，臨終直前） | 鎮静の考慮<br>混乱への対応<br>苦痛の緩和・安楽な体位の工夫<br>心の安定への配慮 | 看病疲れへの配慮<br>最期の別れへの配慮<br>家族にできることを伝える（スキンシップ，語りかけなど）<br>急変時の対応について再調整 |
| 死 | 臨終〜<br>　　　死後 | 尊厳ある人としての対応<br>死亡の確認<br>死後ケア | 死に水を取ることへの配慮<br>死後ケアへの参加<br>悲嘆への援助 |

## C 患者のニーズと援助のポイント

## 1. 患者のニーズ

　終末期患者は，様々な苦痛が混在した不均衡状態に置かれている。その苦痛には，身体的苦痛，精神的苦痛，社会的苦痛，スピリチュアルな側面の苦痛があり，それらが影響し合って全人的な苦痛となっている。これらの苦痛は終末期以外でも起こり得るが，終末期では特に深刻である。それぞれの苦痛は次のようなものである。

- **身体的苦痛**：がん性疼痛，全身倦怠感，呼吸困難などの身体症状と日常生活動作の支障。
- **精神的苦痛**：不安，孤独，悲しみ，いらだち，怒り，恐怖，うつなど。
- **社会的苦痛**：家族や職場での役割が果たせない，経済上の問題など。
- **スピリチュアルペイン**：生きる意味への問い，苦しみの意味，死への恐怖，罪責感，死生観の悩み，神への希求など。

　人は，何らかの不均衡状態に置かれたとき，その状況から安楽かつ有能な状態に戻るためのニーズが引き起こされる。終末期患者は上に述べたような苦痛から解放され安楽になりたいという強いニーズをもっている。

## 2. 援助のポイント

### 1 ｜ 身体的苦痛を緩和する

　終末期患者には，出現する症状を観察・判断して，迅速に緩和処置を図ることが優先される。症状は刻々と変化するものであり，その悪化をいち早くとらえることができるのは常に接している看護師である。痛みや息苦しさなどは不安を増大し，日常生活を制限する。残された時間における患者の生命の質を高めるには，適切な観察と援助によって不快な症状を取り除くことが不可欠である。

　モルヒネなどによる疼痛コントロールをはじめ，マッサージ・指圧や体位の工夫，罨法により痛みの緩和を図る。そのほか症状別の看護を実施する。

### 2 ｜ 日常生活を援助する

　種々の症状の出現によって，患者の日常生活の自立は困難になる。症状緩和を図りながら，食事，排泄，睡眠，清潔，活動，気分転換などの援助を行う。「食べたいのだけれども，においが気になる，のどに詰まるような感じがして食べられない」などの欲求に対応するためには，栄養士との連携や家族の協力を得るなど細かい配慮と工夫が必要である。

## 3　緩和的コミュニケーションを行う

　患者と視線の高さを同じにして患者のそばに座り，話を傾聴する。話を聴くときに背中をさする，手を握るなどのタッチングやマッサージは，緊張をほぐし安心感を与えることから痛みの緩和にも効果がある。たとえば，腰痛が強かった人が看護師の温かい手によるマッサージにより，うとうと眠ることができたり，笑顔を見せたり，自分のつらさを語りだすなど，肯定的な行動を引き出すことができるといった例は，タッチングやマッサージの効果である。

　また，心理面やスピリチュアルな面の援助は，本編 - 第1章 - I - C「自己概念の混乱への援助」やD「スピリチュアルペインとその援助」を参考にされたい。

## 4　患者の希望を支える

　患者がまもなく訪れる死を前にして，たとえば，「先立った妻の墓参りがしたい」「残していく3歳と5歳の子どもたちに20歳になるまでの誕生日メッセージを残したい」「勘当した息子に会って謝りたい」など，気がかりや望みがあった場合，その望みをかなえられるように家族と連携して援助する。患者は望みがかなえられると，役割が果たせたと安心したり，自分の人生に納得できたりする。また，患者の希望がかなえられることによって，看取る家族も患者のために役立てたと癒される。そのため，残された日々を自分の意思に沿って生きようとしている患者の望みや，やり残していることに耳を傾けることは重要である。

## 5　家族をケアする

　終末期患者の家族のケアは，患者のケアが始まると同時に開始される。家族は，患者への告知が行われているかいないかにかかわらず，患者のからだを気遣い，患者と死別しなければならない悲しみにさいなまれる。告知されていない場合は，患者との真の交流ができない苦悩も加わり苦しみは増す。

▶ 病状の説明　家族に対する援助の一つは，病状を十分に説明することである。病状説明は医師が行うものであるが，看護師も説明の内容を理解し，家族からの質問や不安に対応する必要がある。

▶ 死別の受容の支援　もう一つ重要な点は，死別の受容を支援することである。死別は人生における最大の危機であり，この危機から立ち直っていくための援助が必要である。

　この死別のときに起こる心理反応として悲嘆がある。悲嘆とは喪失を体験したときに起こる情緒反応で，悲しむという作業をとおして新しい価値体系や自己を再発見し，新しい生活に適応していこうとするものである。実際に死別体験をする前に死別したときのことを想定すると，不安や悲しみが強くなることがある。死別を想定することで悲しみを体験し，徐々に心の準備ができてくると，突然死別した場合よりも死別の衝撃は軽く，事実を

受け入れる気持ちの整理が進みやすい。

　したがって，家族が患者の状態をよく理解し，患者と心を通わせる時間がもてるように環境を調整することや，家族のつらい気持ちを聴き，心残りなく看病できるように支える必要がある。

## 6 | チームアプローチを行う

　看護師は患者や家族の最も身近にいることから，患者や家族がどのようなニーズをもっているかを具体的に知ることができる。とはいえ，患者のニーズは様々である。看護師が明らかにすることができた患者のニーズの充足に対しては，看護師だけで取り組むのではなく，どの専門職に協力を得ると効果的かを判断し，実際に協力を求める。患者の多様なニーズに対応することは，患者の生命の質の向上のために必要で，それには各分野の専門家と協働することが不可欠である。

# Ⅱ　臨終時の看護

　死の直前から死までを指す言葉に「臨終（りんじゅう）」がある。これは人がまさに亡くなろうとするときであり，「死にぎわ」「いまわの際（きわ）」ともいわれる。本節ではこのような時期にある患者と家族の看護について述べる。

## Ⓐ 臨終前後の患者の状態

## 1. 臨終まぢかの状態

　臨終前後の看護について述べるにあたり，臨終前として特別の配慮を要する時期をどの範囲とすればよいだろうか。山崎[3]は「臨終まぢか」とは，呼吸状態や血圧などが変化し，その死が早ければ24時間以内，遅くとも数日中に差し迫っている状態としている。ここでは，亡くなる前の数日間の状態を述べる。

## 1 | 身体的特徴

▶ 食欲・嚥下　全身の機能の低下に伴い，食欲が極度に低下してくる。嚥下（えんげ）機能の低下によって水分摂取も困難となり，誤嚥（ごえん）の危険性が増す時期である。

▶ 排泄　循環障害・臓器不全により，尿量が徐々に減少し始めて，しだいに乏尿となり，収縮期血圧60mmHg以下になると尿はほとんど生成されなくなる。

▶ 活動　筋肉の収縮性や弾性の低下により，からだを動かすことが困難になってくる。さ

らに全身の倦怠感が強くなり，身の置きどころのないだるさが出現する。筋の緊張度の低下が進むと，眼瞼下垂や下顎下垂，口唇の弛緩がみられるようになる。

▶ **呼吸**　死が近づくにつれ呼吸リズムが乱れて不規則になり，しだいに浅い呼吸となる。しばしば呼吸困難もみられ，チェーン‐ストークス呼吸や鼻翼呼吸，下顎呼吸などの努力呼吸がみられるようになる。気道分泌物の喀出が困難になり，喘鳴も聴かれるようになる。やがて自発呼吸が停止する。

▶ **循環**　脈拍は微弱で頻脈となり，不整脈が現れる。心機能の低下に伴って徐々に徐脈となり，しだいに橈骨動脈では触れなくなり頸動脈でも触知が不可能となる。やがて，聴診器でも心音の聴取が困難となる。

血圧は少しずつ低下していき拡張期血圧が先に測定できなくなる。橈骨動脈が触知可能であれば，収縮期のみ血圧を測定する。循環血液量の低下により，足，手指，耳，鼻など末梢部分が冷たくなり，皮膚色はだんだんと蒼白，土色となって，爪や口唇にはチアノーゼを認めることも多い。また循環機能，体液の調節機能の低下による浮腫が足背など末梢部から出現する。

▶ **体温**　病状により異なるが，一般にはしだいに低下していく。

▶ **意識**　最後まで明瞭な場合もあるが，脳の機能の低下に伴って，日中も傾眠状態になり，発語が不明瞭になったり，見当識障害が生じたりしてくる。刺激に対する反射や反応もなくなり昏睡状態が続く場合もある。感覚器からの刺激を受容する脳の機能のうち，聴覚は最も後まで残るといわれている。

▶ **機能停止直前の状態**　身体各部が機能停止に近い状態になると，栄養失調状態，脱水症状，筋肉の弛緩，尿や便の失禁，瞳孔の散大，対光反射の低下などあらゆる反射の減退や消失が起きてくる。

## 2 ｜ 心理状態

そろそろ自身の死が近いことを感じ取った人の心理状態は，「最期は苦しくないか」「一人にしないで」「恐い，手を握っていて」など死に対して不安，恐怖，孤独を表現する，「もう一度～したい」と最期の望みを言う，「ありがとう」「楽しい人生だった」と家族に感謝する，「また会いましょうね」「先に行って待っているから」と再会を願う，「まだやらなくてはならないことがある」「どうして……」と死を受け入れられない，「やっぱり，もうだめなのか」とあきらめているなど，様々である。これには今までの患者の生き方や価値観，思想・信条，死生観，信仰など個人的な背景とともに，身体的苦痛の程度，病状経過，周囲のサポートのしかたなどが影響している。

しかしながら死が間近に迫ると，意識が低下するなかで患者の発語は不明瞭または断片的となり，その心理状態を推し量ることは難しい状況になる。

# 2. 死後の身体的変化

これまでみてきたように身体各臓器の機能が徐々に低下して停止に至ると、ついには主要臓器の心臓、肺、脳の不可逆的機能停止が起こり、死に至る。

## 1 心臓死と脳死

一般に死の判定は、「心臓停止」「呼吸停止」「瞳孔散大（＝脳機能の不可逆的停止）」の死の3徴候をもって、医師が死を宣告する。これにより個体の死亡が確定する。これが従来のいわゆる心臓死を人の死とする死の判定であるが、これに対して脳死を人の死とする死の判定も、脳死体からの臓器移植という医療上の必要性から、「臓器の移植に関する法律」のもとで認められるようになってきた。

脳死とは、脳幹を含む全脳の機能が不可逆的に停止するに至ったと判定されたものである。脳死に陥った人は、脳幹の機能が停止しているため自発呼吸はないが、人工呼吸器により呼吸が維持されている場合、心臓が心筋の自動能によって拍動を続けるという現象があり得る。この場合、脳死はすでに起こっていながら、心臓死はまだ起こっていないという時期が人工的に生み出されているのである。近年脳死については様々な議論がなされているが、脳死が人の死として法のもとで認められるのは、その脳死体から臓器移植が実施される場合のみであり、一律に脳死が人の死とは認められていない。法的脳死判定を行うにあたっては、「臓器の移植に関する法律の一部を改正する法律」（改正臓器移植法）や施行規則、法律の運用に関する指針をもとに厳密な判定が定められている。

## 2 経過を追って現れる身体的変化

死は一つの過程であり、心臓が停止しても、それとともにすべての臓器や細胞が一度に機能を停止するわけではない。臓器により、また細胞により機能の停止に至るまでの時間は異なる。そのため、次のような身体的変化が、死亡後、経過を追って出現する。

▶ **皮膚の蒼白化**　心停止によって血圧が消失すると血流は停止する。血管内の血液は重力によって身体の下部に移動して皮膚はさらに蒼白化する。

▶ **死斑の出現**　血流の停止によって、血液が重力によって身体の下部の血管に集まってくるため、身体の下部の非圧迫部に赤紫色の斑紋ができる。仰臥位では肩甲骨部や殿部などは、圧迫されているために血管に血液が流れ込まず死斑はできない。死後1～2時間で現れ始め、2～3時間くらいではっきりと認められるようになり、12～15時間で完成される。死斑は死の確徴である。

▶ **体温の低下**　体内での物質代謝が停止するため熱産生も止まる。このため、環境の温度と等しくなるまで体温は低下する。年齢、死因、環境因子にもよるが、死後1～2時間で四肢や頭部は冷たくなり、衣服で覆われている部分も4～5時間くらいで冷たく感じるようになる。

▶ 死後硬直　死亡後，筋肉は神経支配がなくなるので緊張を失って弛緩し，腱反射も消失するため身体が扁平になる。死後硬直は，いったん弛緩した筋肉がその後に硬くなる現象である。死後2～3時間程度で顎関節や頸関節に現れ，上肢関節から徐々に下肢関節に広がり全身の関節が硬直する。その後，12時間前後で最高になり，この状態は1～2日続き，2～5日で弛緩する。気温が高いと早く硬直し，早く弛緩する。

▶ 乾燥　皮膚の細胞が死滅すると，皮膚表面から水分が蒸発して皮膚が乾燥し，暗褐色になる。角膜は混濁してくる。

▶ 腐敗　腐敗は大腸菌や腸球菌などの腸内細菌や常在菌などの微生物によるたんぱく質の分解によって起こる。死後2日くらいで右下腹部が青緑色に変色し始め，腹部全体に広がり全身に及ぶ。腹腔内に発生した腐敗ガスの圧力により，胃内容液の漏出や脱糞が起こることもある。体表面は3～4日頃から変化が起こる。重篤な肺炎や敗血症などの感染症を起こしていた人，高体温であった人の遺体は，腐敗が早く始まる。

## B　臨終まぢかの看護

▶ 看護の基本　死が避けられない現実となってきたとき，患者に対しては苦痛なく最期のときまでその人らしく生き，安らかな死が迎えられるようにかかわること，家族に対しては悲しみ，無念さのなかにあっても，患者の死を受け止められるように，また患者の看取りが満足できるものであったと思えるように支援することが看護の基本となる。このことを念頭に，以下のように援助する。

### 1　落ち着いた環境を提供する

患者がゆっくりと家族と語り合え，心地良く安心できる雰囲気で死を迎えられるためには個別の部屋が望ましい。同室の患者が亡くなることは，同室者の不安を増大させる要因になるという意味でも個室に移すことが望ましい。面会や医療者の出入りも頻繁になるが，ドアの開閉などには注意を払い，静かな環境をつくる。患者の排泄物や体臭などの臭気の停滞や医療機器の使用による室温や湿度の上昇を防ぐため，換気を行うとともに，温度・湿度の調節を行う。家族がそばに付き添うことができる配慮をする。

### 2　身体的苦痛の緩和を図る

疼痛，呼吸困難，全身倦怠感，悪心，便秘など，患者の苦痛を緩和する。

### 3　患者の希望に沿う

この時期にできることは少ないが，患者や家族の希望にできるだけ沿った援助をする。

## 4 | 安楽にするためのケアを実施する

安楽確保のため，表2-2のようなケアを行うが，実施に際しては患者の消費エネルギーが最小限になるよう，多人数の看護師により短時間で実施する。

## 5 | 不安や孤独感の緩和を図る

患者の訴えに耳を傾けて，患者と共に死を見つめようとする姿勢をもつ。看護師や家族のだれかが常にそばにいることにより，見守られている，一人にされていないと感じられる環境を提供する。手を握る，からだをさするなどしながら語りかけることにより表情が緩やかになることがある。

## 6 | 家族に悔いが残らないように配慮する

家族は患者の状態が刻々と悪化していくのを感じ取って不安になり，家族にできることはないのかなどと苦悩する。そのような家族には，患者にとって安楽に過ごせる方法を説明し，そばにいることだけでも患者の支えになっていることを伝える。

また家族にできる患者への接し方について，たとえば次のように説明する。

- 食欲が低下して摂取量が減少しても，それは自然の経過であり，無理に食べさせるのでなく，患者の好むものを少しずつ勧める。
- 傾眠状態になるが，無理に起こそうとするのでなく，そばに付き添い見守って，患者が安心して眠れるようにすることが大切である。
- 聴覚は最後まで残るので，こちらの話すことは伝わっている。反応がないように見える患者にも，気持ちは伝わっていると考えられる。

▶ 現状と見通しを伝える　今の患者の状態や今後どのような症状が起こってくるかなどを説明して，経過の理解を図り，親しい人の面会漏れがないように，また臨終時に間に合わなかったというような心残りがないようにする。そして，家族が限りある時間を共に過ご

表2-2　安楽を確保するためのケア例

| 体位変換 | 褥瘡や圧迫痛の予防のため，また倦怠感を改善するため，体位変換を行うとともに，下肢や上肢などに枕やタオルを挿入してからだの支持面を変える。 |
|---|---|
| 呼吸を楽にするケア | 呼吸を楽にするために，上半身をセミファーラー位にする。仰臥位の場合は，下顎が前方に出るように肩枕を入れる。口腔の乾燥を避ける。気道内や口腔内の分泌物を吸引して通気性を確保する。 |
| 冷やし温めるケア | 発熱時には氷枕の実施により安楽を図る。四肢末梢部が冷たいときには保温を行う。 |
| 清潔ケア | 患者の状況を判断して全身清拭や洗髪を行って，からだを清潔に保ち，気分を爽快にする。陰部・殿部は失禁により不潔になりやすいので，適宜清拭する。唾液の分泌低下や口呼吸によって，口腔内に粘液が付着したり乾燥したりしやすくなるので，口腔ケアを行う。可能であれば少量の飲料水や氷片を含ませる。 |
| 寝具交換 | 臥床時間が長く，床上排泄などにより寝具が汚染されやすいため，適宜清潔な寝具に交換する。 |

せるように面会時間の配慮をする。

▶ 家族の疲労を気遣う　看病が続くと，不安や緊張の連続で家族の肉体的・精神的疲労も増してくる。家族へのねぎらいの言葉をかけ，看病の交代を勧めるなど，からだが休まるような対応を行う。

▶ 終末期医療についての意思統一を促す　また，患者の終末の迎え方についてどのようにするのか（蘇生術を行うかなど）を再度家族で話し合ってもらい，不一致が生じないようにする。

## 7　最期の別れができるように配慮する

臨終が近づいたときには，患者と家族が最期の別れができるように配慮する（臨終時の看護については，次項C「臨終時の看護」参照）。

## 8　患者の状態を観察し報告・記録する

▶ 観察・報告　患者の一般状態の変化に注意して観察を行う。バイタルサインや意識に変化があった場合は，直ちに医師に報告する。医師より指示を受けた治療処置を迅速かつ的確に実施する。観察内容はほかの看護師にも報告し，協力して看護を行う。

▶ 記録　臨終前後の記録は，状態の変化と実施した看護の内容を記録する。特にバイタルサインの変化と停止時刻が重要であり，医師が死亡を判定した時刻を正確に記録する。

## C 臨終時の看護

医師により死亡が確認されても，生前同様に尊厳ある人として接し，家族に対しては，最愛の人を亡くした心情を考えて慰めといたわりの態度でかかわることが大切である。

▶ 留意点

①患者に対して哀悼（あいとう）の気持ちとともに闘病をねぎらう声かけを行う。

②家族と共に別れを行う時間をもてる環境を設定する。

　　しばらく，家族や近親者だけで別れのひとときを過ごせるようにする。まだ死亡が信じられない状況にある家族に配慮しながら，目に触れる大きな医療機器や氷枕，湯たんぽ，便器など不要な看護用具を取り除き，寝衣や体位の外観を整え，ベッド周囲を整備する。

③家族にねぎらいの言葉をかけ，感情の表出や必要な行動ができるように支援する。

　　家族は心の準備ができていても動揺が大きく，まして急に状態が悪化した場合は混乱していることが多い。重要な人への連絡がとれているか，困ることはないかなど声をかけ，付き添うなど配慮をする。

④遺体をケアする準備を行う。

　　遺体のケアを実施する了解を得るとともに，帰宅時の衣類の準備，宗教上・慣習上の配慮，葬送儀礼（後述）についての意向などを聞き，必要な準備を行う。

## D 死後のケア

## 1. 遺体のケア

　全死亡の 80％以上が医療施設内での死である現在，遺体へのケアは終末期における看護の一環となっている。

### 1 ｜ 目的

　遺体のケアの目的は，主に次の 2 点である。
①死後に起こる生理的現象を適切に対処し，遺体をその人らしく整える。

　　このケアは死者へのお別れの儀式の一つであり，安らかな眠りを願うものである。したがって遺体へのケアは，死者への弔いであると同時に，残された遺族へのケアの始まりでもある。死を厳粛に受け止め，生前の本人や遺族の意向を重視して行うことが大切である。

②遺体を清潔に保つことにより病原微生物の飛散を予防し，遺体からの感染を予防する。

### 2 ｜ 留意点

（1）看護師の態度

- 患者の死亡後も生前と同じように尊厳ある人として，慎み深い態度で接する（日本人は一般に遺体に対する関心が高く，遺体がていねいに扱われることを強く願っている）。
- 創傷の縫合や詰め物をするときは，遺族の心情に配慮する。
- 他患者の目に触れることのないように配慮して行う。

（2）遺族への配慮

- 故人の生前の希望や宗教上の留意点や慣習を遺族に尋ね，希望を生かしてケアを行う。
- 清拭や死化粧，更衣など，遺族と共にできるケアを一緒に行うよう勧め，遺族のつらい気持ちや悲しみを表出できるように援助する。ただし，希望しない場合は，無理強いしない。

（3）遺体の扱いに関する留意点

- 遺体に起こる生理現象を理解して，遺体を傷つけないように安全にケアする（生体とは違って皮膚は弱いため，髭剃りや固定による圧迫などで不用意に傷つけないよう気をつける）。
- 遺体のケアは，死後硬直が現れる前に完了し，生前に近い姿に整える。
- スタンダードプリコーションと感染経路別予防策に従って実施する。感染症がある場合には，感染症法などの法に基づいて対処し，遺族には衣類や所持品の消毒法を指導する。
- 複数の看護師が短時間で行い，処置中に観察した事項は記録するとともに医師に報告

する。

（4）その他留意点

- ペースメーカーが挿入されている場合は、そのまま火葬できる火葬場が増えてきているが、火葬時に破裂のおそれがあるため、斎場が、取り出しを指定する場合やペースメーカーが挿入されていることの申し出を希望される場合がある[4]。
- 前立腺がんの小線源療法後1年以内死亡時には、火葬に付す前に剖検により線源を取り出す必要[5]が指摘されている。

## 3 方法

遺体のケアの一般的な方法を以下に示す。

〈使用物品〉
口腔ケア用具一式，清拭用具一式，洗髪あるいは結髪用具一式，美容用具（髭剃り，爪切りなど），死化粧用具一式，着衣（下着，おむつ，寝衣など），さらしの布（30cm四方），シーツ，患者の所持品を入れる袋
必要時：体腔の処理物品（弾綿，脱脂綿，高分子吸収剤，ディスポーザブル鑷子），ガーゼ，絆創膏，防水性ドレッシング材，縫合セット，「末期の水」（後出）として用いる水，消毒剤（次亜塩素酸ナトリウム）
看護師の必要物品：ディスポーザブルガウン，マスク，手袋

| | 手順 | 技術のポイント（根拠・留意点） |
|---|---|---|
| 1 | **看護師の準備を行う**<br>❶ディスポーザブルガウン，マスク，手袋を着用する。 | ❶感染予防のため防護用具を着用する。<br>●家族もケアを実施する場合は着用してもらう。 |
| 2 | **注射針・チューブ類の抜去**<br>❶抜去するチューブ類を検討する。<br><br>❷吸引できる場合は静かに吸引し抜去する。<br><br>❸切開部が大きい場合は，医師に縫合を依頼する。<br><br><br><br>❹圧迫固定または防水性ドレッシング材で固定する。 | ❶CVポート，胃瘻チューブ，ストーマパウチは抜去しなくてもよい。<br>❷血液，滲出液，胃液などが貯留している場合は，吸引して排出させる。<br>❸ドレーンの抜去部や気管切開部からの出血や滲出液がある場合には高分子吸収剤や綿花などを詰める。<br>●遺体は血液の凝固作用が失われていくこと，縫合部の傷も修復は起こらないことを念頭にケアする。<br>❹圧迫固定をするときは，創部を押さえ，皮膚と絆創膏との間に隙間を作らないように密着させて絆創膏を貼る。 |
| 3 | **絆創膏類の除去**<br>❶絆創膏を，皮膚面に力が加わらないようにはがす。 | ❶粘着性の高い絆創膏は，表皮の角質を剥離させてしまうため。<br>●死亡後に角質の剥離した部位には保湿剤を塗布し，乾燥を防ぐ。 |
| 4 | **口腔ケアの実施**<br>❶歯ブラシやスポンジブラシを用い，歯，歯間，歯肉を磨く。<br>●口腔粘膜，舌も汚れをガーゼで拭き取る。 | ❶口腔内は異臭の原因となるため，清潔にする。 |

| | 手順 | 技術のポイント（根拠・留意点） |
|---|---|---|
| 4 | ❷水分を吸引する，またはガーゼで拭き取る。<br>•出血や悪臭がある場合は消毒液を用いる。<br>❸義歯がある場合には装着する。<br>•るいそうが強く義歯が合わない場合は，無理に挿入しない。<br>❹乾燥予防に口唇にワセリンを塗布する。 | ❷実施後の水分は吸引するかまたは拭き取らなければ異臭の原因になる。<br><br>❹ワセリンの代わりにリップクリームでもよい。<br>•油分で補われていない口唇に「末期の水」（後出）を当てると乾燥が進むので注意する。 |
| 5 | **全身清拭・洗髪の実施**<br>❶通常（生者に実施する場合）と同じように実施する。<br>❷湯の温度は，通常（生者に実施する場合）より低いぬるめの温度とし，遺体を温めない。<br><br>❸顔の清拭は，眼脂をとり，鼻腔，耳腔も綿棒などを用いて清拭する。<br>❹洗髪後の髪型は，生前を意識して整える。<br>•男性の場合，髭を剃る。<br>•爪が伸びている場合には爪を切る。 | ❶体を清潔にするために，清拭や洗髪を実施する。<br>•血液が付着している部分は，消毒液で清拭する。<br>•在宅療養の場合などでは，シャワー浴も実施される。<br>❸通常（生者に実施する場合）のケアでは行うことが少ない鼻腔，耳腔を忘れずに行う。<br>❹髭剃りは，表皮を剥離してしまう危険性があるので，電気カミソリでそっと押し当てるように剃ると損傷が少ない。皮膚を引っ張らないことが重要である。 |
| 6 | **体腔への詰め物**（必要時）<br>❶以下のような場合に行う。<br>•体液が流出している場合<br>•出血傾向が強い場合<br>•早期に腐敗が進むと思われる敗血症などで亡くなった場合，など<br>❷脱脂綿を先に詰め，最後に脱脂していない弾綿（青梅綿）または，高分子吸収剤を詰める。 | ❶以前は，脱糞や尿漏れ，胃液の漏出などを想定し，詰め物を行っていたが，ごく一部の状態の遺体にみられる現象であり，すべての遺体に行う必要はないと考えられてきている[6]。 |
| 7 | **着替えを行う**<br>❶家族の用意した衣類を着せる。<br>❷必要時おむつを使用する。 | ❶最近では，死装束を仕立てている場合や好みの衣服を望まれる場合も増えてきており，故人・家族の意向に沿って着替えを行う。<br>•着物の場合：ひも類の縦結び，身ごろを左前にするのが一般的だが，家族の意向を尋ねる。 |
| 8 | **死化粧をする**<br>❶化粧水や乳液による皮膚の保湿を行う。<br><br><br><br><br>❷ファンデーションで肌の色を整える。<br><br>❸頬紅で頬，下顎，眼瞼に朱みを入れて，やや明るい顔に整える。<br>❹口紅を差す。<br>•男性の場合はリップクリームでもよいが，顔のイメージに合わせる。 | ❶皮膚の保湿作用は失われているので，時間とともに乾燥する。そのために保湿が必要である。<br>•化粧の一環として，皮脂の汚れを取るためにマッサージを行う場合があるが，皮膚を過度にこすると筋肉の扁平化を促進してしまう危険性があり，注意が必要である。<br>❷肌は蒼白化しているために，遺族に相談しながら生前に近い色に整える。<br>❸皮膚の色は変色していくため，少し朱みがかった色に仕上げておくと，時間がたっても沈んだ色に見えにくい。<br>❹口紅は唇の乾燥を防ぐ役割もかねる。 |
| 9 | **遺体の姿を整える**<br>❶瞼を閉じる。 | ❶瞼が閉じにくい場合は，少量のオリーブ油を角膜に垂らして閉じる，薄い綿花を上眼瞼に入れて閉じる，などの方法がある。 |

| | 手順 | 技術のポイント（根拠・留意点） |
|---|---|---|
| 9 | ❷口を閉じる処置を，死後硬直が始まるまでに行う。首を屈曲させるか，下顎にタオルを巻いて入れ下顎を押し上げるようにする。<br>❸手を合わせる，または組ませる。<br>❹顔を布で覆い，遺体全体をシーツで覆う。 | ❷弾力包帯などで頭頂部と下顎を結ぶように固定して口を閉じさせると，顔面が圧迫され，浮腫（ふしゅ）の原因にもなる。<br>❸手の組み方は，遺族に希望を聞いて行う。筋弛緩により手を組ませてもはずれるため，手首を固定する場合があるが，弾力包帯の使用は浮腫の原因になるので避ける。 |
| 10 | 遺体を冷却し安置する<br>❶遺体の腐敗防止のために胸部，腹部を冷却する。<br>❷必要時，遺体を霊安室に安置する。 | ❶細菌の繁殖を抑えることと，消化酵素（こうそ）の働きで遺体が自己融解を起こすことを避ける，という2点の理由で，遺体の温度を25℃以下に下げる必要がある[7]。病室で遺体を安置する場合は，氷や保冷剤などを胸部や腹部に当てて冷却する。 |

## 2. 遺体のケア時の葬送儀礼について

　従来から遺体のケアでは，信仰や慣習に由来する葬送儀礼を含んだ行為が多く行われてきた。古くから人々の生活のなかに取り入れられてきたこれらの儀礼が，現代医療のなかでも行われることの意味は何であろうか。それは単に死を日常と区別するだけでなく，死者への弔（とむら）いの心を表すとともに，看取る人の死への恐怖心や不安を癒（いや）す行為，また死別を確認する行為であったとも考えられる。

▶ 葬送儀礼についての意識の変化　しかし近年，死者の見送り方は，少子高齢化や核家族化，価値観の多様化により，宗教や地域性を反映しない方法をとる場面や，葬送儀礼を嫌う場面も増えてきている。これを踏まえ，こうした慣習を取り入れる場合は，故人や遺族の意向を尊重して実施するのが望ましい。

▶ よく行われる葬送儀礼　今なおよく行われる儀礼と意味を紹介するが，地域により多様なものがある。

- 末期の水：死にゆく者または死者の唇を水で潤（うるお）す行為。意味には諸説あるが，口から

### エンバーミング

　エンバーミング（embalming）とは，遺体衛生保全と訳され，刻々と腐敗に向かっていく遺体の消毒と保存を行うことをいう。実際には，遺体の消毒・殺菌，防腐処置，修復・化粧が施される。現代のエンバーミング技術の基礎が築かれたのは，19世紀後半のアメリカにおいてであるが，その後，技術的発展を遂げ，今日の欧米では一般的な遺体処理法となっている。また，日本においてもエンバーミングができる葬祭業者が全面的に増えてきている。これによって医療関係者のみならず遺族，葬儀関係者などが遺体からの感染を避けることができ，遺体を衛生的に一定期間保つことができることから，故人との別れに時間をかけることができるようになっている。

去ろうとする霊魂を水の力で引き戻そうとするもの（蘇生儀礼）とも，死者を浄める意味をもつ浄化儀礼であるともいわれる。「死に水」ともいう。

- **湯灌**：死者の全身をお湯で清める行為。現在は清拭や死後入浴やシャワー浴に変わっている。
- **逆さ水**：死者のからだを清める際，湯船や洗面器に張るぬるま湯をつくるために，通常とは逆に，水にお湯を注ぐ行為。
- **着物の左前・縦結び**：通常とは反対の着せ方・結び方。逆さ水も含めて，これらは「逆さごと」といわれ，日常で行われる習慣を意識的に排除することで日常と区別をしている。

## ▎3. 事務手続き

患者の死に伴って様々な事務手続きが必要となり，それに看護師が立ち会うことも多い。事務的にならないように，いたわりのある態度で援助する。

### 1 ｜ 死亡診断書（死体検案書）の交付

死亡診断書は，人の死亡を医学的・法律的に証明するものである。医師によって人の死亡が確認されると，戸籍法に基づき，死亡診断書を役所に提出する義務がある。

この死亡診断書の左側は死亡届になっており，左右で1組となっている。死亡診断書に医師が記入し（医師の氏名，捺印が必要である），死亡届に遺族が必要事項を記入して，役所の戸籍係に提出することによって，患者の戸籍は抹消される。

死亡届は，患者の死後7日以内に，患者の死亡した施設の所轄の役所か，患者が住民登録している役所，あるいは本籍地の役所に提出する。死亡届を提出するときに，火葬に必要な死体（胎）火埋葬許可申請書を併せて提出する。これにより火葬場に死体（胎）火埋葬許可書を提出し火葬を行う。火葬終了後に証明印を押され，埋葬許可書となる。

▶ 死産の場合　妊娠4か月以上で死産した場合には，「死産の届出に関する規程」に基づき，医師または助産師が死産証書を交付するので，死産届を役所に提出する。

### 2 ｜ 病理解剖を行う場合の承諾書

病理解剖を行う場合，死体解剖保存法に基づき，遺族の承諾を得る必要がある。看護師は，遺族が納得したうえで意思決定ができるようにサポートする。

### 3 ｜ 退院の手続き

患者の死亡に伴って，看護師は退院の準備をする。事務部門などに連絡をし，遺族に退院手続きをしてもらう。

## 4. 遺族へのケア

遺族が大切な家族を失った悲しみに打ちひしがれるのは，死別直後の自然な反応であるが，時間とともにその悲しみを乗り越え，気持ちを立て直し，新たな生活に適応していくこともまた，遺族が生活を続けるうえで必要なことである。このためグリーフケア（grief care）が重要になってくる。

▶ グリーフケアとは　家族や友人など大切な人を亡くすことで，深い悲しみ，喪失感（grief：悲嘆）が起こる。この悲嘆に対して，そっと寄り添い，心理的援助，身体的援助，社会的援助を行っていくことが，グリーフケアである。

### 1 心理的援助

▶ 死別後の悲嘆に関係する要素　遺族にとって，看取りが心残りなく行えたか，故人が安らかであったかなどが，死別後の悲嘆に関係する[8]といわれている。これらを踏まえ看護師は，生前から家族の意向や気持ちを傾聴し，家族の望む看取りを家族自身が行えるよう援助することが重要となる。

▶ 悲嘆のプロセス　デーケン（Deeken, A.）[9]は，死別後の喪失に対する反応の変化（悲嘆のプロセス）に，表2-3のような12の段階があると述べている。

▶ 悲嘆作業の支援　また，喪失への適応過程を，課題の達成としてとらえたウォーデン（Worden, J. W.）は，悲嘆作業（grief work：グリーフワーク）には，以下の4つの課題があると述べている。

- 喪失の現実を受け入れること
- 悲嘆の痛みを消化していくこと
- 故人のいない世界に適応すること
- 新たな人生を歩み始める途上において，故人との永続的なつながりを見いだすこと

そして，援助者の仕事は，遺された人が故人との関係をあきらめることではなく，心のなかの適切な場所に故人を位置づけることを手助けすることである[10]と述べている。

### 2 身体的援助

眠れない，食べられないなどの悲嘆反応に関連した症状に対して，傾聴するとともに，

表2-3　悲嘆のプロセス

| | |
|---|---|
| ❶ 精神的打撃と麻痺状態 | ❼ 空想形成と幻想 |
| ❷ 否認 | ❽ 孤独感と抑うつ |
| ❸ パニック | ❾ 精神的混乱とアパシー（無関心） |
| ❹ 怒りと不当感 | ❿ あきらめ |
| ❺ 敵意とルサンチマン（うらみ） | ⓫ 新しい希望—ユーモアと笑いの再発見 |
| ❻ 罪意識 | ⓬ 立ち直り—新しいアイデンティティの誕生 |

出典／デーケン，A.編：死を看取る〈死への準備教育2〉，メヂカルフレンド社，1986, p.256-272.

医療機関の受診を勧めるといった家族，親族のサポート体制を調節する。しかし，遺族への直接的な身体的援助は，現在の医療体制では難しいという現状がある。

## 3 | 社会的援助

大切な人を亡くした悲嘆により，遺族は日々の生活がままならなくなるが，看護職として直接的な支援は難しい。

▶ **遺族ケアの行われている場**　医療機関において，患者が死亡した後に，遺族との継続的な関係をもって，そのケアを実施することは，有意義ではあるが難しい面もある。しかし，ホスピスなどの緩和ケア施設や訪問看護の領域では，手紙の送付による遺族へのいたわりや気持ちの整理の支援，追悼の催しへの遺族の招待，遺族訪問などを行い，故人の追悼とともに遺族へのケアを行っていることを付け加えておく。

## █ 5. 見送り

遺体のケアの後，患者と遺族は医療者らに見送られながら帰宅することになる。看護師は遺族がそれまでの時間を静かに過ごせるような環境を提供する。施設によっては霊安室に遺体を安置する。

看護師は，遺族の計り知れない別れの悲しみやつらさを思いやり，今までの看病の労をねぎらう言葉かけを行う。遺体の見送りは，担当医師，担当看護師，看護責任者など複数の関係者でていねいな礼をもって行う。

**文献**

1) 厚生労働省：「人生の最終段階における医療ケアの決定プロセスに関するガイドライン」および解説編. https://www.mhlw.go.jp/stf/houdou/0000197665.html（最終アクセス日：2022/9/15）
2) 日本学術会議臨床医学委員会終末期医療分科会：終末期医療のあり方について―亜急性型の終末期について―. http://www.scj.go.jp/ja/info/kohyo/pdf/kohyo-20-t51-2.pdf（最終アクセス日：2022/9/15）
3) 山崎章郎：臨終前後のケアのあり方，医師の役割，ターミナルケア，8（1）：7，1998.
4) 安部治彦：火葬時の植込み型心臓デバイス摘出に関する国内の現状，心電図，39(1)：39-40，2019.
5) 日本放射線腫瘍学会，他：シード線源による前立腺永久挿入密封小線源治療の安全管理に関するガイドライン（第6版）. https://www.jrias.or.jp/pdf/seed_guideline_6th.pdf（最終アクセス日：2022/9/15）
6) 伊藤茂：死後処置に活かすぞ遺体の変化と管理，照林社，2009，p.115-117.
7) 前掲書6)，p.49-53.
8) 坂口幸弘：悲嘆ケア；医療従事者に求められるケア，EB Nursing，11（4）：61-65，2011.
9) デーケン，A. 編：死を看取る〈死への準備教育2〉，メヂカルフレンド社，1986，p.256-272.
10) Worden. J. W. 著，山本力監訳：悲嘆カウンセリング（原著第4版），誠信書房，2011，p.35-55.

**参考文献**

・池田典明：死体現象〈石津日出雄，高津光洋編：標準法医学〉，第7版，医学書院，2013，p.22-35.
・小林光恵：説明できるエンゼルケア，中山書店，2011.
・橋本佐栄子，橋本友希：エンゼルケア，エンゼルメイク，遺族ケア；医療現場における最後の看護，看護技術，57（1）：7-36，2011.
・五来重：葬と供養，東方出版，1992.
・山折哲雄：宗教の力；日本人の心はどこへ行くのか〈PHP新書〉，PHP研究所，1999.
・伊藤茂：遺体管理の知識と技術，中央法規，2013.

**1** 患者と看護師が面談をする際，両者の信頼関係を構築するための看護師の行動で最も適切なのはどれか。 (107回 AM35)

1. 患者の正面に座る。
2. メモを取ることに集中する。
3. 患者と視線の高さを合わせる。
4. 事前に用意した文章を読み上げる。

**2** 学習支援として，集団指導よりも個別指導が望ましいのはどれか。 (107回 PM35)

1. 小学生へのインフルエンザ予防の指導
2. 塩分摂取量が多い地域住民への食事指導
3. ヒト免疫不全ウイルス（HIV）感染者への生活指導
4. 3～4か月児健康診査に来た保護者への離乳食の指導

**3** 根拠に基づいた看護（EBN）で最も適切なのはどれか。 (105回 AM37)

1. 患者の好みは参考にしない。
2. 先輩看護師の行動を模倣する。
3. 研究論文の有用性を検討する。
4. 既存の看護業務基準を遵守する。

**4** 看護師が行う看護過程で適切なのはどれか。 108回 PM17

1. 問題解決思考である。
2. 医師の指示の下で計画を立てる。
3. 看護師の価値に基づいてゴールを設定する。
4. アセスメント，計画立案，評価の3段階で構成される。

**5** クリティカルシンキングで適切なのはどれか。 103回 AM39

1. 直観的アプローチである。
2. 主観的情報を重視した考え方である。
3. 物事を否定的にみる思考過程である。
4. 根拠を持ち実践することを可能にする。

**6** 看護記録の内容で適切でないのはどれか。 94回 AM50、102回 AM37

1. 患者の訴えたこと
2. 実施したケアの内容
3. ケア後の患者の変化
4. ケア後の看護師の感想

**7** Cheyne-Stokes（チェーン - ストークス）呼吸の呼吸パターンはどれか。　　101回AM44

**8** 触診法による血圧測定で適切なのはどれか。　　105回PM73

1. 血圧計は患者の心臓の高さに置く。
2. マンシェットの幅は上腕全体を覆うサイズを選ぶ。
3. 150mmHgまで加圧して減圧を開始する。
4. 加圧後に1拍動当たり2〜4mmHgずつ減圧する。
5. 減圧開始後に初めて脈が触知されたときの値を拡張期血圧とする。

**9** ジャパン・コーマ・スケール（JCS）のⅢ（3桁）で表現される意識レベルはどれか。

108回PM12

1. 意識清明の状態
2. 刺激すると覚醒する状態
3. 刺激しても覚醒しない状態
4. 激しなくても覚醒している状態

**10** 心音で正しいのはどれか。　　93回PM3

1. Ⅰ音は心室が拡張し始めるときに生じる。
2. Ⅰ音は僧帽弁と三尖弁とが開く音である。
3. Ⅱ音は心室が収縮し始めるときに生じる。
4. Ⅱ音は大動脈弁と肺動脈弁とが閉じる音である。

**11** スタンダードプリコーションの対象はどれか。2つ選べ。　　100回PM86

1. 汗
2. 頭　髪
3. 唾　液
4. 傷のない皮膚
5. 傷のない粘膜

12 オートクレーブによる滅菌法はどれか。　　　　　106回 AM21

1. 乾熱滅菌
2. プラズマ滅菌
3. 高圧蒸気滅菌
4. 酸化エチレンガス滅菌

13 血液の付着した注射針を廃棄する容器はどれか。　　　104回 AM39

1. 黄色バイオハザードマーク付きの容器
2. 橙色バイオハザードマーク付きの容器
3. 赤色バイオハザードマーク付きの容器
4. 非感染性廃棄物用の容器

14 死後の処置について最も適切なのはどれか。　　　　104回 PM43

1. 体内に挿入したチューブ類の除去は家族同席で行う。
2. 枕の高さを低くし開口を防ぐ。
3. 死亡後2時間以内に行う。
4. 腔内は吸引しない。

## 1 　　　　　　　　　　　　解答 3

**×1**：正面に座るのは，尋問のような形となり，感情の交流が図りにくい。

**×2**：メモを取ることに集中すると，相手に目を向けることができず，アイコンタクトが減る。アイコンタクトが極端に少なくなると，信頼性や共感性が低下する。

**○3**：視線の高さを合わせることにより，両者の対等な関係を築きやすい。また，落ち着いて会話することもでき，信頼関係を構築しやすい。

**×4**：コミュニケーションは送り手と受け手の間に行われる知覚・感情・思考の伝達であり，この伝達は，一方向のものではなく，相互作用があるものである。事前に準備した文章の読み上げは，一方向なものであり，コミュニケーション両者の理解や信頼に直にはつながりにくい。

## 2 　　　　　　　　　　　　解答 3

**×1, 2, 4　○3**：

HIV感染者の生活指導では，本人が日常生活での注意点について十分に理解し，感染防止を実践できることが重要である。医療従事者が対象者の秘密の保持に留意することは当然のことであるが，HIV感染については特に細心の注意を払い，対象者に対する指示，指導，連絡などは直接本人に伝えることが望ましい（厚生労働省：HIV医療機関内感染予防対策指針，1988）。

## 3 　　　　　　　　　　　　解答 3

**×1, 2, 4　○3**：

看護の目的は，患者に最も適した看護を実践することである。そのためには，臨床研究から信頼できる知見を得て，客観的な視点をもってそれらを実践の根拠とし，患者個々の看護に活かす必要がある。

## 4 　　　　　　　　　　　　解答 1

**○1**：選択肢のとおり。

**×2**：看護師が行う専門的なアプローチである。

**×3**：その対象者のより良い健康状態を設定する。

**×4**：アセスメント，看護診断，計画，実施，評価の5段階で構成される

## 5 　　　　　　　　　　　　解答 4

**×1, 2, 3　○4**：

クリティカルシンキングとは，物事を鵜呑みにせず，また思い込みや偏見にとらわれず，事実に基づいて論理的・客観的にとらえる思考法である。実践に対する根拠となる思考である。直観的に判断したり，物事を否定的にとらえる思考過程ではない。看護過程のどの段階においても有効であり，問題解決に役立つ。

## 6 　　　　　　　　　　　　解答 4

看護記録とは，看護実践の過程を記述したものであり，事実をありのままに記載することが求められる。

**○1**：患者の訴えたことは，主観的情報であり，看護記録に記載する。

**○2**：実施したケアの内容は，客観的情報として，看護記録に記載する。

**○3**：ケア後の患者の変化は，主観的情報または客観的情報として記載する。

**×4**：看護師の査定・判断・分析はアセスメントとして記載するが，看護師の「感想」は不要である。

## 7 　　　　　　　　　　　　解答 1

**○1**：チェーン-ストークス呼吸である。呼吸の深さがしだいに増して過呼吸となり，その後しだいに呼吸が浅くなり無呼吸となる。これを繰り返す。

**×2**：呼吸の回数は変わらないが，深さが浅く一定ではない。

**×3**：クスマウル呼吸である。異常に深い大きな呼吸が持続する。

**×4**：このように直線的な深さの変化をきたす呼吸パターンは判断不能である。

　解答 **4**

×1：心臓と同じ高さにする必要があるのは，マンシェットの位置である。

×2：マンシェットの幅は，理論的には腕の円周の40%程度の幅がよく，通常は腋窩から肘窩までの長さの約2/3を目安に使用する。成人用のマンシェットの幅として，WHOでは14cm，JISでは13cm，アメリカ心臓病協会（AHA）では12cmと規定している。

×3，○4：血圧値は人によって異なり，触診法において加圧する値の基準は決められていない。加圧していき，脈が触れなくなったらさらに20〜30mmHgほど加圧し，1拍動当たり2〜3mmHgずつ減圧する。

×5：減圧開始後に初めて脈が触知されたときの値は収縮期血圧である。

---

**9**　解答 **3**

×1：意識レベルは正常な状態であり，0と表現される。

×2：Ⅱ（2桁）で表現される意識レベルである。

○3：Ⅲ（3桁）で表現される意識レベルである。

×4：Ⅰ（1桁）で表現される意識レベルである。

---

**10**　解答 **4**

×1，2：Ⅰ音は，心室の収縮期の初めに僧帽弁，三尖弁が閉じる音で，鈍く低い音がする。

×3：Ⅱ音は，心室の収縮期の終わりに発生する。

○4：Ⅱ音は，大動脈弁，肺動脈弁が閉じる音で，高く短い音がする。

---

**11**　解答 **3，5**

×1，○3：汗を除くすべての体液・分泌物・排泄物が対象であるので，汗は対象ではない。

×2：頭髪は感染源とされない。

×4，○5："傷のない"というフレーズに惑わされないよう，冷静に考える。皮膚については傷がある場合のみ感染源とみなすが，粘膜は傷の有無にかかわらず感染源とみなす。

---

**12**　解答 **3**

×1：乾熱滅菌は，加熱による滅菌法の一つで，滅菌用オーブンを用いる。

×2：プラズマ滅菌は，高真空下で過酸化水素ガスに高周波やマイクロ波のエネルギーを付与し，100%電離（イオン化），すなわちプラズマ化したものを利用する滅菌法である。

○3：高圧蒸気滅菌は，高温高圧の飽和水蒸気による滅菌法で，内部を高圧にすることが可能なオートクレーブという装置を用いる。

×4：酸化エチレンガス滅菌は，エチレンオキサイドガスを用いた滅菌法である。

---

**13**　解答 **1**

○1：黄色のバイオハザードマーク付きの容器には，メスの刃や注射針などの鋭利な物を入れる。

×2：橙色のバイオハザードマーク付きの容器には，血液などの付着した手袋や綿球，カテーテルなどの固形物を入れる。

×3：赤色のバイオハザードマーク付きの容器には，血液などの液状・泥状のものを入れる。

×4：血液の付着したものは感染性医療廃棄物であり，非感染性廃棄物用の容器には廃棄しない。

---

**14**　解答 **3**

×1：体内に挿入したチューブ類の除去時は，体液などの流出がる。外観的な側面や感染予防の観点からも家族同席は好ましくない。

×2：下顎関節硬直は死後1〜3時間で発生する。枕の高さを低くするのではなく，タオルなどを丸めて顎の下に入れて対処する。

○3：死後硬直は死後2時間頃から始まり，3〜6時間で全身に及ぶとされる。死後の処置は死後硬直が始まる前に実施する。

×4：体液の流出などを予防するために口腔内を吸引する。

# 索引

## 欧文

ACP … 362
ANA … 19, 29
art … 2
CAI … 227
CDC … 239
EBN … 7
EOG … 247
EP … 41
evidence-based nursing … 7
GCS … 122
$H_2O_2$ … 248
ICD … 21
ICT … 240
IT … 164
JCS … 122
KYT … 316
Man … 315
Media … 315
MMT … 123
N95マスク … 265
NANDA-I看護診断 … 23
NIC … 25
NOC … 25
OP … 41
OSCE … 97
PDCAサイクル … 65
PES方式 … 37
PET検査 … 311
POS … 76
ROM … 123
$SaO_2$ … 120
SHELモデル … 314
skill … 2
TP … 41

## 和文

### あ

アート … 2
アイコンタクト … 178
あいさつ … 193
アキレス腱反射 … 153
アクシデント … 313
アサーション … 195
アサーティブ … 196
アセスメント … 15, 26, 49, 214
圧迫法 … 339
アドバンス・ケア・プランニング … 362
アドヒアランス … 212
アネロイド式血圧計 … 114
甘え … 181
アロマセラピー … 335
アンケート … 233
安全キャビネット … 312
安全装置付き器材 … 286
安定性 … 328
安楽 … 318

### い

医学モデル … 172
意識 … 121
異常体温 … 107
遺体 … 284
遺体のケア … 372
位置感覚 … 151
一処置一手洗い … 244
一般的情報収集 … 49
一般廃棄物 … 280
いまわの際 … 366
医療関連感染 … 237
医療事故報告 … 296
医療情報の開示 … 87
医療面接 … 98
医療用具 … 283
印刷物 … 227
インシデント … 313
インタビュー … 98
院内感染 … 237

### う

ウィーデンバック … 18
ウェルニッケ失語 … 198
うがい … 243
受け手 … 175
運動 … 111, 215, 327
運動機能 … 123
運動性失語 … 198
運動方程式 … 331

### え

衛生的手洗い … 258, 264
栄養 … 215
会陰部 … 140
笑顔 … 178, 193
腋窩温 … 104
エチレンオキサイドガス … 247
エプロン … 265
エンバーミング … 375
エンパワメント … 196

### お

オーダリングシステム … 291
オートクレーブ … 247
オーバーベッドテーブル … 308
オーランド … 18, 174
送り手 … 175
オスキー … 97
汚染 … 237
汚染区域 … 278
オレム … 29, 206
音叉 … 147

### か

臥位 … 322
外殻温度 … 102
外眼部 … 129, 130
外気温 … 111
外呼吸 … 118
外国人患者 … 195
解釈 … 65
回旋 … 320
外転神経 … 152
回転能 … 332
外来 … 220
ガウン … 265
下顎呼吸 … 120
化学的インジケーター … 249
拡散 … 312
学習回路 … 8
学習理論 … 208
学習レディネス … 217
核心温度 … 102
拡張期血圧 … 112
角膜知覚検査 … 145
隔離 … 278
隔離法 … 244, 277
過呼吸 … 120

過酸化水素低温プラズマ滅菌法
　　…248
ガス交換…118
仮説の検証…37
家族…69, 229, 358, 365
加速度の法則…330
滑車神経…152
カルペニート看護診断…23
感覚性失語…198
眼球運動…149
看護介入分類…25
看護過程…5, 14
看護技術…2
看護記録…72
看護計画…79
看護サマリー…82
看護師-患者役割…165
看護事故…294
看護師役割…170
看護上の問題…215
看護職の倫理綱領…10, 88
看護診断…15, 20
看護成果分類…25
看護の質…44
看護モデル…28
看護問題…15, 37
看護用具…283
看護理論…17
観察…128, 169
観察計画…41, 42
患者会…230, 358
患者-看護師関係…186
患者誤認事故…296
患者の同意書…89
患者名…300
感情…17
慣性の法則…330
関節可動域測定…123
間接法…113
感染…237
感染経路…239
感染経路別予防策…240
感染源…237, 239, 243
感染性廃棄物…244, 277, 280
感染成立…237
感染防止委員会…240
乾燥…369
眼底検査…146
顔面神経…152

灌流法…253
関連因子…24
緩和的コミュニケーション…365

き

危機モデル…344
企業…222
危険因子…24
危険予知トレーニング…316
椅座位…321
起座位…322
記載基準…86
希釈濃度…255
記述…17
技術…223
喫煙…111
気づき…65
技能…2
機能的健康パターン…49
客観的情報…33
客観的臨床能力試験…97
キャップ…265
嗅覚…148
嗅神経…152
休息…215
救命処置…68
教育…206
教育計画…41, 42
仰臥位…322, 324
共感的理解…188, 351
強擦法…339
胸式呼吸…118
共同作業…213
共同問題…40
強度の不安…347
恐怖…346, 348
胸腹式呼吸…118
共鳴音…99
挙睾筋反射…154
記録…44, 216, 297
禁煙指導…211
緊張…111
緊張緩和…184
筋力測定…123

く

偶発事象…313
クスマウル呼吸…120
苦痛緩和…68

屈曲…320
グラスゴー・コーマ・スケール…122
グラスゴー方式…122
グリーフケア…377
クリティカル…246
クリティカルシンキング…6, 15
クリティカルパス…83
クリニカルパス…41, 83
グループダイナミクス…229

け

ケア…173
ケア計画…41, 42
ケア評価技術…6
ケアリング…171, 173
経過記録…80
計画…39, 59, 215
計画の修正…47
経穴…338
軽擦法…339
軽度の不安…347
傾眠…121
血圧…111
血液曝露事故防止…284
血管…130
原因…37
原液の濃度…255
原液量…255
健康管理…215
健康教育…207
健康知覚…215
健康の増進…207
健康の保持…207
健康評価技術…6
言語的コミュニケーション…176
腱反射…153

こ

高圧蒸気滅菌法…247
構音障害…199
抗がん剤…312
口腔温…106
後屈…320
高血圧…112
抗重力筋…320
口述テスト…233
甲状腺…132
叩打法…339
行動計画…17

行動主義 … 208
行動的側面 … 158
硬脈 … 111
合力 … 331
ゴーグル … 265
ゴードン … 22, 29
コーピング … 215
鼓音 … 99
語音 … 148
呼吸 … 118
呼吸運動 … 119
呼吸法 … 335
国際疾病分類 … 21
個人情報保護 … 72
姑息的 … 352
言葉遣い … 166, 193
鼓膜温 … 107
コミュニケーション … 5, 164
誤薬防止 … 298
コロトコフ音 … 113
コンコーダンス … 212
昏睡 … 122
コンピュータ支援教育 … 227
コンプライアンス … 212

**さ**

サージカルマスク … 265
座位 … 321
再アセスメント … 43
最高血圧 … 114
截石位 … 324
最大作業域 … 330
在宅 … 221
最低血圧 … 114
逆さ水 … 376
作業域 … 330
作業姿勢 … 328
察する文化 … 180
作用温度 … 252
作用時間 … 252
作用の法則 … 331
酸化エチレンガス滅菌法 … 247
産業廃棄物 … 280
三叉神経 … 152
散布法 … 253
3領域のセルフケア要件 … 29

**し**

指圧 … 338

ジェネラリスト … 8
紫外線殺菌 … 256
紫外線殺菌灯 … 257
色覚検査 … 146
死腔 … 119
死後 … 368
自己概念 … 215, 349
死後硬直 … 369
自己効力 … 232
自己情報 … 181
自己情報コントロール権 … 87
自己知覚 … 215
自己同一性 … 349, 350
死後のケア … 372
自己抜去 … 304
自己理解 … 211
支持 … 223
支持基底面 … 328
視診 … 68, 97, 98, 134
視神経 … 152
姿勢 … 326
自然抜去 … 304
自尊感情 … 350
死体検案書 … 376
視聴覚教材 … 226
膝蓋腱反射 … 153
膝胸位 … 324
失語症 … 198
実施 … 43, 61, 215
実習 … 225
実物 … 227
指導 … 206
指導の評価 … 233
指導プロセス … 214
死にぎわ … 366
死の衝撃 … 360
死の迎え方 … 362
死斑 … 368
死亡診断書 … 376
シミュレーションモデル … 227
嗜眠 … 121
シムス位 … 323, 325
社会的アセスメント … 32
社会的苦痛 … 364
社会的健康状態 … 93
視野検査 … 145
ジャパン・コーマ・スケール … 122
煮沸消毒 … 251
遮蔽 … 311

11の機能的健康パターン … 29
収縮期血圧 … 112
重心 … 327, 328
集団指導 … 230
重点的情報収集 … 30, 49
重度の不安 … 347
10の生活行動様式 … 29
自由な質問 … 190
揉捏法 … 339
終末期 … 361
終末期医療 … 371
終末期医療の在り方 … 362
重力感覚 … 151
14の看護の基本的要素 … 29
主観的情報 … 33
手術時手洗い … 258
出力過程 … 291
守秘義務 … 87
純音聴力検査 … 147
循環血液量 … 111
衝撃 … 218, 345
証拠書類 … 45
症状 … 37
焦点合わせ … 190
床頭台 … 308
消毒 … 237, 244, 246
消毒法 … 251
小児患者 … 358
小児期 … 231
承認 … 345
情報源 … 30
情報収集の枠組み … 28
情報提供 … 87, 190
情報伝達 … 298
小脈 … 111
上腕三頭筋反射 … 153
上腕二頭筋反射 … 153
初期対応 … 86
触診 … 68, 97, 99, 134
徐呼吸 … 119
助産録 … 72
叙述的経過記録 … 81
ジョハリの窓 … 167
徐脈 … 109
ジョンソン … 18
自律訓練法 … 335
視力検査 … 142
心音 … 139
心音発生機序 … 137

浸漬洗浄…247
人生会議…362
人生の最終段階における医療
　…362
浸漬法…253
心尖拍動…137
心臓…137
心臓死…368
身体的苦痛…364
身体的健康状態…93
診断…22
診断指標…24
診断名…24
伸展…320
振動感覚…151
信念…215
深部感覚…150
信頼関係…351
心理的アセスメント…32
心理的健康状態…93
診療援助技術…6

**す**

水滴…309
睡眠…215
推論過程…54
スクラブ法…258
スタンダードプリコーション…240
ストレス耐性…215
スピリチュアル…352
スピリチュアルペイン…364
スペシャリスト…8

**せ**

生活援助技術…6
生活指導技術…6
清潔…237, 243
清潔区域…278
清潔保持…244, 283
省察…66
清拭法…253
静止摩擦力…333
正常血圧…112
生殖…215
成人期…232
精神的苦痛…364
脊柱…320
セクシュアリティ…215
舌咽神経…153

舌下神経…153
切創…284
セットポイント…107
セミクリティカル…246
セルフケア…206
セルフケア能力…93, 160
前屈…320
全口腔法…148
洗浄…246
漸進的筋弛緩法…335
尖足…324
専門看護師…7
専門用語…183

**そ**

総合…17
蒼白化…368
ソーシャルサポートネットワーク
　…159
側臥位…323, 324
足底反射…154
速乾性擦式アルコール消毒薬
　…262
側屈…320

**た**

体位…111, 320
退院…376
体温…101
体温計…103
体温調節中枢…107
体格…123
退行…218
太鼓バチ指症状…130
代謝…215
対象者中心…214
対人関係…5
対人距離…184
体表解剖…94
大脈…111
濁音…99
多呼吸…120
多重検出…293
多重チェック…298
打診…97, 99
立ち直り検査…149
タッチング…184
縦結び…376
タナー…64

短期目標…40

**ち**

地域住民…230
チームアプローチ…352
チーム医療…195
チェーン-ストークス呼吸…120
知覚…215
知覚的認識の相互確認…190
力のモーメント…332
知識…218, 223
注射針廃棄容器…282
チューブトラブル…303
聴覚…146
長期目標…40
徴候…37
長座位…321
聴診…68, 97, 100, 134
聴診器…100
聴神経…152
聴診法…113
調節力…142
腸蠕動音…140
聴力検査…147, 148
直接法…113
直腸温…107
直観的推論…66
治療計画…41
治療的コミュニケーション…191
沈黙…190

**つ**

通常作業域…330
ツボ…338
罪の文化…180
爪…130

**て**

手洗い…243, 257
定義…24
適応…346
滴下法…148
てこの原理…332
手順書…7
手袋…285
転記ミス…298
電子化…72
電子血圧計…114
電子体温計…104

伝達…297
点滴漏れ…304
転倒防止…306
転落防止…306

**と**

動眼神経…152
動機づけ…214
頭頸部…132
瞳孔検査…143
動作…327
等尺性収縮…123
頭髪…130
動脈血酸素飽和度…120
投与時間…300
投与方法…300
投与目的…300
投与量…300
特定行為…7
特別管理一般廃棄物…280
特別管理産業廃棄物…280
閉ざされた質問…187
徒手筋力テスト…123
トラベルビー…174

**な**

ナースコール…308
内呼吸…118
内耳神経…152
ナイチンゲール…18
投げ返し…190
ナラティブ的推論…66
なわばり意識…184
軟脈…111

**に**

ニード階層説…38
日常生活援助…69
日常的手洗い…258, 264
ニュートラルゾーン…286
入浴…111
認知…215
認知症…199
認知的側面…158
認知論…209
認定看護師…7

**ね**

熱水消毒…251

**の**

脳死…368
ノンクリティカル…246

**は**

バイオクリーン手術室…278
背臥位…322
廃棄物…279, 280
排泄…215
媒体…175
バイタルサイン…68, 100
背面開放端座位…321
廃用症候群予防…69
ハインリッヒの法則…313
恥の文化…180
バチ状指…130
発達段階…231
バビンスキー反射…154
バリアンス…84
針刺し…284
半昏睡…122
半座位…321, 324
反作用の法則…331
判断…22
バンデューラ…232
反応…65, 66, 351
半腹臥位…323, 325

**ひ**

ビオー呼吸…120
被害極限…293
非観血的…94
非言語的コミュニケーション…177
非効果的コミュニケーション…194
非侵襲的…94
悲嘆のプロセス…377
悲嘆反応…182
被曝…312
皮膚…129
皮膚感覚…149
皮膚反射…153
ヒヤリ・ハット…294
ヒューマニズム…210
ヒューマンエラー…290
評価…17, 62, 216
評価内容…46
評価方法…45
描写…17

病棟…217
標本…227
病理解剖…376
鼻翼呼吸…120
開かれた質問…187
微粒子マスク…265
頻呼吸…119
頻脈…109

**ふ**

ファーラー位…321
不安…111, 346
フィジカルアセスメント…32, 93
フィジカルイグザミネーション…134
フェイスシールド…265
腹臥位…325
腹式呼吸…118, 335
福祉施設…222
副神経…153
腹部…140
腹部の打診…140
腹壁反射…154
不整脈…111
腐敗…369
プライバシー…181
プライバシー権…87
プラズマ…248
フリーラジカル…248
フリッカー融合頻度…146
ブローカ失語…198
フローシート…81
プロセス評価…45, 46
プロテクター…311
文化…180
分析…17, 54
分析的推論…66
分力…331
分類…50

**へ**

平衡感覚…149
米国看護師協会…19, 29
閉塞…305
ペーシング呼吸…336
ペーパーテスト…233
ベッド柵…307, 308
ペプロウ…174
ヘルスアセスメント…29, 92
偏倚現象…149

偏見 … 167
ヘンダーソン … 29, 319

### ほ

防衛機制 … 345
防衛的退行 … 345
芳香療法 … 335
報告 … 44
防護用具 … 244, 264
放射線被曝 … 310
放射線滅菌法 … 249
ホール … 18, 184
補完・代替医療 … 338
ボディイメージ … 349
ボディメカニクス … 326

### ま

マクロファージ … 238
摩擦係数 … 333
摩擦力 … 333
マスコミュニケーション … 175, 226
マズロー … 38
末期の水 … 375
マッサージ … 338
末梢血管抵抗 … 111

### み

味覚 … 148
身だしなみ … 11, 243
未滅菌手袋 … 264
脈拍 … 108

### む

無菌室 … 278
無菌操作 … 237, 244
無呼吸 … 120

### め

迷走神経 … 153
滅菌 … 237, 244, 246
滅菌処理 … 249
滅菌手袋 … 264, 275
滅菌物 … 250, 271
滅菌物品 … 274
メッセージ … 175
メディカルインタビュー … 98
面接 … 224

### も

申送り … 43
目標 … 40, 59
目標達成度 … 46
目標達成評価 … 45
問診 … 68, 97, 98
問題 … 37
問題志向型システム … 76
問題リスト … 77

### や

薬剤名 … 300
薬物曝露 … 310, 312
役割 … 215
役割遂行 … 351

### ゆ

ユーモア … 193
ユーモア感覚 … 352
湯灌 … 376
指差し呼称 … 300
指-鼻試験 … 156
指-指試験 … 156
ユマニチュード … 192

### よ

用手洗浄 … 247
要素還元的立場 … 172
予測式体温計 … 104
4つの適応様式 … 29
4M4E分析法 … 314

### ら

ライフレビュー … 355
ライントラブル … 303
ラビング法 … 258, 262

### り

力学 … 330
リキャップ … 285
立位 … 320
リフレクション … 16
良肢位 … 326
療養環境 … 244
臨終 … 366
臨床判断 … 22
臨床判断プロセス … 64
リンパ節 … 132

### 倫理 … 9

### ろ

ロイ … 19, 29
老年期 … 232
濾過法 … 249
6R … 300
ロンベルグ試験 … 154

### わ

ワクチン接種 … 286

新体系看護学全書

基礎看護学❷

# 基礎看護技術 I

| | | |
|---|---|---|
| 2007年12月10日 | 第1版第1刷発行 | 定価(本体3,200円+税) |
| 2010年12月10日 | 第2版第1刷発行 | |
| 2012年 2 月29日 | 第3版第1刷発行 | |
| 2014年12月15日 | 第4版第1刷発行 | |
| 2017年12月15日 | 第5版第1刷発行 | |
| 2021年12月20日 | 第6版第1刷発行 | |
| 2024年 1 月31日 | 第6版第3刷発行 | |

編　集 ｜ 深井喜代子 ©　　　　　　　　　　　　　　　　　　　　〈検印省略〉

発行者 ｜ 亀井　淳

発行所 ｜ 株式会社 メヂカルフレンド社

https://www.medical-friend.jp

〒102-0073　東京都千代田区九段北3丁目2番4号　麹町郵便局私書箱48号

電話 ｜ (03) 3264 - 6611　振替 ｜ 00100-0-114708

Printed in Japan　落丁・乱丁本はお取り替えいたします

ブックデザイン ｜ 松田行正 (株式会社マツダオフィス)

DTP ｜ タクトシステム (株)　印刷・製本 ｜ シナノ書籍印刷 (株)

ISBN978-4-8392-3381-5　C3347　　　　　　　　　　　　　　　　000611-010

本書の無断複写は,著作権法上での例外を除き,禁じられています.
本書の複写に関する許諾権は,(株)メヂカルフレンド社が保有していますので,
複写される場合はそのつど事前に小社 (編集部直通　TEL 03-3264-6615) の許諾を得てください.

**新体系看護学全書**

### 専門基礎分野

人体の構造と機能❶ 解剖生理学
人体の構造と機能❷ 栄養生化学
人体の構造と機能❸ 形態機能学
疾病の成り立ちと回復の促進❶ 病理学
疾病の成り立ちと回復の促進❷ 微生物学・感染制御学
疾病の成り立ちと回復の促進❸ 薬理学
疾病の成り立ちと回復の促進❹ 疾病と治療1 呼吸器
疾病の成り立ちと回復の促進❺ 疾病と治療2 循環器
疾病の成り立ちと回復の促進❻ 疾病と治療3 消化器
疾病の成り立ちと回復の促進❼ 疾病と治療4 脳・神経
疾病の成り立ちと回復の促進❽ 疾病と治療5 血液・造血器
疾病の成り立ちと回復の促進❾ 疾病と治療6
内分泌／栄養・代謝
疾病の成り立ちと回復の促進❿ 疾病と治療7
感染症／アレルギー・免疫／膠原病
疾病の成り立ちと回復の促進⓫ 疾病と治療8 運動器
疾病の成り立ちと回復の促進⓬ 疾病と治療9
腎・泌尿器／女性生殖器
疾病の成り立ちと回復の促進⓭ 疾病と治療10
皮膚／眼／耳鼻咽喉／歯・口腔
健康支援と社会保障制度❶ 医療学総論
健康支援と社会保障制度❷ 公衆衛生学
健康支援と社会保障制度❸ 社会福祉
健康支援と社会保障制度❹ 関係法規

### 専門分野

基礎看護学❶ 看護学概論
基礎看護学❷ 基礎看護技術Ⅰ
基礎看護学❸ 基礎看護技術Ⅱ
基礎看護学❹ 臨床看護総論
地域・在宅看護論 地域・在宅看護論
成人看護学❶ 成人看護学概論／成人保健
成人看護学❷ 呼吸器
成人看護学❸ 循環器
成人看護学❹ 血液・造血器
成人看護学❺ 消化器
成人看護学❻ 脳・神経
成人看護学❼ 腎・泌尿器
成人看護学❽ 内分泌／栄養・代謝
成人看護学❾ 感染症／アレルギー・免疫／膠原病
成人看護学❿ 女性生殖器
成人看護学⓫ 運動器
成人看護学⓬ 皮膚／眼
成人看護学⓭ 耳鼻咽喉／歯・口腔

経過別成人看護学❶ 急性期看護：クリティカルケア
経過別成人看護学❷ 周術期看護
経過別成人看護学❸ 慢性期看護
経過別成人看護学❹ 終末期看護：エンド・オブ・ライフ・ケア
老年看護学❶ 老年看護学概論／老年保健
老年看護学❷ 健康障害をもつ高齢者の看護
小児看護学❶ 小児看護学概論／小児保健
小児看護学❷ 健康障害をもつ小児の看護
母性看護学❶
母性看護学概論／ウィメンズヘルスと看護
母性看護学❷
マタニティサイクルにおける母子の健康と看護
精神看護学❶ 精神看護学概論／精神保健
精神看護学❷ 精神障害をもつ人の看護
看護の統合と実践❶ 看護実践マネジメント／医療安全
看護の統合と実践❷ 災害看護学
看護の統合と実践❸ 国際看護学

### 別巻

臨床外科看護学Ⅰ
臨床外科看護学Ⅱ
放射線診療と看護
臨床検査
生と死の看護論
リハビリテーション看護
病態と診療の基礎
治療法概説
看護管理／看護研究／看護制度
看護技術の患者への適用
ヘルスプロモーション
現代医療論
機能障害からみた成人看護学❶
呼吸機能障害／循環機能障害
機能障害からみた成人看護学❷
消化・吸収機能障害／栄養代謝機能障害
機能障害からみた成人看護学❸
内部環境調節機能障害／身体防御機能障害
機能障害からみた成人看護学❹
脳・神経機能障害／感覚機能障害
機能障害からみた成人看護学❺
運動機能障害／性・生殖機能障害

### 基礎分野

基礎科目 物理学
基礎科目 生物学
基礎科目 社会学
基礎科目 心理学
基礎科目 教育学